Siegfried Zabransky

Screening auf angeborene endokrine und metabole Störungen

Methoden, Anwendung und Auswertung

SpringerWienNewYork

Univ.-Prof. Dr. med. Siegfried Zabransky
Universitätskinderklinik, Homburg/Saar, Deutschland

Das Werk ist urheberrechtlich geschützt.
Die dadurch begründeten Rechte, insbesondere die der Übersetzung, des Nachdruckes, der Entnahme von Abbildungen, der Funksendung, der Wiedergabe auf photomechanischem oder ähnlichem Wege und der Speicherung in Datenverarbeitungsanlagen, bleiben, auch bei nur auszugsweiser Verwertung, vorbehalten.

Die Wiedergabe von Gebrauchsnamen, Handelsnamen, Warenbezeichnungen usw. in diesem Buch berechtigt auch ohne besondere Kennzeichnung nicht zu der Annahme, daß solche Namen im Sinne der Warenzeichen- und Markenschutz-Gesetzgebung als frei zu betrachten wären und daher von jedermann benutzt werden dürften. Produkthaftung: Sämtliche Angaben in diesem Fachbuch/wissenschaftlichen Werk erfolgen trotz sorgfältiger Bearbeitung und Kontrolle ohne Gewähr. Insbesondere Angaben über Dosierungsanweisungen und Applikationsformen müssen vom jeweiligen Anwender im Einzelfall anhand anderer Literaturstellen auf ihre Richtigkeit überprüft werden. Eine Haftung des Autors oder des Verlages aus dem Inhalt dieses Werkes ist ausgeschlossen.

© 2001 Springer-Verlag/Wien
Printed in Austria

Umschlagbild: © Corbis Stock Market/Tom & Dee Ann McCarthy/2001
Satz: H. Meszarics • Satz & Layout • A-1200 Wien
Druck: Manz Crossmedia, A-1051 Wien

Gedruckt auf säurefreiem, chlorfrei gebleichtem Papier – TCF
SPIN: 10755762

Die Deutsche Bibliothek – CIP-Einheitsaufnahme
Ein Titeldatensatz für diese Publikation ist bei
Der Deutschen Bibliothek erhältlich

ISBN 3-211-83571-7 Springer-Verlag Wien New York

Geleitwort

Vorsorge ist ein dringendes, tief verwurzeltes menschliches Anliegen. Ein gewissenhafter Arzt wird deshalb nicht nur akute Gesundheitsstörungen erkennen und behandeln wollen, sondern Gefährdungen seiner Patienten durch chronische, oft angeborene Krankheiten so früh als möglich entdecken und etwas dagegen unternehmen wollen. In den 60er Jahren wurde durch neue diagnostische Möglichkeiten die Untersuchung von angeborenen Stoffwechselkrankheiten bei sehr jungen Säuglingen in großen Bevölkerungsteilen möglich und in Angriff genommen. Das Neugeborenen-Screening war geboren. Irreparable Schäden der geistigen Entwicklung können seither durch rechtzeitige Behandlung vermieden werden. In den 70er Jahren kam durch neue Bestimmungsmethoden die Früherkennung der angeborenen Schilddrüsenunterfunktion, das Hypothyreose-Screening, hinzu. Diese Erkrankung stellt wegen ihrer leichten Therapierbarkeit ein besonders gutes Beispiel für die Notwendigkeit und die segensreichen Möglichkeiten des Neugeborenen-Screenings dar. Inzwischen sind weitere Fortschritte in der Untersuchung der Hormonstörungen und des menschlichen Stoffwechsels erreicht worden. Das Screening steht vor einem erneuten, umfassenden Umschwung.

Über dieses wichtige und erfolgreiche Gebiet der Sozialmedizin gab es bislang im deutschen Sprachraum keine vollständige Zusammenstellung aller seiner Aspekte. Zu berücksichtigen sind u. a ethische Fragen, Organisationsformen, Finanzierungsmodelle und Grundsätze der Diagnosenstellung, auch die Behandlung und ihre Kontrolle müssen ständig überwacht werden. Meldungen über die Erfolge und Mißgeschicke müssen zusammengestellt und Vergleiche der Ergebnisse als Qualitätskontrollen mitgeteilt werden.

Siegfried Zabransky, ein bewährter Arzt und Wissenschaftler der ersten Stunde auf dem Gebiet des Hypothyreose-Screenings, hat die Notwendigkeit eines solchen Werkes erkannt und die ebenso schwierige und mühselige, wie sehr verdienstvolle Aufgabe übernommen, eine große Zahl von Autoren zum Neugeborenen-Screening zusammenzubringen und dieses Buch herauszugeben. Es ist ein sehr sorgfältiges und umfassendes Buch entstanden, in dem alle wichtigen Aspekte dieses faszinierenden Gebiets der Kinderheilkunde behandelt werden. Ich wünsche dem Herausgeber, den Autoren und der Gemeinschaft der Kinderärzte, daß dieses Werk als Lehrbuch, Nachschlagewerk und Ratgeber die ihm zukommende und verdiente Anerkennung und Verbreitung erhält und seine segensreiche Wirkung zum Wohl der kleinen Patienten beiträgt.

Heidelberg, den 11. 08. 2001 *Dieter Schönberg*

Einleitung

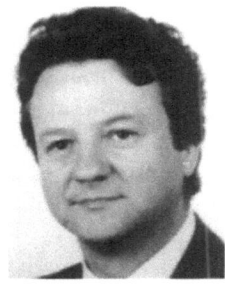

Die meisten Krankheiten diagnostizieren wir erst dann, wenn der Patient durch Symptome und Befunde auffällig geworden ist. Die Prognose hängt u.a. wesentlich davon ab, ob es eine kausale Therapie gibt (z.B. bei bakterieller Infektion), vom Allgemeinzustand des Patienten, dem Schweregrad der Erkrankung und den zeitlichen Abläufen vom Beginn der Symptome bis zum Beginn der Therapie. Viele Krankheiten, insbesondere Erbkrankheiten, sind unheilbar, so daß die Früherkennung für den Verlauf keine Bedeutung hat.

Eine besondere Stellung nehmen dagegen Krankheiten ein, die einen fatalen Verlauf nehmen oder zu irreversiblen schweren zentralnervösen Störungen führen, wenn die Diagnose erst aufgrund bereits vorhandener Symptome und Befunde gestellt wird. Nur die frühzeitige Erkennung in der präklinischen Phase mit Hilfe von labortechnischen Verfahren kann dies bei Phenylketonurie, Hypothyreose, Biotinidasemangel und Galaktosämie verhindern. Beim AGS mit Salzverlust trifft dies ebenfalls m.E zu.

In der Literatur gibt es zahlreiche Darstellungen der einzelnen Themenkomplexe. Eine Gesamtdarstellung aller Themen, die sich auf das generelle Screening auf endokrine und metabole Erkrankungen beziehen, lag im deutschsprachigen Raum jedoch bisher nicht vor. Stimuliert durch die Website der DGNS *(http://www.neoscreening.de)* regte der Springer-Verlag Wien daher folgerichtig an, das jetzt vorliegende Buch zu verfassen.

Die große Anzahl der zur Mitarbeit gewonnenen Autoren ergab sich aus dem Ziel, möglichst viele Screening-Zentren zu Wort kommen zu lassen. Eine einseitige Betrachtungsweise wurde dadurch vermieden. Nicht nur Ärzte/innen (Pädiater, Geburtshelfer), Hebammen und Schwestern werden praxisbezogene Informationen finden (z.B. „Wie wird das Screening durchgeführt?"; „Was tun bei auffälligen Screeningbefunden?"), sondern auch Mitarbeiter in den Screeninglabors. So werden Labormethoden, aber auch präanalytische Einflüsse sowie Organisation und Durchführung des Screenings u.a.m. eingehend beschrieben.

Das um die Tandem-Massenspektrometrie erweiterte Screening auf angeborene Störungen des Aminosäure- und Fettstoffwechsels wird zu strukturellen Veränderungen führen. Voraussetzung ist allerdings, daß das bayerische Vorbild Nachahmer in anderen Bundesländern findet und die Bundes-KV zusammen mit den Kassen eine für alle Bundesländer verbindliche Finanzierungslösung erarbeitet. Am Ende dieses Prozesses wird es nur noch 5–6 große Zentren mit mehr als 100.000 Proben/Parameter/Jahr geben.

Die Überprüfung der generellen Durchführung nach dem saarländischen und/oder bayerischen Modell (Registrierung der Geburtenbuch-Nummern bzw. Abgleich der standesamtlich gemeldeten Neugeborenen mit den Laborlisten) sowie die Kontrolle auffälliger Befunde und Nachsorge bestätigter Fälle müssen zukünftig mehr Beachtung finden.

Die Internationale Screeninggesellschaft ISNS bemüht sich mit der Gründung einer europäischen Arbeitsgruppe (Euroscreening; European Working Group on Screening, EWS) um die Intensivierung des Erfahrungsaustausches auf europäischer Ebene. Das vorliegende Buch spiegelt die Screeningprozesse im deutschsprachigen Raum wieder. Für den im November 2001 stattfindenden Workshop Euroscreening liegt das geplante Erscheinungsdatum des Buches im September daher richtig.

Zusammen mit den anderen Autoren habe ich mich bemüht, den Lesern alle aktuellen Informationen zu vermitteln, die zur Präanalytik (Screeningkriterien; ethische und psychologische Aspekte), Analytik (Methoden; Befundung; qualitätssichernde Maßnahmen) und Postanalytik (diagnosesichernde Maßnahmen; Nachsorge) vorliegen. Die Adressenliste der Screeningzentren in Deutschland, Österreich und Schweiz sowie Tips zu Internetadressen, der Abdruck der Screeningrichtlinien der ständigen Screeningkommission und Empfehlungen der Fachgesellschaften zu verschiedenen Krankheitsgruppen sind weitere praktische Hilfen.

Das Autorenteam wünscht sich eine möglichst große Verbreitung des Buches, das nicht nur in allen Kinderklinikbibliotheken, sondern in jeder Kinderarztpraxis griffbereit stehen sollte. Es dankt dem Springer-Verlag für die großzügige und sachkundige Beratung und Verwirklichung des Projekts.

Homburg/Saar, September 2001 *Siegfried Zabransky*

Inhaltsverzeichnis

Geleitwort *(D. Schönberg)* V
Einleitung *(S. Zabransky)* VII

Screeningkriterien – Ethische und psychosoziale Aspekte

Finanzierung des Neugeborenen-Screenings in Sachsen *(H. G. Verhees)* 1
Screeningkriterien *(G. Machill)* 5
Ethische Aspekte *(F. Haverkamp, M. Fuchs, D. Lanzerath)* 9
Psychosoziale Auswirkungen *(K. Müller-Sinik, F. Haverkamp)* 24

Organisation und Durchführung des Neugeborenen-Screenings auf angeborene endokrine und metabole Störungen in Deutschland

Leitlinien der ständigen Screeningkommission 34
Organisation und Strukturen in Deutschland *(S. Zabransky)* 42
Jahresstatistik 1999 der deutschen Screeningzentren *(S. Zabransky)* 49
Screeningergebnisse in den Jahren 1969–1999 *(S. Zabransky)* 61

Präanalytik und Tracking

Präanalytik *(S. Zabransky)* 65
Empfehlungen des Homburger Screeningzentrums *(S. Zabransky)* 74
Vorgehen bei auffälligen Screeningbefunden *(S. Zabransky)* 77
Tracking nach dem Bayerischen Modell *(U. Nennstiel-Ratzel, B. Liebl)* 81

Labormethoden und Qualitätssicherung

Labormethoden *(S. Zabransky)* 85
Qualitätssicherung, TSH, 17-OHP *(R. Kruse)* 98
Qualitätssicherung, metabole Parameter *(D. Mathias)* 105
EDV *(M. Zabransky)* 111

Screening in Österreich und Schweiz

Österreich *(S. Stöckler-Ipsiroglu)* 122
Schweiz *(J. J. Burckhardt, B. Steinmann)* 128

Inhaltsverzeichnis

Krankheitsbilder

Hypothyreose
Ursachen, Klinik, DD, Screening *(M. Klett, S. Zabransky)* 129
Risiken für kognitive und neuromotorische Entwicklung *(F. Haverkamp)* 158
Mutationsanalytik *(J. Grulich-Henn, U. Heinrich, M. Bettendorf)* 170
Meldeformular 177

AGS
Ursachen, Klinik, Screening, Mutationsanalytik *(S. Zabransky, E. Schulze, U. E. Heinrich)* ... 181
Konfirmationsdiagnostik mittels GC-MS *(S. A. Wudy)* 196

PKU
Meldeformular 204
Therapieempfehlung der Arbeitsgemeinschaft für Pädiatrische
Stoffwechselstörungen *(J. Bremer et al.)* 205
Ursachen, Klinik, DD, Screening *(A. Kohlschütter)* 207
Molekulargenetik *(T. Podskarbi)* 216
Risiken für die intellektuelle und neuromotorische Entwicklung *(F. Haverkamp)* 218

Galaktosämie
Ursachen, Klinik, DD, Screening *(A. Kohlschütter)* 226
Therapieempfehlung der Arbeitsgemeinschaft für Pädiatrische
Stoffwechselstörungen *(S. Schweitzer et al.)* 233
Katarakta: Bedeutung der Früherkennung für die visuelle Entwicklung
(B. Käsmann-Kellner, K. W. Ruprecht) 237
Molekulargenetik *(T. Podskarbi)* 241
Meldeformular *(S. Zabransky)* 249

Biotinidasemangel *(S. Zabransky)* 250

Ahornsirup-Krankheit *(S. Zabransky)* 255

Homozystinurie *(Z. Lukacs)* 260

Cystische Fibrose
Übersicht *(S. Zabransky)* 266
IRT-Bestimmung als Suchtest auf CF *(S. Zabransky, S. I. Zink)* 269
Mutationsanalytik *(M. Stuhrmann, T. Dörk)* 297
Mutationsanalytik bei CF in Deutschland *(H. H. Seydewitz)* 327

Glukose-6-Phosphat-Dehydrogenase-Mangel *(E. Solem)* 336

CK-Screening auf Muskeldystrophie *(G. Scheuerbrandt)* 344

Hämoglobinopathien *(H. Reinhard)* 348

Neuroblastom-Screening *(S. Zabransky)* 355

Tandem-Massenspektrometrie

Methodik, Ergebnisse in München *(R. Fingerhut, B. Liebl, B. Olgemöller et al.)* 357
Stellungnahme der Screening-Kommission *(S. Zabransky)* 364
Tandem-Massenspektrometrie: Welche Stoffwechselstörungen werden
erfaßt? *(S. Zabransky)* 367
Leitlinien der Arbeitsgemeinschaft für Pädiatrische Stoffwechselstörungen
zu Organoacidopathien 371

Anhang

Adressen der Screeningzentren in Deutschland, Österreich und Schweiz 389
Internet-Adressen 397
Selbsthilfegruppen 399
Stichwortverzeichnis 401
Autorenverzeichnis 403

Finanzierung des
Neugeborenen-Screenings in Sachsen*

H. G. Verhees (Stellv. Vorsitzender des Vorstandes der AOK Sachsen)

Sehr geehrter Herr Vorsitzender, sehr geehrter Herr Zabransky,
sehr geehrte Damen und Herren!

Gestatten Sie mir eine Bemerkung vorab. Es ist schon ein seltenes Gefühl als Krankenkasse nicht Verhinderer, sondern Beförderer medizinischer Indikation gewesen zu sein. Vorbeugen ist besser als heilen. Das ist eine Erkenntnis, die uns in der gesetzlichen Krankenversicherung so eingebrannt ist, wie der Grundsatz „ambulant vor stationär". Und gerade bei der AOK – der Gesundheitskasse – hat dieser Grundsatz eine besondere Bedeutung. Deshalb räume ich persönlich der Prävention einen sehr großen Stellenwert ein und bin trotz aller politischen Reglementierungen – Sie erinnern sich: morgens Fango abends Tango – bemüht dieser. Grundsatz zum Kern unseres Handelns zu machen. Das ist allerdings seit dem Beitragsentlastungsgesetz, mit dem der gesamte Leistungsblock der Prävention ersatzlos gestrichen wurde, gar nicht so einfach. Die Vorsorgeuntersuchungen sind dem Rotstift der damaligen Bundesregierung zum Glück *nicht* zum Opfer gefallen. Warum mir das so wichtig ist, werde ich gleich noch näher ausführen. Um Ihnen nahe zu bringen, wie die AOK Sachsen zum Neugeborenen-Screening gekommen ist, muß ich ein wenig aus der Vergangenheit plaudern.

Es begann an einem Samstagmorgen – genau genommen am 7. März des letzten Jahres. Obwohl Samstagsveranstaltungen bei AOK-Vorständen – besonders in bewegten Reformdiskussionszeiten – keine Ausnahme, sondern eher die Regel sind – und nicht alle diese Veranstaltungen sind vergnügungssteuerpflichtig – kann ich mich an diese Veranstaltung sehr gut erinnern, weil sie für mich mit dem allseits beliebten „Aha-Erlebnis" verbunden war. Auch diese Hörsaal-Atmosphäre – und das damit verbundene Déjà-vu-Erlebnis – mag einen kleinen Anteil daran gehabt haben. Jedenfalls war ich von den Vorträgen an diesem Morgen sehr beeindruckt – zugleich aber auch entsetzt. Es wurde aus *allen* Beiträgen deutlich, daß es eine Methode gibt,

---
* Vortrag anläßlich der 6. Tagung der Deutschen Gesellschaft für das Neugeborenen-Screening auf endokrine und metabole Störungen am 25./26.06.1999 in Leipzig.

die im Rahmen der Früherkennung bei Säuglingen dazu beiträgt, schwere Erkrankungen – ich erspare Ihnen und mir an dieser Stelle den Versuch die Krankheiten unfallfrei beim Namen zu nennen –, die zu irreversiblen Schäden führen können, zu erkennen. Und nicht nur das: Durch die rechtzeitige Behandlung können die Folgeschäden, mit denen das Kind unweigerlich sein Lebtag zu tun hätte, vermieden werden. Unstreitig war auch: Andere klinische Untersuchungen gibt es nicht, um diese Erkrankungen zu erkennen. So weit, so gut. Es gab nur ein Problem – ein für das deutsche Gesundheitswesen nicht seltenes. Denn auch für dieses System gilt: „Money makes the world go round". Und Sie ahnen, was kommt: das Kernproblem für das Neugeborenen-Screening wurde die Finanzierung.

Die Finanzierung war seit 1991 – mit dem schrittweisen Aufbau des erweiterten Screenings – zweigeteilt. Den einen Teil übernahmen die gesetzlichen Krankenkassen in Sachsen im Rahmen der sogenannten U2-Untersuchung, den anderen Teil – nämlich drei weitere Untersuchungen – übernahm das Land. Seitens der Laboratorien wurde die getrennte Finanzierung ein und derselben Untersuchung als sehr aufwendig und wenig praktikabel erlebt. Ich denke, nicht zuletzt deswegen ist dann auch das Sächsische Sozialministerium an uns mit der Bitte herangetreten, die Kosten für das erweiterte Screening, die über das hinausgehen, was im Rahmen der Vorsorgeuntersuchung U2 übernommen wird, insgesamt zu tragen. Wenn ich das jetzt hier erzähle, dann klingt das so, als wäre dieses Problem innerhalb weniger Wochen aufgetreten und zur Klärung besprochen worden. Weit gefehlt. Dieses Thema wurde mehr nach dem Motto besprochen: „Gut Ding will Weile haben". Und weil wir Deutschen nun mal gründlich sind, muß man sagen: viel Weile, denn an dem besagten Samstagmorgen konnte ich erfahren, daß sich die Klärung der Finanzierung bis zu diesem Tag schon über 6 Jahre hinzog. Meine Sorge ist, wenn schon die kleinen Dinge des deutschen Gesundheitswesens so gründlich und zeitintensiv bedacht werden, dann dürfen wir skeptisch sein, ob wir die richtig große Gesundheitsform, die dann wirklich eine Jahrhundertreform ist, zeitlich noch erleben. Dabei erschien mir die Sache eigentlich ganz einfach.

> Mit einem zusätzlichen „Pieks" wird dem Neugeborenen Blut abgenommen, dessen zusätzliche Untersuchung 20 DM kostet. Bei rd. 30.000 Neugeborenen in Sachsen, entsteht den sächsischen Krankenkassen ein Mehraufwand von 600.000 DM. Dem gegenüber steht die Vermeidung von Behinderungen und lebensbedrohlichen Erkrankungen. Mit einer Investition von 20 DM läßt sich mit diesem Verfahren lebenslanges Leid verhindern.

Meine Damen und Herren, das ist selbst für den Vertreter eines Kostenträgers, der Gesundheitskasse ist, sich zuweilen aber wie eine „Sparkasse" geriert und permanent zum Sparen aufgerufen wird, keine Frage rein finanzieller Natur. Im Vordergrund steht hier der ethische Aspekt und die moralische Dimension in der Verantwortung für den Patienten. Ich wurde gleich wieder an unsere allgegenwärtigen Sonntagsreden erinnert. Wir lassen ja keine Gelegenheit aus, zu behaupten, daß bei all unserem Handeln der Patient im Mittelpunkt steht. Hellwache Beobachter argwöhnen, genau da wäre er uns immer im Weg. Für mich ist gerade das Neugeborenen-Screening ein Beispiel dafür, daß es die AOK ernst meint mit dem Wohl des Patienten. Zwar bedeutet die Übernahme des Screenings zunächst, daß den Krankenkassen Mehrkosten entstehen, allerdings glaube ich, daß es sich hierbei um eine Investition in die Zukunft handelt, die sehr gut angelegt ist. Vor allem handelt es sich hierbei um eine Investition, die sich in Lebensqualität niederschlägt und direkt am Menschen wirkt. Nur der Vollständigkeit halber sei angemerkt, daß die Vermeidung schwerwiegender Erkrankungen mit bleibenden Schäden auch positive Auswirkungen auf die Volkswirtschaft hat. Noch ein positiver Nebeneffekt. Für mich war nach der Veranstaltung am 7. März klar, daß in dieser Sache endlich etwas geschehen muß. Worte und Argumente waren genug ausgetauscht. Es mußte gehandelt werden. Mir war es wichtig, daß alle Probleme geklärt werden und die Lösungen in eine Vereinbarung mit allen Beteiligten im Freistaat Sachsen gegossen wird. *Alle* Neugeborenen sollten von dieser Vereinbarung erfaßt werden und ein einheitliches Vorgehen bei dem gesamten Verfahren von der Probeentnahme bis hin zur Datenverarbeitung sollte garantiert sein. Wichtig war mir auch, daß die Finanzierung des Neugeborenen-Screening eindeutig geklärt ist. Es ist mir mit der Erkenntnis dieses März-Samstages nicht schwer gefallen, die Übernahme der kompletten Kosten für das Screening durch die AOK Sachsen anzubieten.

Ich freue mich auch, daß es uns gelungen ist, in Sachsen alle Krankenkassenarten mit ins Boot zu holen, damit eine flächendeckende Versorgung im Freistaat sichergestellt ist.

Und ich verspreche Ihnen, daß wir von dem Entschluß, etwas zu unternehmen, bis zur Unterzeichnung diesmal auch weniger als 6 Jahre brauchen werden, obwohl ein „gut Ding" dabei entstanden ist. Die Vereinbarung konnte jedenfalls zum 1. 1. dieses Jahres Inkrafttreten. Wir haben uns auch bewußt für einen etwas anderen Weg entschieden, als er in Brandenburg gegangen wurde. Bei der Zahlung von Zuschlägen auf die Fallpauschalen für Krankenhäuser werden dort nur die stationär geborenen Kinder erfaßt. Das Ziel *alle* Neugeborenen – auch die ambulant Geborenen – in die Untersuchung mit einzubeziehen, hätten wir so nicht erreicht, denn die ambulanten Geburten – auch Geburten in Geburtshäusern – erfreuen sich einer wachsenden Beliebtheit. Vor diesem Hintergrund hielten wir es für ratsamer, uns pauschal an den Kosten für das Laborscreening zu beteiligen. Auch wenn die Vereinbarungspartner jetzt einen zunächst für alle Seiten akzeptablen Kompromiß gefunden haben, sind noch nicht alle Fragen restlos geklärt. Offen ist zum Beispiel: Wie verbindlich ist die getroffene Vereinbarung für die Krankenhäuser und Vertragsärzte? Schließlich sind sie es, die für das Neugeborenen-Screening ausschließlich die Laboratorien der Uniklinika nutzen sollen. Unsere Forderung, die Krankenhausgesellschaft Sachsen und die Kassenärztliche Vereinigung Sachsen als Partner zu gewinnen, hat zu unserem Bedauern keinen Eingang in die gegenwärtige Vereinbarung gefunden. Aus diesem Grund haben wir das Sächsische Staatsministerium für Wissenschaft und Kunst aufgefordert, uns nach Ablauf eines Jahres eine Bilanz darüber vorzulegen, aus der zu entnehmen ist, ob tatsächlich alle Screening-Untersuchungen in Sachsen, einschließlich des TSH-Screening, ausschließlich in den Laboratorien der Uniklinika erbracht wurden. Oder: Wie wird das Neugeborenen-Screening für die Kinder finanziert, deren Mütter nicht bei einer gesetzlichen Krankenkasse versichert sind? Zu denken wäre da an Kinder von Beamtinnen oder Angehörigen der Bundeswehr. Eine völlig neue Spielart von „Zwei-Klassen-Medizin", wenn gerade dieser Klientel eine offenkundig schlechtere Versorgung angeboten würde. Und: Stellen zwei Screeningzentren der Weisheit letzten Schluß dar oder wäre es besser das Neugeborenen-Screening noch mehr zu zentralisieren? Ist möglicherweise sogar die Zusammenarbeit mehrerer Bundesländer besser? Sie sehen, wir befinden uns trotz der abgeschlossenen Vereinbarung noch nicht am Ende der Diskussion. Ich würde sogar soweit gehen zu behaupten, jetzt geht die Diskussion erst richtig los. Der Grundstein dafür wurde mit der sächsischen und der bayerischen Vereinbarung gelegt. Auf letztere wird Herr Liebl ja noch näher eingehen. Es lebe die Süd-Achse! Ich denke, wir können ganz nach dem Motto verfahren, das Bessere ist der Feind des Guten und sagen verläßlich zu, für Modifizierungen der bestehenden Vereinbarung offen zu bleiben.

Sehr geehrte Damen und Herren, in diesen Tagen wird heftig um die Gesundheitsreform gestritten. Es geht um Strukturdiskussionen auf der einen Seite, aber auch um die Finanzierungsfrage auf der anderen Seite. Geprägt ist die Diskussion durch die Sicherung von Pfründen jeder einzelnen Interessengruppe mit der Begründung, daß unser System weitere Sparschritte, ohne in seiner Existenz gefährdet zu sein, nicht mehr verkraftet. Unser heutiges Thema ist für mich das beste Beispiel, wo in unserem System Rationalisierungsreserven stecken.

> Mit der Investition eines im Vergleich zu anderen Ausgabenblöcke verschwindend geringen Betrages, können unserem Gesundheitswesen Krankheitskosten in Millionenhöhe erspart bleiben und die daraus entstehenden negativen Auswirkungen für die Volkswirtschaft werden verhindert. Ein weiser Chinese hat einmal gesagt: jammere nicht über die Dunkelheit, zünde lieber ein Licht an.

So muß man mit den zugegebenermaßen wenigen Chancen im deutschen Gesundheitswesen umgehen. Ich würde mich darüber freuen, wenn sich die Diskussionen um notwendige Reformen auf solche Dinge mit hoher Priorität konzentrieren würden. Denn hier liegen Potentiale, die sehr schnell gehoben werden können. Ich denke, daß es hier in Sachsen gelungen ist, zu zeigen, daß man viel erreichen kann, wenn alle Verantwortlichen im Gesundheitswesen an einem Strang ziehen und um konstruktive Diskussionen bemüht sind.

Wenn solche Dinge Schule machen, ist auch der Nährboden für große, umwälzende Reformschritte bereitet. Wir sollten gemeinsam bemüht sein, unsere Zusammenarbeit in diese Richtung fortzusetzen und unsere Kraft zum Wohle des Patienten einsetzen.

Der Erfolg hat viele Väter – nur der Mißerfolg ist ein Waisenkind. „Wir können die Windrichtung nicht ändern, aber wir können die Segel richtig setzen." Vielen Dank.

Kriterien für das Neugeborenen-Screening auf hereditäre Stoffwechseldefekte und Endokrinopathien

G. Machill

Nach der Definition der WHO (1968) hat ein Screening das Ziel, anscheinend gesunde Personen, bei denen sich aufgrund bestimmter Hinweise später eine Krankheit entwickeln wird, im präsymptomatischen Zustand unter Gesunden herauszufinden. Dabei untersucht ein Massenscreening größere Bevölkerungs- oder Altersgruppen, z.B. Neugeborene, auf ausgewählte Krankheiten ohne Rücksicht auf das Vorliegen klinischer Symptome oder eines erhöhten Risikos für bestimmte Erkrankungen. Hingegen werden beim Selektivscreening (auch Risikoscreening, Highrisk-Screening genannt) ausgewählte Populationen oder belastete Familien getestet, die aufgrund verschiedener Symptome eine erhöhte Wahrscheinlichkeit einer Erkrankung gegenüber der Normalbevölkerung vermuten lassen. Das Neugeborenen-Screening auf hereditäre Stoffwechseldefekte und Endokrinopathien ist ein typisches Massenscreening. Seine Aufgabe besteht in der Untersuchung *aller* Neugeborenen mit dem Ziel der **vollständigen** und *frühzeitigen* Erfassung metaboler und endokriner Erkrankungen, um eine optimale Behandlung und Betreuung betroffener Säuglinge zu ermöglichen.

Nachfolgend werden einige grundlegende Gedanken erläutert, die bei der Durchführung von Screening-Untersuchungen unter Neugeborenen bedacht werden sollten, ohne dabei Anspruch auf Vollständigkeit erheben zu wollen. Ein Screening beschränkt sich nicht nur auf die „analytische Phase im Labor", sondern umfaßt vielmehr den gesamten Prozeß von der ordnungsgemäßen Anfertigung und dem Versand der Testprobe inklusive der Angabe aller notwendigen Daten zum Kind („präanalytische Phase") bis zum follow up, Behandlung und Beratung der Eltern („postanalytische Phase") (s. auch Buist 1988). Zur Erzielung eines ausgewogenen Kosten-Nutzen-Verhältnisses und zur Vermeidung einer unnötigen Beunruhigung von Eltern und Familien empfiehlt es sich, vor Einführung eines routinemäßigen Neugeborenen-Screenings verschiedene **Voraussetzungen** zu prüfen.

1. Es müssen Angaben über die **Inzidenz** der zu untersuchenden Erkrankung in der betreffenden Population vorliegen. Als Faustregel kann gelten: liegt die **Häu-**

figkeit unter 1:100.000, ist ein Screening nicht gerechtfertigt, sofern nicht ein kombinierter Test diese Erkrankung miterfaßt. Beispielsweise ist ein isoliertes Screening auf PKU in Finnland bei einer Inzidenz von etwa 1:200.000 **wenig sinnvoll**.
2. Der **Krankheitswert** eines Defektes muß bekannt sein. Bleibt eine Stoffwechselanomalie klinisch weitgehend stumm, wie z. B. bei der Histidinämie, erübrigt sich ein routinemäßiges Screening.
3. Für die untersuchte Krankheit muß es eine erfolgreiche **Therapie** einschließlich der benötigten Medikamente bzw. Präparate, Behandlungseinrichtungen und -erfahrungen geben.
4. Es soll ein einfacher, zuverlässiger und billiger **Screening-Test mit hoher Effizienz** vorhanden sein, der innerhalb kurzer Zeit zum Ergebnis führt. Er soll möglichst mit Trockenblutproben auf Filtertestkarten arbeiten.
5. Zur Sicherung eines auffälligen Screening-Befundes sollen **differentialdiagnostische Verfahren** bereitstehen. Jedes suspekte Screening-Ergebnis hat den Wert einer Verdachtsdiagnose, die bestätigt werden muß, bevor sich weitere Maßnahmen anschließen. Screeningverfahren auf der Basis von Trockenblutproben können allein schon wegen des Probenmaterials nur semiquantitative Verfahren sein!

Die **Effizienz (Wirkungsgrad)** beschreibt die Treffsicherheit und den Aufwand einer Screening-Methode bis zur Diagnosestellung und gibt den Prozentsatz der richtig als „gesund" bzw. „krank" erkannten Befunde an. Sie wird charakterisiert durch die **diagnostische Empfindlichkeit** und **Spezifität** sowie den **Vorhersagewert (predictive value)** (Kreutz 1977). Allgemein wird die methodische Empfindlichkeit als der Anteil richtig positiver Testergebnisse an einer Gruppe von Kranken definiert und errechnet sich aus:

$$E_{Methode} = \frac{\text{richtig positive Ergebnisse} \times 100}{\text{richtig positive Ergebnisse} + \text{falsch negative Ergebnisse}} \; [\%].$$

Im Falle des Screenings sollte besser der Gesamtvorgang (s. oben) betrachtet und der Anteil nicht getesteter und damit nicht erfaßter kranker Säuglinge infolge der Nichteinsendung einer Blutprobe in die Berechnung einbezogen werden. Dann erweitert sich der Quotient auf

$$E_{Screening} = \frac{\text{richtig positive Ergebnisse} \times 100}{\text{richtig positive Ergebnisse} + \text{falsch negative Ergebnisse} + \text{nicht getestete Kranke}} \; [\%].$$

Den Prozentsatz richtig negativer Ergebnisse an einer Gruppe von Gesunden gibt die **Spezifität** an:

$$S = \frac{\text{richtig negative Ergebnisse} \times 100}{\text{richtig negative Ergebnisse} + \text{falsch positive Ergebnisse}} \, [\%].$$

Der **Vorhersagewert** drückt den Anteil richtig Positiver in der Gruppe suspekter Befunde aus:

$$V = \frac{\text{richtig positive Ergebnisse} \times 100}{\text{richtig positive Ergebnisse} + \text{falsch positive Ergebnisse}} \, [\%].$$

Eine optimale Empfindlichkeit und Spezifität schließen sich einander aus, d.h., zur Erzielung einer nahezu 100%igen Empfindlichkeit muß in der Regel der cut-off-Wert niedrig gewählt werden, was mit einer größeren Rate suspekter Befunde einhergeht und zu einer geringeren Spezifität führt oder umgekehrt. Der Vorhersagewert wird um so schlechter, je geringer die Inzidenz der untersuchten Krankheit ist. Beim Neugeborenen-Screening wird nach Möglichkeit eine Empfindlichkeit von über 90–95% und eine Spezifität nicht unter 99% angestrebt, der Vorhersagewert schwankt zwischen 5 und 15%. Neue methodische Entwicklungen, als jüngstes Beispiel sei auf die Tandem-Massenspektrometrie verwiesen, ermöglichen durch Bestimmung zahlreicher Parameter aus einer Materialprobe in einem Arbeitsgang die gleichzeitige Erfassung verschiedener Erkrankungen, deren Inzidenz und Behandelbarkeit sehr heterogen sind. Damit wird das Prinzip „eine Krankheit – eine Methode" durchbrochen und verlieren einzelne klassische Screening-Kriterien, wie Häufigkeit oder Therapierbarkeit, ihre Bedeutung (Kohlschütter und Fingerhut 1997).

Vor Einführung neuer Techniken in die Praxis müssen jedoch deren Brauchbarkeit im Massenscreening und eventuell veränderte Organisationsformen in Pilotstudien überprüft werden, um zu gewährleisten, daß unter Beibehaltung der Palette dringend zu erfassender Krankheiten der finanzielle Rahmen nicht gesprengt wird.

Schlußfolgerung

Unter Berücksichtigung der vorgestellten Kriterien wird derzeit entsprechend unserem Stand der Kenntnisse und methodischen Möglichkeiten ein bundesweites Neugeborenen-Screening auf PKU, Hypothyreose, Galaktosämie, AGS und Biotinidase-Mangel empfohlen (vgl. Richtlinien der ständigen Kommission für das Neugeborenen-Screening 1997). Die Deutsche Mucoviscidosegesellschaft setzt sich auch für die generelle Einführung des IRT-Screenings auf CF ein. Untersuchungen auf weitere metabole Parameter mit Hilfe der Tandem-Massenspektrometrie werden zur Zeit im Rahmen von Pilotstudien in München und Heidelberg durchgeführt und noch nicht als generelles Screening empfohlen (siehe Stellungnahme der Ständigen Screening-Kommission).

Literatur

Buist NRM (1988) Laboratory aspects of newborn screening for metabolic disorders. Lab Med 19: 145–150

Kohlschütter A, Fingerhut R (1997) Erweitertes Screening auf Aminoazidopathien, Organoazidopathien und Fettstoffwechselstörungen: Zu Bedeutung und Methodik. Screening Journal 1(2): 14–15

Kreutz FH (1977) Möglichkeiten und Grenzen rationeller Labordiagnostik. Informierte Arzt 5: 93–103

Richtlinien zur Organisation und Durchführung des Neugeborenen-Screenings auf angeborene Stoffwechselstörungen und Endokrinopathien in Deutschland (1997). Screening Journal 2: 41–45

Screening for inborn errors of metabolism (1968) WHO Techn Rep Ser 401

Stellungnahme der ständigen Screening-Kommission der Deutschen Gesellschaft für Kinderheilkunde und Jugendmedizin zur Verwendung der Tandem-Massenspektrometrie für das Neugeborenen-Screening (1999). Screening Journal 3(1). In: Sozialpädiatrie 21(1–2): 70–71

Ethische Aspekte des Neugeborenen-Screenings

F. Haverkamp, M. Fuchs, D. Lanzerath

Screening-Verfahren spielen als Studienform der Epidemiologie seit langem eine wichtige Rolle. Es geht dabei um Untersuchungen an einer definierten Bevölkerungsgruppe, die im Sinne von Suchtests bzw. von Filterverfahren die Träger eines bestimmten Merkmals ermitteln sollen. Dies kann durch bildgebende Verfahren, biochemische Tests oder andere Mittel erfolgen. Im Rahmen der Epidemiologie dienen solche Reihenuntersuchungen vor allem der Ermittlung von Krankheitsträgern, entweder um diese selbst frühzeitig zu behandeln oder um die Ausbreitung der Krankheit auf andere Personen zu verhindern. Durch die Einführung von DNA-Tests hat sich die Bedeutung von Screening-Verfahren erheblich erweitert und zugleich auch die Zielsetzung teilweise verschoben. Hier stehen neben der frühzeitigen Behandlung von Krankheiten und dem Umgang mit Krankheitsdispositionen vor allem Entscheidungen hinsichtlich der eigenen Fortpflanzung zur Klärung an. Unter ethischem Gesichtspunkt muß sowohl die Legitimität dieser Zielsetzungen als auch die Angemessenheit der Mittel geprüft werden (vgl. hierzu auch Riis 1999).

Im folgenden soll zunächst der Ausweitung des Begriffs und dem Phänomen des zunehmenden Einsatzes von Screening-Verfahren nachgegangen werden (1). Zur ethischen Beurteilung der Ziele dieses Handlungstyps soll dann der mit Neugeborenen-Screening-Verfahren verbundene Nutzen diskutiert werden (2). Bei der Diskussion der Mittel wird zunächst der Vergleich neu eingeführter Verfahren mit etablierten Verfahren thematisiert (3), sodann werden Aufklärung und informierte Zustimmung als Voraussetzungen der Legitimität des Mittels unter den besonderen Bedingungen des Neugeborenen-Screenings behandelt (4). Des weiteren wird mit dem knappen Hinweis auf die Erfassung des Heterozygotenstatus exemplarisch auf problematische Nebenfolgen hingewiesen (5) bevor in einem Fazit versucht wird, Bedingungen und Kriterien für die Einführung von Neugeborenen-Screening-Verfahren zu benennen, die aus ethischer Perspektive unabdingbar sind.

1. Ausweitung des „Screening"-Begriffs

Die Verwendungsweise des Screeningbegriffs als das „Abtasten" einer Gruppe oder eines Individuums nach bestimmten Krankheiten oder Krankheitsdispositionen muß im Blick auf die ethische Betrachtung der Ziel-Mittel-Relation auch Aufschluß darüber geben, inwiefern es sich bei diesen Untersuchungsverfahren um einen Test (mit einer gewissen Zweckoffenheit), eine präsymptomatische Feststellung oder bereits um eine Diagnose handelt (vgl. Allen, Farell 1996). Im Rahmen der „Prädiktiven Medizin" werden mit Hilfe verschiedener Test- und Diagnoseverfahren vermehrt nicht nur Prognosen für bereits manifeste Erkrankungen gestellt, sondern – besonders mit genetischen Methoden – Diagnosen vorweggenommen, weit vor den ersten erkennbaren Merkmalen einer Krankheitsmanifestation. Dies gilt auch für viele sogenannte „spätmanifeste Krankheiten" (late-onset diseases) (Mehlman et al. 1996). Inzwischen gehört die prädiktive Medizin auch für die Kinderheilkunde zu einem festen Bestandteil. Besondere Aufmerksamkeit kommt dabei der Neonatologie zu.

Die Phase kurz nach der Geburt scheint dabei aus unterschiedlichen Gründen für eine Testung besonders geeignet. Da pränatale Tests schwierig und vor allem Therapien pränatal kaum möglich sind, zudem auch die Option des Schwangerschaftsabbruchs bei nicht therapierbaren Erkrankungen des Fötus als moralisch problematisch betrachtet werden, gilt für viele Funktionsstörungen und Krankheiten der Zeitpunkt unmittelbar nach der Geburt als der geeignete für Testungen. Die rasch zunehmende Einführung von Neugeborenen-Screening-Programmen hat in den Industriestaaten allgemein zu einer großen Anerkennung geführt, weil durch die frühzeitige Entdeckung von angeborenen Stoffwechselerkrankungen (z. B. Phenylketonurie) bei neugeborenen Kindern, diese entweder durch eine entsprechende Diät oder/und durch eine entsprechende Therapie präventiv bzw. im Sinne einer Heilung therapiert werden können. Die Fortschritte der Labortechnik mit der Möglichkeit, auch durch einfache Labortestverfahren eine Reihe von genetischen Erkrankungen nachzuweisen bzw. auszuschließen, hat jedoch insgesamt zu einer innerhalb der Medizin kritisch werdenden Diskussion darüber geführt, inwieweit es hinsichtlich des Nutzens für das Neugeborene akzeptabel erscheint, eine frühzeitige Diagnose auch bei denjenigen betroffenen Neugeborenen stellen zu können, deren Grunderkrankung – z. B. Muskeldystrophie Typ Duchenne – nicht durch eine entsprechende Diät oder medikamentöse Therapie behandelt werden kann (vgl. Health Council of the Netherlands: Committee Genetic Screening 1994).

Die Fortschritte der Labortechnik stellen offenbar auch den Hintergrund für einen veränderten Sprachgebrauch dar. Bezeichnete zunächst der Begriff des Screening den Reihentest zur Groberkennung bestimmter Krankheitsmerkmale und wurde als ein Verfahren angesehen, das einer möglichen Krankheitsdiagnostik vorausgeht, so hat die gesteigerte Sensitivität und Genauigkeit sowohl der biochemischen Tests als auch besonders der DNA-Tests dazu geführt, daß bereits die Reihentestung zu Diagnosen führt. Dies hat gleichzeitig zu einer begrifflichen Unsicherheit geführt, inwiefern sich individuelle Tests von Screening-Verfahren scharf abgrenzen lassen. Um jedoch das Neugeborenen-Screening einer angemessenen ethischen Analyse unterziehen zu können, ist eine Verständigung über die Verwendungsweise des Screening-Begriffs hinsichtlich eines individualbezogenen Testverfahrens in bezug auf bestimmte Erkrankungen oder hinsichtlich eines routinemäßigen populationsbezogenen Verfahrens notwendig. Definiert als ein Bevölkerungs-Screening (mass screening) im Rahmen eines öffentlichen Gesundheitsprogramms zur Herabsetzung der Morbidität und Mortalität von Neugeborenen einer bestimmten Krankheitsgruppe (vgl. Allen, Farell 1996, hierzu auch Holland, Stewart 1990) ergeben sich mit Blick auf Zustimmung, Zielsetzungen, Verfahrensautomatismen, den Umgang mit den Proben und Ergebnissen andere ethische Fragen als bei einem strikt individualbezogenen Testverfahren. Dies gilt genauso für die abzusehende Ausweitung des Neugeborenen-Screening auf Krankheiten, für die zur Zeit keine Therapieoption besteht, wie z.B. die Muskeldystrophie Typ Duchenne. Die Identifizierung eines betroffenen Kindes im Neugeborenenalter jedoch wird die zukünftige Familienplanung maßgeblich beeinflussen (Matsuda 1999). Darüber hinaus beeinflussen neben Forschungsinteressen auch industrielle bzw. gesundheitsökonomische Interessen die Diskussion (Thomason et al. 1998). Unterschiedliche nationale Gesetzesvorlagen sind ebenfalls zu berücksichtigen (Riis 1999). Je nach Interessenlage und Verwendungsweise ergeben sich unterschiedliche ethische Implikationen des „Screening"-Begriffs bzw. des sich daraus ergebenden Verständnisses von „Gesundheitsbenefit". Ist beispielsweise unter „Gesundheitsbenefit" die Lebenserwartung, die gesundheitsbezogene Lebensqualität oder eine Kombination aus Begriffen gemeint? Wird der wie immer definierte Benefit auf das getestete Neugeborene oder auf die Familie bezogen? (vgl. Hermerén 1999). Auch ist zu berücksichtigen, daß Screening-Verfahren potentiell als eine Möglichkeit angesehen werden können, um nach qualitativ sehr unterschiedlichen genetischen Dispositionen normaler menschlicher Eigenschaften und Fertigkeiten suchen zu können. Dabei spielt nicht nur die erwähnte Unterscheidung zwischen behandelbaren und nicht-behandelbaren Krankheiten eine Rolle, sondern auch die zwischen Krankheiten und sogenannten Normalmerkmalen Intelligenz, Körperlänge, handwerklichen Fertigkeiten etc.

Mit Blick auf die ethische Analyse und die damit zusammenhängende teilweise kontroverse Diskussion dieser komplexen Thematik rückt daher entscheidend die Frage in den Mittelpunkt, welchen Nutzen Screening-Verfahren haben und wer den Nutzen hat.

2. Nutzen (Benefit) und Zielsetzungen des Neugeborenen-Screenings

Wenn jede ernste erbliche Stoffwechselerkrankung einen potentiellen Diagnosegegenstand für das Neugeborenen-Screening darstellt, dann ist sowohl der Nutzen als auch das Kosten-Nutzen-Verhältnis genau zu prüfen (vgl. Pollitt 1999, 112). Denn nur ein angemessener Nutzen rechtfertigt medizinische Eingriffe im Blick auf eine ethische Bewertung der angestrebten Ziele. Diese sind besonders dann zu diskutieren, wenn es im Sinne einer früherkennenden Medizin zu einem Massen-Screening kommen soll, das nicht mehr individualspezifisch ist. Zu fragen ist, wie selten oder häufig diese Krankheiten sind, welche frühsymptomatischen Diagnosen mit vergleichbarem Nutzen zur Verfügung stehen („diagnosis by appearance" vgl. Riis 1999,

98) und welchen Nutzen das Ergebnis besonders bei spätmanifesten Erkrankungen hat. Der Nutzen für das im Neugeborenalter diagnostizierte Kind ist nämlich dann gering, wenn keine Behandlungsmöglichkeiten in Aussicht stehen (vgl. hierzu Riis 1999, 97) und eine Diagnose auch dann noch rechtzeitig erfolgen kann, wenn man einen Zeitpunkt wählt, an dem ein „informed consent" beim betroffenen Kind einholbar ist. Das Wissen darüber, ob man Träger einer Krankheitsdisposition ist, kann einen erheblichen Einfluß auf die Lebensplanung haben (vgl. Nippert 1998, Lanzerath 1998, 193–194). Das Recht auf Nicht-Wissen spricht grundsätzlich gegen jede Form von Massen-Screening (vgl. Hermerén 1999, 102). Ob das erworbene Wissen der Familie hilft, mit der Situation entsprechend umzugehen, oder ob es mehr psychische und soziale Probleme mit sich bringt, hängt einerseits sehr von der Einstellung und Lebenssituation der Betroffenen ab sowie andererseits von der Form der ärztlichen Beratung. Hier entscheidet sich, ob in solchen Fällen Screeningleiden tatsächlich vermindert oder gar mitverursacht (Laberge, Knoppers 1991).

2.1. Nutzen für das individuelle Neugeborene

Geht man davon aus, daß ärztliches Handeln – von seinem grundsätzlichen Verständnis her – auf bestimmte Ziele gerichtet ist, die sich mit Begriffen wie „Heilung", „Palliation" und „Prävention" umschreiben lassen und versteht man unter einer Diagnose eine Handlung, die nicht beliebige Tests oder Untersuchungen meint, sondern selbst in die genannte Zielgerichtetheit (Teleologie) ärztlichen Handelns eingebunden ist, so wird im Blick auf den Nutzen (Benefit) für ein Neugeborenes der Einsatz prädiktiver Verfahren in Form von Screening für Neugeborene dann fraglich, wenn keine therapeutischen oder palliativen Maßnahmen möglich sind. Befürworter dieses prädiktiven Testens von präsymptomatischen Erkrankungen in der Neugeborenenperiode nehmen an, daß eine Information über eine Krankheit oder deren Prognose auch dann, wenn die Krankheit nicht therapierbar ist, für die eigene Lebensführung hilfreich und angezeigt sein kann. Problematisch ist dabei, daß es sich um eine Annahme und nicht um eine empirisch geprüfte Hypothese handelt. So sind umgekehrt schwere psychosoziale Belastungen bei der betroffenen Familie infolge der frühen Information ebenso denkbar (Hoffman, Wulfsberg 1995). Außerdem setzt dies im Rahmen der Selbstauslegung des Betroffenen die Möglichkeit eines bewußten Umgangs mit der Krankheit voraus. Die hierfür erforderlichen Grundbedingungen sind aber bei Neugeborenen nicht erfüllt (Lanzerath, Honnefelder 1998, 65–74; Holland, Stewart 1990). Steht der Nutzen für das Individuum fest, dann erfolgt daraus in der Regel auch ein Nutzen für Familie und Gesellschaft (Clayton 1999, 111).

2.2 Nutzen für die Familie

Bei der Bewertung, welchen Nutzen das im Rahmen des Neugeborenen-Screenings erhobene Wissen hat, gilt ein besonderes Augenmerk der Familie; während sich das

Neugeborene noch nicht um seine Gesundheit sorgen kann, steht diese für die Familie in der postnatalen Phase im Mittelpunkt. Sind Behandlungsmethoden verfügbar und führt die Frühdiagnose mittels Neugeborenen-Screening zu einer effektiven Behandlung, dann steht der Nutzen für Neugeborenes und Familie außer Zweifel. Aber auch bei nicht behandelbaren Krankheiten ist der Nutzen nicht per se bestreitbar. Ob das Erheben einer solchen Information über Screening-Programme im Interesse der Eltern sein kann und ob dieses vereinbar ist mit den Interessen und dem Wohlergehen des Kindes, ist für den Einzelfall nicht nur klärungsbedürftig; vielmehr ist eine solche, primär im Familieninteresse liegende Neugeborenen-Screeninguntersuchung, nur mit dem Einverständnis der Eltern durchführbar. Wenn der Nutzen eines Testverfahrens prinzipiell nicht in der einfachen Erhebung probablen Wissens mit Hilfe eines zweckoffenen Tests bestehen kann, sondern – eingebunden in das ärztliche Handeln – die Legitimität eines solchen Eingriffs an den möglichen therapeutischen, präventiven oder palliativen Maßnahmen hängt, die sich aus einem diagnostischen Testergebnis ergeben, dann ist neben dem Nutzen oder Nicht-Nutzen für das Neugeborene selbst auch der Nutzen für die betroffene Familie in Rechnung zu stellen, insofern das Testverfahren minimalinvasiv ist und das Neugeborene dadurch nicht unnötig belastet wird. Zu prüfen ist dann, ob – wie in der Literatur zu finden (z. B. Laberge, Knoppers 1991) – auch dann von einer sinnvollen medizinischen Intervention i. S. des Neugeborenen-Screening gesprochen werden kann, wenn das Wissen infolge der frühen Diagnosestellung bei genetischen Erkrankungen wie z. B. bei der Muskeldystrophie Typ Duchenne primär präventiv mit Blick auf die zukünftige Familienplanung und weniger für das betroffenen Kind genutzt werden kann. Bei der Implementation eines Neugeborenen-Screenings, das primär das Ziel hat, selektiv Genträger bestimmter Krankheiten zu identifizieren, ist die Gefahr eines Mißbrauchs dieser Erkenntnisse für eugenisches Handeln zu untersuchen (s. Cao 1995). Mit einem solchen Vorgehen ist in erster Linie nicht mehr das individuelle Neugeborene, sondern die Familie das Ziel des Neugeborenen-Screenings. Zwar können Ängste von Eltern bei einem negativen Befund reduziert werden; die Bestätigung durch einen positiven Befund ist jedoch problematisch. Diese Situation stellt eine große Herausforderung für das ärztliche Beratungsgespräch dar. Die Tatsache, daß bereits falsch-positive Screening-Befunde bei einem Teil der Eltern zu über Jahre anhaltenden Zweifeln und Sorgen über die Gesundheit des betreffendes Kindes führen können (Müller-Sinik, Haverkamp, in diesem Buch; Heyerdahl 1988), zeigen wie sehr es auf die Kommunikation zwischen behandelndem Arzt und den Eltern ankommt und darauf, ob es dem Arzt gelingt, die familiäre Adaptation an die chronische Erkrankung des Kindes zu unterstützen (vgl. Pollitt 1999, 113; Haverkamp 2001).

2.3. Nutzen von Dritten: Industrie, Versicherungen, Forschung

Interesse an den Ergebnissen von Neugeborenen-Screeninguntersuchungen liegen auch bei der Industrie, z. B. in der Selektion von Arbeitnehmern nach bestimmten Anlagen, bei den Krankenkassen, z. B. in der möglichen Ablehnung von Versicherungswilligen mit einer im Erwachsenenalter ausbrechenden genetischen Erkrankung, bei der pharmazeutischen Industrie durch die möglichst frühzeitige Identifizierung von Kranken und damit ihrer „Bewirbbarkeit" durch eigene pharmazeutische Produkte und nicht zuletzt auch bei Wissenschaft und Forschung (z. B. Humangenetik), z. B. durch die Möglichkeit frühzeitiger Testung bei i.S. einer präventiven Familienplanung verstärkt tätig zu werden (vgl. Hermerén 1999; Mehlmann et al. 1996). Gefahren liegen aus heutiger Sicht für die Betroffenen vor allem in einer frühzeitigen Diskriminierung. Gefordert wird daher, daß bei Interesse von Dritten an dem durch Neugeborenen-Screening-Programme generierten Wissen, deren Fragestellungen genauestens spezifiziert werden, um ethisch nicht vertretbare Konsequenzen zu vermeiden. So genügt es nicht nur ein allgemeines wissenschaftliches Interesse zu formulieren, vielmehr wird eine präzise Operationalisierung der jeweiligen Fragestellung sowie eine begleitende empirische Validierung gefordert.

Auch wird vorgeschlagen, daß wissenschaftliche Fragestellungen, die sich auf Neugeborenentests beziehen, die ausschließlich prädiktiv und nicht therapeutisch für das betreffende Neugeborene genutzt werden können, anonym oder nur nach vorheriger elterlicher Zustimmung, der ihrerseits erst eine ausführliche ärztliche Beratung über die Bedeutung dieses Screenings vorausgeht, durchzuführen (Mehlman et al. 1996).

Ebenso bedarf die Nutzung von Testergebnissen und Proben für die Forschung einer ethischen Evaluation. Neben dem unmittelbaren Umgang mit dem Screening und seinen Ergebnissen stellt sich die Frage nach einer weiteren Verwendung der entnommenen Zell- oder DNA-Proben, z. B. für Forschungszwecke. Eine Zustimmung zu diagnostischen Zwecken kann in der Regel nicht als eine Zustimmung zu einer Verwertung für andere Zwecke z. B. Forschungszwecke, gewertet werden (vgl. hierzu auch: Menschenrechtsübereinkommen zur Biomedizin des Europarats, Artikel 22). Dennoch ist zur Verbesserung der Methoden, die den zukünftig zu untersuchenden Neugeborenen zugute kommen werden, Forschung dienlich. Daher müssen Verfahren gefunden werden, die der auf hochrangige gesundheitsbezogene Ziele gerichteten biomedizinischen Forschung nützen und zugleich den „informed consent" und damit die Integrität des Individuums achten (vgl. hierzu Nørgaard-Pedersen, Simonsen 1999, 108).

2.4. Kosten-Nutzen-Analyse

Generell ist aber bei der Kosten-Nutzen-Analyse – nach vorheriger Sicherstellung eines grundsätzlichen Nutzens – zu klären, welche Kosten in welcher Höhe anfallen, ob die Maßnahmen jedem Mitglied eines Gesundheitssystems zur Verfügung stehen, ob die begrenzten finanziellen Ressourcen nicht für andere Maßnahmen zur Verfügung stehen sollten (Allokation). Denn die Verteilung begrenzter Ressourcen hängt in großem Maße von den Bedürfnissen, dem Nutzen sowie der Kosten-Nutzen-Analyse und ähnlichen Überlegungen ab (vgl. hierzu Hermerén 1999, 103).

Angesichts der nicht immer vorliegenden medizinisch eindeutigen Begründung

i. S. des therapeutischen Benefits für das Neugeborene – dies gilt insbesondere für zukünftige, zur Zeit noch diskutierte Neugeborenenuntersuchungsverfahren einschließlich deren prognostischen Unsicherheiten – ist der Nutzen für das Neugeborene nicht ohne weiteres ausweisbar. Diese kritischen Aspekte sind in einer Kosten-Nutzen-Analyse hinsichtlich zukünftiger Neugeborenen-Screening-Programme unbedingt zu berücksichtigen. Ein besonderes Problem bei der bisherigen Ausweitung der Testverfahren besteht darin, daß häufig der mögliche Benefit weder für den Patienten noch für seine Familie wissenschaftlich gesichert ist. Eine eindeutige Beurteilung etwaiger frühzeitiger Diagnosenfolgen ist daher häufig nicht möglich; damit wird jedoch eine zentrale Voraussetzung zur Zulassung dieser neuen Testverfahren beim Neugeborenen-Screening nicht erfüllt (vgl. Allen, Farell 1996).

Mit Blick auf die bisherige gesundheitsökonomische Evaluation liegen empirische Untersuchungen vor allem für das Screening auf Phenylketonurie (PKU) vor (Thomasen et al. 1998). Es zeigte sich übereinstimmend, daß in gesundheitsökonomischer Hinsicht einzig das PKU-Screening das Neugeborenen-Screening rechtfertigt (z. B. Barden et al. 1984).

2.5. Wahrnehmung von Nutzen

Grundsätzlich ist bei der Nutzenanalyse zu berücksichtigen, daß bei einer Einbeziehung von soziodemographischen Faktoren Testergebnisse von Betroffenen häufig anders wahrgenommen werden als bei der Erhebung von Wissen im Rahmen eines Massen-Screenings (Senior et al. 1999, 1859). Untersuchungen im Zusammenhang mit der familiären Hypercholesterolämie haben gezeigt, daß es einen Unterschied für die betroffene Familie macht, welche Ursachen dem positiven Testergebnis zugrundeliegen. Wenn Eltern die Testergebnisse als die Entdeckung gestiegener Cholesterinwerte erfahren, wird diese Verfassung als familiär, vom Ursprung her diätisch, als grundsätzlich steuerbar und wenig bedrohlich wahrgenommen. Wird es als genetisches Problem erfaßt, dann wird diese Verfassung als unkontrollierbar und bedrohlich empfunden (Senior et al. 1999, 1859). Angesichts der steigenden Untersuchungsmöglichkeiten bei genetischen Risiken hinsichtlich multifaktorieller Erkrankungen und verschiedener Krebsformen erwächst hier ein großes Problem im Blick auf die Wahrnehmung und Interpretation von medizinischen Testergebnissen bei den betroffenen Laien. Hier ist vor allem von Bedeutung, wie groß das Verständnis der Betroffenen ist für Informationen über Probabilitäten hinsichtlich genetischer Risiken, die auf einer DNA-Analyse beruhen und welche Rolle sie den Genen hinsichtlich der Funktionalität des Organismus zusprechen (vgl. ebd. 1857–1858). Verständnis und Bewertung von Krankheiten seitens der Betroffenen – als Familie und als Individuum – hängt auch mit der Wahrnehmung der Ursachen für die Krankheit zusammen (vgl. ebd. 1858; hierzu auch Lanzerath 2000, Lanzerath 1998). Begriffe wie „Cholesterin", „Gene" erscheinen als Etiketten, die mit bestimmten Überzeugungen assoziiert werden (Senior et al. 1999, 1859).

2.6. Zukünftiger nicht-krankheitsbezogener Nutzen des Neugeborenen-Screenings bezogen auf „Life-Style"-Wünsche

Vermehrt wird die Frage zu diskutieren sein, inwieweit sich die Verwendungsweise des Begriffs „Nutzens" in diesem Handlungszusammenhang erstreckt. Zu fragen ist nämlich, ob sich der Nutzen – im Sinne eines unmittelbaren gesundheitlichen Nutzens – ausschließlich auf die Diagnose von schweren, möglicherweise lebensbedrohlichen Krankheiten (Lebenserwartung) bezieht, oder aber ob die Verwendungsweise des Begriffs ausdehnbar ist auf weniger schwere Krankheiten oder gar auf den Nutzen für die Lebensqualität (vgl. Hermerén 1999, 99) und damit unabhängig vom Krankheitsbegriff verwendet werden kann. Zwar kann es im Interesse der Eltern sein, über die möglicherweise genetisch bedingten Talente (z. B. Musikalität, Sportlichkeit) ihres Kindes mehr wissen zu können (vgl. life-style-check), ob aber die Erhebung dieses Wissen auch dann ärztlich indiziert ist, wenn es sich bei den Merkmalen nicht um Krankheiten handelt, bleibt fraglich. Hält man an Indikation und am Vorbehalt des Arztes fest, eine Heilbehandlung durchzuführen, und gehört auch die Diagnose mit in dieses ärztliche Handlungsfeld, dann verbieten sich zum Schutz des Patienten auch genetische Test-Kits, die jedermann zur Eigendiagnose oder zu Tests an den eigenen Kindern ohne ärztliche Beratung zur Verfügung stehen. Damit würde über Screening-Tests ein „verbraucherorientiertes Wissen" im Sinne eines „life-style-checks" (Holland, Stewart 1990, 3) erhoben werden können.

3. Informed Consent: Primat der Selbstbestimmung oder vertragliche Arzt-Patientenregelung?

Der nicht einholbare „informed consent" bei Neugeborenen ist bereits angesprochen worden. Üblicherweise werden jedoch die Interessen von Unmündigen über Stellvertreter – wie beispielsweise die Eltern – wahrgenommen. Die entsprechenden Zustimmungen oder Ablehnungen für einen bestimmten ärztlichen Eingriff dürfen sich nur am Kindeswohl orientieren. Dies ist aber bei der Diagnose von nicht-therapierbaren Krankheiten nur schwer zu sehen.

Es stellt sich daher die Frage, ob über die Kindesinteressen hinaus auch Elterninteressen oder -wünsche zu berücksichtigen sind und welche Auswirkungen es haben wird, wenn bestimmte Testverfahren einfach zu handhaben sein werden und möglicherweise aufgrund der Angebotsstruktur leicht zum unhinterfragten Standard avancieren. Gerade das prädiktive Screenen in Form eines standardisierten „Bevölkerungs-" oder „Reihen-Screenings" wirft hier ethische Probleme auf.

So ist bei kombinierten Screenings – z. B. mit neu entwickelten DNA-Chips – zu klären, ob der „informed consent" mehrfach einzuholen ist bzw. ob eine Trennung der verschiedenen Diagnoseschritte, z. B. routinemäßiges Screening für PKU (ohne individuelle elterliche Zustimmung) und prädiktive Testung, z. B. Muskeldystrophie Typ Duchenne (nur mit elterlicher Zustimmung) und den damit verbundenen unterschiedlichen Zielsetzungen möglich bleibt (Hermerén 1999).

Die mit den neuen Handlungsmöglichkeiten der modernen Medizin – zu denen auch die Screening-Verfahren gehören – verbundenen Risiken und Gefahren – so wird diskutiert – seien auch dann berechenbar, wenn man alle Handlungsoptionen grundsätzlich zulassen würde, aber jedem einzelnen aufgrund seines Rechts auf Selbstbestimmung die Entscheidung, ob er einen entsprechenden Eingriff will oder nicht, selbst überließe. Die an die Autonomie des Patienten gebundene Zustimmung nach Aufklärung („informed consent") wäre dann unabhängig von grundsätzlichen Zielvorgaben das einzige Regulativ ärztlichen Handelns. Betrachtet man Freiwilligkeit und Selbstbestimmung als alleinige Kriterien für die Legitimation einer ärztlichen Handlung, dann stellt der Arzt naturwissenschaftlich erhobenes und gesichertes Wissen in Form technischen Handelns zur Verfügung und jedem Klienten muß es freigestellt sein, welche Behandlung er wünscht – möglicherweise dann auch für seine Kinder. Es besteht jedoch ein breiter Konsens darüber, dies für Minderjährige, das gilt insbesondere für Neugeborene, nicht zuzulassen. Doch auch bei mündigen Personen ergeben sich noch erhebliche ethische Bedenken. Denn bei Handlungen, die so tief in die Integrität von Leib und Leben eingreifen, können diese Verfahren nur dann verantwortbar praktiziert werden, wenn die Zielsetzungen ärztlichen Handelns grundsätzlich nicht zur Disposition stehen. Besteht nun in einer Gesellschaft aber doch mehrheitlich der Wunsch, daß in erster Linie für den Arzt dasjenige handlungsrelevant wird, was der „Patient" aufgrund seines Rechts auf informationelle Selbstbestimmung will und vom Arzt erwartet, dann löst sich die traditionelle finale Struktur ärztlichen Handelns auf. Sicherlich ist vorstellbar, daß „ärztliche Dienstleistungen" zukünftig über individuelle Vertragsverhältnisse geregelt werden. Die damit vorgeschlagene „Medizin" würde aber eine völlig andere sein als die, die wir kennen. Die Medizin wird zur Dienstleistung, der Patient zum Kunden. Die ursprüngliche Vertraulichkeit wird durch eine Vertraglichkeit ersetzt (vgl. Lanzerath 2000, 274–277).

4. Das Wissen um Heterozygotie als nicht-intendierte Nebenfolge

Beim Neugeborenen-Screening auf autosomal-rezessive Erbkrankheiten mittels genetischer Tests oder Genchips ergibt sich als ein Nebenprodukt der Diagnose die Feststellung eines möglichen Heterozygotenstatus des Diagnostizierten. Dies ist ein wesentlicher Unterschied zu derzeit verfügbaren und zum Teil etablierten biochemischen Tests. In der medizinethischen Diskussion der letzten Jahrzehnte wird genau dieses Wissen um den Heterozygotenstatus als ambivalent eingeschätzt. Für Screening-Verfahren, die sich gezielt auf die Feststellung der Heterozygotie beziehen, wurden deshalb enge Verfahrensgrundsätze und -einschränkungen erarbeitet und diskutiert (Berufsverband Medizinische Genetik e.V. 1990, Kommission für Öffentlichkeitsarbeit und ethische Fragen der Gesellschaft für Humangenetik e.V. 1991, Kommission für Öffentlichkeitsarbeit und ethische Fragen der Gesellschaft für Humangenetik e.V. 1995, Kommission für Öffentlichkeitsarbeit und ethische Fragen der Gesellschaft für Humangenetik e.V. 1996). Ein Heterozygotenscreening von Neugeborenen bei Zystischer Fibrose wird überwiegend negativ beurteilt (vgl. Deutscher Bundestag 1989, Bundesverband Medizinische Genetik 1990, Kommission für Öffentlichkeitsarbeit und ethische Fragen der Gesellschaft für Humangenetik 1991, Kommission für Öffentlichkeitsarbeit und ethische Fragen der Gesellschaft für Humangenetik 1996). Über den Heterozygotenstatus als ein Nebenprodukt einer Diagnose, die eigentlich auf die Diagnose therapierbarer Krankheiten abzielt, ist weder in einschlägigen Stellungnahmen noch in der Literatur Abschließendes gesagt, sofern überhaupt auf diese Problematik eingegangen wird. Eine Studie des Büros für Technikfolgen-Abschätzung beim Deutschen Bundestag (TAB) im Auftrag des Ausschusses für Forschung, Technologie und Technikfolgenabschätzung, die die Problematik des Neugeborenen-Screening und des Heterozygoten-Screening gemeinsam behandelt, kommt zu dem Ergebnis, die Vertretbarkeit eines Neugeborenen-Screenings auf Anlageträgerschaft oder auf Krankheitsdispositionen sei „fraglich, da in diesem Fall (nach Maßgabe eines Rechtes auf Nichtwissen über die eigene genetische Konstitution) eigentlich eine informierte Zustimmung des Betroffenen selbst erforderlich wäre – und die Zustimmung der Eltern nicht ausreichen könnte" (Deutscher Bundestag 1994, 29). Die Kommission für Öffentlichkeitsarbeit und ethische Fragen der Gesellschaft für Humangenetik e.V. fordert in einer Stellungnahme von 1995, daß eine unvermeidlich anfallende Information über einen Heterozygotenstatus eines Kindes diesem zu einem späteren Zeitpunkt auf jeden Fall zur Verfügung stehen soll, nicht aber den Eltern, sofern es „für die Erfüllung des Untersuchungsauftrages nicht unbedingt erforderlich ist" (Kommission für Öffentlichkeitsarbeit und ethische Fragen der Gesellschaft für Humangenetik e.V. 1995, 2). Bei der Einführung genetischer Testverfahren muß also jeweils bezogen auf einzelne Krankheitsbilder beurteilt werden, ob der Gewinn der Therapiechancen es rechtfertigt, den Heterozygotenstatus zu ermitteln.

5. Ansprüche an das Screening und das Primat der ärztlichen Beratung

Wilfond und Noland (1993) sehen vor allem in den schnell anwachsenden wissenschaftlichen Fortschritten der letzten zehn Jahre – insbesondere im molekulargenetischen Bereich – die Ursache für eine dramatische Zunahme in der Verfügbarkeit von einfachen Testverfahren zur Entdeckung genetischer Erkrankungen. Das gleichzeitige Fehlen einer adäquaten Therapieoption führt daher zu einer Entwicklung, bei der diese molekulargenetische Diagnostik sich zunehmend von den traditionellen pränatalen bzw. neonatalen Settings innerhalb der primären medizinischen Versorgung entfernt. Demzufolge darf ihrer Meinung nach nicht automatisch davon ausgegangen werden, daß im Prinzip jedes Testverfahren, welches technisch einfach in der Routine angewendet werden kann, auch routinemäßig im Neugeborenen-Screening eingesetzt werden sollte. Dabei darf die technisch einfache und praxisnahe

Verfügbarkeit eines Tests allein keine primäre Rolle bei der Frage seiner Verwendung in der Screening-Routine spielen.

In methodologischer Hinsicht bereitet häufig die Diagnosesicherheit besondere Schwierigkeiten. Welchen Wert hat aber eine Prädiktion, die auf einem Screening beruht, dessen Sensitivität und Spezifität mit großen Fragezeichen versehen werden muß? Allgemein wird daher ein Höchstmaß an Realisierung dieser Untersuchungskriterien gefordert. Dabei sollten die Untersuchungsprogramme nicht nur die biologische Variabilität der gescreenten Krankheiten sondern auch der genetischen Heterogenität in den verschiedenen Populationen Rechnung tragen (z. B. unterschiedliche Inzidenz in Abhängigkeit der ethnischen Zugehörigkeit; vgl. Laberge, Knoppers 1991). Hinsichtlich der Qualitätssicherung und der Nutzenanalyse sind drei verschiedene Kategorien von erblichen Erkrankungen in den Neugeborenen-Screening-Laborverfahren untersucht worden: Metabolische Erkrankungen, Endokrinopathien und bestimmte monogene Krankheiten. Gewährleistet muß dabei sein, daß eine verzögerte Diagnose generell mit erhöhter Morbidität und Mortalität verbunden ist. Die Verfügbarkeit billiger automatisierter Testverfahren hat häufig deren Implementation in spezifische Neugeborenen-Screening-Programme beschleunigt. Es ist allerdings darauf hinzuweisen, daß kein Neugeborenen-Screening-Verfahren perfekt ist und daß man sich bewußt sein muß, daß sowohl falsch-negative wie falsch-positive Testresultate vorkommen können. Eine ethische Bewertung hängt von den Erfahrungen mit der Häufigkeit von Fehlprognosen/-diagnosen ab.

Einige dieser Kriterien sind beispielsweise in der von der Wisconsin Division of Health des Departments of Health and Social Services eingesetzten „Newborn Screening Advisory Group" berücksichtigt worden:

Als das Neugeborenen-Screening in Wisconsin ausgeweitet wurde, um zusätzliche Krankheiten wie z. B. die Homozystinurie auszuschließen, wurden insgesamt fünf Entscheidungskriterien entwickelt, die als Grundlage dazu dienen sollten, welche Krankheiten bzw. welche Testverfahren in das allgemeine Neugeborenen-Screening aufgenommen werden sollten (Nr. 40). Dabei handelt es sich um folgende Kriterien:

1. Inzidenz: Die Krankheit sollte mit mindestens 1mal pro 100.000 Geburten vorkommen.
2. Morbidität und Mortalität: Die wissenschaftliche Einschätzung hinsichtlich des zu erwartenden Benefits infolge eines bereits in der Neugeborenperiode identifizierten Patienten muß auch evtl. Nebenwirkungen bzw. ungünstige Folgen für das betreffende Kind bzw. für seine Familienangehörigen vermeiden. Dies bedeutet, daß eine Behandlung zur Verfügung steht, die direkt effektiv ist und nicht erst in dem Alter, in dem die Krankheit klinisch erkennbar wird.
3. Empirisch valide Einschätzung des Therapiepotentials für eine erfolgreiche Behandlung: Eine Diagnose ohne effektive Behandlung ist ungeeignet.
4. Kosten: Die Laborkosten eines jeden Tests müssen vergleichbar sein mit den Kosten bereits etablierter Teste wie bei der PKU.
5. Laborverfügbarkeit bzw. Testverfügbarkeit: Der Test muß im Rahmen eines Mas-

sen-Screeningprogramms angepaßt werden können. Die Labortechniken derzeit limitieren vor allem jene Tests, die mehr Blut benötigen.

Grundsätzlich können Screening-Verfahren als Mittel verstanden werden, um nach qualitativ sehr unterschiedlichen genetischen Dispositionen suchen zu können. Dabei spielt nicht nur die erwähnte Unterscheidung zwischen behandelbaren/ nicht-behandelbare Krankheiten eine Rolle, sondern auch die zwischen Krankheiten und sogenannten Normalmerkmalen. Neben der Problematik des bei Neugeborenen nicht einholbaren „informed consent", sind die ethischen Fragen zu bedenken, die sich generell bei prädiktiven genetischen Tests stellen, wie z.B. anhaltende schwere psychosoziale Traumatisierung der Betroffenen respektive der Familie infolge der frühen Diagnosestellung bei fehlender Therapieoption.

Die ärztliche Beratung ist nicht nur „Beiwerk" der Medizin, sondern zentraler Bestandteil des Arzt-Patient-Verhältnisses. In diesem sind auch die psychischen Probleme in den Blick zu nehmen, die sich für eine Familie im Umgang mit den Krankheiten ihrer Kinder stellen (vgl. Lanzerath, Honnefelder 1998). Hält man an der Orientierung an einem individuellen Arzt-Patienten-Verhältnis fest und verpflichtet den Arzt auf das Gebot der Vertraulichkeit, so bietet dies auch einen geeigneten Ansatzpunkt für den Schutz der Information gegenüber Mißbräuchen durch Dritte. Angesichts der Komplexität des Gesundheitssystems und der unterschiedlichen Interessen an gesundheitsbezogenen und anderen genetischen Daten müssen Verfahren zur Sicherung der Vertraulichkeit entwickelt und angegeben werden.

Eine Ausweitung der Screening-Verfahren bei Neugeborenen verlangt Transparenz der Ziele und einen verantwortlichen Umgang mit den Methoden, um Vertrauen und Akzeptabilität bei den potentiell Betroffenen zu schaffen (Hermerén 1999, 102). Angesichts der Vielzahl psychischer und sozialer Mißbrauchsmöglichkeiten (Zwangsdiagnosen, Ängste, verletzter Datenschutz, Stigmatisierung und Diskriminierung), die Screening-Programme mit sich bringen (Wilfond, Nolan 1993, 2948; extemporäres Modell vers. Evidenzmodell, ebd. 2949), muß von den Verantwortlichen ein hohes Maß an Sensibilität und Offenheit über die eigenen, meist impliziten, Intentionen erwartet werden, besonders dann, wenn neue Verfahren und Zielsetzungen eingeführt werden sollen. In der hochtechnisierten Welt des 21. Jahrhunderts besteht angesichts der Zusammenarbeit von Genetik und Informationstechnologie (Fukuyama 1998) die Gefahr, daß im Blick auf Screening-Verfahren jeder Test, nur weil er technisch möglich ist und zur Verfügung steht, einfach routinemäßig eingesetzt wird, ohne vorher Nutzen, Risiken, Nebenfolgen, Kosten-Nutzen-Analyse für das betroffene Kind, die Eltern, die gesamte Familie und für zukünftige Schwangerschaften abzuwägen. Daher ist der Umgang mit den Verfahren des Neugeborenen-Screenings sowohl mit Blick auf das Arzt-Patient-Verhältnis als auch hinsichtlich der gesellschaftlichen Auswirkungen nur unter Prüfung der Legitimität der Zielsetzungen und der Vertretbarkeit der verwendeten Mittel verantwortbar.

Da die Legitimität und die Vertretbarkeit der verwendeten Mittel sich über die Nutzenanalyse erst richtig einschätzen lassen, ist eine Ausweitung des Neugeborenen-Screenings ohne begleitende systematische und empirische „Nutzen"-Evaluation in jedem Fall ethisch problematisch. Es kann nämlich a priori nicht ausgeschlossen werden, daß verborgene kontrastierende Nutzerinteressen vorliegen. Vor diesem Hintergrund ist eine umfassende Interessenanalyse mit nachfolgender empirischer Evaluation zu fordern, damit im Falle des „Nicht-Eintreffens" a priori postulierter und ethisch kompatibler Nutzeneffekte eine Abkehr oder zumindest eine Änderung des neu eingeführten Screening-Verfahrens rasch eingeleitet werden kann (Haverkamp, Ranke 1999). Da langfristig inhärente ethisch problematische Implikationen gerade bei neuen Screening-Verfahren grundsätzlich nicht auszuschließen sind, muß für eine derartige Evaluation auch ein entsprechend langer Zeitraum zur prospektiven Analyse berücksichtigt werden.

Eine Nutzenanalyse ohne Einbezug der betreffenden Eltern ist grundsätzlich ethisch hochproblematisch. Vor diesem Hintergrund erscheint es grundsätzlich auch unter ethischen Gesichtspunkten notwendig, daß die Eltern vor aber auch nach jedem Screening hinsichtlich der Bedeutung bzw. der Konsequenzen desselbigen adäquat beraten werden – bzw. sofern es sich um zusätzliche Screening-Verfahren handelt, daß deren Einverständnis zuvor eingeholt wird. Die Tatsache, daß bei Neugeborenen eine Aufklärung bzw. eventuelle Einwilligung ausschließlich über deren Eltern zu leisten ist, weist auf die zusätzliche ethische Verantwortung derjenigen hin, die das Neugeborenen-Screening durchführen und weiterverwerten. Als Konsequenz ergibt sich daraus, daß bei der Frage nach einer Ausweitung bzw. Nutzenanalyse des Neugeboren-Screenings unabhängige Institutionen wie z. B. Ethikkommissionen oder Selbsthilfegruppen etc. begleitend teilnehmen müssen.

Bei jeder Neueinführung eines Testverfahrens ist zu prüfen, welches Ziel mit der Anwendung des Tests verfolgt wird, wem es nützt und ob es mit der grundsätzlichen Zielausrichtung des ärztlichen Handelns vereinbar ist. Neben der empirischen Qualitätssicherung hinsichtlich der Zuverlässigkeit und der Aussagekraft eines neuen Tests setzt dies voraus, daß eine Einbettung der Screening-Verfahren in das ärztliche Handeln grundsätzlich gewünscht ist. Versteht man das Arzt-Patient-Verhältnis nicht nur als ein Vertragsverhältnis sondern auch als ein Vertrauensverhältnis aufgrund einer definierten Zielsetzung, dann kann im Rahmen des ärztlichen Handelns erwartet werden, daß die mit einem Screening-Test erhobenen Daten ausschließlich innerhalb einer ärztlichen Beratung gemäß der erwartbaren Zielsetzung interpretiert werden. Dies bedeutet für die Praxis, daß die Daten nicht beliebigen Deutungsmöglichkeiten unterworfen sind und nicht für jegliche Zwecke zur Verfügung stehen. Mit der Einbindung von Screening-Verfahren in diesen definierten Handlungszusammenhang ist auch die Verpflichtung verbunden, daß die Daten nicht an Dritte weitergegeben werden wie bspw. Forschungslabore oder Versicherungen, damit der Schutz medizinischer Daten gewährleistet bleibt.

Aus ethischer Perspektive ist die Frage, wie eine Familie mit dem Wissen um die nicht therapierbare Krankheit bei einem Neugeborenen umgehen soll, besonders schwierig zu beantworten, denn nicht nur das Leben der Familie mit dem kranken Kind erfordert eine Bewältigung, sondern auch der Umgang mit möglichen

Momenten sozialer Stigmatisierung und Diskriminierung bedeutet eine Belastungsprobe für die gesamte Familie. Bei Krankheiten, die erst spät im Leben manifest werden und wo ein Diagnosezeitpunkt gewählt werden kann, bei dem der Betroffene selbst in der Lage ist, einem Testverfahren zuzustimmen („informed consent"), gibt es kaum Gründe, die einen Test am Neugeborenen ethisch rechtfertigen.

Da eine Diagnose immer auf ein individuelles Arzt-Patient-Verhältnis bezogen ist, bedarf die Durchführung eines Massen-Screenings – gerade auch bei Neugeborenen – einer besonderen Rechtfertigung. Auch hier ist wieder nach dem Nutzen zu fragen. Nur dann, wenn die Nichtdurchführung eines Tests eine therapeutisch wichtige Früherkennung eines behandelbaren Krankheitsbildes verhindert oder gewichtige epidemiologische Gründe vorgebracht werden können, lassen sich Massen-Screenings ethisch rechtfertigen. Hinsichtlich einer Kosten-Nutzen-Analyse rechtfertigt eine individuelle Anwendung eines Screeningtests beim Neugeborenen bei entsprechend hohem Nutzen unter Umständen auch hohe Kosten, die im Rahmen eines Massen-Screenings nicht vertretbar wären.

Literatur

Allen DB, Farrell PM (1996) Newborn screening: Principles and practice. Adv Pediatr 43: 231–270
Barden HS, Kessel R, Schuett VE (1984) The costs and benefit of screening for PKU in Wisconsin. Social Biology 31: 1–17
Berufsverband Medizinische Genetik e.V. (1990) Stellungnahme zu einem möglichen Heterozygoten-Screening bei zystischer Fibrose. Med Genetik 2/2–3: 6
Clayton EW (1999) What should be the role of public health in newborn screening and prenatal diagnosis? In: Am J Prev Med 16(2): 111–115
Cao A (1995) Genetic testing and screening IV. Carrier screening. In: Encyclopedia of Bioethics, Reich WT (ed.), rev. ed. New York, pp. 993–995
Deutscher Bundestag (1989) Beschlußempfehlung und Bericht des Ausschusses für Forschung und Technologie zum Bericht der Enquete-Kommission „Chancen und Risiken der Gentechnologie", Drs. 10/6775
Deutscher Bundestag (1994) Bericht des Ausschusses für Forschung, Technologie und Technikfolgenabschätzung, Genomanalyse, Drs. 12/7094
Fukuyama F (1998) The end of history and the last man. New York
Haverkamp F (2001) Kommunikation zwischen Arzt, Patient und Eltern in der Pädiatrie: Probleme und Lösungsansätze. Pädiatrische Praxis 59: 1–8
Haverkamp F, Ranke MB (1999) The ethical dilemma of growth hormone treatment in short stature: A scientific theoretical approach. Horm Res 51: 301–304
Health Council of the Netherlands: Committee Genetic Screening (1994) Genetic screening. Den Haag
Hermerén G (1999) Neonatal screening: Ethical aspects. Acta Paed Scand, Suppl 432: 99–103
Heyerdahl S (1988) Psychological problems in relation to neonatal screening programmes. Acta Paed Scand 77: 239–241
Hoffman DE, Wulfsberg EA (1995) Testing children for genetic predispositions: Is it in their best interest? Journal of Law, Medicine and Ethics 23: 331–344

Holland WW, Stewart S (1990) Screening in health care. Benefit or bane? The Nuffield Provincial Hospitals Trust, London
Kommission für Öffentlichkeitsarbeit und ethische Fragen der Gesellschaft für Humangenetik e.V. (1991) Stellungnahme zum Heterozygoten-Bevölkerungsscreening. Med Genetik 3/2: 11
Kommission für Öffentlichkeitsarbeit und ethische Fragen der Gesellschaft für Humangenetik e.V. (1995) Stellungnahme zur genetischen Diagnostik bei Kindern und Jugendlichen. Med Genetik 7: 358–359
Kommission für Öffentlichkeitsarbeit und ethische Fragen der Gesellschaft für Humangenetik e.V. (1996) Positionspapier. Med Genetik 8: 125–131
Laberge CM, Knoppers BM (1991) Newborn genetic screening: ethical and social considerations for the nineties. In: Journal International de Bioéthique 2: 5–12
Lanzerath (1998) Prädiktive genetische Tests im Spannungsfeld von ärztlicher Indikation und informationeller Selbstbestimmung. In: Jahrbuch für Wissenschaft und Ethik (3), L. Honnefelder und C. Streffer (Hrsg.). Berlin, 193–203
Lanzerath D, Honnefelder L (1998) Krankheitsbegriff und ärztliche Anwendung der Humangenetik. In: Ethik in der Humangenetik: die neueren Entwicklungen der genetischen Frühdiagnostik aus ethischer Perspektive M. Düwell und D. Mieth (Hrsg.). Tübingen, 51–77
Lanzerath D (2000) Krankheit und ärztliches Handeln. Zur Funktion des Krankheitsbegriffs in der medizinischen Ethik. Freiburg i. Br.
Matsuda I (1999) Bioethical issues in newborn mass screening: experiences in Japan. Acta Paed Scand 88, Suppl 432: 104–105
Mehlman MJ, Kodish ED, Whitehouse P, Zinn AB, Sollitto S, Berger J, Chiao EJ, Dosick MS, Cassidy SB (1996) The need for anonymous genetic counseling and testing. American Journal of Human Genetics 58: 393–397
Müller-Sinik K, Haverkamp F (2001) Neugeborenen-Screening: Psychosoziale Auswirkungen auf die Eltern und Konsequenzen für die ärztliche Betreuung (in diesem Band, 24–33)
Nippert (1998) Wie wird im Alltag der pränatalen Diagnostik tatsächlich argumentiert? Auszüge aus einer deutschen und einer europäischen Untersuchung. In: Beratung als Zwang: Schwangerschaftsabbruch, genetische Aufklärung und die Grenzen kommunikativer Vernunft, M. Kettner (Hrsg.), 153–172
Nørgaard-Pedersen B, Simonsen H (1999) Biological specimen banks in neonatal screening. Acta Paed Scand 88, Suppl 432: 106–109
Pollitt RJ (1999) Principles and performance: assessing the evidence. Acta Paed Scand 88, Suppl 432: 110–114
Riis P (1999) Ethical, legal and health economic aspects of neonatal screening. In: Acta Paed Scand 88, Suppl 432: 96–98
Senior V, Marteau TM, Peters TJ (1999) Will genetic testing for predisposition for disease result in fatalism? A qualitative study of parents responses to neonatal screening for familial hypercholesterolaemia. Social Science and Medicine 48: 1857–1860
Thomason MJ, Lord J, Bain MD Chalmers RA, Littlejohns P, Addison GM, Wilcox AH, Seymour CA (1998) A systematic review of evidence for the appropriateness of neonatal screening programmes for inborn errors of metabolism. J Public Health Med 20: 331–43
Wilfond BS, Nolan K (1993) National policy development for the clinical application of genetic diagnostic technologies. Lessons from cystic fibrosis. JAMA 270(24): 2948–2954

Psychosoziale Auswirkungen des Neugeborenen-Screenings auf die Eltern und Konsequenzen für die ärztliche Betreuung

K. Müller-Sinik und F. Haverkamp

Screening-Programme werden routinemäßig in den ersten Lebenstagen des Neugeborenen zur frühzeitigen Erkennung behandelbarer Stoffwechselerkrankungen eingesetzt, wie z. B. der Phenylketonurie oder der kongenitalen Hypothyreose. Durch das rechtzeitige Erkennen einer solchen Krankheit können Folgeschäden vermieden werden, wodurch wiederum im weiten Sinne die Lebensqualität der gesamten Familie positiv beeinflußt wird (Wilcken and Travert 1999). Andererseits stellt die Mitteilung einer chronischen Erkrankung, auch wenn diese beispielsweise gut durch eine Spezialdiät zu therapieren ist, eine enorme emotionale Belastung dar, welche von der ganzen Familie zu bewältigen ist (vgl. Haverkamp und Noeker 1999).

Aus diesem Grund sollte – sowohl in der alltäglichen klinischen Versorgung als auch in der Erprobung neuer Screening-Verfahren – auch den psychosozialen Auswirkungen sogenannter *falsch-positiver* Screening-Befunde besondere Beachtung geschenkt werden.

Die Inzidenz falsch-positiver Screenings variiert sehr stark in Abhängigkeit des untersuchten Parameters (z. B. Thyreoideastimulierendes Hormon [TSH] versus Hörvermögen) sowie von der Art des verwendeten Screening-Verfahrens. In einer nationalen Studie zum neonatalen Screening-Programm in den USA zwischen den Jahren 1990 und 1994 von Kwon und Farrell (2000) konnte eine durchschnittliche Rate von mehr als 50 falsch-positiven Ergebnissen pro tatsächlich positivem Screening-Befund festgestellt werden. Einbezogen wurden die Ergebnisse verschiedener Screenings zur Phenylketonurie, Galaktosämie, Biotinidasedefekt und adrenogenitalem Syndrom sowie zu kongenitaler Hypothyreose. Die Sensitivität der untersuchten Screenings lag bei nahezu allen genannten Krankheiten bei 100%, die Spezifität über 99%. Das Screening zur kongenitalen Hypothyreose zeigte die höchste falsch-positive Rate. Insgesamt variierte die Anzahl der Kinder, deren positives Testergebnis bestätigt wurde, zwischen 0,5% (Galaktosämie) und 6,0% (Biotinidasedefekt). Dieser geringe Anteil richtiger Diagnosen erklärt das Zustandekommen der hohen falsch-positiven Rate.

„Befund positiv": Allgemeine psychosoziale Auswirkungen der Ergebnismitteilung

Die Mitteilung eines positiven Screening-Ergebnisses kann bei den betroffenen Eltern starke psychische und damit verbunden auch somatoforme Reaktionen auslösen und somit zu einer enormen Belastung für die gesamte Familie führen (Dehlholm and Hansen 1993; Heyerdahl 1988).

Eine großangelegte Längsschnittstudie der schwedischen Arbeitsgruppe um Thelin und McNeil (Thelin et al. 1985a) befaßte sich mit den psychosozialen Auswirkungen der Mitteilung positiver Screening-Ergebnisse an 61 Familien mit Kindern, bei denen ein α_1-Antitrypsin-Mangel als vorzeitiger Indikator für chronische Lungenerkrankungen festgestellt wurde. Als *anfängliche* emotionale Reaktion auf die Diagnosemitteilung wurden von 78% der Mütter und 58% der Väter Schockreaktionen gezeigt bzw. Sorgen und Ängste geäußert.

Als negative *langfristige* Auswirkungen wurden hauptsächlich von den Müttern Einschränkungen ihrer physischen und psychischen Gesundheit genannt, welche auf den vermehrten Streß, bedingt durch die frühzeitige Identifikation des α_1-Antitrypsin-Mangels, zurückgeführt wurde (Thelin et al. 1985b; vgl. Sveger and Thelin 2000). Häufig entwickelten die betroffenen Eltern auch Depressionen und Schuldgefühle, wie 18% der Eltern in einer weiteren Studie, vier Jahre nach der Diagnosestellung, angaben (Sveger and Thelin 1981). Selbst 20 Jahre nach der Mitteilung der Diagnose konnte festgestellt werden, daß Mütter von Kindern mit α_1-Antitrypsin-Mangel deutlich ängstlicher sind als Mütter einer gesunden Kontrollgruppe (Sveger et al. 1999). Langfristig scheint sich die frühe Diagnose eines α_1-Antitrypsin-Mangels auch auf die Mutter-Kind-Interaktion auszuwirken. Verglichen mit einer gesunden, gleichgroßen Stichprobe ($N = 52$) zeigten die Kinder mit α_1-Antitrypsin-Mangel deutlich stärkere Verhaltensauffälligkeiten, wie z.B. unangemessen kindisches, vorlautes und angespanntes Verhalten (McNeil et al. 1986).

Keine Langzeiteffekte konnten hingegen in der elterlichen Einstellung und der emotionalen Beziehung zum Kind (McNeil et al. 1986a, 1986b) sowie hinsichtlich der weiteren Familienplanung gefunden werden (Thelin et al. 1985c).

Falsch-positiver Screening-Befund: Korrespondierende psychosoziale Auswirkungen

Betrachtet man die genannten psychischen Belastungen, die durch ein positives Screening-Ergebnis entstehen können, wird deutlich, welche (teils unnötigen) Konsequenzen und Auswirkungen ein *falsch-positives* Testergebnis mit sich bringen kann.

Um eine mögliche Konfundierung psychosozialen Auswirkungen des Screenings mit denen der tatsächlich diagnostizierten Krankheit des Kindes bzw. der Diagnosemitteilung auszuschließen und dabei die direkten psychosozialen Effekte des *Screeningprozesses* zu erfassen, ist die Untersuchung von ausschließlich falsch-positiven Screening-Ergebnissen erforderlich.

Sorenson et al. (1984) befragten Eltern von 60 Kindern im Rahmen eines neonatalen Screenings für unterschiedliche Stoffwechselstörungen sowohl nach möglichen psychischen Auswirkungen der Mitteilung des Screening-Ergebnisses als auch nach dem Ausmaß ärztlicher Aufklärung und Information. Während 45 % der Eltern angaben, Informationen über die Bedeutung des ersten positiven Testergebnisses erhalten und die Notwendigkeit einer Nachuntersuchung verstanden zu haben, äußerten die restlichen 55 % der Eltern, nicht ausreichend informiert worden zu sein. Informierte und nicht-informierte Eltern unterschieden sich in der Wartezeit auf die Ergebnisse der Nachuntersuchung hinsichtlich der wahrgenommenen Angst oder Depression nicht bedeutsam voneinander. Beide Gruppen waren nach der Ergebnismitteilung der Nachuntersuchung sichtlich erleichtert. Allerdings gaben 36 % der Eltern nach der Mitteilung eines normalen Nachuntersuchungsergebnisses an, sich dennoch über die Gesundheit ihres Kindes Sorgen zu machen. Sorenson et al. (1984) vermuten hier einen möglichen positiven Zusammenhang zwischen dem geringen Ausmaß erhaltener Informationen und dem anhaltenden Zweifel der Eltern über den gesundheitlichen Zustand ihres Kindes.

In einer weiteren, umfassenden Interviewstudie von Bodegård, Fyrø und Larsson (1983) zu der Frage nach den psychosozialen Auswirkungen falsch-positiver Screening-Befunde entwickelten 78 von 102 befragten Familien anfänglich starke emotionale Reaktionen auf das zunächst positive Screening-Ergebnis einer kongenitalen Hypothyreose beim Neugeborenen. Schock, Schlaflosigkeit und erhöhter Streß waren die Folge. Nach sechs bis zwölf Monaten äußerten noch 18 der 102 befragten Eltern Unsicherheiten und Sorgen hinsichtlich des gesundheitlichen Zustandes ihres Kindes. Hansen und Dehlholm (1992, vgl. Feldman 1990) betonen explizit das Risiko psychosozialer Stigmatisierung des Kindes und der Eltern im Falle falsch-positiver Screening-Ergebnisse.

Tluczek et al. (1991) befragten Eltern von insgesamt 104 Kindern mit falsch-positiven CF-Screenings (erhöhtes imunogenes Trypsinogen als Indikator für Cystische Fibrose mit eventueller Nachuntersuchung mit Hilfe des Schweißtests) anhand eines speziell entwickelten Fragebogens und Interviews. Bei der Mitteilung des zunächst positiven Screening-Befundes, spätestens sechs Wochen nach der Geburt des Kindes, waren die Eltern emotional stark betroffen. 98 % der befragten Eltern gaben an, sich große Sorgen um die Gesundheit ihres Kindes gemacht zu haben. Gleichzeitig äußerten sie, dankbar darüber gewesen zu sein, daß die „Krankheit" frühzeitig erkannt worden ist (86 %). Ferner wurden häufig Depression und Traurigkeit (76 %), Schock (76 %) und Verwirrung (61 %) genannt. Circa die Hälfte der betroffenen Eltern äußerte ihren Unglauben über das Ergebnis (52 %) sowie Ärger (48 %).

Ähnliche Ergebnisse liefert eine jüngere Interviewstudie von Clemens et al.

(2000) zum neonatalen Hörscreening. Neun Prozent der 49 befragten Mütter, deren Kinder falsch-positive Screening-Ergebnisse erzielten, berichteten, ihr Kind vor der Nachuntersuchung anders behandelt zu haben als vorher, beispielsweise lauter mit dem Kind gesprochen oder mit den Händen geklatscht zu haben, um das Hörvermögen ihres Kindes zu testen; 14% der Mütter gaben anhaltende Angst und Sorgen *trotz der normalen Befunde* der Nachuntersuchung an.

Magnuson und Hergils (1999) untersuchten die elterliche Einstellung und mögliche psychische Folgen des Hörscreenings in Abhängigkeit von der Häufigkeit der nötigen Nachuntersuchungen. Im Interview wurde von den 49 befragten Eltern eine allgemein positive Einstellung dem Hörscreening gegenüber ausgedrückt. Eltern, deren Kinder jedoch zweimal oder häufiger nachuntersucht werden mußten, äußerten Angst. Diese schien sich zum Zeitpunkt einer klaren und definitiven Diagnose wieder zu verringern. Die Autoren heben den Bedarf der Eltern an einer individuellen ärztlichen Beratung bzw. Betreuung sowie einer Information über den weiteren Behandlungsverlauf stark hervor (vgl. Luterman and Kurtzer-White 1999).

Der Informationsbedarf der Eltern im Falle falsch-positiver Testergebnisse ihrer Kinder wird allgemein häufig unterschätzt (Heyerdahl 1988; vgl. Sorenson et al. 1984). Auch wenn ihre Kinder letztlich als gesund befunden werden, kann doch eine gewisse „Restunsicherheit" bestehen, wie die Ergebnisse von Bodegård et al. (1983), Sorenson et al. (1984), Tluzcek et al. (1991) sowie Clemens et al. (2000) zeigen. Die ärztliche Betreuung sollte somit im Falle falsch-positiver Befunde nicht mit der bloßen Auskunft über das Ergebnis der Nachuntersuchung enden (Kwon and Farrell 2000).

In diesem Zusammenhang ist anzunehmen, daß für junge Eltern, die von medizinischen Routine-Untersuchungen ihres neugeborenen Kindes noch relativ wenig Kenntnis besitzen, die Art und Funktion des Screenings schwer verständlich ist, insbesondere die Tatsache, daß sich ein zuvor positives Testergebnis innerhalb einiger Tage als falsch herausstellen kann. Als mögliche Ursache kann das elterliche Mißverständnis infolge einer Gleichsetzung des Screening-Ergebnisses mit der endgültigen Diagnose betrachtet werden. Diese Annahme stützen auch indirekt die Ergebnisse der genannten Studien, in denen ein Informationsmangel und damit verbunden ein unzureichendes Verständnis der Eltern festgestellt werden konnten.

Konfusion und Mißverständnis der Eltern können außerdem durch die Wahl medizinischer Fachausdrücke im ärztlichen Gespräch begünstigt werden. Ein im medizinischen Sinne „positives Testergebnis" muß zunächst von den Eltern mit dem subjektiv wahrgenommenen „negativen" Inhalt einer möglicherweise schwerwiegenden Erkrankung des Kindes in Verbindung gebracht werden, um weitere medizinische Maßnahmen verstehen zu können (vgl. Tluzcek et al. 1991; Clemens et al. 2000).

Konsequenzen und Lösungsmöglichkeiten für die behandelnden Ärzte zur Mitteilung der Screening-Befunde

Eine allgemeine *vorausgehende* Aufklärung und Vorbereitung der Eltern über die Bedeutung des Screenings schafft Vertrauen und Sicherheit. Bei der Bekanntgabe eines positiven Screening-Ergebnisses kann diese Vorbereitung die häufig auftretenden Schockreaktionen der Eltern abschwächen oder gar nicht erst entstehen lassen. Situationen, in denen die Eltern zum ersten Mal am Telefon mit dem Testergebnis konfrontiert werden (vgl. Thelin et al. 1985), sollten möglichst vermieden oder zumindest mit einem konkreten Beratungstermin verbunden werden (vgl. Luterman und Kurtzer-White 1999).

Die Erklärung über Art und Funktion des Screenings als routinemäßig eingeführte Untersuchung um beispielsweise leicht zu behandelnde Schilddrüsenfunktionsstörungen frühzeitig zu erkennen, würde Eltern rechtzeitig auf eine Mitteilung des Screening-Befundes (sei es negativ oder positiv) vorbereiten. Da anzunehmen ist, daß junge Eltern kurz nach der Geburt mit Informationsbroschüren regelrecht überhäuft werden, sollte ein kurzes persönlich geführtes Gespräch durch den Arzt in jedem Fall vorgezogen werden (vgl. Tluczek et al. 1991). Dabei sollte eine möglichst einfache, für die Eltern verständliche Sprache gewählt und medizinische Fachbegriffe vermieden werden, wie z.B.:

> „Ihrem Kind wird noch etwas Blut entnommen. Damit können behandelbare Stoffwechselerkrankungen ausgeschlossen werden. Diese Untersuchung wird routinemäßig durchgeführt. Sie brauchen sich deswegen nicht beunruhigen. Sollte ein auffälliger Befund vorliegen, melden wir uns bei Ihnen. In diesem Fall wären weitere Untersuchungen notwendig, um überhaupt festzustellen, ob diese Krankheit tatsächlich vorliegt."

Sollte eine persönliche Aufklärung aus organisatorischen Gründen nicht möglich sein, wird vorgeschlagen, schriftliche Informationsblätter über durchzuführende Routineuntersuchungen bzw. über das neonatale Screening bereits *vor der Geburt* auszuhändigen (vgl. Tluczek et al. 1991).

Nach dem Screening sollte das Ergebnis auf keinen Fall als „endgültig" oder „unabänderlich" dargestellt werden; es sollte vielmehr, unter Bezugnahme auf die vorherige Aufklärung, die Notwendigkeit einer weiteren diagnostischen Überprüfung betont werden. Auf den Unterschied zwischen Screening und Diagnose sollten die Eltern wiederholt aufmerksam gemacht werden.

> „Die Laborwerte machen weitere Untersuchungen zur diagnostischen Abklärung notwendig. Die erste Untersuchung, das Screening, macht nur auf mögliche Krankheiten aufmerksam, die ggf. im weiteren diagnostisch abgesichert werden müssen. Nicht selten stellt sich bei diesen weiteren Untersuchungen ein „Fehlalarm" heraus. In drei bis vier Tagen wissen wir mehr – ich werde Sie dann zur Vereinbarung eines Beratungstermins anrufen."

Somit könnte auch der *unnötige* „Schock" der Eltern bei Screening-Befunden, die sich im Nachhinein als falsch herausstellen (falsch-positive), abgeschwächt werden (vgl. Bodegård et al. 1983; Tluczek et al. 1991). Um den Eltern mehr Klarheit über den weiteren Untersuchungsverlauf zu geben und sie nicht einer Unsicherheit zu überlassen, ist eine ungefähre Zeitangabe bis zur Vorlage der Ergebnisse der diagnostischen Nachuntersuchung notwendig. Dies kann eskalierende Sorgen und Unsicherheiten der Eltern über mögliche zukünftige negative Folgen verhindern.

Bestätigen nachfolgende diagnostische Untersuchungen das positive Ergebnis des Screeningtests und führen zu der Diagnose einer angeborenen Stoffwechselerkrankung des Kindes, können für die betroffenen Eltern bzw. für die gesamte Familie zahlreiche medizinische und psychosoziale Anforderungen im Sinne einer chronischen Erkrankung entstehen, die es im Weiteren zu bewältigen gilt (vgl. Haverkamp und Noeker 1999).

Die damit verbundene Aufgabe des Arztes besteht neben einer umfassenden medizinischen Information über Ätiologie, Prognose, Therapie und Nebenwirkungen der zugrunde liegenden Erkrankung auch darin, emotional auf die Eltern einzugehen und die Behandlung im weiteren Verlauf nach ihren individuellen Bedürfnissen auszurichten. Tabelle 1 zeigt unterschiedliche psychische Verarbeitungsphasen des Patienten auf die Diagnosemitteilung und daraus resultierende Möglichkeiten professioneller Unterstützung.

Tabelle 1. Verarbeitung der Diagnose (in Anlehnung an Drotar, 1975, modifiziert nach Haverkamp, 2001)

Der psychologische Verarbeitungsprozeß der Diagnose		
Verarbeitungsphasen	Manifestationen	Professionelles Verhalten
Schock	Konfusion, Gefühl der Ohnmacht, Handlungslähmung	Zuwendung und emotionale Unterstützung
Reaktionsphase	Enttäuschung, Angst, Aggression, Schuldgefühle, Vorwürfe, Verteidigung, etc.	Den Eltern zuhören, offene, ehrliche und vollständige Vermittlung der Fakten
Adaptation	Realistische Einschätzung der Situation; Informationssuche zur Selbsthilfe	Genaue Information zu Behandlungsmöglichkeiten und Verlauf
Orientierung	Eltern organisieren und planen Alltag und Zukunft	Regelmäßige Hilfestellung, Beratung und Behandlungskontrolle
Krisenbewältigung	Erfolgreiche Bewältigung bei Patient und Familie	Vereinbarung eines angemessenen weiteren Kontaktes

Im Falle eines falsch-positiven Ergebnisses ist eine ausführliche Erklärung der Testergebnisse und eine Begründung, weshalb sich ein ursprünglich positives Testergebnis nicht bestätigen ließ, unbedingt vonnöten. Dadurch können Folgebelastun-

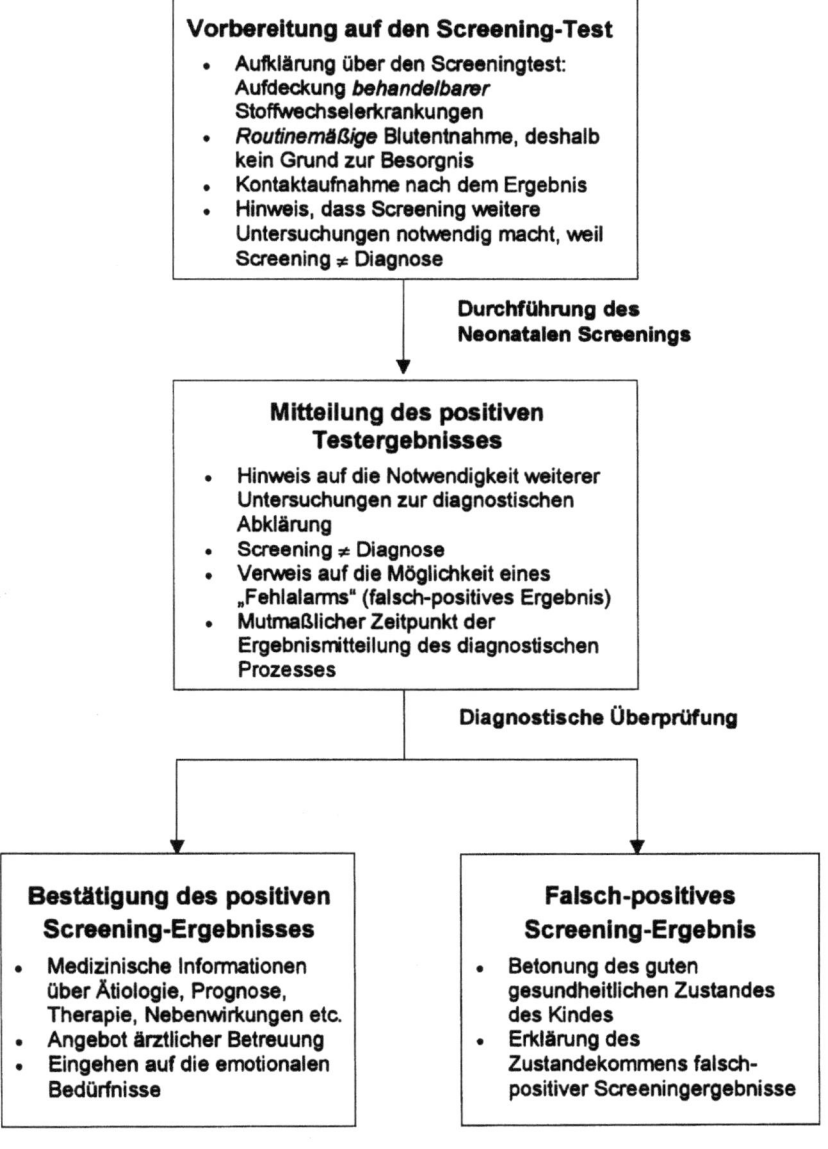

Abb. 1. Elternorientierte Gesprächsführung beim neonatalen Screening, insbesondere im Falle eines positiven Screening-Befundes

gen wie z. B. ein überbeschützendes Erziehungsverhalten infolge einer irrationalen elterlichen Angst darüber, daß die Krankheit doch noch vorliegen könnte, vermieden werden.

Erfolgt diese Erklärung nicht, kann sich bei den betroffenen Eltern im weiteren Verlauf Verunsicherung und Zweifel über die Gesundheit des Kindes entwickeln, wie die eingangs erläuterten Studien aufzeigen (vgl. Bodegård et al. 1983; Sorenson et al. 1984; Tluczek et al. 1991; Clemens 2000).

In Abb. 1 werden zusammenfassend die wesentlichen Punkte einer patienten- bzw. elternorientierten Gesprächsführung in den verschiedenen Stadien des Screeningprozesses wiedergegeben.

Ausblick

Mit der zunehmenden Entwicklung neuer Screening-Programme bei Neugeborenen, bspw. des Hörscreenings (z.B. Clemens et al. 2000) sollte zukünftig – unter anderem auch aus ethischen Gründen – möglichen psychosozialen Auswirkungen auf die Familie bei den verschiedenen Ausgängen des Screenings (tatsächlich positiv, tatsächlich negativ, falsch-positiv und falsch-negativ) mehr Beachtung geschenkt werden (Hermerén 1999). Allgemein wird in der Literatur eine positive Resonanz der Eltern gegenüber Neugeborenen-Screenings geäußert (z.B. Clemens et al. 2000; Hall and Stewart-Brown 1998).

Aus diesen Gründen sollte die Aufklärung und Information der Eltern vor und nach dem Screening ebenso selbstverständlich werden wie die Bereitstellung neuer medizinischer Laborscreeningverfahren. Die Entwicklung, Neugeborenen-Screenings nicht nur zur frühzeitigen Erkennung behandelbarer Erkrankungen zum Nutzen des Kindes (als Individuum) einzusetzen, sondern daraus resultierende Informationen bezüglich genetischer Folgen für die weitere Familienplanung (Kind als Familienmitglied) zu gewinnen, findet zunehmend Interesse (vgl. Riis 1999).

Für die Zukunft ist mit einer Ausweitung des Neugeborenen-Screenings auf weitere Erkrankungen zu rechnen. Diese Entwicklung läßt erwarten, daß eine patienten- bzw. elternorientierte Vermittlung über den Nutzen aber auch über die Risiken des Neugeborenen-Screenings in der medizinischen Betreuung immer mehr an Bedeutung gewinnen wird.

Literatur

Bodegård G, Fyrø K and Larsson A (1983) Psychological reactions in 102 families with a newborn who has a falsely positive screening test for congenital hypothyroidism. Acta Paed Scand (Suppl) 304: 3–21

Clemens CJ, Davis SA and Bailey AR (2000) The false-positive in universal newborn hearing screening. Pediatrics 106(1): E7

Dehlholm G and Hansen D (1993) Ethical and psychological aspects of screening tests for children [Abstract]. Nord Med 108(11): 297–299

Drotar D et al. (1975) The adaptation of parents to the birth of an infant with a congenital malformation: A hypothetical model. Pediatrics 56: 710–717

Feldman W (1990) How serious are the adverse effects of screening? Journal of Genetics and Internal Medicine 5 (Suppl): 50–53

Hall DM and Stewart-Brown S (1998) Screening in child health. Brit Med Bull 54(4): 929–943

Hansen D and Delholm B (1992) Psychosocial consequences of screening programs in children [Abstract]. Nord Med 107(11): 280–282

Haverkamp F (2001) Kommunikation zwischen Arzt, Patient und Eltern in der Pädiatrie: Probleme und Lösungsansätze. Pädiatrische Praxis 59: 1–8

Haverkamp F und Noeker M (1999) Auswirkungen einer chronischen Erkrankung im Kindesalter auf die Familie: Perspektiven für die familiäre Bewältigung. Sozialpädiatrie, Kinder- und Jugendheilkunde 21: 325–328.

Hermerén G (1999) Neonatal screening: Ethical aspects. Acta Paed,41 Suppl 432: 99–103

Heyerdahl S (1988) Psychological problems in relation to neonatal screening programmes. Acta Paed Scand 77: 239–241

Kwon C and Farrell PM (2000) The magnitude and challenge of false-positive newborn screening test results. Archives of Pediatrics and Adolescent Medicine 154(7): 714–718

Luterman D and Kurtzer-White E (1999) Identifying hearing loss: parents' needs. American Journal of Audiology 8(1): 13–18

Magnuson M and Hergils L (1999) The parents' view on hearing screening in newborns. Feelings, thoughts and opinions on autoacoustic emissions screening. Scandinavian Audiology 28(1): 47–56

McNeil TF, Thelin T, Aspegren-Jansson E and Sveger T (1986a) Identifiying children at high somatic risk: possible long-term effects on the parents' attitudes and feelings associated with the child. Acta Paed Scand 74: 341–346

McNeil TF, Thelin T, Aspegren-Jansson E and Sveger T (1986b) Identifiying children at high somatic risk: possible long-term effects on the parents' relationship to the child. Acta Paed Scand 74: 347–352

McNeil TF, Harty B, Thelin T, Aspegren-Jansson E and Sveger T (1986) Identifying children at high somatic risk: long-term effects on mother-child interaction. Acta Psych Scand 74(6): 555–562

Riis P (1999) Ethical, legal and health economic aspects of neonatal screening. Acta Paed, Suppl 432: 96–98

Sorenson JR, Levy HL, Mangione TW and Sepe SJ (1984) Parental response to repeat testing of infants with „false-positive" results in a newborn screening program. Pediatrics 73(2): 183–187

Sveger T and Thelin T (1981) Four-year-old children with alpha 1-antitrypsin deficiency. Clinical follow-up and parental attitudes towards neonatal screening. Acta Paed Scand 70(2): 171–177

Sveger T and Thelin T (2000) A future for neonatal alpha1-antitrypsin screening? Acta Paed 89(3): 259–261

Sveger T, Thelin T and McNeil TF (1999) Neonatal alpha1-antitrypsin screening: parents' views and reactions 20 years after the identification of the deficiency state. Acta Paed Scand 88: 315–318

Thelin T, McNeil TF, Aspegren-Jansson E and Sveger T (1985a) Psychological consequences of neonatal screening for alpha1-antitrypsin deficiency. Parental reactions to the first news of their infants' deficiency. Acta Paed Scand 74(5): 787–793

Thelin T, McNeil TF, Aspegren-Jansson E and Sveger T (1985b) Identifying children at high somatic risk: possible long-term effects on the parents' view of their own health and current life situation. Acta Paed Scand 71(6): 644–53

Thelin T, McNeil TF, Aspegren-Jansson E and Sveger T (1985c) Identifying children at high somatic risk: possible long-term effects on the parents' attitudes toward themselves as parents and toward having more children Acta Paed Scand 72(1): 74–80

Tluczek A, Mischler EH, Bowers B, Peterson NM, Morris ME, Farrell PM, Bruns WT, Colby H, McCarthy C, Fost N and Carey P (1991) Psychological impact of false-positive results when screening for cystic fibrosis. Pediatric Pulmonology, Suppl 7: 29–37

Wilcken B and Travert G 1999: Neonatal screening for cystic fibrosis: present and future. Acta Paed, Suppl 88(432): 33–35

Organisation und Durchführung des Neugeborenen-Screenings auf angeborene Stoffwechselstörungen und Endokrinopathien in Deutschland

Leitlinien der ständigen Screening-Kommission der Deutschen Gesellschaft für Kinderheilkunde und Jugendmedizin

1. Ziele des Neugeborenen-Screenings

Ziel des Neugeborenen-Screenings ist die vollständige und frühzeitige Erfassung aller Neugeborenen mit behandelbaren endokrinen und metabolischen Erkrankungen (s. u.). Hierbei ist zu achten auf:

- flächendeckende und vollständige Erfassung
- optimale Probengewinnung
- geringe Belastung der Neugeborenen und ihrer Familien
- sichere und vollständige Dokumentation
- klare Verantwortlichkeiten
- enge Zusammenarbeit zwischen regionalen Screening-Laboratorien und Behandlungszentren
- rascher und vollständiger Befundrücklauf aller Resultate
- niedriger Verwaltungsaufwand und möglichst geringe Kosten.

2. Umfang der Screening-Untersuchungen

Der Umfang der Screening-Untersuchungen entspricht den Empfehlungen der Arbeitsgemeinschaften für pädiatrische Stoffwechselstörungen und Endokrinologie der Deutschen Gesellschaft für Kinderheilkunde und Jugendmedizin.

2.1. Für alle Neugeborenen empfohlen und in allen Bundesländern durchgeführt wird die Früherkennung von:

- Phenylketonurie (PKU)
- klassischer Galaktosämie
- Hypothyreose.

2.2. Für alle Neugeborenen empfohlen, aber bisher nur in einigen Bundesländern durchgeführt wird die Früherkennung von:
- Biotinidasemangel
- Adrenogenitalem Syndrom (AGS).

3. Zeitpunkt des Screenings

3.1. Im Regelfall ist eine Probeentnahme am 4. bis maximal 7. Lebenstag anzustreben.

3.2. Bei Entlassung vor dem 4. Lebenstag oder bei Verlegung in eine andere Institution oder bei Transfusion oder Austauschtransfusion mit Fremdblut wird eine Probeentnahme vor Entlassung/Verlegung/Transfusion durchgeführt. Dieses Verfahren soll die vollständige Erfassung aller Neugeborenen unabhängig von der Mitarbeit der Eltern ermöglichen.

3.3. Bei der Verlegung kann auf eine frühere Probeentnahme verzichtet werden, wenn die aufnehmende Institution über die noch durchzuführende Probeentnahme für das Neugeborenen-Screening informiert ist. Die Verantwortung für eine Probeentnahme im Regelzeitraum liegt bei der aufnehmenden Institution.

3.4. Bei Frühgeborenen und kranken Neugeborenen im Krankenhaus sollte die Probeentnahme für das erste Neugeborenen-Screening routinemäßig zwischen dem 4. und maximal 7. Lebenstag erfolgen (wie Regelfall Ziff. 1). Bei sehr unreifen Kindern (weniger als 32 Schwangerschaftswochen) muß ein Zweitscreening nach zwei Wochen erfolgen.

3.5. Bei einer Probeentnahme innerhalb der ersten 48 Stunden muß ein Zweitscreening durchgeführt werden. Bei einer Probeentnahme zwischen 48 und 72 Stunden wird ein Zweitscreening empfohlen. Für das Zweitscreening wird der Mutter eine Zweitkarte mitgegeben und die Notwendigkeit des Zweitscreenings im Kinderuntersuchungsheft vermerkt.

3.6. Er wird empfohlen, daß die Einsender (Kliniken, Geburtshelfer, Kinderärzte, niedergelassene Ärzte, Hebammen) die folgende Eintragung in jedes Kinderuntersuchungsheft vornehmen:

> Eine Blutabnahme für das Neugeborenen-Screening ist erfolgt
> am .... um .... Uhr und an das
> Screening-Labor in . ... weitergeleitet worden.
> Ein Zweitscreening wird/wird nicht empfohlen.
> Bei auffälligem Ergebnis werden die Eltern benachrichtigt.
> Unauffällige Ergebnisse sind bei der unten genannten Stelle erfragbar.
> (Stempel des Einsenders mit Telefonnummer)

Ist das Neugeborenen-Screening versäumt worden oder bestehen Zweifel, ob es durchgeführt wurde, muß dieses sofort nachgeholt werden, auch wenn dadurch im Einzelfall einmal das Screening doppelt erfolgt. Die häufigsten Gründe für die Nichterfassung von Neugeborenen mit metabolischen oder endokrinen Defekten sind Organisationsmängel wie die völlige Unterlassung des Screenings, unterlassene Nachkontrolle pathologischer Befunde oder unsachgemäße Probengewinnung.

4. Probengewinnung und -versand

Ziel ist die Herstellung von Trockenblutproben, die reproduzierbare Ergebnisse und eine eindeutige Zuordnung zum Kind ermöglichen. Hierzu dürfen nur die Filterkarten des untersuchenden Screening-Labors verwendet werden. Die auf den Filterpapier-Testkarten gekennzeichneten Kreise müssen mit Blutstropfen vollständig durchtränkt werden (auf der Vorder- und Rückseite der Filterkarte erkennbar). Es soll nur Nativblut aufgetropft werden (kein EDTA-Blut, kein Nabelschnurblut, nicht während laufender Katecholamin-Infusion, nicht nach Bluttransfusion). Nach Trocknen der Testkarten bei Raumtemperatur (mindestens 1 Stunde und nicht erhitzen!) werden diese an das zuständige Screening-Laboratorium geschickt. Der Probenversand muß am Tag der Probabnahme erfolgen. Sammeln von Proben über mehrere Tage vor dem Versand muß unbedingt unterbleiben.

Zur sicheren Interpretation und Nachsorge soll die Testkarte neben den obligatorischen Stammdaten zur Identifizierung des Kindes (einschließlich Datum und Uhrzeit der Geburt) Angaben enthalten über:

- Adresse und Telefonnummer der Mutter (bei Ausländern Nationalität angeben)
- Adresse und Telefonnummer des Einsenders (Krankenhaus, anfordernder Arzt, Hebamme) zur Sicherung der Erreichbarkeit bei pathologischen Ergebnissen
- Datum und Uhrzeit der Probeentnahme
- Angaben über Ernährungsstörungen, z. B. fehlende Zufuhr von Milch
- Angaben über Frühgeburtlichkeit mit Angabe des Gestationsalters
- eindeutige Kennzeichnung von Mehrlingen.

Nähere Einzelheiten zur Probabnahme sollen abnehmende Stellen/Einsender bei ihrem Screening-Labor erfragen. Abweichende Empfehlungen sollen Screening-Laboratorien ihren jeweiligen Einsendern mitteilen.

5. Befundrücklauf und Dokumentation

Jede Stelle, die Screening-Untersuchungen veranlaßt (Krankenhaus, Arzt, Hebamme), muß die Blutabnahme, den Versand und den Befundrücklauf der Ergebnisse in einer Weise dokumentieren, daß Durchführung und Ergebnis des Screenings dem einzelnen Neugeborenen zugeordnet werden können.

Die Verantwortung hierfür liegt nicht beim Arzt/Kinderarzt, der die Vorsorgeuntersuchung U3 durchführt. In der Regel sollen Screening-Laboratorien alle normalen Befunde den einsendenden Stellen innerhalb von einer Woche mitteilen. Dabei muß die Mitteilung so erfolgen, daß die Befunde individuell dem einzelnen Kind zugeordnet werden können.

Eine enge Kooperation zwischen Screening-Laboratorien und Einsendern wird auch in Fragen der Dokumentation dringend empfohlen. Die Sicherung der Vollständigkeit des Screenings kann z. B. durch regelmäßige Übermittlung der Geburtslisten oder der Geburtenbuchnummern an die regionalen Screening-Laboratorien effektiv unterstützt werden. Zur Sicherung einer späteren Überprüfbarkeit des Screening-Ergebnisses wird die Aufbewahrung der Testkarten unter geeigneten Bedingungen für mindestens 10 Jahre empfohlen.

6. Verantwortlichkeit

Der Einsender (das Neugeborene betreuende Arzt/Krankenhaus oder Hebamme) ist verantwortlich für die Organisation und sachgerechte Durchführung der Probenentnahme sowie für die vollständige Dokumentation sowohl des Probenversands als auch des Befundrücklaufs.

Der Einsender ist verantwortlich für die Einleitung der erforderlichen Maßnahmen bei pathologischem Screening-Ergebnis (Information der Eltern, Organisation von Wiederholungsuntersuchungen und/oder Veranlassung einer Behandlung).

Der weiterbehandelnde Arzt und die Laboratorien, die die speziellen Kontrolluntersuchungen zur Bestätigung der Diagnose durchführen, müssen bei jedem pathologischen Screening-Ergebnis die endgültigen Ergebnisse der Kontrolluntersuchungen und die endgültige Diagnose an die Screening-Laboratorien rückmelden, da nur mit diesen Angaben die Effizienz des Screenings beurteilt werden kann, was aus Gründen der Qualitätssicherung zwingend notwendig ist.

Die Screening-Laboratorien sind verantwortlich für die zeitgerechte Weitergabe des Befundes an die Einsender. Im Falle eines pathologischen Befundes muß das Screening-Zentrum die Mitteilung des Befundes und den Namen des informierten, die Behandlung des Kindes organisierenden Arztes dokumentieren. Die Leiter der Screening-Laboratorien sind für die unmittelbare Befundübermittlung verantwortlich.

Die Kommission empfiehlt, daß die regionalen Screening-Zentren mit ärztlichen Beratern (Kinderendokrinologen, Stoffwechselspezialisten) aus korrespondierenden Behandlungszentren (in räumlicher Nähe zu den betroffenen Patienten) zusammenarbeiten, die die Übermittlung eines pathologischen Screening-Befundes mit einer fachspezifischen ärztlichen Beratung verbinden.

7. Struktur und Aufgaben der Screening-Laboratorien

Die regionale, flächendeckende Organisation des Neugeborenen-Screenings vereinfacht die Zusammenarbeit zwischen Screeningzentren und Behandlungszentren. Die regionalen Screening-Zentren müssen angeben können, wieviele Neugeborene mit welchem Ergebnis in ihrem Zuständigkeitsbereich gescreent und welche Diagnosen wie häufig gestellt wurden. Die Vollständigkeit des Neugeborenen-Screenings kann nur mit diesen Angaben kontrolliert werden. Dies kann nur erreicht werden, wenn die Proben nicht gesplittet werden, sondern alle empfohlenen Screening-Untersuchungen in einem Screening-Zentrum durchgeführt werden. Dieses Vorgehen ist auch aus Gründen der Probensicherheit dringend zu empfehlen. Die Screeningzentren haben die Pflicht, Maßnahmen zur Sicherung von organisatorischer und analytischer Qualität und Dokumentation durchzuführen. Hierzu gehören u. a. sachgerechte schriftliche Informationen der Einsender (z.B. Probeentnahme, Versand) und die Qualitätssicherung durch regelmäßige Teilnahme an externen Ringversuchen mit Zertifizierung (z.B. Deutsche Gesellschaft für Klinische Chemie, INSTAND). Die Kommission empfiehlt eine Erweiterung des Ringversuchsangebotes und schlägt vor, daß die Bundesärztekammer die Untersuchungen des Neugeborenen-Screenings in die Liste der zertifikatspflichtigen Untersuchungen aufnimmt.

Im Hinblick auf die zunehmende Zahl von Frühentlassungen wird auch die Erfassung des genauen Screening-Zeitpunktes, der Zahl der frühgescreenten Kinder (< 48 Lebensstunden) und der Zahl der Zweituntersuchungen immer wichtiger, um die Effektivität des Screenings beurteilen und fortentwickeln zu können.

8. Empfohlene Screening-Methoden

Die Kommission empfiehlt die Verwendung folgender Methoden für das Neugeborenen-Screening:

8.1. Phenylketonurie

Zur Früherkennung der Phenylketonurie (PKU) sollen nur Methoden verwendet werden, die eine sichere Erfassung von erhöhten Phenylalaninwerten (> 2mg/dl) gewährleisten. Empfohlen werden quantitative Verfahren, deren analytische Sensitivität (definiert anhand von Trockenblutproben, nicht Flüssigkeitsstandards) bei < 2 mg/dl liegt. Eine Intraassay Präzision (CV) von < 10% im unteren Entscheidungsbereich ist anzustreben. Das Entscheidungskriterium (cut-off) für interne und externe Kontrollen soll bei 2,5–3,0 mg/dl liegen. Die interne Kontrolle soll zusätzlich auch mit einer alternativen Methode durchgeführt werden. Bakterielle Inhibitionsteste sind für den Einsatz im Frühscreening mangels Sensitivität nicht geeignet.

8.2. Galaktosämie

Das primäre Ziel des Galaktosämie-Screenings soll die sichere, möglichst frühzeitige Erkennung der klassischen Galaktosämie (Gal-1-PUT-Mangel) sein. Im Hinblick auf die Frühentlassungen ist die Einführung von ernährungsunabhängigen Methoden zur Bestimmung der Enzymaktivität als Standardmethode dringend erforderlich (z. B. Beutler-Test).

Pathologische Befunde zeigen sich durch Fehlen der Enzymaktivität. Zumindest bei früh gescreenten Neugeborenen (< 48 Lebensstunden) wird empfohlen, selektiv die Uridyltransferase zu messen.

Bisher etablierte Screening-Methoden mit Bestimmung von Galaktose und/oder Galaktose-1-Phosphat sollen als ergänzende Verfahren immer zusätzlich durchgeführt werden (Erkennung von Galaktokinase- und Galaktoseepimerasemangel und ggf. von Gal-PUT-Varianten).

Die große Mehrzahl der Fälle von klassischer Galaktosämie (aber nicht alle!) zeigen auch ohne die Zufuhr von Milch oder Laktose erhöhte „totale" Galaktose-Werte (= Galaktose + Galaktose-1-Phosphat).

Testkarten, die höheren Temperaturen oder Feuchtigkeit ausgesetzt wurden, ergeben falsch pathologische Befunde bei der Bestimmung der Enzymaktivität.

8.3. Biotinidase

Zur Früherkennung des Biotinidasemangels wird eine kolorimetrische Bestimmung in Mikrotiterplatten empfohlen. Die Ergebnisse werden in Prozent des Tagesmittelwertes aller gemessenen angegeben. Befunde von < 35% gelten als suspekt.

Fehlermöglichkeit: falsch-normale Befunde bei laufender Katecholamin-Infusion (bei kolorimetrischem Test).

Eine normale Biotinidaseaktivität schließt einen behandelbaren Holocarboxylase-Synthetase-Mangel nicht aus.

8.4. Hypothyreose

Zur Früherkennung der angeborenen Hypothyreose sollen immunologische Bestimmungsmethoden (immunoradiometrische, lumineszenz-immunometrische, enzymimmunometrische Assays) benutzt werden, die über eine ausreichende Sensitivität für TSH von < 5 mE/ml verfügen. Als Entscheidungskriterium (cut-off) für die Anforderung von Kontrollen wird ein Wert von 15–20 mE/l Trockenblut angesehen. Die Variationskoeffizienten der Intra- und Interassyvariabilität sollen im gesamten Meßbereich maximal bei 10 bis 15% liegen.

8.5. Adrenogenitales Syndrom (AGS)

Für die Früherkennung des adrenogenitalen Syndroms eignen sich immunologische Meßverfahren zur Bestimmung des 17-Hydroxyprogesterons ohne vorherige Extraktion. Abhängig von der Spezifität der Antikörper des verwendeten Immunoassays ist die Rückrufgrenze für Reifgeborene bei Blutabnahme nach den ersten 48 Lebensstunden so festzulegen, daß eine Recallrate von etwa 0,1 % resultiert (99,9 Perzentile). Die Inter- und Intraassay-Variationskoeffizienten sollten kleiner als 10 % sein.

Für Frühgeborene müssen außerdem Gestationsalter abhängige Rückrufgrenzen, z. B. in Höhe der 97. Perzentile, eingesetzt werden. Damit wird Kreuzreaktionen mit anderen Steroiden Rechnung getragen, die besonders bei Frühgeborenen in hohen Konzentrationen vorliegen können.

Aus dem gleichen Grund können Nabelschnurblutproben und Trockenblutproben der ersten 48 Lebensstunden nicht für das AGS-Screening verwandt werden. Hoher maternaler Resthormongehalt führt dann zu falsch pathologischen Ergebnissen und erhöhter Recallrate.

9. Finanzierung

Das gegenwärtige System der Mischfinanzierung des Neugeborenen-Screenings ist ungeeignet. Eine Mischfinanzierung und Abrechnung der TSH-Bestimmungen über die kassenärztlichen Vereinigungen oder über Krankenhausbudgets hat häufiges Probensplitting zur Folge. Probensplitting führt zu fehlender Probensicherheit und zu fehlender Kontrolle der Vollständigkeit des Screening-Effektes.[1]

Das Neugeborenen-Screening ist eine Vorsorgemaßnahme. Laut Sozialgesetzbuch V ist die Früherkennung von Krankheiten bei Kindern eine Pflichtleistung der gesetzlichen Krankenversicherungen.

Die Kommission empfiehlt die Einführung einer Pauschale, die alle Leistungen des Neugeborenen-Screenings einschließlich aller notwendigen Kontrollen zur Diagnosesicherung abdeckt. Dazu sollen die gesetzlichen Krankenversicherungen Direktverträge mit den Screening-Laboratorien der Länder abschließen.

Mit der Durchführung des Neugeborenen-Screenings sollen nur Screening-Zentren beauftragt werden, die eine ausreichende Qualitätssicherung und Dokumentation vorweisen können. Darüberhinaus muß der organisatorische Aufwand der einsendenden Stellen, z. B. der Geburtskliniken, bei der Bemessung ihrer Budgets berücksichtigt werden.

10. Kontrolle und Entwicklung des Neugeborenen-Screenings

Es wird die Bildung einer Nationalen Screening-Kommission empfohlen, die sich aus Länderbeauftragten, Bundesbeauftragten und Experten zusammensetzt. Aufgaben

---

[1] Im Jahr 1992 wurde z. B. bei 809.114 Neugeborenen in der Bundesrepublik Deutschland das Screening-Ergebnis auf Phenylketonurie zu 97,0 %, auf Galaktosämie zu 96,4%, auf Hypothyreose jedoch nur zu 67,6% erfaßt.

dieser Kommission sind die ständige Überwachung und Fortentwicklung des Neugeborenen-Screenings, die Entwicklung und Festlegung von Qualitätsstandards, die bundesweite Evaluierung der Ergebnisse, die Erarbeitung von Empfehlungen und die Information über das Neugeborenen-Screening.

Diese Nationale Screening-Kommission soll einen jährlichen Gesundheitsbericht abgeben, der vor allem folgende Fragen beantworten muß:

- Erfassungsrate eines Geburtsjahrgangs
- wieviele Screening-Untersuchungen wurden auf welche Erkrankungen durchgeführt?
- wieviele pathologische Screening-Ergebnisse?
- wieviele falsch-pathologische Screening-Ergebnisse?
- wieviele bestätigte Diagnosen?

Münster, den 20. 3. 1997   Harms (Vorsitzender)

Erarbeitet von der gemeinsamen, ständigen Konferenz für Neugeborenen-Screening der Arbeitsgemeinschaften für Pädiatrische Stoffwechselstörungen **(APS)** und
für Pädiatrische Endokrinologie **(APE)** der Deutschen Gesellschaft für Kinderheilkunde und Jugendmedizin in Zusammenarbeit mit der Gesellschaft für
Neonatologie und Pädiatrische Intensivmedizin **(GNPI)**,
der Deutschen Gesellschaft für Neugeborenen-Screening **(DGNS)**,
der Deutschen Gesellschaft für Gynäkologie und Geburtshilfe (DGGG) und
der Deutschen Gesellschaft für Perinatale Medizin.

Organisation und Strukturen des Neugeborenen-Screenings in Deutschland

S. Zabransky

PKU- und Galaktosämiescreening wurden in Deutschland bereits in den 60er Jahren eingeführt, nachdem Guthrie et al. in den USA erstmals diese Möglichkeit eines generellen Massen-Screenings entwickelt hatten. Das Hypothyreosescreening wurde 1976 in Berlin (Zabransky) und 1981 generell in Deutschland etabliert. Für die Organisation des Screenings sind die Bundesländer selbst und nicht der Bund verantwortlich. Der Leistungskatalog ist in den einzelnen Bundesländern daher auch unterschiedlich. Dies hängt wohl weniger mit der jeweiligen Finanzlage als vielmehr mit der Einsicht der Verantwortlichen im Bereich des öffentlichen Gesundheitswesens und der Kassen zusammen.

Es zeichnet sich in den letzten Jahren eine Veränderung der Organisationsstrukturen im Screening-Bereich ab. Von den 9 staatlichen Labors an Einrichtungen des öffentlichen Gesundheitsdienstes im Jahr 1996 sind 1999 nur noch 4 im Screening-Bereich tätig. Mit der Neustrukturierung des Screenings in Bayern zu Beginn des Jahres 1999 haben sich zudem neue Aspekte ergeben, die wahrscheinlich längerfristig zu bundesweiten Veränderungen führen werden.

Tabelle 1. Veränderungen der Organisationsstrukturen in den Jahren 1996 bis 1999. Verlagerung der Screening-Tätigkeiten aus dem öffentlichen Gesundheitsdienst in den privaten Bereich

	Universität			Öffentlicher Gesundheitsdienst (MUA)			Privater Bereich**		
	Anzahl der Labors	Prozentualer Anteil der Proben*		Anzahl der Labors	Prozentualer Anteil der Proben		Anzahl der Labors	Prozentualer Anteil der Proben	
		TSH	Phe		TSH	Phe		TSH	Phe
1996	8			9					
1997	8			8					
1998	8	47,1	33,4	8	46,0	64,0			
1999	8	44,4	45,8	4	15,2	15,2	2	38,4	37,0

* Diese Angaben beziehen sich auf die Datenerhebung der DGNS in den Jahren 1996-1999 und nicht auf die Anzahl der Geborenen.
** Erst ab 1999 liegen Daten der großen Privatlabors in Hannover und München vor.

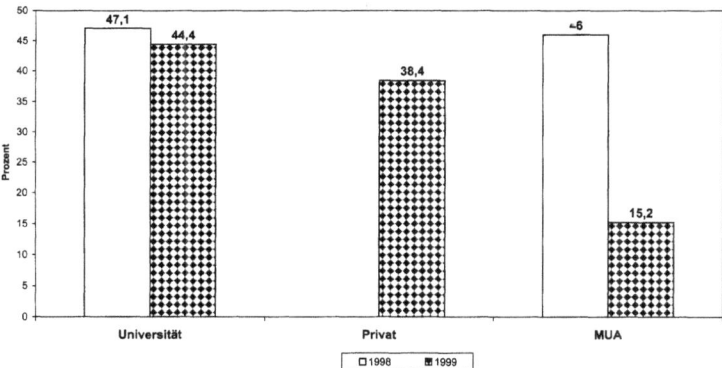

Abb. 1. Anteile am TSH-Screening (1999): Verlagerung vom öffentlichen Gesundheitsdienst (MUA) in den privaten Bereich. Universitärer Anteil nahezu unverändert

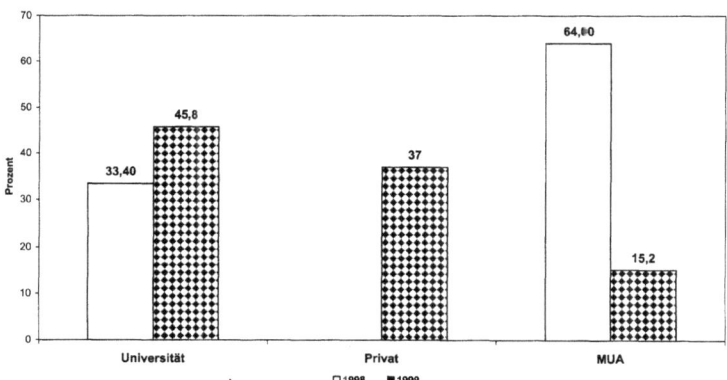

Abb. 2. Anteile am PKU-Screening (1999): Verlagerung vom öffentlichen Gesundheitsdienst in den privaten und universitären Bereich

Tabelle 2. Abnahme der Anzahl der Screening-Labors im öffentlichen Gesundheitsdienst

Jahr	Anzahl	Medizinaluntersuchungsämter, die Screening-Labors unterhalten
1966	9	Dillenburg, Düsseldorf, Erfurt, Erlangen, Kiel, Koblenz, München, Münster, Saarbrücken
1997	8	Dillenburg, Erfurt, Erlangen, Kiel, Koblenz, München, Münster, Saarbrücken
1999	4	Dillenburg, Erfurt, Koblenz, Münster

Tabelle 3. Statistisches Bundesamt (VII B) Lebendgeborene in Deutschland in den Jahren 1990–1999

Land	1990	91	92	93	94	95	96	97	98	99
Baden-Württemberg	118579	117528	117559	117982	113398	112459	114657	116419	111056	107973
Bayern	136122	134400	133946	133897	127828	125995	129376	130517	126529	123244
Berlin	37596	30562	29667	28724	28503	28648	29905	30369	29612	29856
Ost	15446	8712	7779	7522	7586	8115	8674	9165	9160	9724
West	22150	21850	21888	21202	20917	20533	21231	21204	20452	20132
Brandenburg	29238	17215	13469	12238	12443	13494	15140	16370	17146	17928
Bremen	6895	6789	6757	6656	6288	6429	6623	6644	6360	6096
Hamburg	16693	16503	16497	16257	16201	15872	16594	16970	16235	16034
Hessen	62026	61324	61146	61610	60565	59858	62391	63124	60567	58996
Mecklenburg-Vorpommern	23503	13635	10875	9432	8934	9878	11088	12046	12246	12589
Niedersachsen	82452	83122	83669	84579	81520	80994	83655	85907	82207	80483
Nordrhein-Westfalen	199294	198436	196899	194156	186079	182393	188493	190386	182287	176578
Rheinland-Pfalz	42732	42311	42722	42291	40539	39684	40926	41677	39639	38190
Saarland	11210	11032	10954	10653	10028	9727	9976	9987	9111	8941
Sachsen	49672	31278	25298	23423	22734	24004	27006	29008	30190	31383
Sachsen-Anhalt	31837	19459	16284	14610	14280	14568	16152	17194	17513	18176
Schleswig-Holstein	29046	28935	28757	28632	27542	27430	28766	29080	27729	27351
Thüringen	28780	17470	14615	13307	12721	13788	15265	16475	16607	16926
Total	**905675**	**830019**	**809114**	**798447**	**769603**	**765221**	**796013**	**812173**	**785034**	**770744**

Organisation und Strukturen des Neugeborenen-Screenings in Deutschland

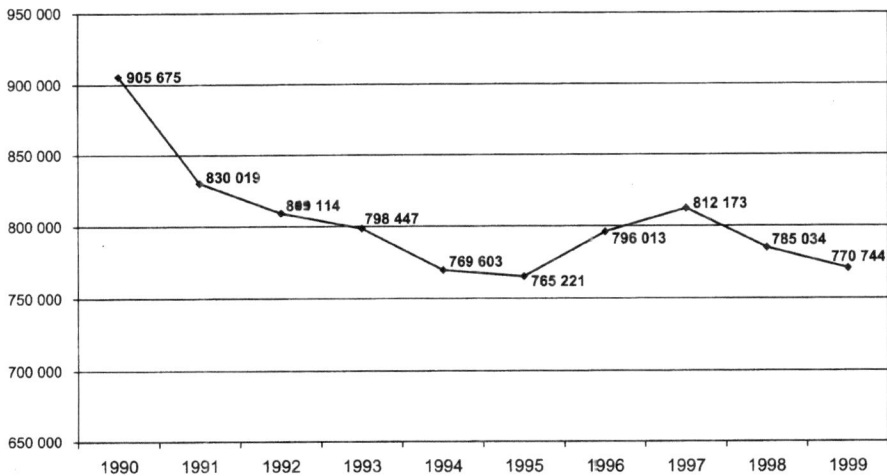

Abb. 3. Lebendgeborene in Deutschland in den Jahren 1990–1999: Abnahme um 15%. Angaben des Statistischen Bundesamtes
(http://www.statistik-bund.de/basis/d/bevoe/bevoetab1.htm)

Wie aus Tabelle 4 ersichtlich, wurde durch die DGNS-Datenerhebung 1999, bei der die Erstuntersuchungen angegeben werden sollten, mehr Untersuchte erfaßt als geboren wurden. Das ist wahrscheinlich darauf zurück zu führen, daß Zweituntersuchungen und Kontrollen aus EDV-Gründen nicht in allen Fällen von Erstuntersuchungen zu trennen waren. Von den TSH-Analysen wurden nur 1,6 % nicht erfaßt. Sie gehen auf das Konto kleinerer privater Labors und Laboreinrichtungen an Krankenhäusern, die an der DGNS-Erhebung nicht teilnehmen.

Tabelle 4. Lebendgeborene in den Jahren 1996-1999 und Anteil der mit den jährlichen DGNS-Datenerhebungen erfaßten TSH– und Phe-Analysen (Erstuntersuchungen)

		1996	1997	1998	1999
Lebendgeborene		796.013	812.173	785.034	770.744
Totgeborene			3510	3190	3118
DGNS-Erhebung:	TSH	527.197	581.276	558.546	758.485
		66,2%	71,5%	71,1%	98,4%
	Phe	629.016	658.006	630.696	786.279
		79,0%	81,0%	80,3%	102,0%

Für jedes Bundesland ist ein offizielles Screening-Zentrum verantwortlich. Die kleinen Bundesländer Hamburg, Bremen und Schleswig-Holstein haben sich zusammengeschlossen. Für sie ist das Zentrum Hamburg zuständig.

Tabelle 5. Liste der 15 deutschen Screening-Zentren mit einem Probenumfang >10 000/Jahr (Stand: 2. 1. 2001)

Bundesland	Standort	Organisation
Bayern	München	Privat (Kooperation mit der Uni-KK München)
Baden-Württemberg	Heidelberg	Uni-KK
Berlin	Berlin	Uni-KK
Brandenburg	Cottbus	Städt. Klinikum Klin. Chemie
Bremen Hamburg Schleswig-Holstein	Hamburg	Uni-KK
Hessen	Dillenburg	MUA
Mecklenburg-Vorpommern	Greifswald	Universität: Nuklearmedizin/Uni-KK
Niedersachsen	Hannover	Privat
Nordrhein-Westfalen	Münster	MUA
Rheinland-Pfalz	Koblenz	MUA
Sachsen	Dresden	Uni-KK
	Leipzig	Uni-KK
Sachsen-Anhalt	Magdeburg	Uni-KK
Saarland	Homburg	Uni-KK
Thüringen	Erfurt	MUA

MUA = Medizinaluntersuchungsamt
Uni-KK = Universitätskinderklinik

Tabelle 6. Organisation der Zentren (Probenumfang >10.000/Jahr)

Bereich		Standorte	Anteil am TSH-Screening	Anteil am Phe-Screening
	n =		%	%
Universität	9/15			
• Kinderkliniken	8	Berlin, Dresden, Greifswald, Hamburg, Heidelberg, Homburg, Leipzig, Magdeburg	44,4	45,8
• Nuklearmedizin	1	Greifswald		
MUA	4	Dillenburg, Erfurt, Koblenz, Münster	15,2	15,2
Klinische Chemie (Städt. Klinikum)	1	Cottbus	2,0	2,0
Privat	2	Hannover, München	38,4	37,0

Tabelle 7. Größenordnung der deutschen Zentren mit einem Probenumfang > 10.000/Jahr

10–20.000 n = 7	20–50.000 n = 3	50–70.000 n = 2	> 100.000 n = 2
Cottbus	Berlin	Dillenburg	Hannover
Dresden	Hamburg	Heidelberg	München
Erfurt	Koblenz		Münster
Greifswald			
Homburg			
Leipzig			
Magdeburg			

Die bisherigen Ergebnisse der Pilotstudien in München und Heidelberg sowie die Erfahrungen in Hannover mit der TMS im Bereich des generellen Screening, lassen vermuten, daß deren Einsatz auch in allen anderen Bundesländern gefordert werden wird. Falls die damit verbundenen nicht unerheblichen finanziellen Probleme lösbar sind, werden sich daraus zwingend weitere strukturelle Veränderungen ergeben, nämlich die Konzentration auf maximal 5 Zentren. Darunter werden die Zentren in München, Heidelberg und Hannover, an denen die TMS bereits etabliert ist, sein, sowie Leipzig, das gerade beginnt, diese Methode aufzubauen. Münster, Hamburg und Berlin wären weitere Kandidaten wegen des bestehenden fachlichen Hintergrundes auf dem Stoffwechselgebiet. Auch in Anbetracht der zu erwartenden weiteren Abnahme der Geburtenraten wird die Konzentration der Kräfte und Finanzen unausweichlich sein.

Finanzierung

Nur die Bestimmung des TSH gilt in allen Bundesländern als kassenärztliche Leistung. Nur diese wird den Einsendern in Rechnung gestellt und über die KV abgerechnet. Dies geschieht bei Belegärzten und Praxen per Überweisungsschein. Die übrigen Krankenhäuser verrechnen mit dem Tagessatz. Für alle anderen Parameter bestehen von Land zu Land unterschiedliche Absprachen mit den zuständigen Ministerien bzw. Krankenkassen. Optimal ist die sächsische Lösung. Die beiden Screening-Zentren in Dresden und Leipzig erhalten direkt von den Kassen pro Fall einen bestimmten Satz für alle Untersuchungen. Es werden alle Parameter einschließlich der 17-OHP-Bestimmung als AGS-Screening finanziert. Dieses Vorgehen hat auch den Vorteil, daß nur diese beiden Zentren mit der Durchführung des Screening beauftragt sind. In anderen Ländern führen viele Kliniken TSH im eigenen Labor durch und lassen die anderen Parameter, für die sie mit den Kassen nicht abrechnen können, an staatlichen Stellen durchführen. Da sie sich nicht an den Datenerhebungen der DGNS beteiligen, fehlen diese Daten in den Jahresstatistiken. Bei den kleinen Serien (i.d.R. < 1000/Jahr) ist die Qualität des Screenings zudem in Frage gestellt. Es ist zu hoffen, daß die in anderen Bundesländern immer noch bestehende Mischfinanzierung durch eine dem sächsischen Modell vergleichbare Lösung geändert wird. Wir müssen auch dazu kommen, daß die Screening-Zentren in allen Bundesländern den gleichen Leistungskatalog anbieten können.

Literatur

Guthrie R, Susi A (1993) A simple phenylalanine method for detecting phenylketonuria in large populations of newborn infants. Pediatrics 32: 338-343

Hoffmann GF und Machill G (1994) 25 Jahre Neugeborenen-Screening auf angeborene Stoffwechselstörungen in Deutschland. Monatsschr Kinderheilkd 142: 857–862

Zabransky S (1976) Hypothyreose-Screening bei Neugeborenen durch radioimmunologische Thyreotropinbestimmung. München, Urban & Schwarzenberg

Jahresstatistik 1999 der deutschen Screening-Zentren

S. Zabransky

Tabelle 1. Erläuterungen der Abkürzungen

Abkürzung		Erkrankung
TSH	Thyroid stimulating hormone	Primäre Hypothyreose
Phe	Phenylalanin	Phenylketonurie; Hyperphanylalaninämie
Gal	Galaktose	Galaktosämie: 3 Enzymdefekte: Transferase, Epimerase, Kinase
GALT	Galaktose-1-Phosphat-Uridyl-Transferase	Galaktosämie, Transferasemangel
Bio	Biotinidase	Biotinidase-Mangel
17-OHP	17-α-Hydroxy-Progesteron	AGS (Adrenogenitales Syndrom, 21-α-Hydroxylase-Mangel
MCAD	Medium Chain-Acyl-CoA-Dehydrogenase	MCAD-Mangel
Gl-6PD	Glukose-6-Phosphat-Dehydrogenase	Gl-6-PD-Mangel
Meth	Methionin	Homocystinurie
IRT	Immunreaktives Trypsinogen	Cystische Fibrose
Leu	Leucin	Ahornsirupkrankheit (MSUD)
Tyr	Tyrosin	Tyrosinose
TMS	Tandem-Massenspektrometrie	

Tabelle 2. Leistungskatalog der deutschen Screening-Zentren, 1999

	TSH	Phe	Gal	Bio	17OHP	Galt	IRT	Gl-PD	**TMS**	Meth	Leucin	Tyrosin
Berlin	x	x	x	x	x	x				x	x	x
Cottbus	x	x	x	x	x	x						
Dillenburg	x	x	x	x			x					
Dresden	x	x	x	x	x		x					
Erfurt	x	x	x	x		x						
Greifswald	x	x	x	x	x							
Hamburg	x	x	x	x	x	x						
Hannover	x	x	x	x	x	x	x	x				
Heidelberg	x	x	x	x	x	x		x				
Homburg	x	x		x		x	x					
Koblenz	x	x	x	x		x			x			
Leipzig	x	x	x	x	x							
Magdeburg	x	x	x		x				x	x		
München	x	x	x	x	x	x		x				
Münster	x	x	x									
Weiden	x	x	x	x	x	x		x	x			

Tabelle 3a. Anzahl der Erstuntersuchungen (1999)

	TSH	**Phe**	**Gal**	**GALT**	**Bio**	**17-OHP**
Berlin	31766	31766	31766	31766	31766	31766
Cottbus	15970	15970	15970	1616	15970	15970
Dillenburg	64368	64368	64368		64368	
Dresden	13957	14043	14040		14034	14036
Erfurt	14711	16523	16523	1931	16523	
Greifswald	12764	12764	12764		12764	12764
Hamburg	43438	45020	45020	45020	45020	45020
Hannover	162904	162904	162904	162904	162904	162904
Heidelberg	56886	68673	68673	817	68673	53115
Homburg	9159	12255		12039	11966	
Koblenz	36579	38536	38410	1989	38410	
Leipzig	18952	18952	18952		18952	18952
Magdeburg	17861	17861	17861			17861
München	122301	122301	122301	122301	122301	122301
Münster	130644	138746	138746			
Weiden	6225	5597	5597	5597	5597	5597
Summe	758485	786279	773895	385980	629248	500286
Zentren, n =	16	16	15	10	14	11

Tabelle 3b. Anzahl der Erstuntersuchungen (1999)

	MCAD	TMS	Gl-PD	Meth	IRT	Leu	Tyr
Berlin				31766		31766	31766
Cottbus							
Dillenburg					34781		
Dresden					14032		
Erfurt							
Greifswald							
Hamburg							
Hannover	147112	162904	162904				
Heidelberg	68673	68673					
Homburg					7943		
Koblenz				38410			
Leipzig							
Magdeburg				17861		17861	
München	122301	122301					
Münster							
Weiden	5597	5597		5597			
	343683	359475	162904	93634	56756	49627	31766
Zentren, n =	4	4	1	4	3	2	1

TMS = Tandem-Massenspektrometrie, mit der neben dem MCAD-Mangel auch andere Stoffwechseldefekte erkannt werden können.

Tabelle 4. Prozentualer Anteil der einzelnen Parameter

		%	%
Geburten	770744		**100**
Parameter	**Untersuchte**		
Phe	786279	100,0	102,0
Gal	773895	98,4	100,4
TSH	758485	96,4	**98,4**
Bio	629248	80,0	**81,6**
17OHP	500286	63,6	**64,9**
GALT	385980	49,1	**50,0**
TMS	359475	45,7	**46,6**
MCAD	343683	43,7	**44,6**
Gl-6PD	162904	20,7	**21,1**
Meth	93634	11,9	**12,1**
IRT	56756	7,2	**7,4**
Leu	49627	6,3	**6,5**
Tyr	31766	4,0	**4,1**

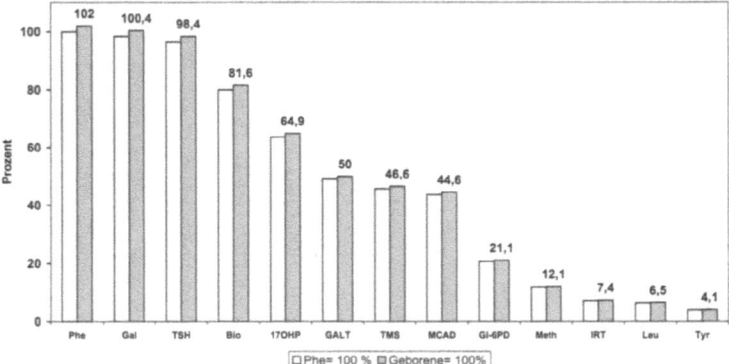

Abb. 1. Relation der verschiedenen Parameter bezogen auf den Phe-Anteil bzw auf die Anzahl der Geborenen (1999)

Tabelle 5. TSH-Screening 1999

	Methode	cut off TSH µE/ml	Recall-Rate (%)	Untersuchte	Erkannt
Berlin	Delfia	15	0,98	31766	8
Cottbus	Delfia	12	0,22	15970	1
Dillenburg	Delfia	15	0,15	64368	18
Dresden	Delfia	15	0,04	13957	4
Erfurt	Delfia	15	0,45	14711	5
Greifswald	IRMA	20	0,58	12764	2
Hamburg	Delfia	20	0,09	43438	14
Hannover	Delfia	15	0,10	162904	59
Heidelberg	Delfia	12	0,30	56886	17
Homburg	Delfia	20	0,08	8848	3
Koblenz	Delfia	15	0,25	36477	16
Leipzig	Delfia	15	0,28	18952	8
Magdeburg	ELISA	15	0,08	17861	6
München	Delfia	20		122301	19
Münster	Delfia	15	0,10	130944	11
Weiden	Delfia	20	0,10	6225	0
				758372	191
				Inzidenz:	1/3970

Tabelle 6. TSH-Labormethoden

TSH-Nachweisverfahren:	n =
Delfia	14
ELISA	1
IRMA	1

Tabelle 7. Cut off für TSH

Cut off TSH E/ml	n =
12	2
15	9
20	5

Recallrate: 0,04–0,10%

Tabelle 8. PKU-Screening

	Methode	cut off Phe mg/dl	Rückruf-Rate (%)	Untersuchte	Erkannte Fälle		
					PKU	HPA	BH4M
Berlin	DC	2,2	0,05	31766	1	3	0
Cottbus	E	2,5	0,09	15970	4	1	0
Dillenburg	Bio	2,5	0,50	64368	8	0	0
Dresden	F	2,5	0,12	14043	0	1	0
Erfurt	F	2	0,12	16523	2	0	0
Greifswald	E	2,5		12764	1	0	0
Hamburg	F	2,5		45020	6	4	0
Hannover	TMS		0,13	162904	11	3	0
Heidelberg	E	150*	0,30	67252	5	15	0
Homburg	E	2,5	0,50	12255	0	0	0
Koblenz	E	2,5		36477	1	8	0
Leipzig	F	2	0,22	18952	2	3	0
Magdeburg	DC	2	0,02	17841	3	1	0
München	TMS			122301	9	8	0
Münster	E	3	0,07	138746	3	0	0
Weiden	TMS	129*	0,14	5597	0	0	0
				782779	56	47	0
			Inzidenz	1/	13978	16654	0

PKU = Phenylketonurie
HPA = Hyperphenylalaninämie
BH4-M = BH4-Mangel

Tabelle 9. Phe-Labormethoden

Phe-Nachweisverfahren	n =
BIO	1
DC	2
TMS	3
F	4
E	5

Bio = Biologischer Test (n. Gurthrie)
DC = Dünnschichtchromatographie
TMS = Tandemmassenspektrometrie
F   = Fluorometrie
E   = Enzymimmunassay

Tabelle 10. Galaktosämie-Screening, 1999

					Erkannte Fälle		
	Gal/Galt	cut off	recall (%)	n=	GALT	Kinase	Epimerase
Berlin	DC/B	10	0,01	31766	0	0	0
Cottbus	E	15	0,11	15970	1	0	0
Dillenburg	E	13	0,65	64368	1	0	0
Dresden	E	15	0,04	14040	1	0	0
Erfurt	E/B	15	0,22	16523	0	0	0
Greifswald	E	13		12764	1	0	0
Hamburg	E/E	20	0,12	45020	2	0	0
Hannover	P/P	20	0,05	162904	1	1	0
Heidelberg	E/B	15	0,42	67252	3	2	4
Homburg	E/E	-/1,0		12039	0	0	0
Koblenz	E/B	15	0,40	38410	3	0	0
Leipzig	E/B	15	0,28	18952	0	0	0
Magdeburg	E	15	0,03	17861	0	0	0
München	P/F	15		122301	0	0	0
Münster	E	12	0,76	138746	2	0	0
Weiden	E/E	15/1,0	0,21	5597	0	0	0
				784513	15	3	4
				Inzidenzen	1/ 52300 GALT	1/ 196128 Kinase	1/ 261504 Epimerase

Tabelle 11. Galaktose – und GALT-Labormethoden

Galaktose-Nachweisverfahren	n =	Transferase-Nachweisverfahren	n =
DC	1	Beutler,[2] qual.	5
P	2	Enzymassay	2
E[1]	13	Fluorometrie	1

[1] Quantase-Test
[2] Beutler-Test

Tabelle 12. AGS-Screening, 1999

	Methode	cut off RG	FG	Rückrufrate (%) RG	FG	n =	erkannte Fälle
Berlin	Delfia	20ng/ml	Nach SSW★	0,65		31766	2
Cottbus	Delfia	50nmol		0,68		15970	1
Dresden	Delfia	30nmol	60nmol	0,12	0,59	14036	3
Greifswald	ELISA	25ng/ml	70 ng/ml			12764	3
Hamburg	Delfia			0,13		45020	4
Hannover	Delfia	30nmol/l		1,20		162904	?
Heidelberg	Delfia	40	Nach SSW★	0,35		53115	7
Leipzig	Delfia	50	90,00	0,40		18952	1
Magdeburg	ELISA	30ng/dl		0,36		17861	0
München	Delfia					122301	11
Weiden	Delfia	30nmol/l		0,14		5597	
						500286	32
				Inzidenz	1/	15634	

RG = Reifgeborene; FG = Frühgeborene

Tabelle 13. 17-OH-P Labormethoden

Nachweisverfahren Für 17-OH-Progesteron	n =
Elisa	2
Delfia	9

Tabelle 14. Biotinidase-Screening, 1999

	Methode	cut off	Rückrufrate %	Untersuchte n =	Erkannte Fälle kompletter Mangel	Partieller Mangel
Berlin	C	30%[1]	0,32	31766	0	2
Cottbus	C	Qual[2]	0,02	15970	0	
Dillenburg	C	35%	0,05	64368	0	
Dresden	C	30%	0,05	14034	0	
Erfurt	C	35%	0,34	16523	0	2
Greifswald	C	35%		12764	0	
Hamburg	C	30mg/dl[3]	0,11	45020	3	
Hannover	C	25%	0,10	162904	1	2
Heidelberg	C	Qual[2]	0,02	67252	2	
Homburg	C	Qual[2]	0,01	11966	0	
Koblenz	C	30mg/dl[3]	0,01	38410	1	
Leipzig	C	30%	0,06	18952	1	
München	C	30%		122301	0	
Weiden	C	30%	0,12	5597	0	
				627827	8	
					1/	1/
				Inzidenz:	78478	

[1] Prozent vom Mittelwert der Aktivitäten aller Proben einer Platte
[2] qualitative Bewertung: normal/auffällig
[3] quantitative Bewertung mittels Standardkurve

Tabelle 15. CF (IRT-) Screening, 1999

	Methode	Cut off IRT ng/l	Rückrufrate %	Untersuchte n =	Erkannte Fälle
Dillenburg	F	80	1,1	34781	?
Dresden	F	70	1,1	14032	0
Homburg	E	210	0,01	11966	1

Tabelle 16. Homozystinurie-Screening, 1999

	Methionin Methode	Cut off	Rückrufrate %	Untersuchte n =	Erkannte Fälle
Berlin	DC	5 mg/dl	0,006	31766	0
Koblenz	Bio		0,03	38410	0
Magdeburg	DC			17861	0
Weiden	TMS	42 µmol	0,14	5597	0
				93634	
München	TMS			122301	1
Heidelberg	TMS			68673	?

Tabelle 17. MCAD-Screening, 1999

MCAD-Mangel	Methode	Untersuchte n=	Erkannte Fälle
Hannover	TMS	147112	18
Heidelberg	TMS	68673	7
München	TMS	122301	6
		338086	31
		Inzidenz	1 : 10906

Saisonale Einflüsse auf die GALT-Aktivitäten

Die jahreszeitlichen Schwankungen der gemessenen GALT-Aktivitäten – bedingt durch die saisonabhängigen Außentemperaturen – zeigt Abb. 2:

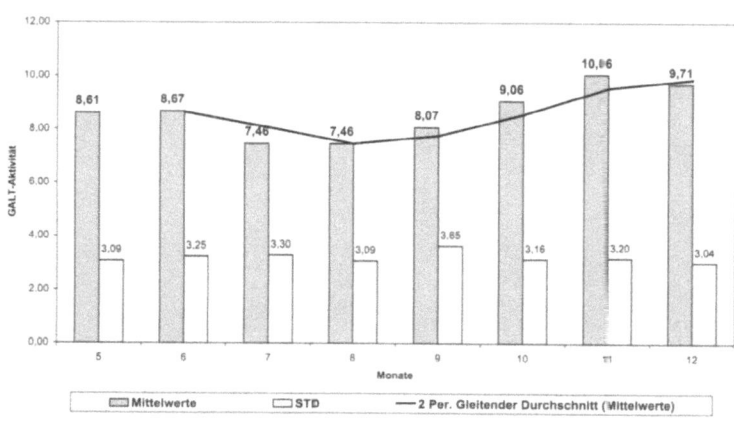

Abb. 2. GALT-Aktivitäten in den Monaten Mai bis Dezember 1999

Tabelle 18. GALT-Aktivitäten in den Monaten Mai – Dezember 1999, Screening-Labor Homburg/Saar

GALT-Aktivitäten Mai-Dezember 1999				
Monat	Anzahl	Mittel	STD	Monat
Mai	639	8,61	3,09	5
Juni	1022	8,67	3,25	6
Juli	1070	7,46	3,30	7
August	988	7,46	3,09	8
September	1134	8,07	3,65	9
Oktober	915	9,06	3,16	10
November	878	10,06	3,20	11
Dezember	1036	9,71	3,04	12

Phe-Werte in den ersten Lebenstagen

Tabelle 19. Phe-Werte an den verschiedenen Lebenstagen Screening-Labor Homburg/Saar

Alter (Tage)	n =	Phe (mg/dl)	
		x	STD
0	122	1,91	1,62
1	79	2,32	1,97
2	306	1,48	0,38
3	2399	1,49	0,49
4	6520	1,52	0,42
5	1722	1,48	0,41
6	259	1,44	0,39
7	81	1,40	0,46
>7	258	1,51	0,51
	11746		

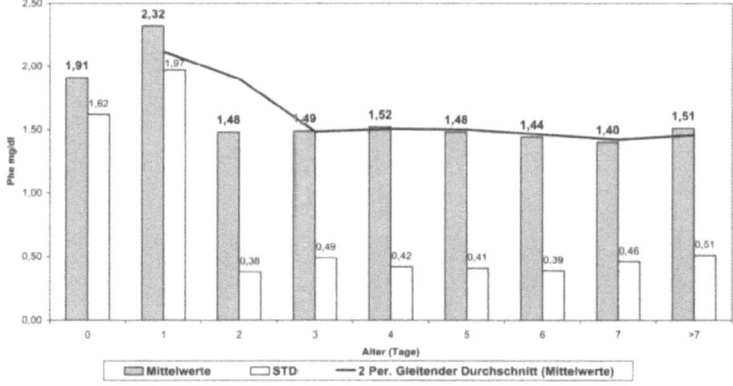

Abb. 3. Phe-Werte an den verschiedenen Lebenstagen

TSH-Werte in den ersten Lebenstagen

Tabelle 20. TSH-Werte an den verschiedenen Lebenstagen Screening-Labor Homburg/Saar

Alter (Tage)	n =	TSH µE/ml	
		x	STD
0	83	7,56	9,60
1	31	8,17	6,70
2	210	3,23	2,10
3	1522	2,18	1,80
4	4929	2,16	1,75
5	1594	1,99	1,49
6	218	1,91	1,57
7	63	1,81	0,94
>7	218	2,21	1,37

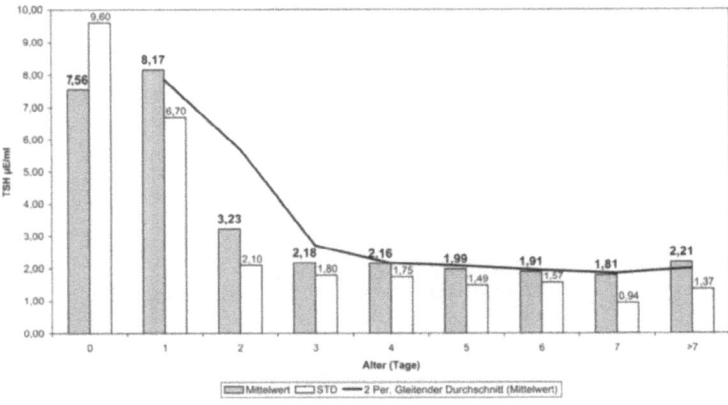

Abb. 4. TSH an verschiedenen Lebenstagen

Überblick der Screening-Ergebnisse in Deutschland in den Jahren 1969–1999

S. Zabransky

Tabelle 1. Ergebnisse des Neugeborenen-Screenings auf angeborene Stoffwechselerkrankungen in Deutschland in 1969–1993

Erkrankung	Untersuchte Neugeborene	Anteil der 1993 untersuchten an der Gesamtzahl der Geborenen	Erkannte Fälle, n =	Häufigkeit
PKU/HPA	20.530.251	99,2 %	3.104	1 : 6.630
Galaktosämien	11.153.687	99,2 %	276	1 : 40.411
Biotinidasemangel	1.610.852	49,9 %	22	1 : 73.221
Homozystinurie	6.573.335	32,0 %	50	1 : 131.566
Ahornsirupkrankheit	6.685.137	28,0 %	31	1 : 215.650
Mukoviszidose #	1.787.712	*	444	1 : 3.976
Histidinämie	1.051.015	*	13	1 : 80.847
Tyrosinämie	177.825	*	1	–

\# Mekonium-Albumintest
* 1993 wurden keine Screening-Programme für Mukoviszidose, Histidinämie und Tyrosinämie mehr durchgeführt
(Quelle: Hoffmann GF und Machill G (1994) 25 Jahre Neugeborenen-Screening auf angeborene Stoffwechselstörungen in Deutschland. Monatsschr Kinderheilkd 142: 857–862, Tabelle 1.)

Tabelle 2. DD von 724 Fällen mit HPA

PKU, klassische Form	570	78,7 %
PKU, milde Form	152	21,0 %
Biopterinsynthetasedefekt	2	0,3 %

Tabelle 3. Screening auf Hypothyreose in den Jahren 1977–1987*

	Untersuchte Neugeborene	Erkannte Fälle, n =	Häufigkeit
Hypothyreose	4.139.003	956	1: 4329

* Regelmäßige Jahresstatistiken werden von der DGNS wieder ab 1996 erstellt.

Inzidenzen der verschiedenen Erkrankungen in den Jahren 1996–1999. Datenerhebung der Deutschen Gesellschaft für das Neugeborenen-Screening

Tabelle 4. Häufigkeit der primären Hypothyreose in den Jahren 1996–1999

		Hypothyreose		
Jahr	Anzahl der Labors	Anzahl der Untersuchten	Gesicherte Fälle	Frequenz 1/
1996	23	550.860	167	3299
1997	20	584.276	144	3925
1998	21	565.354	146	3872
1999	16	758.485	191	3970

Tabelle 5. Häufigkeit der PKU in den Jahren 1996–1999

		Phenylketonurie		
Jahr	Anzahl der Labors	Anzahl der Untersuchten	Gesicherte Fälle	Frequenz 1/
1996	21	637.724	52	12032
1997	19	658.006	56	11344
1998	21	660.825	54	12237
1999	16	782.779	57	13732

Überblick der Screening-Ergebnisse in Deutschland in den Jahren 1969–1999

Tabelle 6. Häufigkeit der HPA in den Jahren 1996–1999

		Hyperphenylalaninämie		
Jahr	Anzahl der Labors	Anzahl der Untersuchten	Gesicherte Fälle	Frequenz 1/
1996	21	637.724	34	18500
1997	19	658.006	38	16871
1998	21	660.825	34	14074
1999	16	782.779	48	16307

Tabelle 7. Häufigkeit des Gal-1-PU-Transferase-Mangels (Galaktosämie) in den Jahren 1996–1999

		Galaktosämie: Transferase-Mangel		
Jahr	Anzahl der Labors	Anzahl der Untersuchten	Gesicherte Fälle	Frequenz 1/
1996	21	637255	11	57932
1997	19	657822	16	41114
1998	21	660781	15	44052
1999	16	784513	16	49032

Tabelle 8. Häufigkeit des Kinase-Mangels (Galaktosämie) in den Jahren 1996-1999

		Galaktosämie: Kinase-Mangel		
Jahr	Anzahl der Labors	Anzahl der Untersuchten	Gesicherte Fälle	Frequenz 1/
1996	21	637255	3	212418
1997	19	657822	3	208042
1998	21	660781	1	330390
1999	16	784513	0	0

Tabelle 9. Häufigkeit des Epimerase-Mangels (Galaktosämie) in den Jahren 1996-1999

		Galaktosämie: Epimerase-Mangel		
Jahr	Anzahl der Labors	Anzahl der Untersuchten	Gesicherte Fälle	Frequenz 1/
1996	21	637255	11	57932
1997	19	657822	3	219274
1998	21	660781	3	110130
1999	16	784513	0	0

Tabelle 10. Häufigkeit des 21-α-Hydroxylase-Mangels
(AGS = Adrenogenitales Syndrom) in den Jahren 1996–1999

	AGS (Adrenogenitales Syndrom (21-Hydroxylase-Mangel)			
Jahr	Anzahl der Labors	Anzahl der Untersuchten	Gesicherte Fälle	Frequenz 1/
1996	3	45868	6	7650
1997	7	87327	7	12475
1998	8	114742	9	12749
1999	11	500286	32	15634

Tabelle 11. Synopsis der Häufigkeiten der Erkrankungen

1996–1999	Untersuchte	Frequenz 1/
Hypothyreose	2.458.975	3.766
MCAD (1999)	343.683	10.906
AGS	748.223	12.127
PKU	2.739.334	12.336
HPA	2.739.334	16.438
Galaktosämie	2.740.371	
Transferase-Mangel		48.032
Epimerase-Mangel		161.198
Kinase-Mangel		391.481

Präanalytik

S. Zabransky

1. Filterpapier

Es werden von verschiedenen Firmen unterschiedliche Filterpapiere angeboten. Als Standard wird das Filterpapier von Schleicher & Schüll angesehen, das in zwei Formaten auf dem Markt ist. In Deutschland wurde bisher das Papier 2992, in den USA und anderen Ländern eher die Sorte 902 verwendet. Es besteht aber auch bei uns die Tendenz, allmählich zur Papiersorte 903 überzugehen. Bei internationalen Vergleichen von Proben, z. B. im Rahmen von Qualitätskontrollen, ist die globale Verwendung der gleichen Papiersorte sehr zu begrüßen.

Vergleich SS 2992 und SS903

Beide Papiersorten (2992 und 903) werden aus dem gleiche Rohstoff (reine Baumwolllinters), aber auf unterschiedlichen Papiermaschinen hergestellt. Physikalische Werte wie Luft/Wasserdurchfluß und Wasseraufnahme sind praktisch gleich. Der Hauptunterschied liegt im Verhältnis von Gewicht zu Dicke:

Tabelle 1. Mittlere Werte für Gewicht und Dicke der Papiersorten 2992 und 902 SS

Papiersorte	Gewicht	Dicke
2992	190 g/qm	470 µm
903	177 g/qm	520 µm

Das 903 Papier ist bei etwas geringerem Gewicht etwas dicker und daher etwas lockerer im Aufbau. Daher sind auch die Aufnahmezeiten für die Butstropfen bei 903 kürzer als bei 2992. Durch die etwas unterschiedliche Dichte des Papiers ist der Gehalt der im Blut zu messenden Analyten auch etwas unterschiedlich, weshalb die Kitfirmen Standards auf beiden Papieren anbieten. Beide Papiere fallen jedoch in die NCCLS Normen (chargenweise Qualitätskontrolle), wobei jede Charge 903 in den USA zusätzlich vom CDC getestet und freigegeben wird. 903 ist ein bei der FDA registriertes in-vitro medical device und wird daher vom CDC batchweise kontrol-

liert. Die Bedruckung der 903 Karten erfolgt in den USA in einer GMP-gerechten Druckerei. Historisch werden von 903 immer sehr große Chargen gefertigt, damit die Versorgung aus einer Charge über mindesten 18 Monate gewährleistet ist.

2. Testkarte

Da sich die deutschen Screeningzentren noch nicht über ein gleiches Format mit dem gleichem Aufdruck einigen konnten, dürfen nur die Testkarten des Labors verwendet werden, mit dem der Einsender zusammenarbeitet.

Das korrekte Ausfüllen, das neben der Richtigkeit ganz besonders die Lesbarkeit beinhaltet, ist Voraussetzung für die Identifizierung der Probe im Labor und die Befundmitteilung. Die Adresse (Name, Vorname, Geburtsdatum von Mutter und Kind, Anschrift, Tel.-Nr.) muß mit Maschinenschrift (Adressette) eingegeben werden.

Wir halten uns streng an das Motto: Nur solche Daten werden verlangt, die auch EDV-gerecht dokumentiert und ausgewertet werden. Angaben über mögliche Medikationen und Ernährungsregimes halten wir für überflüssig. Der Einsender muß über den Einfluß der Ernährung und von Medikationen auf die verschiedenen Screeningparameter informiert sein und den Analysewert letztlich selbst interpretieren. Dies ist bei allen anderen Laboranforderungen jeglicher Art ebenso selbstverständlich.

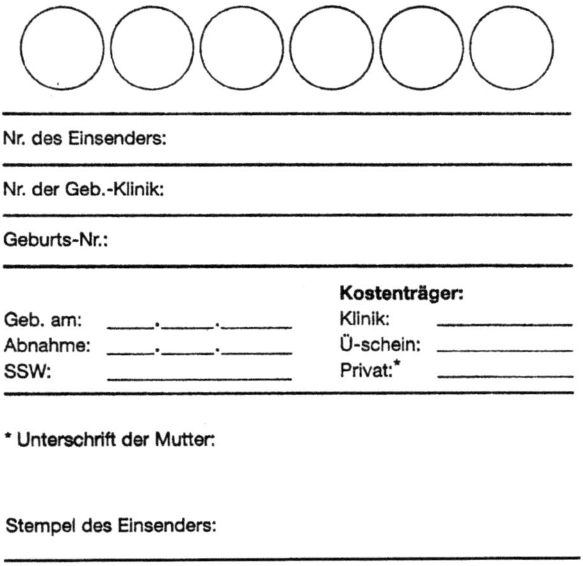

Nr. des Einsenders:

Nr. der Geb.-Klinik:

Geburts-Nr.:

	Kostenträger:
Geb. am: ____.____._____	Klinik: _____
Abnahme: ____.____._____	Ü-schein: _____
SSW: _____	Privat:* _____

* Unterschrift der Mutter:

Stempel des Einsenders:

Abb. 1a. Testkarte des Screening-Labors Homburg/Saar

Einzutragen sind:
- Nummer des Einsenders
- Nummer der Geburtsklinik

Jeder Einsender und jede Geburtsklinik erhält vom Labor eine Einsender-Nummer. Kommt die Probe nicht direkt von der Geburtsklinik, sondern von einem anderen Einsender (Kinderklinik, Hausarzt, Hebamme), sind Einsender und Geburtsklinik nicht identisch.

- Geburts-Nummer

Jede Geburtsklinik dokumentiert im Kreissaal mit fortlaufender Nummer die Geborenen. Zusammen mit der Einsender/Geburtsklinik-Nr. entspricht sie der ID-Nr. (Identifikations-Nr.) des Kindes.

ID-Nr. des im Jahr 2001 Erstgeborenen in der Geburtsklinik mit der Klinik-Nr. 1003:

1003/01/00/0001

Einsender/Jahr/00/fortlaufende Geburts-Nr.

Über die ID-Nr. überprüfen wir auch die Vollständigkeit der Proben jeder Geburtsklinik (siehe Tracking, Homburger Modell).

- Unterschrift der Eltern

Sie wird bisher nicht generell verlangt, sondern nur bei Privatversicherten zur Sicherstellung des Laborauftrages, und bei Eltern, welche fakultativ die IRT-Bestimmung als Test auf CF wünschen. Im bayerischen Projekt wird für die TMS-Analysen die schriftliche Zustimmung verlangt.

Personalien

Name:

Vorname: bitte ankreuzen:
Straße: Junge ☐   Mädchen ☐
PLZ:
Ort:

Tel.:

Kasse:

Untersuchungsstelle: Prof. Dr. S. Zabransky
Screeninglabor Uni-Kinderklinik, D-66421 Homburg/Saar
Tel. (0 68 41) 16-80 59 u. 16-83 15
Eingangsdatum:
Labor-Nr.:

Abb. 1b. Rückseite: Testkarte des Screening-Labors Homburg/Saar

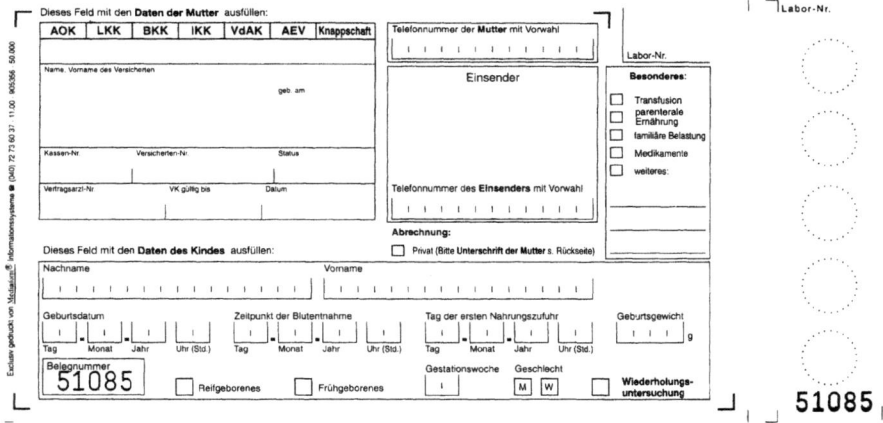

Abb. 2. Muster anderer Labors (z.B. München, Heidelberg, Dresden)

Um den Eltern bewußt zu machen, daß es überhaupt eine Screeninguntersuchung gibt, und damit sie sich auch selbst mit um die Befundmitteilung kümmern, wäre es wünschenswert, allen Eltern diese Unterschrift abzuverlangen.

- Geburtsgewicht/SSW

Für die Befundung der 17-OHP-Analysen müssen gestationsaltersbezogene oder gewichtsbezogene Normbereiche berücksichtigt werden.

Personalien: hier sollten möglichst maschinengeschriebene Aufdrucke erfolgen. Das Formular der Firma Mediaform Druckprodukte (21465 Reinbeck) ermöglicht das Einscannen der Daten.

3. Probengewinnung

3.1. Zeitpunkt der Blutentnahme

Die Blutnahme sollte routinemäßig bei allen Kindern am 3.-5. Lebenstag erfolgen.

Parameter	Optimaler Zeitpunkt Lebensalter	Altersabhängig	Ernährungseinflüsse
TSH		In den ersten 24 Stunden höhere Werte	Nein
Phe		Durch katabole Stoffwechselvorgänge bei Frühgeborenen in den ersten 48 Stunden mitunter höhere Werte	Klassische PKU-Fälle mit Phe-Werten > 20 mg/dl werden auch ohne Eiweißzufuhr erkannt. Leichtere HPA-Fälle können unerkannt bleiben, wenn nicht vor der Blutnahme für die Phe-Analyse ausreichend EW zugeführt wurde.
Galaktose		Nein	Analog zu Phe
GALT		Nein	Nein
17-OH-P	> 72 Stunden (Alter 3 Tage)	Ja; Gestationsalter bzw. Geburtsgewicht bezogene Normbereiche. Höhere Werte bei niedrigeren Gewichten und jüngerem Gestationsalter. In den ersten 48 Stunden Kreuzreaktionen mit anderen Stoffwechselmetaboliten.	Nein
Biotinidase		Bei Frühgeborenen häufiger falsch positive Befunde	nein
Leucin, Methionin		Bei Frühgeborenen häufiger falsch positive Befunde	Ja; ausreichende Eiweißzufuhr vor Blutentnahme

Routinemäßige Zweituntersuchung (Screening) wird angeraten:
- am 4.-7. Lebenstag bei zu früher Blutentnahme in den ersten 48 h p.p. zur Bestimmung von Phe, Galaktose, 17-OHP.
- im Alter von 4 Wochen bei Frühgeborenen <35. SSW zur Bestimmung von TSH.

3.2. Technik der kapillären Blutentnahme

Keine Kapillaren benutzen. Zusätze wie EDTA, Citrat oder Heparin in Abnahmebehältern – führen zu falschen Ergebnissen! Es darf nur natives Blut direkt auf die Filterpapierkarte getropft werden.

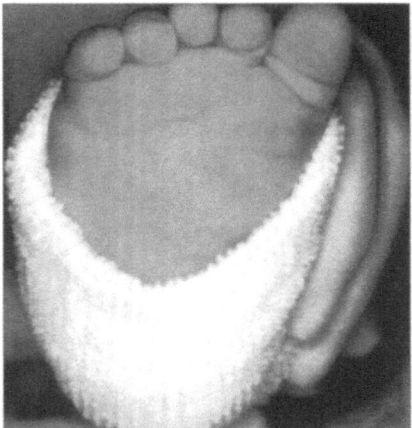
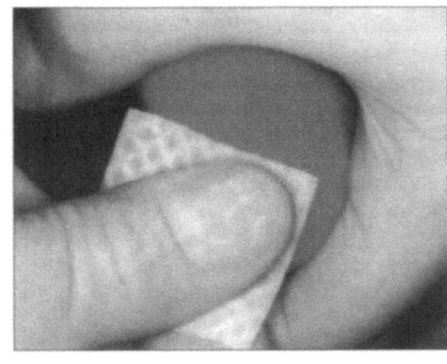

Abb. 3. Vorbereiten der Injektionsstelle an der Ferse
3–5 Minuten Vorwärmen mit weichem Tuch, das vorher in 41 °C heißes Wasser getaucht worden war. Keine Salben verwenden. EMLA Plaster (Lidocain, Prilocain) darf bei Frühgeborenen und Säuglingen im I. Trimenon nicht verwendet werden. Gefahr der Methämoglobinbildung.

Abb. 4. Desinfektion mit Alkoholtupfer. Danach mit sterilem Gazekissen abtrocknen. Beim Einstechen darf wegen der Gefahr der Hämolyse kein Desinfektionsmittel mehr der Haut aufliegen

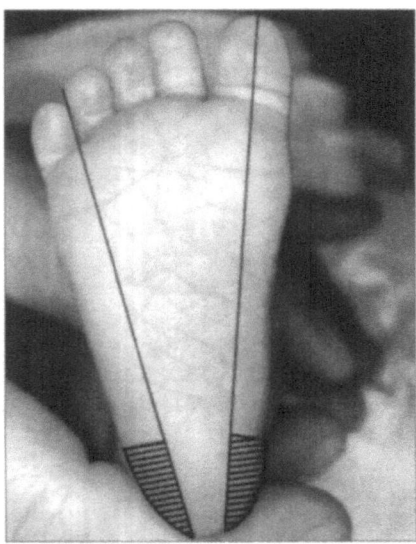
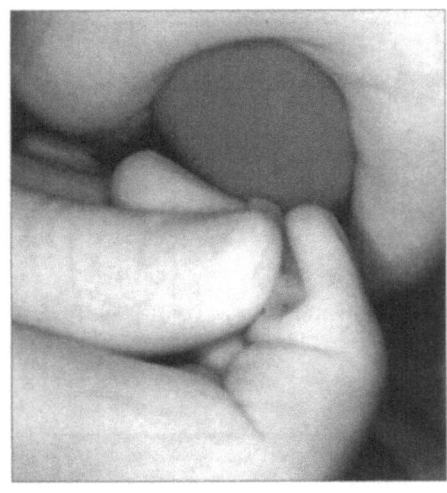

Abb. 5. Einstichstelle nur im chaffriertem Gebiet, nicht direkt an der Ferse, da dies zu Verletzungen des Periosts und Entzündungen führen kann

Abb. 6. Injektionshilfen benutzen, wie z.B. Softclix Pro Stechhilfe, Boehringer.
Das Gerät verfügt über 3 Einstichtiefen. Es ermöglicht die hygienische und schmerzarme Gewinnung von Kapillarblut aus der Ferse oder Ohrläppchen (http://www.roche.corn/diagnostics)

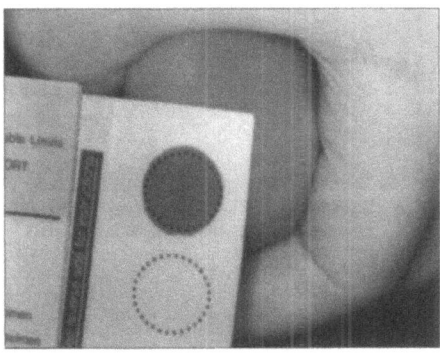

Abb. 8. Korrekte Probe

Abb. 7. Den ersten Blutstropfen mit steriler Gaze abwischen, den nächsten leicht mit dem Filterpapier berühren, sodaß er vom Papier ganz aufgesaugt wird. Der vorgezeichnete Kreis der Filterpapierkarte muß vollständig durchtränkt sein

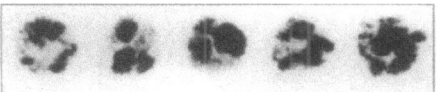

1. Unzureichende Blutmenge für den Test

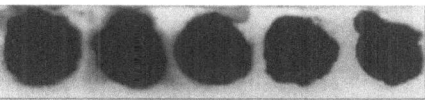

5. Probe erscheint verdünnt, entfärbt oder kontaminier

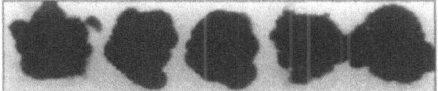

2. Probe erscheint zerkratzt oder aufgescheuert

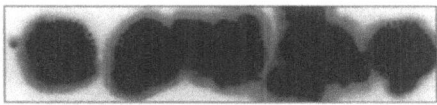

6. Serumringbildung in der Probe

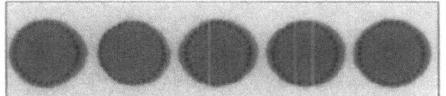

3. Probe ist vor dem Versand noch nicht trocken

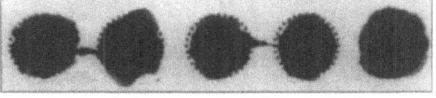

7. Probe erscheint geronnen oder geschichtet

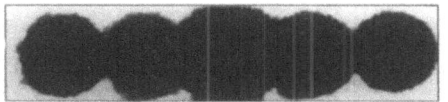

4. Probe erscheint übersättigt

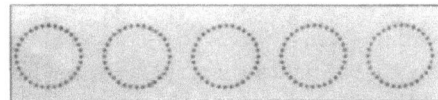

8. Kein Blut

Abb. 9. Inkorrekte Proben

4. Trocknen der Probe

Die Proben werden bei Raumtemperatur auf sauberer, ebener, nicht absorbierender Oberfläche (gut geeignet Ständer mit Einlegefächern) für mindestens 1 Stunde zum Trocknen gelagert.

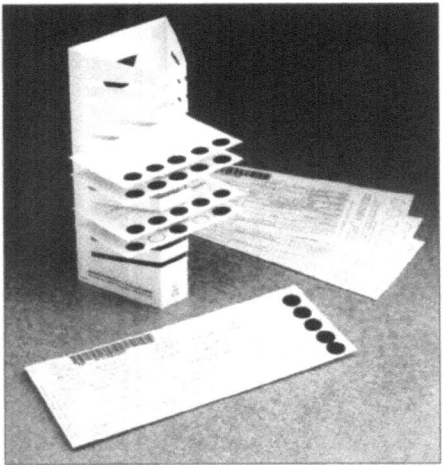

Abb. 10. Ständer zum Trocknen der Proben

Auf keinen Fall dürfen die Proben zum schnelleren Trocknen auf den Heizköper gelegt werden, mit dem Föhn bearbeitet werden oder in den Brutschrank gelegt werden.

5. Probenversand

Nur trockene Proben dürfen verschickt werden. Zuvor nochmals Kontrolle der Daten und Brauchbarkeit der Proben. Das Eintüten ist meines Erachtens nicht erforderlich. Werden mehrere Karten im gleichen Kuvert verschickt, sollen die Blutproben nicht aufeinander zu liegen kommen. Auch simple Dinge wie ausreichendes Porto beachten, da eine fehlende Briefmarke dazu führen kann, daß die Probe wieder zurück kommt und dadurch kostbare Zeit für die Analyse verloren geht. In warmen oder gar heißen Sommertagen bedenken: In Briefkästen kann es zu Temperaturen über 40°C bis 50°C kommen. Bei Enzymanalysen (Biotinidase, GALT) kann das zu falsch pathologischen Befunden führen.

Die Proben müssen mit dem nächsten Postausgang verschickt werden, i.d.R. noch am Tag der Entnahme. Lagerung bis zur Abholung idealerweise bei +4°C bis +8°C im Kühlschrank.

Vermerk auf dem Kuvert:

Menschliches Untersuchungsmaterial! Eilige Sendung! Bitte kühl lagern!

Blutentnahme und Versand der Probe werden im Screeningbuch, das im Säuglingszimmer deponiert ist, vermerkt.

6. Datendokumentation im Labor

Beim Eingang der Probe im Labor werden überprüft:
- Absenderangaben, ID-Nr.,
- Brauchbarkeit der Probe.
- Art der gefordertenUntersuchung,
  Screening: Erstuntersuchung, Zweituntersuchung,
  Kontrolle bei vorausgegangenem auffälligen Befund,
- Klare Anforderung der Parameter,
- Kostenübernahme.

7. Stanzen der Proben

Für Labors mit sehr großem Probenanfall (> 50.000) lohnt sich die Anschaffung einer vollautomatisierten Stanze. In kleineren Labors kommt man mit halbautomatischen Geräten zurecht (Wallac DBS Puncher oder die Stanze von Biorad).

Der Wallac DBS Puncher kann drei verschiedene Scheibchengrößen ausstanzen. Er ist für Standard- und tiefe Elutionsplatten geeignet. Er ermöglicht die Proben-Identifikation mittels Barcode-Lesegerät. Zum schnellen Abarbeiten von zwei Tests können zwei Platten gleichzeitig geladen werden.

Screening-Empfehlungen des Homburger Screeningzentrums

S. Zabransky

1. Vorgehen im Kreißsaal

Für jedes Kind werden vorbereitet:

- *Vorsorgeheft*
  Eintrag U1 etc.
  Paginier-Stempel: fortlaufende Geburten-Nummer des Kindes

- *Geburtenbuch-Nummer*
  Die Art der Zählung ist in den einzelnen Kliniken unterschiedlich. Für das Screening muß eine einheitliche Vorgehensweise gewählt werden. Es sollen die geborenen Kinder (nicht die Geburten) fortlaufend gezählt werden. Jede Geburtenbuch-Nr. wird also nur einmal vergeben. Zwillinge erhalten zwei aufeinanderfolgende Nummern. Mit der Geburten-Nr. ist das Kind eindeutig identifizierbar. Fehlende Proben können damit am schnellsten festgestellt werden.

  Beispiel: 1003/01/00/**00.001** Klinik-Nr.1003, Jahr 2001, erstes Kind im Jahr 2001.

  NB: In den Kliniken, die von ihrem System der „Geburtenzählung" nicht auf die empfohlene „Kinderzählung" übergehen wollen, kann dieses Problem so gelöst werden:
  Beispiel: 1003/01/**01**/00.001 Klinik-Nr., Jahr 2001, erster Zwilling, erste Geburt
  1003/01/**02**/00.001 Klinik-Nr., Jahr 2001, zweiter Zwilling, erste Geburt

- *Filterpapier-Testkarte*
  Die Screeningkarte wird bei der U1 mit dem Einsenderstempel (Klinik-Nr.), der Geburtenbuch-Nr. sowie den übrigen Daten versehen. Maschinengeschriebene Ausdrucke verwendet werden.

FEHLKARTE

**Mitteilung an das
SCREENING-LABOR**

Universitätsklinik für Kinder-
und Jugendmedizin HOMBURG/SAAR
über **nicht veranlaßte**
Screeninguntersuchungen:

KLINIK-Nr.:
Geburts-Nr.:

Geboren am: ....

Verlegt am: ....

wohin ? ....

ENTLASSEN am:
Hausarzt/Hebamme:

PERSONALIEN DES KINDES
Fam.Name:
Vorname:
Straße:
PLZ/Ort:
Telefon-Nr.:

Abb. 11. Fehlkarte

Bei Totgeburten, sowie Verlegungen oder Entlassungen bevor das Screening veranlaßt worden war, wird eine Fehlkarte ans Labor verschickt.

Bei Verlegung in eine andere Klinik soll die ID-Nr. des Kindes links oben in den Verlegungsbericht eingestempelt werden, um zu gewährleisten, daß bei Verlust der ausgefüllten Screeningkarte die Klinik, in die das Kind verlegt wurde, die neue Karte mit den Daten der Geburtsklinik versehen kann.

Stempeleintrag der ID-Nr.: (Geburtsklinik-Nr. + Geburts-Nr.) in:
- Vorsorgeheft.
- Screeningkarte
- Verlegungsprotokoll.

2. Vorgehen im Neugeborenenzimmer

Für die Organisation der regelmäßigen und zeitgerechten Durchführung der Blutentnahmen, des Versandes und der Befunddokumentation ist grundsätzlich der die Station betreuende Kinderarzt verantwortlich. Er kann diese Aufgaben einer namentlich benannten erfahrenen Kinderschwester übertragen, muß die Dokumentation im Screeningbuch aber regelmäßig kontrollieren und abzeichnen.

- *Screeningbuch*

    Im Screeningbuch der Station werden dokumentiert:

- ID-Nr. des Kindes,
- Name, Geburtsdatum, Datum/Uhrzeit der Blutentnahme,
- Datum des Versandes,
- Eingang des Befundes,
- Befund (Normal/kontrollbedürftig),
- Bemerkungen: Kontrolle durchgeführt am:
    Ergebnis der Kontrolle: normal/wieder auffällig
    Kontrolle durch Hausarzt/Hebamme nach Entlassung veranlaßt.

- *Verlegungen*

    Wird das Kind vor Blutentnahme für das Screening verlegt, muß dies ausdrücklich ex pressis verbis schriftlich im Verlegungsbericht vermerkt sein. Die Testkarte mit der ID.-Nr. des Kindes wird mitgegeben.

    Der Screening-Befund muß im Arztbrief der Klinik, in die das Kind verlegt wurde, erwähnt werden und an die Geburtsklinik gehen. Damit hat diese die Möglichkeit für alle ihrer Neugeborenen eine lückenlose Dokumentation zu erstellen. Dies wird unterstützt durch unser Überprüfungssystem der ID-Nr., da wir nicht nur dem Einsender, sondern auch der Geburtsklinik einen Screeningbericht zukommen lassen.

    Für vorzeitig Entlassene gilt Analoges: Die Mutter erhält zur Weitergabe an den betreuenden Kinderarzt im Vorsorgeheft die Testkarte des Kindes mit eingetragener ID-Nr.

3. Befundmitteilung

Auffällige Befunde werden sofort telefonisch an den Einsender mitgeteilt. Da wir auch Behandlungszentrum sind, wird angestrebt, notwendige Kontrollen und die damit verbundenen Aufklärungsgespräche mit den Eltern in unserer Ambulanz ausführen zu lassen.

Normalbefunde werden von uns wöchentlich schriftlich mitgeteilt.

4. Tracking

Fehlende Karten werden jeweils im Wochenreport schriftlich angemahnt. Zusätzlich erfolgen telefonische Rückrufe mit Nachfragen zu fehlenden Proben.

5. Vorgehen bei auffälligen Screening-Befunden

5.1 Hypothyreose-Screening (TSH)

Alter	Normalbereiche TSH µE/ml
NSB*	< 40
3-7 Tage	< 20
> 7 Tage	< 10

* NSB = Nabelschnurblut

Screening (Alter 3–7 Tage):

TSH µE/ml	Befundung	Maßnahme
< 20	Normal	Keine
20-50	Hypothyreose möglich, wahrscheinlicher ist eine passagere TSH-Erhöhung	Zweite FP-Testkarte anfordern
50-100	Hypothyreose möglich, rasch klären	Serumanalyse TSH, FT4, FT3
> 100	Hypothyreose sehr wahrscheinlich	Blutentnahme für TSH, FT4, FT3; danach sofort probatorische Therapie mit Thyroxin beginnen. Überweisung an Päd. Endokrinologen!

Definitionen	Labor	Therapie
Primäre Hypothyreose	TSH⇑ FT4 ⇓ FT3 ⇓	Thyroxin 10-15 µg/kg KG/Tag
Isolierte TSH-Erhöhung	TSH ⇑ FT4, FT3 normal	Keine. Aber Kontrolle bis TSH normal

Indikation	Laborparameter	Weitere Untersuchungen
Diagnosesicherung: Hypothyreose	TSH, FT4, FT3 i.S.	Knochenalter (Röntgen oder Sonogramm Kniegelenk, Fuß) Sonogramm; Schilddrüse
Ursachenklärung der gesicherten Hypothyreose	Thyreoglobulin i.S. Schilddrüsenantikörper i.S. Jodurinanalyse	

5.2 PKU-Screening (Phe)

Normalbereich: altersunabhängig Phe < 3 mg/dl.

Screening (Alter 3-7 Tage):

Phe mg/dl	Befundung	Maßnahme
< 3,0	normal	Keine
3,0-10,0	HPA	Zweite Testkarte anfordern
10-20	HPA, PKU?	Serumanalyse: Phe/Tyrosin
> 20	Dringender PKU-Verdacht	Stationäre Aufnahme zur weiteren Klärung: Serumanalyse Phe/Tyrosin Mutationsanalytik

Kontrolle:

Phe mg/dl	Befundung	Maßnahme
< 3,0	Normal	Keine
3,0-10,0	HPA	Serumanalyse Phe/Tyrosin; Kontrolle
> 10		Stationäre Aufnahme

Kontrolle im Abstand von mindestens 1 Woche

Phe mg/dl	Befundung	Maßnahme
< 3,0	normal	Keine
3,0-7,0	HPA	3. Kontrolle nach einer Woche
> 7	BH4-Mangel?	Stationäre Aufnahme, BH4-Test

5.3. Galaktosämie-Screening

Normalbereich: altersunabhängig Galaktose < 20 mg/dl.

Screening (Alter 3-7 Tage): Basis: Galaktosebestimmung

Galaktose (mg/dl)	Ga-1-P	Befundung	Maßnahme
< 20		normal	
> 20	normal	Verdacht Galaktosämie; Klass. Galt-Mangel eher unwahrscheinlich	Enzymanalyse (Galt, Epimerase, Kinase)
>20	Erhöht	Verdacht Galaktosämie	Enzymanalyse; Probatorisch: Galaktosefreie Diät Mutationsanalyse Augenuntersuchung Überweisung an Stoffwechsel-Ambulanz!

Screening (Alter 3-7 Tage): Basis: Galt-Bestimmung

Beutler-Test Fluoreszenz	Befundung	Maßnahme
Deutlich	Normal	Keine
Schwach	Heterozygotie? Duarte-Form?	Kontrolle, zweite FP-Probe anfordern
Keine	Galt-Mangel möglich, DD: Artefakt, Lagertemperatur?	Quantitative Galt-Analyse im EDTA-Plasma anfordern; Gal, Gal-1-P i.Pl.; Probatorisch: Galaktosefreie Diät Überweisung an Stoffwechsel-Ambulanz!

5.4. AGS-Screening (17-OHP)

Normalbereiche: abhängig vom jeweiligen Testverfahren, Gestationsalter und Lebensalter bei Blutentnahme!

Referenzbereiche Screening-Labor Heidelberg:

Gestationsalter SSW	17-OH-P nmol/l
Ab 36	40
35	60
34	75
32	80
30	120
28	300

Screening (Reifgeborene, Alter 3-7 Tage):

17-OH-P nmol/l	Alter	Befundung	Maßnahme
< 40		normal	keine
> 40	< 48 Stunden	Kreuzreaktionen mit mütterlichen Metaboliten? AGS?	Zweite FP-Probe anfordern 21-Desoxycortisol i.Pl.
	> 48 Stunden	AGS möglich	Quantitative Serumanalyse: Spezifischer Nachweis von 17-OHP: TMS oder Gaschromatographie Serumelektrolyte; Mutationsanalyse falls Hormonanalysen pathologisch Überweisung an Päd. Endokrinologen! Auf SVS achten!

„Modellprojekt zur Neuordnung des Neugeborenen-Screenings in Bayern" – Ergebnisse aus dem Tracking

U. Nennstiel-Ratzel, B. Liebl

1. Einleitung

Zum 1. Januar 1999 wurde das Neugeborenen-Screening in Bayern im Rahmen eines Modellprojektes neu geordnet. Ziel war es, die Aufspaltung der Untersuchungen (z.T. staatliche, z.T. private Labors) und damit eine kaum faß- und kontrollierbare Beteiligung zu beenden, das Screening zu erweitern und **alle** Kinder mit behandelbaren endokrinen und metabolischen Stoffwechselstörungen frühzeitig zu erfassen. Mit Hilfe der Tandemmassenspektrometrie und verbesserter herkömmlicher Labormethoden wird nun auf 12 Zielkrankheiten gescreent. Der Zeitpunkt für die Blutentnahme wurde auf den 3. Lebenstag vorverlegt und durch ein Trackingverfahren ergänzt, um eine möglichst vollständige Erfassung aller Neugeborenen und die lückenlose Weiterverfolgung auffälliger Befunde (Follow-up) zu gewährleisten. Die Zusammenarbeit von einem privaten Labor, niedergelassenen Ärzten, Hebammen, Kliniken, Universitäten und Öffentlichem Gesundheitsdienst (ÖGD:Vorsorge-Zentrum, Gesundheitsämter) wurde als sog. „Public-Private-Partnership" geregelt. Die Eltern müssen der Durchführung des Screenings und der Datenübermittlung an den ÖGD für das Tracking zustimmen.

2. Sicherstellung der Vollständigkeit des Screenings

2.1. Verfahren

Das kooperierende Labor schickt täglich die Datensätze der gescreenten Kinder an das Vorsorgezentrum des ÖGD. Hier werden einmal wöchentlich Listen mit Namen und Geburtsdatum der gescreenten Kinder, nach Wohnsitz geordnet, erstellt und an die zuständigen Gesundheitsämter geschickt. Diese gleichen die Daten mit den Geburtslisten der Einwohnermeldeämter ab. Zu Eltern, deren Kinder auf der Screening–Liste fehlen, nehmen Mitarbeiter des Gesundheitsamtes Kontakt auf.

2.2. Ergebnisse

Im Zeitraum August 1999 bis September 2000 nahmen die Gesundheitsämter 7761 mal mit Eltern Kontakt auf, in 68% antworteten die Eltern (positive Rückmeldung s. Tabelle 1).

Die Rückantworten der Eltern zeigten, daß 56% der kontaktierten Eltern ihre Kinder hatten screenen lassen, 39% im kooperierenden Labor, die Datenübermittlung an den ÖGD jedoch ablehnten (2%). 17% der Kinder waren in anderen Labors gescreent. Nur 163 Eltern (1‰ der Geburten) lehnten eine Durchführung des Screenings generell ab.

Durch die Intervention des Gesundheitsamtes konnten 325 Kinder nachgescreent werden. Bei 64 Kindern war Blut abgenommen worden, die Testkarte traf jedoch nie im Labor ein. Immer wieder wurde das Screening bei einer Verlegung des Neugeborenen auf Grund von Mißverständnissen vergessen. Auch bei abgelehnter Frühabnahme erfolgte das Screening mitunter später nicht mehr. Einige Eltern waren von den betreuenden Ärzten und Hebammen über das Screening nicht oder nur unzureichend informiert worden und hatten einer Blutentnahme daraufhin nicht zugestimmt. Sie ließen nach genauer Information durch das Gesundheitsamt das erweiterte Screening durchführen, ebenso etliche Eltern, deren Kinder nach dem alten Verfahren bereits gescreent waren.

Die Screening-Rate in Bayern konnte von 80% im Januar 1999 auf 98% seit November 1999 gesteigert werden (Abb. 1). Berechnungsgrundlage sind die Zahlen aus den Gesundheitsamtsstatistiken, die auf dem Abgleich der Screening-Listen mit den Geburtenmeldungen und den Ergebnissen der Kontaktaufnahmen zu den Eltern beruhen.

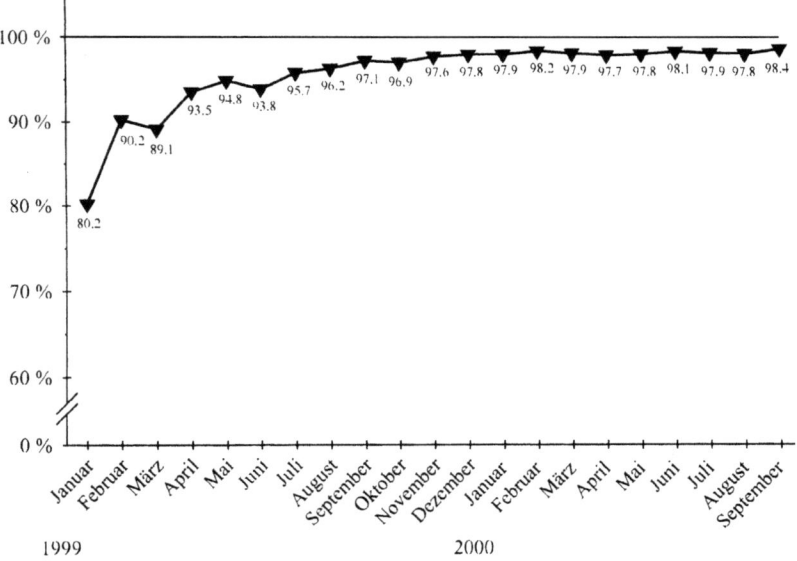

Abb. 1. Screeningraten ermittelt aus den Gesundheitsamtsstatistiken

3. Follow-up kontrollbedürftiger Befunde

3.1. Verfahren

In einem zweiten Teil des Trackings soll durch die Nachverfolgung der notwendigen Zweituntersuchungen, bei Frühabnahme (< 48 Std.), mangelnder Probenqualität und pathologischem Befund auch in diesem Bereich Vollständigkeit sowie schnelle Diagnosestellung und frühzeitiger Therapiebeginn gewährleistet werden.

Das Vorsorgezentrum ruft spätestens, wenn nach 10 Tagen keine Kontrollkarte im Labor eingegangen ist, beim Einsender, dem betreuenden Kinderarzt oder den Eltern an, um sie an die notwendige Kontrolluntersuchung zu erinnern. Ist der Erstbefund hochpathologisch so wird das Vorsorgezentrum früher aktiv. Kommt weiterhin keine Kontrollkarte so wird immer wieder telefoniert, Einsender und Eltern werden angeschrieben. Bringt dieses Vorgehen keinen Erfolg, so machen Mitarbeiter des Gesundheitsamtes bei den Eltern einen Hausbesuch. Nur wenn die Eltern eine Kontrolluntersuchung ausdrücklich ablehnen, werden keine weiteren Bemühungen unternommen.

3.2. Ergebnisse

Zweituntersuchungen nach Frühabnahme innerhalb der ersten 48 Stunden wurden von Januar 1999 bis September 2000 insgesamt 3126mal empfohlen, Kontrolluntersuchungen wegen auffälliger Befunde waren 4143mal erforderlich. In 20% der Fälle mußte das Vorsorgezentrum Einsender oder Eltern auffordern, die Kontrolle durchführen zu lassen, in 9% sogar mehrmals (Abb. 2).

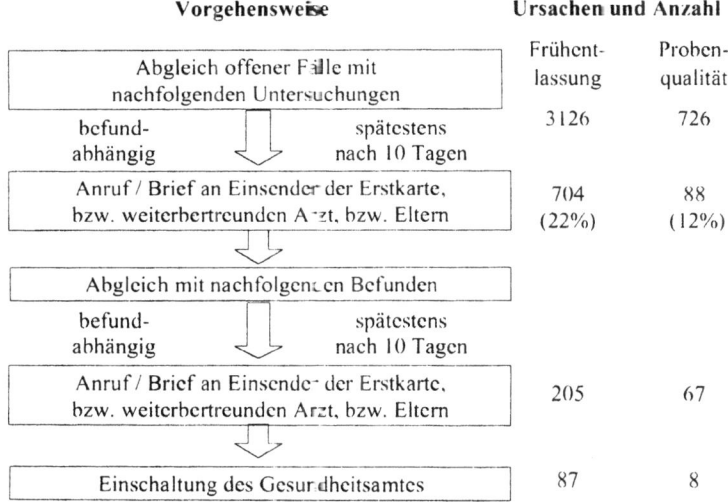

Abb. 2. Ergebnisse des Trackings beim Follow-up (Januar 1999 bis September 2000, 207.834 untersuchte Neugeborene)

Durch das Tracking war es möglich, 99% der notwendigen Kontroll- und Wiederholungsuntersuchungen durchzuführen, 61mal (0,3‰) lehnten die Eltern eine Wiederholungsuntersuchung ab, 45 Kinder (0,2‰) konnten trotz intensiver Bemühungen nicht gefunden werden. Ohne Intervention wären ca.1/4 der Untersuchungen nicht oder verspätet durchgeführt worden. Insgesamt muß davon ausgegangen werden, daß bei der hohen Anzahl von notwendigen Interventionen ohne das Tracking etliche Diagnosen nicht oder zumindest erheblich später gestellt worden wären.

Tabelle 1. Basisdaten zum Tracking (August 1999 – September 2000)

	N	%
Geburten	123 490	100
Sterbefälle in den ersten 3 Tagen	206	0,2
Screening-Untersuchungen	120 228	97,5
Kontaktaufnahmen	7 761	6,3
Positive Rückmeldungen	5 245	67,6*

* Prozentangaben bezogen auf Kontaktaufnahmen, sonst auf Geburten

Tabelle 2. Ergebnisse der Kontaktaufnahmen (August 1999 – September 2000)

	N	%
Keine Rückmeldung	2 516	32
Gescreent	4 415	56
Screening nachgeholt	325	4
Screening abgelehnt	163	2
Sonstiges	342	6
Gesamt	7 761	100

Labormethoden

S. Zabransky

Der biologische Test nach Guthrie zum Nachweis von Phenylalanin und Galaktose wird seit dem Jahr 2000 in den deutschen Screeningzentren, die sich an der jährlichen Datenerhebung beteiligen (Probenumfang > 10.000/Parameter/Jahr) nicht mehr eingesetzt. Er wurde in den meisten Labors durch den Quantase-Test, einem quantitativen enzymatischen Verfahren zur Phe-Bestimmung, ersetzt. Auch die Radioimmunoassays werden nicht mehr verwendet.

Das **Delfia-System** bietet für alle Screeningparameter fertige Kits an. Die Auto-DELFIA®-Version ermöglicht den vollautomatisierten Betrieb. Sie trägt auch zur Verbesserung der Intravariankoeffizienten der Probenanalysen bei. Eine Präzisionsstanze mit der Möglichkeit der Probencodierung und Probenidentifikation ist ein weiterer positiver Aspekt in Richtung Qualitätssicherung. **ICN** bietet ebenfalls brauchbare Testkits für das Screening-Labor an.

Tabelle 1. Datenerhebung der DGNS 1999: Methoden im Screening-Labor: Nachweisverfahren im Vollblut getrocknet auf Filterpapier.

Methode	TSH	Phe	Gal	GALT	17OHP	Biotinidase-Aktivität	IRT
Delfia	14				9		2
ELISA	1				2		
IRMA	1						
Enzymimmunoassay		6	13	1			1
Fluorometrie		4	2	1			
Dünnschichtchromatographie		2	1				
Beutler-Test				5			
Tandem-Massenspektrometer		3					
Colorimetrie						14	

Tabelle 2. Kit-Übersicht: Perkin Elmer-Wallac Neonatal-Teste
Der Durchmesser der Stanzlinge (Blutproben getrocknet auf Filterpapier) beträgt in allen Tests 3,2 mm. Es werden generell 2 Kontrollen mitgeführt.

Mess-methode	Analyt/Einheit/Referenz-Standard	Standards n=	Meßbereich	Testdauer	Nachweisgrenze	Cut off*
Zv F	**TSH**-Neonatal µU/ml WHO 2nd IRP 80/558	6	1–250	4h RT + 10 Min	2	20
	17-OH-P mU/l IRP 80/505 2,6 mU/l = 1 ng/ml	7	0–260	3h RT + 10 Min	2	Altersabhängig
	Neo IRT ng/mL Blut	6	0–1000	10' RT + über Nacht bei 2–8	4	70
	T4 Neonatal µg/dl 1 ug/dL Serum = 6,5 nmol/L Blut	6	0–30	3h RT + 10'	1,5	10
F	**PKU** mg/dl	6	0,35–18	30'.RT+ 2h 37° + 30'RT	0,35	2
	GAO mg/dl	5	2–30	30'RT+ 60'.RT	2	5–10
	GALT Units/g Hb	5	3,1–9	3h 37° + 60' RT	3,1	6,1
	Biotinidase Enzym Units	5	20–350	über Nacht bei 37° + 30 Min RT	< 20	86

zv F = zeitverzögerte Fluoreszenz
F = Fluoreszenz
* jedes Labor muß seinen cut off selbst festlegen

1. TSH Nachweis im Vollblut getrocknet auf Filterpapier

1.1. DELFIA®, PerkinElmer-Wallac, GmbH, Freiburg; kompletter Testkit

Neonatal TSH

Testprinzip:
Zweiseitiger fluorometrischer Festphasentest, der nach dem Sandwichprinzip aufgebaut ist. Zwei monoklonale Antikörper von der Maus sind gegen zwei separate Antigendeterminanten auf dem h-TSH-Molekül gerichtet. TSH der Probe reagiert gleichzeitig mit den immobilisierten Antikörpern, die gegen eine spezifische Antigenseite der beta-h-TSH-Untereinheit, und gegen die europiummarkierte Antigenseite (die sich sowohl auf der alpha-, als auch auf der beta-Untereinheit befindet) gerichtet sind. Enhancementlösung spaltet Europiumionen vom markierten Antikörper in Lösung ab. Diese bilden mit den Komponenten der Enhancementlösung hochfluoreszierende Chelate. Die Fluoreszenz in jeder Vertiefung der Microtiterplatte wird zeitverzögert gemessen. Sie ist proportional zur h-TSH-Konzentration der Probe.

Standards und Kontrollen sind aus menschlichem Blut mit einem Hämatokrit von 50–55% hergestellt. Sie sind gegen den 2nd IRP (80/558) h-TSH-Standard der WHO kalibriert und auf dem gleichen Filterpapier (SS2992) aufgetragen wie die Patientenproben.

Testansatz:

Stanzling, 3,2 mm im Durchmesser + 200 µl Anti-TSH-Europium-Tracer-Lösung	10 Minuten schnell schütteln, danach langsam schütteln für 4 h bei Raumtemperatur oder über Nacht im Kühlschrank stehen lassen; abdecken
	Stanzling entfernen, absaugen, waschen
+ 200 µl Enhancementlösung	5 Minuten langsam schütteln
	Messen innerhalb einer Stunde im zeitverzögerten Fluorometer

Stanzlinge: Scheibendurchmesser 3 mm.
Untere Nachweisgrenze 1–2 µE/ml TSH.
Präzision:
Intraassayvarianz:

Bereich TSH µU/ml	VK (%)
20,2	6,6
60,1	4,5

Interassayvarianz:

Bereich TSH µU/ml	VK (%)
20,8	5,7
63,4	4,7

Cut off: unabhängig vom Gestationsalter und Gewicht für alle Kinder ab dem 3. Lebenstag bei 15–20 µU TSH/ml.

1.2. Neonatal TSH, ICN

Testansatz:

3 mm Stanzling, Microtiterplatte + 200 µl Eluationspuffer	Inkubieren über Nacht, Raumtemperatur
	3× waschen
+ 100 µl Enzymkonjugat	1 h inkubieren bei Raumtemperatur
	3× waschen
+ 100 µl Substratlösung	15 Minuten inkubieren
+ 100 µl Stopplösung	Messen, Absorption bei 450 nm.

Untere Nachweisgrenze 5 µE/ml TSH.
Stanzlinge: Scheibendurchmesser 3 mm.
Cut off: unabhängig vom Gestationsalter und Gewicht für alle Kinder ab dem 3. Lebenstag bei 15–20 µE TSH/ml.

2. Phenylalanin-Nachweis im Vollblut getrocknet auf Filterpapier

2.1. Quantase, quantitativer enzymatischer Test

Testprinzip:
Phenylalanin-Dehydrogenase (bakterieller Natur) katalysiert die NAD-abhängige oxydative Deaminierung des Phenylalanins der Probe zu Phenylpyruvat und Ammoniak. Das freiwerdende NADH wird mit Hilfe von Tetrazoliumsalz und einem Elektronenakzeptor Detection System colorimetrisch gemessen. Absorption bei 570/690 nm.

Testdurchführung:
- Die Vollblutprobe getrocknet auf Filterpapier wird mit 60 µl Trichloressigsäure in einer Milliporfilter-Microtiterplatte bei Raumtemperatur 1 h geschüttelt. Das Eluat wird durch die Filterplatte hindurch mittels einer Vakuumpumpe in die Reaktionstiterplatte abgesaugt.

- Zugabe von 100 µl Enzymreagens. (Stehenlassen bei Raumtemperatur, 30 Minuten).
- Zugabe von 100 µl Farbreagenz. Dieser Schritt ist zeitkritisch. Die Platte muß innerhalb von 3 Minuten nach Zugabe von Farbreagenz gemessen werden. Längere Reaktionszeiten bedingen höhere Phe-Werte.
- Biochromatische Messung mit 570 nm Filter (Referenzfilter 690 nm).

Standards: European Working Standard (EWS), der auf dem gleichen Filterpapier (SS 2992) präpariert ist, wie die Proben.

Untere Nachweisgrenze: 0,8 mg Phe/dl (= 348 µmol/l).

Umrechnungsfaktor: 1 mg Phe/dl = 60,5 µmol Phe/l.

Qualitätskontrollen:

Intraassayvarianz:

Bereich Phe mg/dl	VK (%)
1–2	12,5
2–4	8,3
16	5,0

Interassayvarianz:

Bereich Phe mg/dl	VK (%)
2–4	10,0
> 4	12,0

Cut off: unabhängig vom Gestationsalter und Gewicht ab 3. Lebenstag 2,5 mg/dl.

3. GALT-Aktivität – Bestimmung im Vollblut getrocknet auf Filterpapier

3.1. Qualitative GALT-Bestimmung nach Beutler und Baluda mit dem Testkit von Boehringer Mannheim: Fluoreszenz-Test.

Testprinzip:

Galaktose-1-P + UDP-Glukose	←	GALT	→	Glukose-1-P + UDP-Galaktose
Glukose-1-P	←	PGM	→	Glukose-6-P
Glukose-6-P + NADP$^+$	←	Gl-6-P-DH	→	Glukonat-6-P+**NADPH+H$^+$**

Das bei der Reaktion entstehende NADPH ergibt eine Fluoreszenz, die unter einer UV-Lampe mit Emission im langwelligen UV-Bereich sichtbar wird. Bei GALT-Mangel (klassische Galaktosämie) tritt die Fluoreszenz nicht auf.

Testvorgang des qualitativen Beutler-Tests:
Das Testverfahren von Beutler wurde von „Boehringer-Mannheim-GmbH" als „BM-Test Galaktosämie" mit folgender Arbeitsanleitung auf den Markt gebracht:

Blutproben:
Für die Enzymbestimmung werden von jeder Probe Blutplättchen von 5 mm im Durchmesser ausgestanzt.

Bestimmungsansatz:
In ein hitzebeständiges Reaktionsgefäß von ca. 1–3 ml Inhalt werden nacheinander eingebracht:
1 Blutstanzling (Durchmesser 5 mm)
Reagenzlösung (0,1 ml).

Das Ganze wird gut gemischt und zwei Stunden bei 37°C inkubiert. Danach wird 10 µl der Lösung auf Filterpapier, das in gesättigter Ammonium-Sulfat-Lösung getränkt ist, aufgetragen.

Nach dem Trocknen (ca. 1 Stunde bei Raumtemperatur) wird das Filterpapier in einem abgedunkelten Raum unter langwelligem UV-Licht von 366 nm betrachtet. Im Falle einer unveränderten GALT-Aktivität wird im Zentrum und in der Corona der kreisrunden Probe eine deutliche Fluoreszenz sichtbar.

Wenn die Fluoreszenz undeutlich ausfällt, werden die auffälligen Lösungen nochmals 2 Stunden inkubiert. Nach dieser Zeit wird erneut 10 µl der Lösung auf ein Filterpapier aufgetragen und unter UV-Licht betrachtet. Danach zeigen oft die Proben mit leicht verminderten GALT-Aktivität (z. B. Duarte Variante) doch noch eine Fluoreszenz.

Proben von Patienten ohne GALT-Aktivität (= Galaktosämie) zeigen auch nach verlängerter Inkubationszeit keine Fluoreszenz.

3.2. Quantitative GALT-Bestimmung mit dem Testkit von BIO-RAD

Testprinzip:
Bei diesem Test wird wie beim Beutler-Test durch die vorhandene GALT-Aktivität die Galaktose-1-Phosphat in Glukose-1-Phosphat umgewandelt und dabei das NADP zu NADPH reduziert.

Blutproben:
Man benötigt von jeder Probe einen 3 mm im Durchmesser großen Stanzling.

Testdurchführung:

Stanzen der 1/8 inch Bloodspots in Mikrotiterplatte	
+ 200 µl Elutionsreagenz	Inkubation bei 37 °C, 3 Stunden
	120 µl des Eluats in eine andere
	Mikrotiterplatte übertragen
	Messung 1 bei 570 nm
+ 50 µl Enzymreagenz	Inkubation bei 37 °C, 10 min
	Messung 2 bei 570 nm
	Berechnung:
	Units/Gramm Hb = OD (Messung 2) −
	OD (Messung 1) × 13

(1 Unit ist die Menge an GALT, die die Bildung von 1 Mikromol UDP-Galaktose pro Gramm Hämoglobin bei 37°C katalysiert)

Die ausgestanzten Blutplättchen werden in jeweils eine Kavität der Mikrotiterplatte übertragen und mit 200 µl Elutionsreagenz gemischt. Danach wird die abgedeckte Platte drei Stunden bei 37°C inkubiert. Um die Richtigkeit des Testablaufs zu bestätigen, werden bei jedem Testvorgang eine normale und eine pathologische Blutprobe ohne GALT-Aktivität mitgeführt. Nach Ablauf der Inkubationszeit wird ein Teil des Elutionsgemisches (120 µl) in eine neue Platte übertragen. Die Anordnung der Proben wird dabei streng beibehalten. Jetzt wird die optische Dichte (OD) im Mikrotiterplatten-Lesegerät mit 570 nm Filter gemessen. Danach wird jeder Kavität jeweils 50 µl Enzymreagenz (Diaphorase) zugegeben. Die Platten werden nochmals 10 Minuten bei 37°C inkubiert. Dabei läuft folgende Reaktion ab:

$$\text{Tetrazolium-Salz} + \text{NADP} \xrightarrow{\text{Diaphorase}} \text{NADP}^+ + \text{Formazan (Farbstoff)}$$

Es wird erneut die optische Dichte bei 570 nm gemessen. Die GALT-Aktivität wird aus der Differenz der beiden Messungen bestimmt und kann in Units/Gramm Hämoglobin (U/g Hb) oder Units/Liter Blut (U/L) berechnet werden. Dafür wird bei jeder Probe der OD-Wert der ersten Messung von dem OD-Wert der zweiten Messung abgezogen. Das Netto-Signal wird in Units umgerechnet, indem man es mit folgenden Faktoren multipliziert:

Units/Gramm Hämoglobin: Faktor 13
Units/Liter Blut: Faktor 2429

Der Units/Gramm Hb Faktor geht dabei von einem Hämatokrit von 0,55 und einer Hämoglobinkonzentration von 34 g/dl in der Probe aus.

Bei 3000 gesunden Neugeborenen wurden am 3. Lebenstag folgende GALT-Aktivitäten im Vollblut getrocknet auf Filterpapier gemessen: 8,48 Galt-Aktivität-Unit/l (SD 3,17).

4. 17-α-Hydroxyprogesterone

4.1. DELFIA®, PerkinElmer-Wallac, GmbH, Freiburg; kompletter Testkit Neonatal 17-α-Hydroxyprogesterone Assay

DELFIA® zeitverzögerter Fluoreszenzimmunoassay

Testprinzip:

Direkte 17-OH-P Bestimmung, Festphasen-FIA mit zeitverzögerter Fluoreszenzmessung. 17-OH-P der Trockenblutprobe konkurriert mit europiummarkiertem 17-OHP im Testansatz um die Bindungsstellen auf polyklonalen Anti-17-OH-P-Antikörpern vom Kaninchen. An der Wand der Mikrotiterplatten-Wells sitzt ein zweiter Antikörper, der gegen Kaninchen – IgG reagiert. Dieser hilft, den Antigen-Antikörperkomplex vom freien 17-OH-P zu trennen. Eine Verstärkerlösung setzt die Europiumionen aus dem Immunkomplex frei. Es bildet sich ein stark fluoreszierendes Europiumchelat. Die zeitverzögerte Fluoreszenz der einzelnen Microtiterwells wird im Fluorometer gemessen.

Testansatz:

Auf den Filterpapiertestkarten werden 3,2 mm im Durchmesser große Stanzlinge (Vollblut getrocknet auf Filterpapier) mit Hilfe einer Präzisionsstanze (z. B. Perkin Elmer-Wallac) direkt in eine Mikrotiterplatte gestanzt. Diese sind mit einem gegen 17-OH-P-Antikörper gerichteten Antikörper beschichtet.

Substanzen	Vorgang
3,2 mm im Duchmesser großer Stanzling + 100 µl 17-OH-P-AK	5 Minuten bei Raumtemperatur inkubieren unter leichtem Schütteln
100 µl 17-OH-P-Europium-Tracer-Lösung	Über Nacht (18–22 Stunden) inkubieren im Kühlschrank (4–8 °C) oder unter leichtem Schütteln 3 h bei RT
	Überstehende Lösung absaugen
	Stanzling entfernen
	4× waschen
200 µl Enhancementlösung	Mikrotiterplatte 5 Minuten schütteln
	Im Fluorometer messen

	Untere Nachweisgrenze	Intraassay-VK	Interassay-VK	Mittlere Wiederfindung
Berlin (Schnabel et al, 2000)	3,6 nmol/l Blut	Bei 263 ± 48 nmol/l 12,9% Bei 567 ± 90 nmol/l 11,2%	Bei 263 ± 48 nmol/l 15,0% Bei 567 ± 90 nmol/l 12,5%	98 % (70–102%)
Greifswald (Schliephake, 2000)	2,0 nmol/l Blut	Bei 16,3 ng/ml Serum 8,4% Bei 72,4 ng/ml Serum 9,1 %	Bei 20,6 ng/ml Serum 16,3% Bei 58,3 ng/ml 13,2%	108–109%
Dresden (Stopsack, Krahl 1998)		Bei 20 nmol/l 7,7% bei 58 nmol/l 10,9 %		99%

4.2. ELISA-Kits:

- Neoscreen ELISA 17-α-Hydroxyprogesterone, ICN Biomedicals GmbH, Eschwege.
- PANTEX® Enzymimmunoassay, Firma DRG Instruments GmbH, Marburg.

Testprinzip und Arbeitsvorgänge entsprechen sich bei beiden Kits.

Kompetitiver Festphasen-ELISA. 17-OH-P der Probe konkurriert mit 17-OH-P-Peroxidase um die freien Bindungsstellen der an die Mikrotiterplatte geschichteten 17-OH-P-Antikörpern. Der sich bildende Immunkomplex wird an die Wand der Mikrotiterplatten gebunden, der Überstand mit dem freien 17-OH-P und dem Enzymkonjugat abgesaugt. Nach Zugabe von Tetramethylbenzidin kommt durch Peroxidasereaktion zu einem blauvioletten Farbkomplex. Dessen Intensität wird colorimetrisch im Photometer bei einer Wellenlänge von 450 nm gemessen (Referenzwellenlänge 620 nm).

Neoscreen ELISA 17-α-Hydroxyprogesterone, ICN Biomedicals GmbH, Eschwege bzw. PANTEX®, Enzymimmunoassay, Firma DRG Instruments GmbH, Marburg

3 mm im Durchmesser großer Stanzling + 100 µl 17-OHP-Enzymkonjugat	Platte mit Folie abdecken. Inkubation über Nacht (18–20 Stunden) bei Raumtemperatur oder 5 Stunden bei 37 °C Flüssigkeit dekantieren 3× mit je 300 µl Waschpuffer waschen
100 µl Farbentwickler	30 Minuten bei Raumtemperatur in Dunkelkammer inkubieren
100 µl Stoppflüssigkeit	Messen im Photometer (450 nm/620 nm)

Firmenangaben:
Spezifität: Nach Angaben der Firma für den Nachweis von 17-OHP sehr spezifisch. Kreuzreaktionen mit 17 anderen Steroiden seien zu vernachlässigen.
Untere Nachweisgrenze: 0,56 ng/ml Serumäquivalent (95% Konfidenzintervall).
Schliephake (2000) errechnete bei einem Vergleich der DELFIA®- und Pantex-Kits folgende Regressionsgerade: $y = 1,74 \times - 5,0$ ($r = 0,99$). Es besteht eine sehr gute Korrelation. Dennoch fällt auf, daß mit dem Pantex-Kit und Neoscreen ELISA (ICN) mit steigenden 17-OHP-Konzentrationen jeweils niedrigere 17-OHP-Konzentrationen gemessen werden als mit dem DELFIA®-Kit. Bis zu 30 ng/ml Serumäquivalent findet er mit dem Pantex-Kit nur 80% und bei höheren Konzentrationen nur noch 60% der Konzentrationen, wie sie mit dem DELFIA®-Kit gemessen werden.
Stopsack und Krahl (1998) fanden zwischen dem DELFIA®-FIA und Neoscreen ELISA (ICN) eine Korrelation $r = 0,799$.

17-OHP-Blutspiegel (Schliephake, 2000)

	Anzahl		17-OHP ng/ml Serum	
	Delfia	ICN	Delfia	ICN
Reifgeborene	7688	1057	6,9 ± 3,4	8,1 ± 5,8
Frühgeborene	802	293	16,3 ± 19,5	23,6 ± 23,7

Cut off DELFIA®-FIA-Test: 20 ng/ml Serumäquivalent bei Reifgeborenen
40 ng/ml Serumäquivalent bei Frühgeborenen
Cut off ELISA, ICN: 25 ng/ml Serumäquivalent bei Reifgeborenen
70 ng/ml Serumäquivalent bei Frühgeborenen

5. Bestimmung der Biotinidaseaktivität (nach Barry Wolf)

Testprinzip:
p-Aminobenzoesäure wird durch Biotinidase spaltet aus Biotinyl-para-aminobenzoesäure abgespalten, und durch eine umgekehrte Nitritreaktion nachgewiesen. Es entsteht ein Diazoniumsalz, das mit N-1-Naphthyl-ethylendiammoniumchlorid zu einem rotvioletten Azofarbstoff umgesetzt wird.

Ansatz:

Stanzling mit der Probe (4,25 mm im Durchmesser)
+ 50 µl Substrat-Puffer I
Microtiterplatte mit Folie abdecken,
inkubieren bei 37 °C für 16 Stunden

+ 50 µl Trichloressigsäure 1,84 mol/l

In 3 Minutenabstände Zugabe von je 50 µl
Natriumnitrit-Lösung 14,49 mmol/l
Ammoniumsulfamatlösung 43,8 mmol/l
N-l-Napthyl-ethylendiaminchlorid 3,86 mmol/l

Nach 10 Minuten Farbentwicklung beurteilen:
Farbe
- Purpurrot = Normal
- Strohgelb = pathologisch
  = Biotinidaseaktivität erniedrigt

Photometrische Messung bei 54/690 nm

Berechnung:
1. Über eine Standardkurve oder:
2. Die Aktivität der Einzelprobe wird in Prozent zum Tagesmittelwert berechnet.
   > 35% normal; 35–15% partieller B.-Mangel;
   15–5% stark vermindert (B.-Mangel), < 5% vollständiger B.-Mangel.
3. Nur qualitative Befundung (positiv/negativ).

	Biotinidase Aktivität nmol/min/ml Serum	
	Mittel	Range
Erwachsene	7,1	4,4–12,0
Heterozygote	3,5	2,2–5,2
Partieller B.-Mangel	1,6	0,7–2,1
B.-Mangel	0,2	> 0,7

Quelle: D. A. Dove Pettit and Barry Wolf (1991) Quantitative colorimetric assay of biotinidase activity. Technique in diagnostic human biochemical genetics: a laboratory manual, pp. 561–565. New York: Wiley
Fertiger Testkit: PerkinELmer-Wallac NEONATAL BIOTINIDASE

6. IRT-Bestimmung

Verfügbare fertige Testkits:

6.1. DELFIA®- Neonatal IRT

Testprinzip:

Zweiseitiger, fluoro-immuno-metrischer Festphasen-Test nach dem direkten Sandwichprinzip, bei dem zwei monoklonale Antikörper gegen zwei separate Antigendeterminanten auf dem IRT-Molekül gerichtet sind. Das IRT der Probe reagiert gleichzeitig mit den immobilisierten monoklonalen Antikörpern, die gegen eine spezifische Antigenseite des IRT-Moleküls gerichtet sind, und mit den europiummarkierten monoklonalen Antikörpern im Testpuffer. Der Testpuffer löst IRT von den getrockneten Blutstropfen auf dem Filterpapierscheibchen ab. Der Test benötigt nur einen Inkubationsschritt.

Testansatz:

Testlaufzeit 16–24 Stunden über Nacht.

Dilutionslösung + Probe (Stanzling 3 mm Durchmesser)	
+ 200 µl Tracerlösung	10 Minuten schütteln; über Nacht inkubieren, 16h Stanzlinge entfernen, waschen
+ 200 µl Enhanecementlösung	5 Minuten vorsichtig schütteln Messen.

Untere Nachweisgrenze: 4 ng/ml.
Interassayvarianz bei 119 ng/ml 9,6%, bei 255 ng/ml 6,3%.
Cut off (3.-8. Lebenstag): 70 ng/ml.

6.2. ImmuChem Blood spot Trypsin-MW ELISA kit der ICN BIOMEDICALS

Testprinzip:

Der ImmuChem Blood spot Trypsin-MW ELISA kit der ICN BIOMEDICALS verwendet einen enzyme-linked immunosorbent assay, um menschliches Trypsin in einer Blutprobe zu bestimmen. Im ELISA sind zwei komplementäre Antikörperkonfigurationen gegen verschiedene Teile desselben Antigens gerichtet. Das eine polyklonale „Capture"-Antikörpersystem ist an die Mikrotiterplatte gebunden, das andere monoklonal mit Enzym (HRP = horse radish p) gekoppelt. Wenn Antigen (Trypsin) in der Probe enthalten ist, überbrückt dieses gleichzeitig beide Antikörper in Sandwichform. Der gesamte Komplex ist dann an die Mikrotiterplatte gebunden. Nach Auswaschen des ungebundenen Enzyms wird ein spezifisches Substrat zugefügt und in ein farbiges Endprodukt überführt. Die Reaktion wird sofort mit Stopplösung beendet. Die Absorption wird für jede Platte bei 450 nm abgelesen und die Ergebnisse als IRT-Konzentration in ng/ml gegen die Absorption auf Millimeterpapier aufgetragen.

Testansatz:

Microtiterplatte, Probe (Stanzling, 3 mm Durchmesser) + 200 µl Elutionspuffer	Über Nacht bei Raumtemperatur
+ 100 µl Enzymkonjugat	3× waschen 1 h bei Raumtemperatur inkubieren
+ 100 µl Substratlösung	3× waschen 15 Minuten inkubieren
+ 100 µl Stopplösung	Messen, Absorption bei 450 nm

Externe Qualitätskontrolle für die Bestimmung von TSH- und 17-OH-Progesteron bei Neugeborenen

R. Kruse

Die Deutsche Gesellschaft für Klinische Chemie (DGKC) führt seit nunmehr 20 Jahren Ringversuche für das Neugeborenen-Screening auf Thyrotropin (TSH) und seit 3 Jahren für 17-OH-Progesteron durch.

Einen Überblick über die internationale Beteiligung an diesen Ringversuchen gibt Tabelle 1.

Zu den vier Ringversuchen, die pro Jahr angeboten werden, erhalten die Teilnehmer jeweils vier Proben zur Untersuchung, die aus Filterpapierkarten mit aufgetropftem und eingetrocknetem Blut bestehen. Das verwendete, hämatokritkorrigierte Heparinblut wurde zuvor mit definierten Mengen TSH (WHO-Standard 2. IRP 80/558) und 17-OH-Progesteron versetzt.

Abbildung 1 zeigt die graphische Darstellung der Ringversuchsergebnisse für eine Kontrollprobe. Dem Histogramm ist die Verteilung der einzelnen Meßwerte zu entnehmen. Die Ergebnisfelder in dieser Darstellung erlauben eine Zuordnung der aus den verschiedenen Proben eines Ringversuchs ermittelten Ergebnissen zu den Laboratorien (Kennnummer) und geben deren klinische Beurteilung wieder. Zusätzlich zu den üblichen statistischen Daten (Standardabweichung, Mittelwert, Variationskoeffizient) erfolgt eine Aufgliederung der Ergebnisse nach den verwendeten Kits (Median, Percentilen).

Tabelle 1. Teilnahme von Laboratorien aus verschiedenen Ländern im Ringversuch Oktober 1999

Land	Anzahl		Land	Anzahl		Land	Anzahl	
	TSH	17-OH-P.		TSH	17-OH-P.		TSH	17-OH-P.
Argentinien	6	2	Irland	1		Schweiz	3	3
Belgien	4	3	Italien	9	2	Serbien	1	
Bulgarien	1		Kroatien	1		Slowenien	1	
Dänemark	1		Luxemburg	1		Spanien	10	2
Deutschland	24	10	Neuseeland	1	1	Taiwan	1	
Finnland	2	1	Niederlande	5	2	Tschechien	2	
Frankreich	2	2	Österreich	1		USA	2	
Griechenland	2		Polen	1				
Großbritannien	9	2	Schweden	1	1			

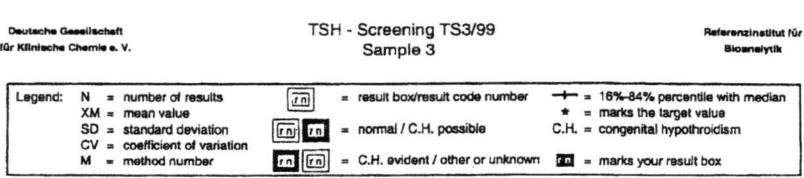

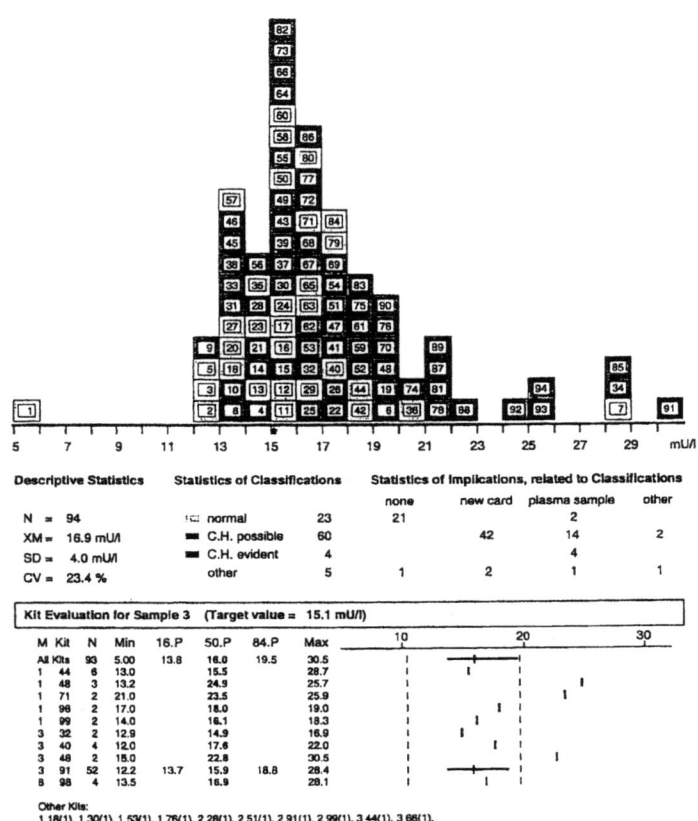

Abb. 1. Graphische Darstellung von Ringversuchsergebnissen

Ergebnisse

Die von uns durchgeführte Qualitätskontrolle stellt eine externe Richtigkeitskontrolle dar, bei der die Zielwerte für TSH und 17-OH-Progesteron durch die definierte Einwaage dieser Analyte festgelegt sind.

TSH

Abbildung 2 zeigt für den am häufigsten verwendeten TSH-Kit 3-91 für die Ergebnisse der Ringversuche September 1997 bis November 1999 die relativen Abweichungen der jeweiligen Mediane von den Zielwerten. Aus der Darstellung ist zu entnehmen, daß die Ergebnisse für diesen Kit in der Regel nicht mehr als +10% bis -15% von den vorgegebenen TSH-Konzentrationen abwichen. Um bei der Beurteilung dieser Differenzen den Einfluß der unterschiedlichen Probenpräparationen auszuschließen und um Veränderungen über einen längeren Zeitraum verfolgen zu können, wurden identische Proben in verschiedenen Ringversuchen wiederholt eingesetzt. Die Abb. 3 und 4 zeigen für zwei Proben (R7 und R8), die mehrfach eingesetzt wurden, die relativen Differenzen zwischen den Zielwerten und den Medianen der Ergebnisse von Kit 3-91. Die Differenzen bei Probe R8 mit einer Zielkonzentration von 15,1 mU/l betrugen in vier Ringversuchen zwischen +5% und +10%, bei Probe R7 mit einer Zielkonzentration von 22,5 mU/l zwischen +7% und -11%. Gerade die unterschiedlichen Differenzen bei der Untersuchung der Probe R7 lassen vermuten, daß diese Unterschiede im Rahmen der Meßgenauigkeit der Methodik liegen und zufällig waren. Wahrscheinlich ist zudem, daß Differenzen von +/-15% nur geringen Einfluß auf die klinische Beurteilung der Ergebnisse haben. Dies ist auch aus den in Abb. 1 dargestellten Ergebnissen abzuleiten. So wurde in der untersuchten Probe (Sample 3) von den Teilnehmern sowohl eine gemessene Konzentration von 12 mU/l als auch eine Konzentration von 21 mU/l als noch normal angesehen.

Eine Übersicht über die in zwei Ringversuchen abgegebenen Beurteilungen von Anwendern verschiedener Kits zeigt Tabelle 2. Die TSH-Konzentrationen, die für verschiedene Proben zu bewerten waren, lagen zwischen 15 mU/l und 23 mU/l. Es ist abzulesen, daß Anwender des Kits 1-48, der im Vergleich zu den anderen Kits höhere Meßwerte lieferte, in einzelnen Fällen andere Beurteilungen abgaben, als Benutzer der anderen Kits. Die Heterogenität der Beurteilungen in diesem Konzentrationsbereich ist z.T. sicherlich durch die unterschiedlichen laborinternen cut-off-Werte zu erklären.

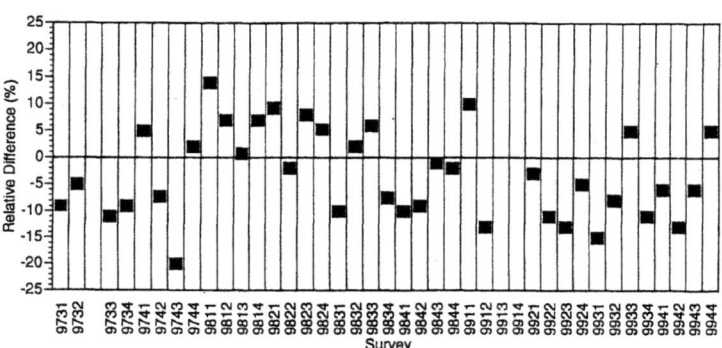

Abb. 2. Relative Differenzen zwischen den Zielwerten der Kontrollproben für TSH und den Medianen des Kits 3–91

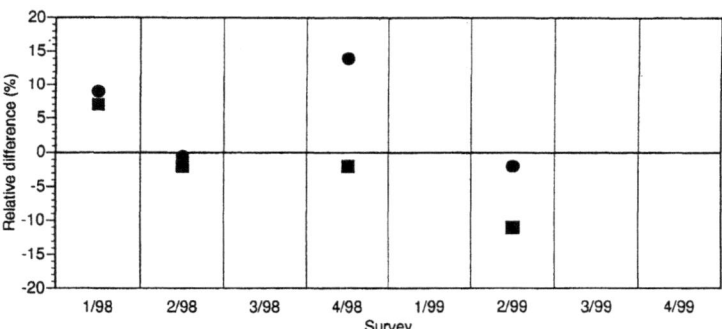

Abb. 3. Relative Differenzen zwischen den Zielwerten der Rückstellprobe R7 für TSH (■) (22,5 mU/l) und für 17-OH-Progesteron (●) (54 nmol/l) und den Medianen des Kits 3–91

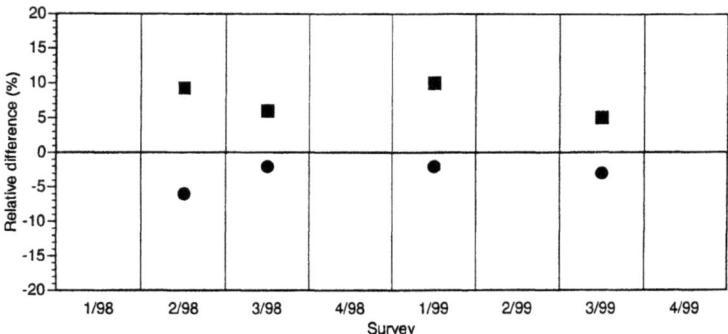

Abb. 4. Relative Differenzen zwischen den Zielwerten der Rückstellprobe R8 für TSH (■) (15,1 mU/l) und für 17-OH-Progesteron (●) (70 nmol/l) und den Medianen des Kits 3–91

Tabelle 2. „Klinische Beurteilung" von Ringversuchsergebnissen für TSH

Ringversuch		Kit 1–44			Kit 1–48			Kit 3–91		
	Zielwert mU/l	Median mU/l	Anzahl normal	Anzahl C.H. möglich/ wahrscheinlich	Median mU/l	Anzahl normal	Anzahl C.H. möglich/ wahrscheinlich	Median mU/l	Anzahl normal	Anzahl C.H. möglich/ wahrscheinlich
Juli 1999	29,9	28,5	0	6	44,5	0	3	27,5	0	51
	15,1	15,5	2	4	24,9	1	2	15,9	12	36
	15,1	13,1	3	2	22,8	0	3	13,4	25	25
Oktober 1999	29,9	27,8	0	6	32,9	0	4	28,0	0	55
	22,7	18,7	3	3	23,2	0	4	19,7	5	47
	15,3	15,2	2	4	20,1	0	4	16,0	15	37

17-OH-Progesteron

Abbildung 5 zeigt die Ergebnisse der Ringversuche von September 1997 bis November 1999 für den am häufigsten verwendeten 17-OH-Progesteron-Kit 3–91. Die relativen Abweichungen der jeweiligen Mediane von den Zielwerten betrugen zwischen +15% und −30% (Ausnahme Juli 1997). Auch die wiederholte Messung von identischem Probenmaterial in verschiedenen Ringversuchen (Abb. 3 und 4) zeigt, daß die gemessenen Ergebnisse im Mittel (Mediane) um 16% differieren können.

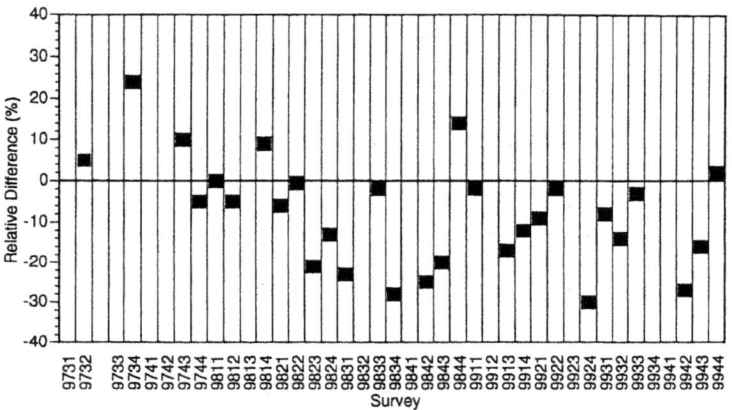

Abb. 5. Relative Differenzen zwischen den Zielwerten der Kontrollproben für 17-OH-Progesteron und den Medianen des Kits 3–91 (nur Proben mit Einwaage)

Schlußbemerkung

In den Ringversuchen für das Neugeborenen-Screening der Deutschen Gesellschaft für Klinische Chemie werden zur Untersuchung Kontrollproben mit definiertem Gehalt (Einwaage) an TSH und 17-OH-Progesteron versandt. Dadurch wird sowohl dem Kithersteller als auch dem Anwender die Möglichkeit geboten, die Richtigkeit und Stabilität seines Kits zu beurteilen und zu erkennen, wie groß die Streuung der Meßwerte bei gegebenem Probenmaterial ist und wie sich die mit verschiedenen Kits gemessenen Werte unterscheiden.

Qualitätssicherung durch externe Qualitätskontrollen für das Neugeborenen-Screening

(Ergebnisse April 1998 bis März 2000)

D. Mathias

Laborchemische Analysen müssen unter statistischer Qualitätskontrolle durchgeführt werden. Dies gilt im besonderen Maße auch für alle Untersuchungen im Rahmen der Präventivmedizin, da hierbei schon geringe Abweichungen von der Norm zuverlässig erkannt werden sollen. Die Qualitätskontrollen erfolgen entsprechend der Richtlinien der Bundesärztekammer für quantitative Verfahren (1971). Sie bestehen aus Messungen von Kontrollproben in jeder Analysenserie zur Ermittlung der Präzision und Richtigkeit. Für diese internen QC sollten Proben mit leicht erhöhten Werten der zu untersuchenden Parameter verwendet und diese wie unbekannte Patientenproben behandelt werden. Die eher niedrigen Konzentrationsbereiche werden gewählt, um die Zuverlässigkeit der Tests im wichtigen Entscheidungsbereich positiv/negativ zu sichern. Zusätzlich durchzuführende Ringversuche dienen der objektiven Überwachung der Richtigkeit von Laboruntersuchungen unter Vergleichsbedingungen. Ringversuche helfen darüber hinaus, die Fehlerquote sowohl auf der prä-, wie auch auf der postanalytischen Ebene (Probentransport, Ergebnismitteilung, Übertragungsfehler etc.) zu erkennen und zu verringern.

Die Beteiligung an unseren Ringversuchen ist freiwillig. Zur Wahrung der Anonymität erhalten die Teilnehmer eine Codenummer. Die Ringversuche werden in 2monatigen Abständen mit jeweils 10 Filterpapierkarten durchgeführt. Die Konzentrationen der Proben bewegen sich im normalen oder leicht erhöhten Bereich. Die Zahl der Proben mit „pathologischen" Werten variiert in den einzelnen Ringversuchen. Seit März 1982 wurden 106 Ringversuche durchgeführt, an denen sich zur Zeit 85 Screening-Zentren aus 30 europäischen und außereuropäischen Ländern beteiligen.

Die Ergebnisse der letzten zwei Jahre lassen sich wie folgt zusammenfassen:

- Ersatz des Guthrie-Tests in Deutschland durch andere Methoden.
- Bereits 5 der deutschen Laboratorien verwenden als Methode die Massenspektrometrie.

- Etwa 80 Prozent aller Laboratorien verzeichneten keine falsch negativen Werte im Phenylalanin- und Galaktosescreening.
- Relativ viele Laboratorien lieferten falsch negative Ergebnisse bei der Leucinbestimmung (52 Prozent) und bei der Methioninbestimmung (38 Prozent).
- Ein relativ hoher Anteil von Probenverwechslungen ist die Ursache für falsch negative Ergebnisse.
- Laboratorien mit wiederholt falsch negativen Ergebnissen verwenden am häufigsten den Guthrie-Test.
- Durch Zusammenlegungen Abnahme der Zahl der bundesdeutschen Screeningzentren.

Teilnehmer an der externen Qualitätskontrolle für das Neugeborenen-Screening

Screening-Zentren

Tabelle 1

Argentinien	4
Australien	1
Brasilien	2
Chile	1
Dänemark	1
Deutschland	13 (1995 : 21)
Frankreich	4
Griechenland	2
Indonesien	1
Iran	1
Israel	1
Italien	5
Japan	5
Jugoslawien	1
Kanada	1
Kroatien	1
Mexiko	3
Neuseeland	1
Niederlande	1
Österreich	1
Polen	2
Schweiz	2
Slowakei	4
Spanien	2
Taiwan	1

Tabelle 1 *(Fortsetzung)*

Tschechien	2
Türkei	1
Ungarn	1
Uruguay	2
USA	6

plus 4 Firmen (international), 8 deutsche Privatlabors (1995:3)

Tabelle 2. Verwendete Methoden der ausländischen Ringversuchsteilnehmer

Methoden	Phenylalanin	Leucin	Methionin	Galaktose
Guthrie-Test	-	-	1	-
Paigen-Test	-	-	-	-
Fluorometrie	7	-	-	1
enzymat. Test	7	-	-	16
HPLC	4	1	1	-
Dünnschichtchromat.	1	2	2	1
Tandem MS	5	5	5	-

Tabelle 3. Verwendete Methoden der deutschen Ringversuchsteilnehmer

Methoden	Phenylalanin	Leucin	Methionin	Galaktose
Guthrie-Test	26	6	5	-
Paigen-Test	-	-	-	5
Fluorometrie	22	1	-	3
enzymat. Test	9	1	-	12
HPLC	4	2	2	-
Dünnschichtchromat.	-	1	1	1
Tandem MS	-	1	1	-
andere	1	-	-	2

Phenylalanin

Tabelle 4. Auswertung der Ringversuche von Juni 1998 – April 2000

Ringversuch Nr.	Zahl der Teilnehmer	Zahl und (%) der falsch pos. Ergebnisse	Zahl und (%) der falsch neg. Ergebnisse	falsch neg. Ergebnisse wg. Probenverwechslung
95	81	3 (0,46)	2 (1,23)	–
96	82	4 (0,61)	3 (1,83)	–
97	80	2 (0,36)	4 (1,67)	3
98	82	6 (1,05)	3 (1,22)	–
99	78	4 (0,73)	2 (0,85)	1
100	66	2 (0,43)	1 (0,51)	1
101	78	6 (1,07)	8 (3,42)	2
102	78	5 (0,92)	5 (2,14)	2
103	79	7 (1,27)	4 (1,69)	2
104	78	5 (1,07)	8 (2,56)	2
105	78	0 (0)	1 (0,43)	–
106	78	6 (1,1)	0 (0)	–

Methionin

Tabelle 5. Auswertung der Ringversuche von Juni 1998 – April 2000

Ringversuch Nr.	Zahl der Teilnehmer	Zahl und (%) der falsch pos. Ergebnisse	Zahl und (%) der falsch neg. Ergebnisse	falsch neg. Ergebnisse wg. Probenverwechslung
95	17	2 (1,31)	2 (11,8)	2
96	17	0 (0)	0 (0)	–
97	19	1 (0,75)	4 (7,02)	1
98	19	7 (5,26)	3 (5,26)	3
99	20	3 (2,50)	2 (2,5)	–
100	15	0 (0)	0 (0)	–
101	21	1 (0,60)	1 (2,38)	–
102	19	1 (0,75)	4 (7,02)	–
103	19	2 (1,50)	8 (14,0)	2
104	16	6 (5,36)	5 (10,4)	4
105	17	0 (0)	4 (5,88)	–
106	16	2 (1,56)	1 (3,13)	1

Qualitätssicherung durch externe Qualitätskontrollen für das Neugeborenen-Screening 109

Leucin

Tabelle 6. Auswertung der Ringversuche von Juni 1998 – April 2000

Ringversuch Nr.	Zahl der Teilnehmer	Zahl und (%) der falsch pos. Ergebnisse	Zahl und (%) der falsch neg. Ergebnisse	falsch neg. Ergebnisse wg. Probenverwechslung
95	19	0 (0)	1 (5,26)	–
96	18	0 (0)	6 (11.1)	–
97	19	1 (0,75)	6 (10.5)	1
98	20	3 (2,14)	6 (10.0)	2
99	19	2 (1,32)	3 (7,89)	2
100	14	0 (0)	2 (4,76)	–
101	22	2 (1,30)	4 (6,06)	1
102	21	2 (1,36)	9 (14,3)	2
103	21	4 (2,72)	9 (14,3)	1
104	19	5 (4,39)	10 (13,9)	4
105	19	0 (0)	4 (7,02)	–
106	19	3 (1,97)	1 (2,63)	–

Galaktose

Tabelle 7. Auswertung der Ringversuche von Juni 1998 – April 2000

Ringversuch Nr.	Zahl der Teilnehmer	Zahl und (%) der falsch pos. Ergebnisse	Zahl und (%) der falsch neg. Ergebnisse	falsch neg. Ergebnisse wg. Probenverwechslung
95	42	1 (0,30)	1 (1.19)	–
96	43	1 (0,29)	0 (0)	–
97	42	0 (0)	0 (0)	–
98	42	1 (0,34)	3 (2,27)	–
99	41	0 (0)	4 (3,25)	–
100	39	3 (1,10)	6 (5,13)	3
101	40	0 (0)	4 (1,57)	–
102	42	0 (0)	6 (4,76)	–
103	43	0 (0)	6 (4,55)	–
104	40	10 ! (4,17)	6 (2,50)	3
105	41	5 (1,74)	6 (4,38)	–
106	41	2 (0,61)	4 (3,25)	2

Tabelle 8. Anzahl der Laboratorien mit falsch negativen Ergebnissen in den letzten 12 Ringversuchen

	Zahl der Teilnehmer	Gesamtzahl der falsch neg. Ergebnisse	Zahl der Laboratorien mit falsch neg. Ergebnissen
Phenylalanin	85	41 (2807)	18 (= 21 Prozent)
Leucin	21	61 (633)	11 (= 52 Prozent)
Methionin	21	34 (594)	8 (= 38 Prozent)
Galaktose	43	46 (1442)	10 (= 23 Prozent)

Tabelle 9. Probenverwechslung als Ursache für falsch negative Ergebnisse in Prozent

Phenylalanin	32	(13/41)
Leucin	21	(13/61)
Methionin	38	(13/34)
Galaktose	17	(8/46)

Tabelle 10. Verwendete Methoden in Laboratorien mit wiederholt falsch negativen Ergebnissen

Guthrie-Test	4
Fluorometrie	1
Enzymat. Test	1
Dünnschichtchromat.	1

Datenverarbeitung im Neugeborenen-Screening-Labor

M. Zabransky

1. Einleitung

Neben der Methodik der Analysedatengewinnung und deren Auswertung nimmt die elektronische Verwaltung der patientenbezogenen Daten eine immer wichtigere Rolle ein. Die „manuelle Datenverarbeitung" in Form von Karteikarten, handgeschriebener Laborbücher und Listen ist heute nicht mehr zeitgemäß, wird aber immer noch von einigen Labors angewendet.

Eine gute Datenverarbeitung stellt nicht nur ein zuverlässiges Informationssystem über den Stand der einzelnen Patienten dar, sondern ist gleichzeitig Dokumentation und somit Absicherung für das Labor.

Tabelle 1

Karteikarte	Vergleich	EDV
Schneller	Zeitaufwand für Dateneingabe der eingehenden Proben	braucht mehr Zeit
Lückenhaft	Genauigkeit der Dokumentation	Genau
Verzögert	Suche nach Befunden	Schnell
Meist nicht vorhanden	Übersichtlichkeit	Vorhanden
Mühselig	Statistische Auswertung	Problemlos
Verzögert	Befundausgabe	Schnell
Manuell	Befundung	PC unterstützt

2. Aufwand

Die Umstellung auf die elektronische Verwaltung der Laborproben stellt mit Abstand den größten Arbeitsaufwand dar. Ist diese Hürde einmal genommen und hat sich das System in die Routinearbeit integriert, ist die tägliche Dateneingabe nicht aufwendiger als zuvor.

Tabelle 2. Zu bewältigender zeitlicher Aufwand

- Umstellung auf elektronische Datenverarbeitung
- Auswahl eines Modells und Erstellung eines Konzepts
- Grundlegende Einstellungen müssen festgelegt werden:
  Grenzwerte, Assayparameter, Brief-/Berichtinhalte
- Eingabe der Klinik/Praxis-Adressen
- „Überzeugung" und Schulung/Einarbeitung der Mitarbeiter
- zunächst zeitliche Verzögerung der Routineabläufe
- eventuell Information/Rücksprache mit Einsendern
- eventuell organisatorisch: Eingangsstempel, PC, Modem, ISDN-Anschluß
- Eine gewissenhafte Dateneingabe kostet Zeit, die aber gut angelegt ist

Zunächst muß entschieden werden, welche Aufgabe der EDV zukommen soll und welches Modell zum Einsatz kommt. Anhand dieser Überlegungen muß ein Konzept und ein realistischer Zeitplan erstellt werden. Außerdem müssen die zu erfassenden Assayparameter und Grenzwerte festgelegt werden.

Eventuell organisatorische Einzelheiten wie z.B. die Anfertigung eines Eingangsstempel, die Beschaffung eines Modems, eines ISDN-Anschluß oder eines PCs müssen frühzeitig in die Wege geleitet werden.

Zu Beginn nimmt die Eingabe der Klinik- und Praxisadressen einen großen Teil der Zeit in Anspruch. Ein weiterer nicht zu unterschätzender Punkt stellt die „Überzeugung" und Schulung der Mitarbeiter dar. Immerhin wird es während der Einarbeitungszeit zu zeitlichen Verzögerungen der Routineabläufe kommen. Gerade „alte Hasen" geben manchmal nur ungern gewohnte Abläufe auf und stehen besonders am Anfang, wenn es zu Verzögerungen und Mehrarbeit kommt, dem neuen System mit viel Skepsis gegenüber. Die Motivation der Mitarbeiter kann über Erfolg und Mißerfolg eines EDV-Systems entscheiden.

Im täglichen Ablauf wird die meiste Arbeitszeit für die Eingabe, der zu den neu eingegangenen Filterpapierproben gehörenden Daten, gebraucht. Man kann nicht oft genug vor dem Versuch warnen, in diesem Bereich durch all zu schnelle und hastige Eingabe Zeit zu gewinnen. Eine gewissenhafte Dateneingabe kostet Zeit, die aber gut angelegt ist. Eine schnelle, aber fehlerhafte Eingabe beansprucht durch die nötige Fehlerfindung und Korrektur ein großes Maß an Zeit und Arbeit.

Zu guter Letzt sollte nicht vergessen werden die Einsender der Laborproben über die Änderungen zu informieren und mit ihnen Rücksprache zu halten.

3. Vorteile

Tabelle 3. Vorteile der EDV

- Mit Hilfe der EDV wird primär keine Zeit eingespart, aber sinnvoller genutzt
- Einfache Erstellung von Befunden, Briefen, Berichten
- EDV ist Dokumentation und somit Absicherung
- Schnelle Antworten auf Nachfragen
- Schnelle Statistik
- Validierung von Daten
- Geburtenbuchnummer: Kontrolle der Abdeckung („vollständigen Erfassung der Proben")

Durch die EDV ist primär keine Zeitersparnis zu erzielen. Dies ist auch nicht das vorrangige Ziel. Die exakte Dateneingabe ist das Kernstück und somit der sensibelste Teil der EDV. Die Zeit, die hierbei verloren geht, wird mehrfach bei der Befundung der Analyseergebnissen sowie bei der Erstellung von Briefen und Berichten wieder reingeholt. Außerdem sind manuell zeitaufwendige Prozesse wie Statistiken oder Suchanfragen nach Proben die schon länger zurück liegen, beliebig oft und schnell durchzuführen.

EDV ist Dokumentation. Alle Daten und Ergebnisse zu den einzelnen Filterpapierproben sind jederzeit reproduzierbar, auswertbar und können beliebig in schriftlicher oder elektronischer Form ausgeben werden.

Durch die zusätzliche Erfassung der Geburtenbuchnummer jedes Kindes, kann eine Aussage über die Vollständigkeit des Screenings im Einzugsbereich gemacht werden (siehe „Tracking").

4. Voraussetzungen

Zu Beginn sollte man sich die Zeit nehmen, um ein paar grundsätzliche Punkte zu klären. Hierzu zählen der aktuelle Ist-Zustand, mögliche Rahmenbedingungen und letztlich die Zielsetzung. Bei der Erhebung des Ist-Zustands sollte man sich nicht nur auf die vorhandenen Computer und Meßgeräte beschränken. Auch die Anzahl und Auslastung, sowie Computerkenntnisse der beteiligten Mitarbeiter ist für die Planung von Bedeutung. Außerdem müssen die Limits erfaßt werden, denn es macht wenig Sinn große Pläne zu schmieden, wenn die finanziellen oder personellen Mittel nicht zu Verfügung stehen oder z. B. kein Telefonanschluß vorhanden ist. Erst dann kann man die Ziele definieren und ein passendes Konzept ausarbeiten.

Verschiedene Modelle sind denkbar. (siehe Modelle)

Tabelle 4

Vorraussetzung	Limits	Ziel
Vorhandene oder geplante Geräte (PC, Meßgeräte, Fax, Internetanschluß, Barcodeleser usw.)	Personal Örtliche Gegebenheiten Finanzieller Verfügungsrahmen	Welches EDV-Modell
Personal (Anzahl, EDV-Kenntnisse, Flexibilität)		
Zukünftige Veränderungen?		

Tabelle 5

Zu beachten
• was will ich
• wo sind die Limits des Systems
• vorrausschauend denken
• was macht Sinn (Angemessenheit der eingesetzten Mittel)

Tabelle 6

Aktion	Hauptsächlicher Zeitaufwand durch
• Datenerfassung	• Mensch
• Probenanalyse	• Meßgerät
• Befundung	• PC
• Briefe, Berichte	• Drucker (PC)
• Statistik	• PC

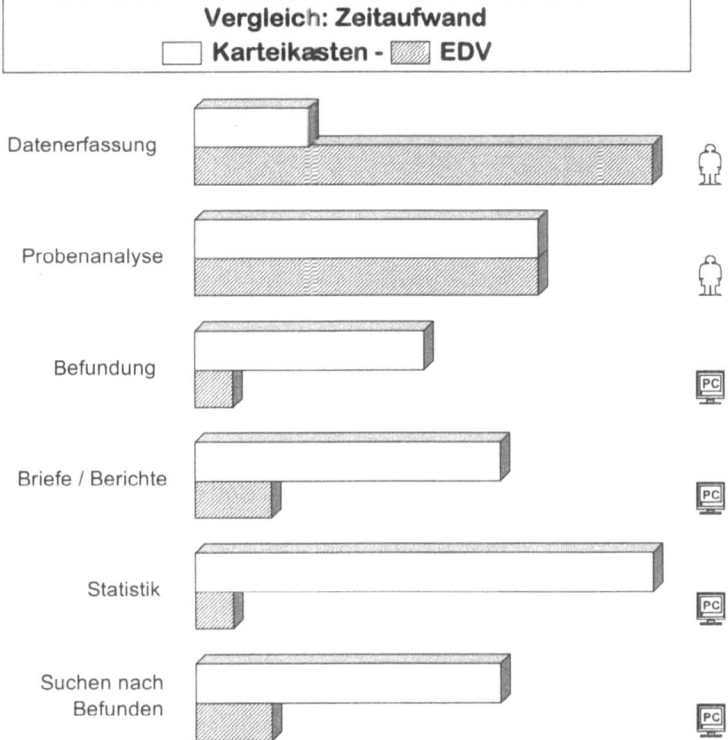

Abb. 1. Vergleich des Zeitaufwandes mit Karteikastensystem und mit EDV-Einsatz

5. Geräte und deren Einsatzmöglichkeiten

PC

Die Anforderungen an den PC werden durch die EDV-Software festgelegt. Wobei in der Regel das jeweils aktuelle Standardmodell ausreicht. Je besser die Leistung des Computers, desto schneller die Rechengeschwindigkeit, desto geringer die Wartezeiten. Wobei in toto der Mensch die Geschwindigkeit des gesamten Systems bestimmt.

Meßgeräte

Die Meßgeräte sollten eine Schnittstelle zum PC haben oder falls das Gerät ohnehin über eine Software im PC gesteuert wird, sollte eine Exportfunktion für die Meßdaten vorhanden sein, um die Daten in die Laborsoftware zu importieren.

Barcodelesegerät

Die Verwendung von Barcodes macht nur dann wirklich Sinn, wenn dem Labor für einen Barcode zuordnende Daten zur Verfügung stehen. Z. B. wenn vor Ort eingegebene Daten übermittelt und dann über die Barcodenummer der Probe zugeordnet werden. Oder um die Vollständigkeit der Geburtenbuchnummern zu erfassen (siehe Geburtenbuchnummern).

Scanner

Mit einer entsprechenden Software kann ein Scanner Daten einlesen. Dabei sollten die Anforderungsscheine aber schon beim Ausfüllen einer vorgegebenen Form entsprechen, um die Fehlerquote beim Einlesen so gering wie möglich zu halten (siehe Maximal-System).

Modem

Zum Faxen oder verschicken von Berichten auf elektronischem Weg ist ein Modem notwendig, das es als externes oder internes, analoges oder ISDN Modell gibt.

6. Personal

Wie schon erwähnt spielt bei der EDV trotz der maschinellen Kontrolle und Hilfestellung der Mensch eine zentrale Rolle. Das Personal muß den Vorteil der neuen Arbeitsweise begreifen, um das System optimal zu nutzen. Demnach muß eine gute Schulung durchgeführt werden.

7. Grundmodelle

So unterschiedlich die einzelnen Labors sind, so inhomogen ist der Umgang mit den anfallenden Daten. Von einigen wird nach wie vor der gute alte Karteikasten benutzt. Die häufigsten Softwarelösungen sind individuell erstellte Programme, die speziell auf ein Labor ausgerichtet sind. Nicht, daß es keine globalen Lösungen gäbe. So ist in der Software „SCREEN-DAT" das hier vorgestellte „Optimal-System" umgesetzt worden. Mit dem Programm „SD-Online" wurde der Datentransfer zwischen Einsender und Labor verwirklicht. SCREEN-DAT wurde im Screeninglabor der Universität Homburg/Saar entwickelt und innerhalb der über 10jährigen Anwendungsdauer stetig an die Bedürfnisse der Anwender angepaßt. Seine Übertragbarkeit bewies das Programm in drei weiteren Universitäten. Bei vielen Labors fehlt es jedoch an der Bereitschaft sich einem „fremden System" anzupassen.

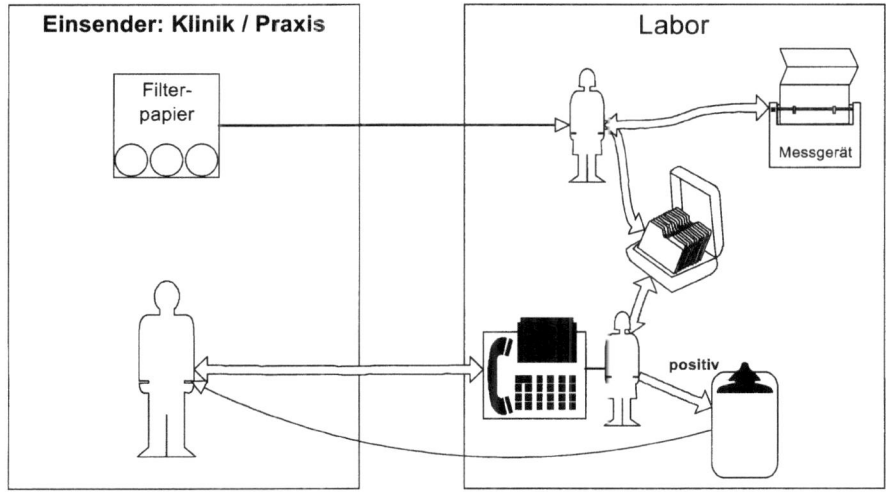

Abb. 2. Karteikasten-System

8. Minimallösung

Der einzige Focus des „Minimalsystems" sind die positiven Befunde. Die EDV dient lediglich zur Erstellung von Berichten und Briefen für diese Befunde. Die Dokumentation ist unvollständig und erlaubt keinen Überblick über alle Proben. Nachfragen können nur sicher beantwortet werden, wenn das Ergebnis positiv ist. Die Suche nach negativen Ergebnissen ist müßig. Der einzige Vorteil dieser Vorgehensweise liegt im geringen Zeitaufwand der Dokumentation.

Tabelle 7

Positiv	Negativ	Benötige Geräte
• Geringer Aufwand für EDV	• Nach wie vor hoher manueller Aufwand beim Suchen, Statistik usw.	• PC & Drucker
• Übersicht über positive Befunde	• unvollständige Dokumentation	
	• Berichte und Briefe nur für positive Werte	

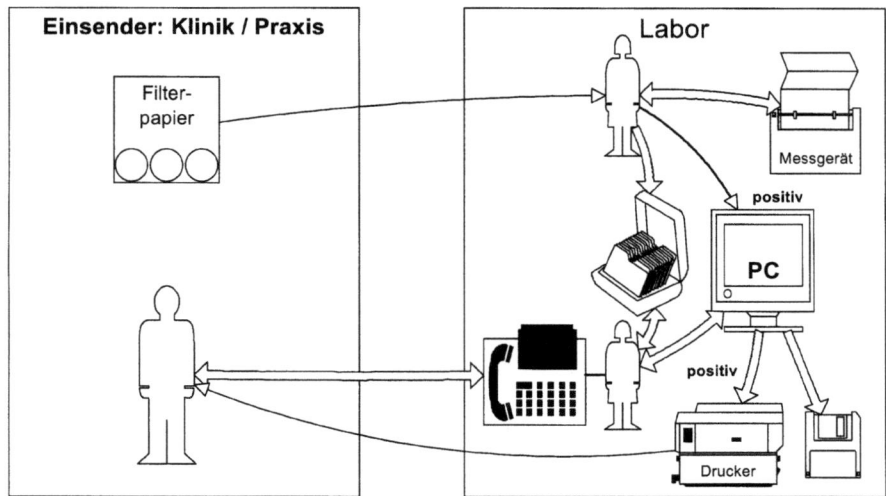

Abb. 3. Minimale EDV-Lösung: Verwaltung nur der positiven Analyseergebnisse

9. Optimallösung

In der EDV werden alle Daten der Anforderungsscheine bzw. FPK erfaßt. Die Befunde aller eingegangen Proben werden an die Einsender weitergegeben. Diese können anhand der Berichte überprüfen, ob alle Proben im Labor eingegangen sind. Zusätzlich werden Normalbefunde dokumentiert, so daß sich viele Rückfragen erübrigen. Nachfragen können sofort beantwortet werden.

Die Analyseergebnisse werden direkt von den Meßgeräten in die Screening-EDV eingespielt. Dadurch werden Übertragungsfehler verhindert und die Zeit für die manuelle Werteingabe gespart. Von der Software wird anschließend eine automatische Befundung durchgeführt. Der Briefinhalt wird automatisch an die Befundung angepaßt. Berichte und Briefe können an den Einsender gefaxt werden.

Die Erfassung der Geburtenbuchnummer auf dem Anforderungschein bzw. der FPK erlaubt eine Aussage über die Screeningrate. Fehlende Nummern werden erkannt und das Labor kann sofort reagieren, um dem Verbleib der Proben nachzugehen.

Die Daten stehen einer statistischen Auswertung zur Verfügung.

Tabelle 8

Positiv	Negativ	Benötigte Geräte
• vollständige Dokumentation aller Proben	• höherer Zeitbedarf für EDV	• PC & Drucker
• Übersicht über positive und negative Befunde		• Modem
• Genaue Meßergebnisse in der EDV		• Meßgerätanbindung

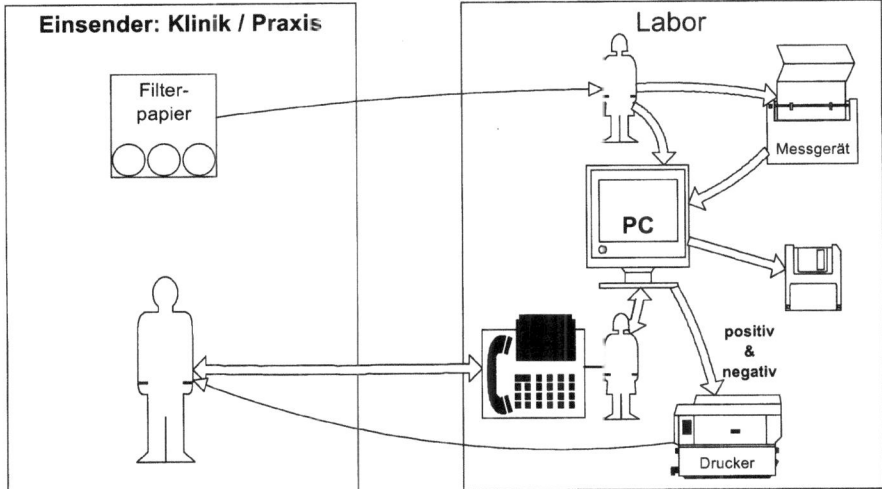

Abb. 4. Optimales EDV-System im Bereich Neugeborenen-Screening: Erfassung aller Daten und Befundmitteilung aller Proben; Online-Datentransfer vom Meßgerät zum zentralen Rechner des Labors mit standardisierter Befundung

10. Maximallösung

Das Optimalsystem kann noch verbessert werden. Daten aus dem Softwaresystemen der Einsender werden auf elektronischem Weg an das Labor übertragen. Über den Barcode auf dem Anforderungsschein bzw. der FPK werden diese der Probe zugeordnet. Dadurch entfällt die Dateneingabe im Labor. Außerdem werden Übertragungsfehler durch unleserliche Eintragungen auf dem Anforderungsschein bzw. der FPK verhindert. Zusätzlich weist dieses System auf verlorengegangene Proben hin. Auf demselben Weg können die Ergebnisse des Labors an die Einsender weitergeleitet und dort mit Hilfe eines Programms dargestellt werden. Dieses System setzt einen gewissen technischen Stand betreff der Hard- und Software auf seiten des Einsenders voraus. Dies kann man jedoch nicht als Standard voraussetzen, so daß diese optimale Lösung nur mit vereinzelten Einsendern durchgeführt werden kann.

Die Übertragung der Daten auf dem Anforderungsschein bzw. der FPK in die EDV kann auch mit Hilfe eines Scanners und einer entsprechenden Software vorgenommen werden. Um eine hohe Erkennungsquote zu erzielen, sollten die Eintragsfelder auf der FPK dafür präpariert sein. Die Eintragungen müssen in Druckbuchstaben erfolgen und die einzelnen Buchstaben in vorgesehenen Kästchen eingetragen werden.

Tabelle 9

Positiv	Negativ	Benötigte Geräte
• Erleichterung bei der Dateneingabe	• geringer Zeitbedarf für EDV	• PC & Drucker
• Reduzierung von Übertragungsfehlern	• Hoher organisatorischer Aufwand	• Modem
• Schneller Datenaustausch mit dem Einsender	• Programmlösungen bei den Einsendern notwendig	• Meßgerätanbindung
		• Barcodeleser
		• Scanner

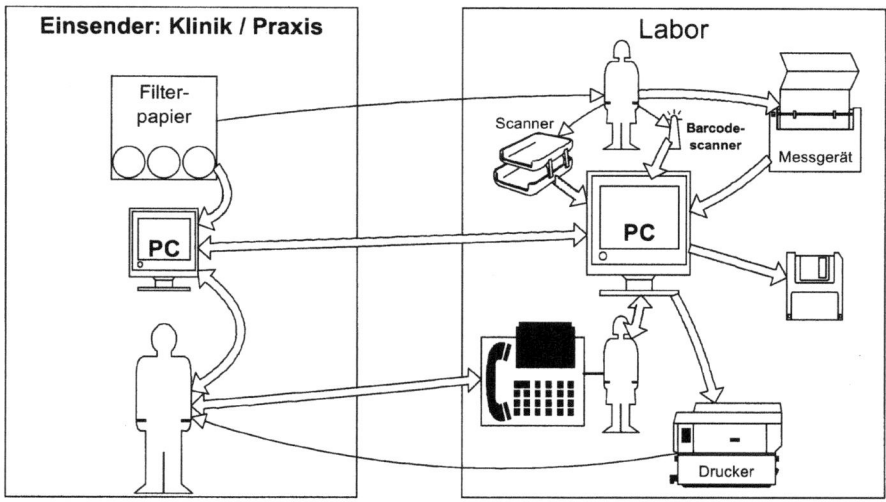

Abb. 5. Maximale Lösung im Bereich Datenverarbeitung im Neugeborenen-Sreening: Online-Datentransfer vom Einsender an das Labor und in umgekehrter Richtung

11. Andere Lösungen

Natürlich sind neben den hier genannten Modellen auch noch andere möglich.

12. Weitere Möglichkeiten

Das Neugeborenenscreening wird in Deutschland dezentral von einzelnen Labors durchgeführt. Wie hoch die Rate der Kinder, die vom Screening nicht erfaßt werden, tatsächlich ist, läßt sich nur erahnen. Eine exakte Abdeckung aller Kinder ist nur durch die Zusammenarbeit aller Labors und Einsender bzw. Behörden möglich. Alle Proben müssen in der EDV erfaßt werden. In einer zentralen Datenbank, die den beteiligten Labors zur Verfügung steht, werden die anonymisierten Daten aller Kinder erfaßt. Über ein System wie die Geburtenbuchnummern können die Lücken erkannt werden. Dazu muß jeder Einsender in ganz Deutschland durch eine unverwechselbare ID identifizierbar sein. Die eindeutige Geburtenbuchnummer ergibt sich aus dem Jahr, der Einsender-ID und der laufenden Nummer der Geburt beim Einsender. Über eine zentrale Stelle können die Einsender direkt Informationen zu ihren Patienten und generelle Informationen einholen. Die so zusammengetragenen Daten würden allen Beteiligten zugute kommen.

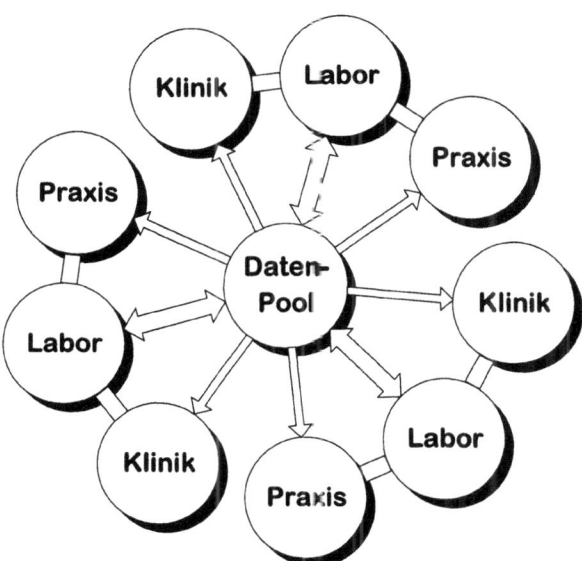

Abb. 6. Netzwerk aller Screening-Laboratorien mit Zugriff durch Ärzte in Kliniken und Praxen

Das österreichische Neugeborenen-Screening-Programm

S. Stöckler-Ipsiroglu

Zusammenfassung

Das Neugeborenen-Screening wurde in Österreich Ende der 60er Jahre als bundesweites Programm zur Früherkennung von behandelbaren Stoffwechsel- und endokrinologischen Erkrankungen eingeführt. Die Untersuchungen werden in wenigen auf Filterpapier aufgebrachten Blutstropfen durchgeführt und erfolgen für das gesamte Bundesgebiet im Screening-Labor an der Universitäts-Klinik für Kinder- und Jugendheilkunde Wien. Von 1966–1999 wurden unter 2,9 Mio gescreenten Neugeborenen mehr als 1200 Kinder mit behandelbaren Erkrankungen identifiziert.

Derzeit werden im österreichischen Neugeborenen-Screening 5 Erkrankungen erfaßt: Phenylketonurie, Galaktosämie, Hypothyreose, Biotinidase-Mangel und cystische Fibrose.

Der ideale Zeitpunkt für die Blutabnahme ist der 4.–6. Lebenstag. Bei früherer Entlassung von der Wochenbettstation sollte die Blutabnahme vor der Entlassung erfolgen, bei Blutabnahmen vor der 72. Lebensstunde wird ein Zweitscreening innerhalb der ersten 2 Lebenswochen empfohlen.

Folgende Neueinführungen sind in naher Zukunft geplant:
a) Das bis vor kurzem durchgeführte Screening nach Argininosukzinat Lyase Mangel und nach Leuzinose hat sich als wenig effizient erwiesen und soll durch ein Screening nach adrenogenitalem Syndrom (21-Hydroxylase Mangel) ersetzt werden.
b) Die Verfügbarkeit neuer Technologien im Neugeborenen-Screening (z. B Tandemmassenspektrometrie) erlaubt die Erfassung von einer Reihe zusätzlicher Stoffwechselerkrankungen. In diesem Zusammenhang sind vor allem Fettsäureoxidationsdefekte zu erwähnen, die ähnlich häufig wie die PKU sind und die kausal gut behandelbar sind.

Die qualitätsgesicherte Durchführung des Neugeborenen-Screenings, bundesweit einheitliche Konzepte für Diagnostik, Therapie und Nachsorge der Patienten sowie die kontinuierliche Evaluation des Screenings sind Voraussetzungen für die optimale Nutzung der neuen Technologien und für die gesundheitsökonomisch gesicherte Effizienz des Neugeborenen-Screenings in der Zukunft.

Schlüsselwörter

Prävention, unselektives Populations-Screening, genetische Erkrankungen.

Entwicklung und derzeitiger Stand

Das Neugeborenen-Screening wurde in Österreich 1966 beginnend mit der Bundeshauptstadt Wien eingeführt. Die Finanzierung erfolgte zunächst mit wesentlicher Unterstützung der Gemeinde Wien. Mit der Einbindung der einzelnen Bundesländer zwischen 1967 und 1968 erfolgte die Finanzierung aus öffentlichen Mitteln (Gesundheits-/Wissenschaftsressorts). 1975 war mit der Einbindung Tirols als letztes Bundesland ein gesamtösterreichisches Projekt entstanden.

Derzeit erfolgt das Screening österreichweit bei allen Neugeborenen. Die Untersuchung ist im Rahmen der Mutter-Kind-Paß Vorsorge vorgesehen. Die zentrale Untersuchungsstelle ist an der Universitäts-Kinderklinik/AKH Wien. Die Finanzierung erfolgt aus Bundesmitteln, daher entstehen für die Laboruntersuchungen weder den Eltern des Neugeborenen noch der veranlassenden Stelle (Krankenanstalt, Hebamme) Kosten.

Derzeitiges Untersuchungsprogramm

Derzeit sieht das Österreichische Neugeborenen-Screening Untersuchungen auf insgesamt 5 Erkrankungen vor: *Phenylketonurie, Galaktosämie, Hypothyreose und Biotinidase-Mangel*. Ab 1998 wurde auch das Screening nach *cystischer Fibrose* in das österreichweite Programm aufgenommen. Im Jahr 2000 wurde das Screening auf Leuzinose und Argininosukzinat-Lyase Mangel aufgrund mangelnder Effizienz eingestellt. Stattdessen besteht die Option, ein Screening nach adrenogenitalem Syndrom einzuführen (Tabelle 1).

Ergebnisse

Von 1966–1999 wurden unter 2.9 Mio gescreenten Neugeborenen mehr als 1200 Kinder mit behandelbaren Stoffwechselerkrankungen identifiziert (Tabelle 1).

Methoden, Cut off-Bereiche

Siehe Tabelle 2.

Tabelle 1. Österreichisches Neugeborenen-Screening, Ergebnisse 1966–1999

Stoffwechselstörung	Getestete Kinder	Fälle	Inzidenz ca.
klassische Phenylketonurie (PKU)	2,87 Mio	264	1: 10.800
milde Phenylketonurie	2,87 Mio	77	1: 37.000
Galaktosämie gesamt	2,87 Mio	178	1: 16.000
Galaktosämie klassisch		69	1: 42.000
Galactosämie Duarte		84	1: 34.000
Galaktokinase Mangel		22	1: 130.000
sonstige		3	1: 960.000
Biotinidase-Mangel	1,2 Mio	27	1: 46.000
Hypothyreose	1,9 Mio	458	1: 4.200
Zystische Fibrose (CF)	177.169	57	1: 3.100
Argininosuccinatlyase-Mangel*	2,2 Mio	26	1: 83.000
Leuzinose*	1,5 Mio	2	1: 780.000
Homocystinurie**	0,9 Mio	2	1: 550.000
Histidinämie**	1,5 Mio	137	1: 11.000

* Einstellung mit Juni 2000, stattdessen Screening auf Adrenogenitales Syndrom[7]) ab März 2001 geplant

** Homocystinurie-Screening seit 1992 eingestellt, Histidinämie-Screening seit 1987 eingestellt

Tabelle 2. Österreichisches Neugeborenen-Screening, Methoden

Erkrankung	Meßgröße	Methode	Cut off [1])
PKU (klassisch & mild)	Phenylalanin	enzymatisch	2.4 mg %
Galaktosämie	Galaktose	enzymatisch	13 mg %
Hypothyreose	TSH	FIA[2])	15 µU/ml
Biotinidase-Mangel	Biotinidase	colorimetrisch	qualitativ
Cystische Fibrose	IRT	FIA[2])	70/50/30ng/ml[3])

[1]) Stand Dezember 2000
[2]) Fluoreszenzimmunoassay
[3]) 1.–3 Lw/4.–6. Lw/> 6. Lw

Derzeitige Richtlinien für den Zeitpunkt der Blutabnahme

Durch die Verfügbarkeit empfindlicher Methoden ist es möglich geworden, den frühesten Zeitpunkt der Blutabnahme, zu dem bereits alle Untersuchungen mit Sicherheit aussagekräftig sind, vom bisher 5. Lebenstag (≥ 96 Lebensstunden) auf den 4. Lebenstag (≥ 72 Lebensstunden) zu senken. Bei einer Entlassung aus dem Krankenhaus vor der 72. Lebensstunde soll allerdings eine erste Blutabnahme kurz vor der Entlassung erfolgen mit der Empfehlung, eine zweite Abnahme beim Kinder (Haus)arzt durchzuführen. Durch die generelle Erstabnahme im Krankenhaus ist eine hohe Erfassungsrate gewährleistet und Erkrankungen, deren sichere Erkennung nicht vom Zeitpunkt der Blutabnahme abhängig ist (v.a. Hypothyreose!) werden – unabhängig von der Compliance der Mutter – auf jeden Fall erfaßt.

Testkarten, Elterninformation

Die Testkarten (Filterpapier Fa. Schleicher & Schüll 2992) werden vom Screening-Labor zur Verfügung gestellt. Ab 1999 können mit den Testkarten auch Informationsfolder angefordert werden, die die Mütter über die wichtigsten Fragen des Screenings aufklären sollen. Die erste Aussendung des Informationsfolders erfolgt im Frühjahr 1999.

„Informed Dissent"

Das Neugeborenen-Screening ist eine freiwillige Untersuchung. Im Falle einer Ablehnung der Untersuchung wird jedoch dringend empfohlen, dies schriftlich mit Unterschrift der Mutter (des Erziehungsbevollmächtigten) bestätigen zu lassen („informed dissent") und die Dokumentation in der Patientenakte abzulegen.

Verständigungsmodus

Eine Verständigung der Eltern/des Krankenhauses erfolgt nur bei auffälligem Testergebnis oder bei unzureichendem Testmaterial. Ist das Screeningergebnis unauffällig, erfolgt weder eine Verständigung des Einsenders noch der Eltern des Kindes.

Kontrolle der ordungsgemäßen Durchführung

Die abreißbaren Abschnitte der Testkarte werden vom Screening-Labor an die Einsender zurückgesandt. Sie sind die Belege dafür, daß das Screening durchgeführt wurde. Der Einsender ist für die ordnungsgemäße Durchführung des Screenings verantwortlich. Er sollte daher regelmäßige Vergleiche zwischen den rückgesandten Testkarten-Abschnitten und dem Geburtenbuch machen, um sicherzugehen, daß alle in seinem Verantwortungsbereich geborenen Kinder im Screening erfaßt wurden.

Klinische Nachsorge/Evaluation

Bereits in den 60er Jahren wurde das Neugeborenen-Screening in dem gesamtheitlichen Zusammenhang eines „Früherfassungsprogrammes" etabliert, in dem nicht nur das Screening sondern auch Therapie und Follow up zentral organisiert waren. Die dadurch ermöglichte konsequente Evaluierung des Screenings hat nicht nur einen nationalen sondern auch internationalen Beitrag zum heutigen Wissen über die Langzeitprognose von Stoffwechselerkrankungen geleistet.

In den 80er Jahren wurde mit der Entwicklung pädiatrischer Stoffwechselzentren an den Universitätskliniken in Graz und Innsbruck eine Erneuerung in der bis dahin rein zentralistisch funktionierenden klinischen Nachsorge eingeleitet: Mit Beginn der 90er Jahre begann durch die Initiative der regionalen Stoffwechselzentren die Dezentralisierung der Nachsorge von im Neugeborenen-Screening identifizierten Patienten. Um mit der Dezentralisierung keine Qualitätseinbußen einzuleiten, haben sich die Stoffwechselzentren innerhalb der eigenen Fachgesellschaft (Österreichischen Gesellschaft für Kinder- und Jugendheilkunde) im Rahmen einer Arbeitsgruppe organisiert. Das Ziel war die Behandlung der Patienten nach einem einheitlichen Standard sowie die bewährten Vorgangsweisen in Therapie und Evaluation auf breiter Basis fortzusetzen. Diese Arbeitsgruppe, ist auch die nationale Plattform für eine Diskussion bezüglich der Therapie und Vorgangsweise bei zukünftig mit der Tandemmassenspektrometrie (siehe unten) identifizierten Stoffwechselerkrankungen, insbesonders auch für die selteneren, für die es derzeit noch keine international gültigen state-of-the-art Therapieempfehlungen gibt.

Neueinführungen

Adrenogenitales Syndrom

Ab dem Jahr 2001 ist die Einführung des Screenings auf adrenogenitales Syndrom vorgesehen. Die Untersuchung wird durch Bestimmung des 17-Hydroxyprogesterons (17-OHP) mittels DELFIA Methode erfolgen. Eine retrospektive molekulargenetische Untersuchung der bisher in Österreich bekannten Patienten wird das Spektrum der häufigen Mutationen im 21 Hydroxylase Gen zeigen und somit die Grundlage für eine spätere Kombination des 17-OHP Screenings mit einem Mutationsscreening bilden. Dieser Ansatz kann die bei diesem bekanntlich relativ hohen Recallraten (vor allem bei Frühgeborenen) deutlich reduzieren helfen.

Tandem-Massenspektrometrie (TMS)

Im Jahr 2001 ist auch die Einführung der Tandem-Massenspektrometrie im österreichischen Neugeborenen-Screening vorgesehen. Es wurde bereits in Pilotstudien anderorts gezeigt, daß sich die TMS besonders für die Früherkennung von Fettsäureoxidationsdefekten eignet, die mit einer Häufigkeit von 1:10.000 eine ähnliche epidemiologische Relevanz wie PKU haben. Fettsäureoxidationsstörungen können vor allem bei Säuglingen und Kleinkindern zu tödlichen Stoffwechselkrisen, plötzlichem Herzversagen und SIDS ähnlichen Ereignissen führen. Mit einer Therapie, die im wesentlichen eine fettarme, kohlehydratreiche Diät, Carnitinsubstitution, und Vermeidung langer Nahrungspausen beinhaltet, können diese Krisen verhindert werden.

Mit Einführung der Tandem-Massenspektrometrie im Neugeborenen-Screening kann der ideale Zeitpunkt für die Blutabnahme noch weiter nach vorne verschoben werden, da einerseits die Empfindlichkeit der Methode das Erkennen der Erkrankungen auch ohne ausreichende Nahrungszufuhr erlaubt, und da andererseits gerade die mit der Tandem-Massenspektrometrie erfaßbaren Fettsäureoxidationsdefekte gerade in der katabolen Phase der ersten 3 Lebenstage gut erkennbar sind.

Neben den neuen Hoffnungen und dem zu erwartenden Nutzen, der mit dem erweiterten Neugeborenen-Screening mittels Tandem-Massenspektrometrie einhergeht, muß daher auch bedacht werden, daß gerade bei der Einführung neuer Methoden im Screening die klinische Nachsorge und die Langzeitevaluation der klinischen Ergebnisse gewährleistet sein müssen. Die beste Technologie hat keinen gesundheitsökonomischen Nutzen, wenn das Screening nicht im Gesamtzusammenhang mit einer wissenschaftlichen Begleitung und epidemiologischen Evaluation steht. Die Struktur des österreichischen Neugeborenen-Screenings, dem seit seiner Implementierung in den 60er Jahren ein klinisch wissenschaftlicher Bereich an der Universitäts-Kinderklinik angeschlossen ist, stellt eine geeignete Basis für die weiteren Entwicklungen in diesem präventivmedizinischen Bereich dar.

Literatur

Neugeborenen-Screening in Österreich:

Stöckler-Ipsiroglu S, Mühl A, Möslinger D, Eichler I (1999) Neugeborenen-Screening in Österreich. Pädiatrie und Pädologie 1: 10–14

Möslinger D, Frisch H, Strobl W, Stöckler-Ipsiroglu S (1997) Neugeborenen-Screening auf kongenitale Hypothyreose. Acta Medica Austriaca 4: 162–164

Stöckler S (1992) Diagnose von angeborenen Stoffwechselerkrankungen: Notwendigkeit oder Luxus? (Editorial) Wien Klin Wochenschr 104: 493–496

Scheibenreiter S, Knoll E, Widhalm K (1992) Langzeitergebnisse von Kindern mit klassischer Galaktosämie. Wien Klin Wochenschr 104: 514–517

Widhalm K (1992) 25 Jahre österreichisches Screening-Programm zur Früherfassung angeborener Stoffwechselanomalien an der Universitätsklinik Wien. Wien Klin Wochenschr 104: 510–513.

Stöckler S, Ipsiroglu OS, Häusler M (1989) Schwangeren- und Neugeborenen-Screening in Österreich. Wien Klin Wochenschr 101: 527–529

Thalhammer O (1988) 21 Jahre „Österreichisches Programm zur Früherfassung angeborener Stoffwechselanomalien". Brachten die Screening-Programme auch wissenschaftliche Erkenntnisse? Wien Klin Wochenschr 100: 641–645

Thalhammer O (1977) Früherfassung angeborener Stoffwechselanomalien. Grund, Organisation, Ergebnis. Med Klin 72: 1423–1427

Jahresbericht 1999
Neugeborenen-Screening in der Schweiz

J. J. Burckhardt und B. Steinmann

1. Zahl der in der Schweiz und im Fürstentum Liechtenstein routinemäßig untersuchten Neugeborenen

Art der Untersuchung	1999	Total 1965–1999
Phenylalanin (Guthrie)	79.652	2.680.896
Gal-1-P Uridyltransferase (Beutler & Baluda)	79.652	2.512.263
Galaktose (Paigen; Guthrie)	38.472	1.270.506
Galaktose (Weidemann)	41.180	1.102.715
Thyreoidea-stimulierendes Hormon (DELFIA)	79.652	1.827.591
Biotinidase (Wolf)	79.652	1.092.227
AGS (DELFIA)	79.652	668.564
Leucin*)	–	1.569.456
Methionin*)	–	1.012.865

2. Zahl der gefundenen und identifizierten Fälle:

Art der Untersuchung	1999	Total 1965–1999
Phenylketonurie	3	142
Andere Hyperphenylalaninämien**)	10	183
Gal-1-P Uridyltransferasemangel, totaler	–	47
partieller	13	471
Galaktokinasemangel	–	1
UDP-Gal-4-Epimerasemangel	–	17
Primäre Hypothyreose	27	505
Biotinidasemangel, totaler	1	12
partieller	–	21
Adrenogenitales Syndrom	9	86

*) Leucin- und Methionintests aufgegeben; Resultate 1965–1989: Hypermethioninämie 4, Homozystinurie 0, Ahornsirupkrankheit u. Hyperleuzinämie 11

**) behandlungsbedürftig oder nicht

Screening auf Hypothyreose bei Neugeborenen

M. Klett und S. Zabransky

Inhaltsverzeichnis

1. **Epidemiologie der angeborenen Hypothyreose**
   Formen der angeb. Hypothyreose
   Familiäre Hypothyreoseformen
   Einfluß von Jodmangel und Jodexzeß
2. **Klinik der angeborenen Hypothyreose**
   Charakteristik von Früh- und Spätzeichen
3. **Entwicklung des TSH-Screenings**
   NS-Blut, Trockenblut-Assay 5.LT, T4 versus TSH, Ankoppelung an Stoffwechselscreening
4. **Methodik des TSH-Screenings**
5. **Ergebnisse des TSH-Screenings**
   Fehlerquellen:
   Anforderungen an die Praxis (Probengewinnung, Lebenstag, Versand, Papierqualität, Bestimmungsmethode, allgemeine Rahmenbedingungen: Klima, Rückmeldesystem, Tracking)
   Andere Störfaktoren: Jodmangel, Jodkontamination, Medikamente, Desinfektion, Diagnostika
6. **Schilddrüsenfunktion bei Neugeborenen**
   Reife Neugeborene, Frühgeborene und kranke Neugeborene (Intensivbehandlung, Atemnotsyndrom, Mißbildungen, Nahrungsbilanz)
   Transiente Hypothyreose
7. **Störfaktoren der Schilddrüsenfunktion**
   Einfluß von Jod, Thyreostatika, anderen antithyroidalen Substanzen (Medikamente, Ernährung)
8. **Bewertung der Ergebnisse**
   Checkliste möglicher Einflußfaktoren
   Vorgehen im Grenzbereich und Rückruf für Kontrolluntersuchung
9. **Absicherung des Hypothyreoseverdachts**
   Kriterien zur Absicherung des Hypothyreoseverdachts
10. **Therapie im Screening entdeckter angeborener Hypothyreosen**
    Prophylaktische Therapie, Dauertherapie, Dosierung von L-Thyroxin
11. **Rechtliche Aspekte**
    (Zeitpunkt, Probenqualität, Versand- und Aufarbeitungsfehler, Wiederholungsuntersuchung, Therapieeinleitung)
12. **Literatur**

1. Epidemiologie der angeborenen Hypothyreose

1.1. Organische Störungen der Schilddrüsenfunktion

1.1.1. Primäre angeborene Hypothyreose

Die angeborene primäre Hypothyreose tritt weltweit in einer Häufigkeit von 1:3000 bis 1:4000 auf. Davon abweichende Inzidenzen dürften aber weniger auf ethnische als auf familiäre Ursachen zurückgehen; sie werden nur in wenigen Populationen beschrieben und beziehen sich auf eine höhere Inzidenz in bestimmten arabisch- oder spanischstämmigen Populationen und eine niedrigere Inzidenz bei afrikanischer Abstammung. Äußere Einflußfaktoren beziehen sich vor allem auf die Verfügbarkeit von Jod und können trotz normaler Organanlage zu massiven Störungen der Schilddrüsenfunktion führen (s. Kap. 1.5). Die im Neugeborenen-Hypothyreosescreening gefundene Hypothyreoseinzidenz erfährt vor allem in Jodmangelgebieten eine Häufigkeitszunahme (Klett 1997).

Um die bereinigte, auf organischen Störungen beruhende Inzidenz zu erfahren, muß anstelle der Screening-Inzidenz die Inzidenz nach Reevaluation der Diagnose herangezogen werden. Die Ergebnisse der bereinigten Inzidenz entsprechen der weltweit beobachteten Inizidenz um 1:4000.

Bei der angeborenen Hypothyreose handelt es sich in der überwiegenden Zahl der Fälle um ein sporadisch auftretendes Krankheitsbild, das auf einer inkompletten oder kompletten Fehlbildung der Schilddrüse beruht. Die Häufigkeit von Agenesien wird in der Weltliteratur mit 22–42%, Dysplasien und Ektopien mit 35–42% und orthotoper Schilddrüsenposition mit 24–36% angegeben. Bislang konnte nur bei wenigen Prozent der Betroffenen der Zusammenhang mit Genmutationen hergestellt werden, die darüber hinaus keineswegs einheitlich definiert werden können. Die bisher genetisch geklärten Formen betreffen überwiegend Mutationen von **TTF1 (NKX2.1), TTF2 und PAX8**, die während der Embryogenese eine Hemmungsmißbildung der Schilddrüse erwarten lassen. Mutationen von TTF1 und PAX8 führen zu Defekten der Schilddrüse (Hemithyroidea) mit und ohne assoziierter Nierenfehlbildung (unilaterale Nierenagenesie), während TTF2-Defekte mit ektoper Position der Schilddrüse oder Athyreose einhergehen, die ihrerseits mit Gaumenspalte Choanalatresie oder Epiglottisfehlbildung assoziiert sein können. Ein weiteres Beispiel betrifft das **Pendred-Syndrom**, dessen genetischer Defekt, lokalisiert auf Chromosom 7q22-q31.1 (Everett et al. 1997) beschrieben und mit PDS bezeichnet wurde. Auch er beschreibt eine assoziierte Erkrankung der Schilddrüse und des Innenohrs und geht mit Hypothyreose und Taubheit einher. Eine einheitliche Ursache der angeborenen Hypothyreose ist keineswegs erkennbar. Es handelt sich vielmehr um eine Vielzahl von Genen und Faktoren, deren Mutation zu **assoziierten Schilddrüsenfehlbildungen** führen kann. Nachdem die Suche nach Genmutationen auf der Ebene der Transkriptionsfaktoren bislang nur zu relativ bescheidenen Erfolgen geführt hat, müssen künftig verstärkt sekundäre Erbinformationsträger detaillierter untersucht werden. Die Suche nach genetischen Ursachen konzentriert sich daher zunehmend auf die Aufdeckung singulärer Nukleotid-Polymorphismen (SNP's), die als sekundäre Träger von Erbinformation Schlüssel zum Erfolg sein könnten, um die Variabilität angeborener Schilddrüsenfunktionsstörungen zu erklären (Kopp et al. 1995; Vasart und Dumont 1992; Meier 1995).

1.1.2. Sekundäre und tertiäre angeborene Hypothyreose

Die Prävalenz der sekundären und tertiären Hypothyreose ist im Schrifttum niedrig angesetzt. Nach retrospektiven Erhebungen wird ihre Inzidenz auf 1:40.000 bis 1:90.000 geschätzt. Eine in der Schweiz durchgeführte retrospektive Studie an Kindern, bei denen erst aufgrund ihres Kleinwuchses eine sekundäre oder tertiäre Form der Hypothyreose nachgewiesen wurde, hat gezeigt, daß deren geistige Entwicklung offenbar keine Störungen aufwies (Illig et al. 1988). Die Autoren folgerten, daß die autonome Schilddrüsefunktion offenbar ausreiche, um eine normale geistige Entwicklung zu ermöglichen.

Erstmals molekulargenetisch definiert wurde eine bislang nicht bekannte Störung des TSH-Rezeptor-Systems, die durch ein normales TSH, verbunden mit TSH-Rezeptor-AK und kaum nachweisbarer T4 und T3-Konzentration, imponierte. Das vermutlich sehr seltene Krankheitsbild war klinisch durch eine massive Hypothyreosesymptomatik charakterisiert (Biebermann et al. 2000; Harms 1996; Vasart und Dumont 1992; Meier 1995).

Nur ein Bruchteil der betroffenen Kinder weist eine keineswegs einheitliche, genetisch faßbare Ursache auf. Die angeborene Hypothyreose ist daher als assoziierte Erkrankung von Genen einzuordnen, die in Embryogenese und fetaler Reifung eine Rolle spielen.

1.2. Familiäre Hypothyreoseformen

Familiäre Störungen der Schilddrüsenfunktion finden sich bei 10–20% der Neugeborenen mit angeborener Hypothyreose. Es handelt sich dabei überwiegend um genetisch determinierte Enzymdefekte der **Peroxidase** oder **Dejodinase**, aber auch um Thyreoglobulindefekte oder Störungen der TSH-Rezeptorfunktion. Pathophysiologisch findet sich eine eutope **Schilddrüse** mit und ohne **Hypertrophie**. Als Sonderformen familiär übertragener Schilddrüsenfunktionsstörungen abzugrenzen ist die angeborene, durch mütterliche **Schilddrüsenautoantikörper** diaplazentar auf den Feten übertragene Hypothyreose. Diese seltene Form wird bei Neugeborenen beobachtet, deren Mütter in Folge einer Immunhyperthyreose vom Hashimoto-Typ eine Hypothyreose entwickelt haben und blockierende Schilddrüsen-AK aufweisen. Der diaplazentare Transfer dieser Schilddrüsenautoantikörper (TSH-Rezeptor-AK, TPO-AK, Tg-AK) kann beim Feten **transiente** bis hin zu **irreversiblen Hypothyreosen** auslösen. Als klinisches Korrelat der Immunhyperthyreose vom Basedow-Typ hingegen findet sich bei der Mutter das klinische Bild der Hyperthyreose. **Thyreostatika** können aufgrund ihrer Placentagängigkeit in Abhängigkeit von der Dosierung zu einer reversiblen fetalen und **neonatalen Hypothyreose**, der diaplacentare Übergang von TSH-Rezeptor-AK zu einer reversiblen **Hyperthyreose** führen (Biebermann et al. 2000; Burrow et al. 1994; Grüters et al. 1997; Vasart und Dumont 1992).

Der Grad der Unterfunktion der **familiären** Formen der angeborenen Hypothyreose ist unterschiedlich stark ausgeprägt, wird aber in aller Regel durch das TSH-Screening erfaßt. Bei der Kontrolluntersuchung finden sich von der **Athyreose** bis zur **subklinischen Hypothyreose** alle Funktionsvarianten. Dabei unterscheidet sich die kompensierte Hypothyreose von der Hypothyroxinämie durch eindeutige TSH-Erhöhung, niedrig normales T4 oder freies T4 und kompensatorisch erhöhtes T3 oder freies T3. Zur Beurteilung sind jeweils die für das **Lebensalter** gültigen **Referenzwerte** heranzuziehen, die gegenüber den Normwerten Erwachsener deutlich nach oben verschoben sind. Bei der Bewertung der peripheren Schilddrüsenhormonkonzentrationen fließt auch das **Gestationsalter** ein: Frühgeborene < 36. SSW können dabei deutlich nach unten verschobene T4- und T3-Werte im Sinne einer Hypothyroxinämie oder einem low T3-Syndrom aufweisen, ohne daß eine Hypothyreose vorliegt. Das in diesen Fällen normale TSH signalisiert die Euthyreose. Grundsätzlich hat sich die Erkenntnis durchgesetzt, daß Frühgeborene mit einem Gestationsalter unter 27 Wochen eher zu einer Hypothyreose neigen als weiter entwickelte Frühgeborene. Die Grenzziehung zur Hypothyreose kann jedoch nicht generell hergestellt werden, sondern muß, unter Einbeziehung der Jodversorgung, auf die besondere Situation des Einzelfalls bezogen werden (s. Tabellen 8 und 9) (Adams et al. 1995; Klett 1991; Morreale de Escobar et al. 1989; Reuss et al. 1996; Fisher 1997; Glinoer et al. 1995).

Tabelle 1. Ursachen der Hypothyreose

I. Primäre Hypothyreose (thyreogen): Frequenz 1 : 3.000–1 : 4.000
1. Angeboren:
1.1. anatomische Dysgenesie (80–90%): Athyreose, Dysplasie, Ektopie
1.2. Synthesestörungen (10–20%):

Syntheseschritt:	**Störung**	**Genlokus, Chromosom**
1.2.1 Jodaufnahme	NaJ-Symporter Defekt	19p 13.2-12
1.2.2 Jodeinbau (Bildung	Peroxidasemangel	2pter-p12
von MIT, DIT,	Pendred Syndrom	7q22-q31.1
Kopplung zu Thyronin	Struma, Innenohrschwerhörigkeit,	
	Euthyreose oder Hypothyreose	
1.2.3 Thyreoglobulinsynthese	Tg wird nicht synthetisiert	8q24.2-q24.3
1.2.4 Dejodierung von	Dejodasemangel führt zu Jodmangel	
MIT, DIT		

2. Erworben: pränatal bzw. postnatal
2.1. diaplazentare Einflüsse: Jodmangel der Mutter bedingt auch Jodmangel des Feten.
Jodüberladung: jodhaltige Antiseptika (PVP-Jod),
Rö-Kontrastmittel, Medikamente
(z.B. Amiodarone)

Tabelle 1 *(Fortsetzung)*

	Thyreostatika (Autoimmunhyperthyreose der Mutter)
	Blockierende Antikörper (Autoimmunthyreoiditis der Mutter)
2.2 postnatal:	Jodmangel; Jodüberladung (Wolff-Chaikoff-Effekt)
	Bestrahlung im Halsbereich
	postoperativ nach Thyreoidektomie
	Zustand nach Autoimmunthyreoiditis
	Folgeerkrankung bei Zystinose und Thalassämie

II. Zentrale Hypothyreose (Frequenz 1:40 bis 90.000)
IIa: Sekundäre (hypophysäre Hypothyreose)

1. TSH-Mangel angeboren:

1.1. Isoliert	Mutation im beta-TSH-Gen und TRH-Rezeptor-Gen
1.2. Kombiniert mit Mangel an	
1.2.1. GH, TSH, Prolaktin	pit-1 Mutation
1.2.2. GH, TSH, Prolaktin, GnRH	prop-1 Mutation
1.2.3. septo-optische Dysplasie	Hsex-Mutation

2. TSH-Mangel erworben, isoliert oder kombiniert
   Tumoren, Traumen, Entzündungen

IIb: Tertiäre (hypothalamische) Hypothyreose
1. Angeborener oder erworbener Mangel an TRH, isoliert oder kombiniert mit anderen Releasinghormonen
2. TRH-Rezeptordefekt

III. Schilddrüsenhormonrezeptordefekt	Mutation des TR-beta-1-Gen

1.3. Diaplazentare Beziehungen

Erst ab der 2. Hälfte der Schwangerschaft unterliegt die fetale Schilddrüse den hypophysären und hypothalamischen Steuermechanismen. Die fetale Funktionsachse Hypothalamus-Hypophyse-Schilddrüse arbeitet dann aber unabhängig von der mütterlichen Schilddrüsenfunktion. Es besteht keine Korrelation zwischen den TSH- und Schilddrüsenhormonspiegeln der Mutter und des Feten. Liegt eine fetale Hypothyreose vor, führt der ausgeprägte T4-Gradient zwischen Mutter und Fet zu einem nachweisbaren diaplazentaren T4-Transfer von der Mutter zum Feten, der jedoch nicht ausreicht, den Ausfall fetaler Schilddrüsenhormone zu kompensieren. Der Fet ist vielmehr weitgehend auf seine eigene Schilddrüsenfunktion angewiesen. Neugeborene mit ausgeprägter fetaler Athyreose sind deshalb bezüglich ihrer geistigen Entwicklung stärker gefährdet als Neugeborene, die über eine Restfunktion ihrer Schilddrüse verfügen (Vulsma et al. 1989).

1.4. Fetale Schilddrüsenfunktion

Die Thyroxinkonzentration im fetalen Blut steigt bis zur Geburt stetig an. Frühgeborene haben niedrigere Thyroxinblutspiegel als Reifgeborene. TSH bleibt ab der 20. SSW konstant und zeigt erst perinatal einen steilen auf 12–24 h befristeten Anstieg. Für das Ergebnis im **TSH-Screening** (> 24 h) gelten daher für Früh- und Reifgeborene **gleiche Grenzwerte** (Acheson et al. 1980; Mercado et al. 1988; Fisher 1997).

Der Fet ist auf seine eigene Schilddrüsenfunktion angewiesen. Er benötigt eine ausreichende Jodzufuhr via Plazenta. Schwangere sollten tgl. 200 µg Jodid oral zu sich nehmen.

1.5. Durch Jodmangel und Jodexzeß ausgelöste funktionelle Störungen der Schilddrüsenfunktion

Pathogenetisch bedeutsam sind die mit einer normalen Organanlage verbundenen Formen der angeborenen Hypothyreose, die auf äußere Einflüsse zurückgeführt werden können und in aller Regel nur vorübergehend in Form einer transienten Hypothyreose auftreten. Hierzu zählen in erster Linie die durch Jodmangel oder Jodexzeß ausgelösten Hypothyreosen. **Jodmangel** wird überwiegend in Jodmangelgebieten beobachtet, tritt zunehmend aber auch ernährungsbedingt vor allem bei alternativen Kostformen auf. Bei abnehmender Verfügbarkeit von Jod findet sich umgekehrt proportional eine Zunahme der auf Jodmangel zurückführbaren Hypothyreosen.

Durch **Jodexzeß** ausgelöste neonatale Hypothyreosen finden sich ebenfalls bevorzugt unter den Bedingungen der Jodmangelversorgung, weil die Sensitivität gegenüber dem überhöhten Jodangebot in Abhängigkeit von der Ausprägung des Jodmangels zunimmt und eine Blockade der Schilddrüsenfunktion, bekannt als **Wolff-Chaikoff-Effekt**, auslösen kann. In Abhängigkeit von der aktuellen Jodversorgung und der Ausprägung des Jodüberangebots, ist die Jodblockade auch in gut mit Jod versorgten Individuen möglich, wenn entsprechend große Jodmengen (> 100 µgI/kg) verabreicht werden bzw. ein kritischer Gradient überschritten wird. Grundsätzlich gilt die Erfahrung, daß die durch Jodüberschuß ausgelöste transiente Form der Hypothyreose in Abhängigkeit von der Höhe der Dosis und der Applikationsart beobachtet wird. Sie tritt nach i.v.-Applikation jodhaltiger Röntgenkontrastmittel sehr viel häufiger und ausgeprägter auf als nach i.m. Applikation jodhaltiger Präparate, deren Anflutung in der Schilddrüse wesentlich langsamer erfolgt.

Die **Blockade** der Schilddrüsenfunktion wird aufgrund ihrer Erstbeschreibung als **Wolff-Chaikoff-Effekt** bezeichnet. Es handelt sich dabei um eine vollständige Blockade der Schilddrüsenfunktion, die alle drei Funktionen, nämlich die Jodaufnahme (Jodpumpe), die Bindung von Jod an das Tyrosinmolekül und die Produktion und Freigabe von T3 und T4 an die Peripherie betrifft.

Im Unterschied zum Erwachsenen, wo nach 24–48 Stunden die Blockade wieder aufgehoben wird, kann die Schilddrüsenfunktion bei Neugeborenen und jungen Säuglingen **Wochen bis Monate blockiert** bleiben, ein Ereignis, das zu einer schweren angeborenen oder postnatal erworbenen Hypothyreose führt, die gerade in der entwicklungsdynamisch sensiblen Myelinisierungsphase des ZNS während der ersten vier Lebenswochen ihre größte Ausprägung erfährt. Das dabei erworbene Entwicklungsdefizit kann zu einem späteren Zeitpunkt nicht mehr ausgeglichen werden und ist deshalb zwangsläufig mit einer dauernden Schädigung vor allem der geistigen Entwicklung verbunden. Eine Frühbehandlung durch Supplementierung von T4 ist deshalb in jenen Fällen angezeigt, in denen mit einer längerdauernden Schilddrüsenblockade (>1 Woche) zu rechnen ist. Als Sonderform ist in Japan auf der Insel Hokkaido die Entstehung irreversibler Hypothyreosen beschrieben. Sie entstehen in Folge exzeßiver Jodzufuhr durch den täglichen Verzehr von Seetang. Die dabei aufgenommene tägliche Jodmenge liegt zwischen 10 und 20 mg Iod und führt zur toxischen Schädigung der Thyreozyten (Als et al. 1995; Delange 1989; Kanaka et al. 1992; Klett 1983; Klett 1991; Klett 1996; Wolff und Chaikoff 1948; Glinoer et al. 1995; Grüters et al. 1983; Manz et al. 1998; Schönberger und Grimm 1982).

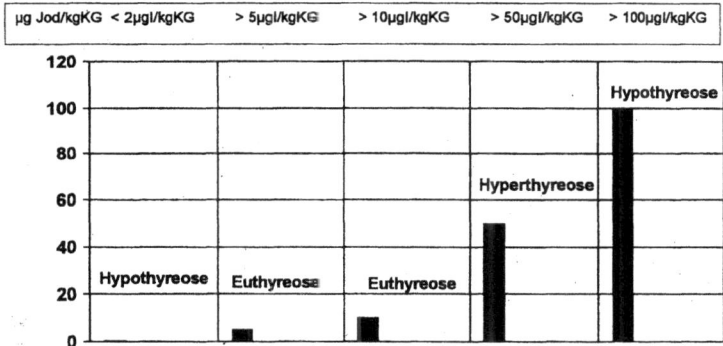

Abb.1. Funktionszustand der Schilddrüse in Abhängigkeit von der Jodzufuhr
Sowohl Jodmangel mit einer Jodzufuhr $< 2\,\mu gI/kg/KG/Tag$ als auch Jodexzeß mit einer Jodzufuhr $> 100\,\mu gI/kg/KG/Tag$ führen zur Hypothyreose, die einmal durch extremen Jodmangel, zum anderen durch eine extrem überhöhte Jodzufuhr mit der Folge einer irreversiblen Schädigung der Thyreozyten erklärt wird. Die Hypothyreosehäufigkeit korreliert mit dem Grad von Jodmangel bzw. Jodexzeß.

2. Klinik der angeborenen Hypothyreose

Die klinische Symptomatik der Hypothyreose wird entscheidend davon geprägt, zu welchem Zeitpunkt der Hormonmangel einsetzt und wie groß das Ausmaß des Mangels ist. Abgesehen von der Athyreose, bei der bereits bei Geburt Symptome vorliegen können, sind die Kinder in den ersten Tagen und manchmal auch in den ersten Wochen klinisch noch unauffällig.
Der Hormonmangel macht sich erst allmählich bemerkbar. Frühzeichen der Hypothyreose sind unspezifisch und werden in ihrer Bedeutung meist verkannt. Auch für den erfahrenen Kinderarzt ist daher die Einschätzung der Frühsymptome

schwierig. Zeichen des daniederliegenden Stoffwechsels äußern sich am häufigsten durch einen verlängerten Ikterus und die Vergrößerung der kleinen Fontanelle. Trinkunlust, Erbrechen, Obstipation, dickes Abdomen, marmorierte Haut, kühle Haut, sprödes Haar, Muskelhypotonie äußern sich erst jenseits der 4. Lebenswoche. Wird die Ursache nicht gleich erkannt, kommt es zu psychomotorischer Retardierung mit geistiger Behinderung, neurologischen Befunden und Wachstumsstörungen (Bleichrodt et al. 1989; Derksen-Lubsen und Verkerk 1996; Dubuis et al. 1996; Fisher 1985; Fisher 1997; Illig et al. 1988; New Engl. Cong. Hypoth Collab 1994).

Tabelle 2

A. Klinik der Hypothyreose beim Neugeborenen und Säugling
Offene kleine Fontanelle, Nabelhernie, verspäteter Geburtstermin, marmorierte kühle Haut,
Spätzeichen: Makroglossie, trockene Haut, spröde Haare, rauhe Stimme, tiefsitzende Nasenwurzel

B. Symptome und Befunde des daniederliegenden Stoffwechsels
Ernährungsprobleme: Trinkunlust, Erbrechen, Obstipation, dickes Abdomen
Marmorierte Haut, Bradykardie, Unterkühlung, Hypotonie, Ikterus prolongatus et gravis,
ZNS: Entwicklungsverzögerung, geistige Retardierung, Sprachentwicklungsverzögerung, Muskelhypotonie, verlangsamte Sehnenreflexabläufe, Bewegungsarmut,
Psychomotorik verlangsamt
Hüftluxation, Wachstumsstörungen

C. Skelettveränderungen bei Hypothyreose
Handskelett, Knie- und Fußgelenk: verzögerte Knochenreifung
Hüftköpfe: Hüftluxation, epiphysäre Dysplasie (DD: Perthes)
Wirbelkörper: Keilwirbel im LWS-Bereich
Schädel: Sellavergrößerung, Schädelbasis verkürzt

Das Skelett reagiert sehr empfindlich auf Schilddrüsenhormonmangel.
Verzögerte Knochenreifung ist typisch, aber unspezifisch
bei Veränderungen der Femurköpfe DD Perthes

3. Entwicklung des TSH-Screenings

Die methodische Entwicklung des Neugeborenen-Hypothyreosescreenings wurde von verschiedenen Überlegungen geleitet. Während nach Einführung des Radioimmunassays für die Schilddrüsendiagnostik zunächst die Bestimmung von T4 aus Trockenblutproben im Vordergrund des Interesses stand, erwies sich die etwa 2 Jahre später entwickelte Methodik der TSH-Bestimmung aus Trockenblutproben als die zuverlässigere und vor allem gegenüber den Auswirkungen des in vielen Ländern noch verbreiteten Jodmangels stabilere Meßtechnik, die sich in den meisten westlichen Ländern durchgesetzt hat. Nur weniger wohlhabende Länder sind jedoch aus Kostengründen auch weiterhin auf das T4-Screening angewiesen.

Die anfänglichen Versuche, für das Neugeborenen-Screening Nabelschnurblut heranzuziehen, sind wegen der geringeren Präzision und der fehlenden Ankoppelung an das Stoffwechselscreening wieder verlassen worden.

Das ebenfalls von verschiedenen Zentren erprobte Verfahren der primären T4 und im Verdachtsfall sekundären TSH-Bestimmung einerseits und der parallelen Bestimmung von T4 und TSH andererseits sind weitgehend eingestellt worden, weil die **primäre TSH**-Bestimmung sich als die zuverlässigere, leichter zu handhabende und kostengünstigere Methode erwies (Klett 1983; Klett 1985; Wang et al. 1998).

Die in Europa gültigen Richtlinien empfehlen daher das TSH-Screening aus Trockenblutproben als die für das Neugeborenen-Screening am besten geeignete Methode. Weil die unter Geburt steil ansteigenden TSH-Werte physiologischerweise in der frühen Postnatalphase noch erhöht sein können, ist am ersten Lebenstag mit einer erhöhten Zahl falsch positiver TSH-Ergebnisse zu rechnen. Für ambulante Entbindungen und Frühentlassungen gilt: bei **normaler Jodversorgung** liefert das **TSH-Screening** bereits ab dem 2. Lebenstag (**> 24 h**) zuverlässige Ergebnisse, das Stoffwechselscreening liefert jedoch erst ab dem 3. Lebenstag zuverlässige Ergebnisse (Ausnahme Tandem-MS). Der Termin für die Probenentnahme sollte deshalb nicht vor dem 3. Lebenstag gewählt werden, um die sonst erforderliche Kontrolle des Stoffwechselscreening zu vermeiden (Grüters et al. 1997; Harms 1996; Kopp et al. 1995; Europ. Society Ped. Endocrinology 1993).

Das TSH-Screening liefert bereits jenseits 24 Lebensstunden zuverlässige Ergebnisse. Die Kombination mit dem Stoffwechselscreening ist jedoch erst ab dem 3. Lebenstag sinnvoll.

4. Methodik des TSH-Screenings

4.1. TSH-Assay

Auch die methodische Weiterentwicklung des TSH-Trockenblutscreening führte zu wesentlichen Verbesserungen vor allem der Sensitivität und Präzision. Entscheidende Fortschritte ergaben sich aus der Weiterentwicklung des ursprünglichen TSH-Radioimmunoassays. Durch Änderungen des Bestimmungsverfahrens durch die Einführung der Sandwichtechnik beim RIA und der mit dem RIA konkurrierenden nichtradioaktiven Verfahren der Luminiszens- und Fluoreszenstechnik wurden entscheidende Verbesserungen erzielt, die zu einer um ein Mehrfaches gesteigerten Sensitivität und Präzision der Meßverfahren führten. Als „Goldstandard" zählt heute der Fluoreszensimmunoassay (FIA), der als Marktführer von den meisten Screeningzentren verwendet wird (Working Group on CH; Grüters 1998).

4.2. Filterpapierkarten als Probenträger

Die für die Trockenblutproben verwendeten Filterpapierkarten unterscheiden sich in ihrer Dichte. Demzufolge finden sich Unterschiede bezüglich Fließverhalten und Aufnahmekapazität, die je nach Hersteller und Charge Abweichungen zwischen 20 und 40% aufweisen können. Es gilt daher der Grundsatz, daß für die vom Kithersteller vorgefertigten Standards und die zu messenden Trockenblutproben die gleiche Filterpapiersorte verwendet wird. Die Übereinstimmung muß erfahrungsgemäß im Einzelfall überprüft werden. Die Qualität der Trockenblutproben wird durch die Technik der Blutgewinnung beeinflußt. Das Blut muß freitropfend auf die kreisförmig bezeichneten Stellen der Filterpapierkarte so aufgebracht werden, daß der Probenkreis auf beiden Seiten sichtbar ist und gleichmäßig durchfeuchtet wird. Die Zeit bis zur Eintrocknung der Blutprobe beträgt bei 20°C mindestens 15 min.; erst danach darf die Probe eingetascht und verschickt werden. Noch feuchte Proben können sich zersetzen und so zu falsch negativen Resultaten führen.

Wegen der z.T. abweichenden Ergebnisse vor allem der RIA-Verfahren, ist die Kenntnis des angewandten Verfahrens für die Interpretation der Ergebnisse von Bedeutung. Eine Information über das verwendete Verfahren und die dafür gültigen Grenzwerte muß deshalb im Zweifelsfall eingeholt werden.

Das TSH-Screening verlangt hohe Sensitivität und Reliabilität. Trockenblutproben und Standards brauchen einheitliche Filterpapierkarten. Qualitativ nicht ausreichende Blutproben sind erneut anzufordern. Die Interpretation von Ergebnissen muß auch das angewandte Verfahren berücksichtigen (Grüters et al. 1997; Klett 1985; Fisher 1997; Wang et al. 1998).

5. Ergebnisse des TSH-Screenings

5.1. Das TSH-Screening erfaßt 99 von 100 Hypothyreosen

Seit Einführung des TSH-Screening in Deutschland werden Jahr für Jahr mehr als 200 Neugeborene mit angeborener Hypothyreose diagnostiziert, bei denen die postnatal sonst unvermeidliche Entwicklung einer geistigen Behinderung durch rechtzeitige und adäquate Frühbehandlung mit l-Thyroxin vermieden werden kann.

Wie alle Screening-Verfahren kann auch das TSH-Screening keine 100%ige Aufdeckung aller an dieser Störung erkrankten Neugeborenen garantieren. Aufgrund der international vorliegenden Erfahrungen werden jedoch 99 von 100 erkrankten Kindern rechtzeitig erkannt. Falsch negative Befunde betreffen daher nur 1% der im Screening erfaßten Hypothyreosen oder eine von 400.000 Proben.

Die Ursachen falsch negativer Ergebnisse verteilen sich etwa je zur Hälfte auf menschliches Versagen (falsche Beschriftung, Probenverwechslung) und methodische oder organisatorische Fehler (Probenverlust, technische Ursache). In seltenen Fällen wurde auch über „late-onset"-Konstellationen und während der Neonatalperiode erworbene Hypothyreosen berichtet.

Tabelle 3. Unmittelbare Fehlerquellen für das TSH-Screening

Fehlerquelle	Ursache
Probe nicht ausreichend durchfeuchtet	zu kleiner Blutstropfen
Probe feucht verpackt	zu kurze Trocknungszeit (< 15 min.)
Filterpapier nicht einheitlich	Dichte und Saugfähigkeit unterschiedlich
zu frühe Probenahme	Probenahme jenseits 24 h postnatal
Ungeeignetes Bestimmungsverfahren	unzureichende Sensitivität und Präzision; Inkubationszeit zu kurz
falsche Beschriftung	Verwechslung
Probenvertauschung	Verwechslung
Probe im Labor nicht eingegangen	Versandfehler

5.2. Der Nutzen überwiegt

Neben den unschätzbaren Vorteilen für die betroffenen Kinder und deren Eltern und die damit verbundenen ethischen Gesichtspunkte erweist sich das Neugeborenen-Hypothyreosescreening auch bei nüchterner Betrachtung der Kosten-Nutzen-Relation als besonders erfolgreiches Verfahren, um unnötiges Leid und die Allgemeinheit belastende Krankheitskosten zu ersparen. Während für das TSH-Screening in Deutschland jährlich nur ca. 4 Mio. Euro aufgewendet werden müssen, belaufen sich die für die Betreuung eines geistig behinderten Kindes anfallenden Kosten auf jährlich ca. 25.000,- Euro, für 200 Kinder also auf 5 Mio. Euro pro Jahr. Bei einer angenommenen Lebensspanne von 50 Jahren entspräche dies einem Aufwand von 250 Mio. Euro. Unter Hinzurechnung des entgangenen Bruttosozialprodukts errechnet sich gar ein Schaden von 400 Mio. Euro. Die mit annähernd 1:100 eindrucksvolle Kosten-Nutzen-Relation unterstreicht erneut den hohen Wert des Neugeborenen-TSH-Screening (Grüters et al. 1997; Harms 1996; Klett 1983; Klett 1997; Wang et al. 1998).

Das neonatale TSH-Screening deckt mit 99%iger Sicherheit angeborene Hypothyreosen auf und bewahrt in Deutschland jedes Jahr mehr als 200 Neugeborene vor geistiger Behinderung. Die günstige Kosten-Nutzen-Relation von annähernd 1:100 macht das TSH-Screening auch finanziell attraktiv. Bei begründetem klinischem Verdacht auf Hypothyreose ist die Wiederholung des TSH-Screenings angezeigt, da late-onset oder erworbene Formen der Hypothyreose möglich sind.

6. Schilddrüsenfunktion bei Neugeborenen

6.1. Reife Neugeborene

Die genaue Kenntnis der Reifungsvorgänge der Schilddrüsenfunktion ist eine wesentliche Voraussetzung zur korrekten Beurteilung von Grenzbefunden, wie sie physiologischerweise als Folge des Geburtsvorgangs, der Kontamination mit jodhaltigen Substanzen, aber auch bei bestimmten neonatalen Erkrankungen, Mißbildungen, bestimmten Medikamenten und hypokalorischer Ernährung auftreten können. Funktionelle Untersuchungen haben gezeigt, daß als direkte Folge der Geburt und des damit verbundenen Kältereizes ein steiler TSH-Anstieg erfolgt, der Werte bis über 100 E/l erreichen kann. Innerhalb der ersten 24 Lebensstunden fällt die TSH-Konzentration wieder auf Werte unter 20 E/l ab. In der Regel finden sich daher im TSH-Screening jenseits der ersten 24 Lebensstunden unauffällige TSH-Werte, wenngleich die Rate kontrollbedürftiger Befunde zu diesem frühen Zeitpunkt noch höher liegt als an den darauffolgenden Tagen.

Als Folge des durch die Geburt initiierten TSH-Anstiegs wird vermehrt T4 und T3 freigesetzt. Auch die T4- und T3-Konzentrationen erreichen Werte, die das zweifache des für Kinder und Erwachsene gültigen oberen Normwertes erreichen können. Wird die Kontrolluntersuchung in einem nicht auf Neugeborene spezialisierten Labor vorgenommen, werden die vermeintlich erhöhten Werte als *Hyperthyreose* befundet, obwohl sie für Neugeborene durchaus physiologisch sind. Weitere Besonderheiten, die bei der Interpretation zu berücksichtigen sind, betreffen Angaben zur Geburt (Jodhaltige Desinfizientien (PVP-Jod), Sektio, zum Reifezustand, zu angeborenen Mißbildungen) zur etwaigen Behandlung (Beatmung, Medikation), und Angaben zur Mutter (mütterliche Schilddrüsenerkrankung). Die komplexe bei der Interpretation der Schilddrüsenfunktion Neugeborener bestehende Situation erklärt den Bedarf an einschlägigem Fachwissen, wenn es darum geht, Fehlbewertungen der Schilddrüsenfunktion Neugeborener zu vermeiden.

Die beschriebenen Reifungsvorgänge und deren Auswirkung auf die Schilddrüsenfunktion wurden in den USA vor allem von der Arbeitsgruppe um Fisher, in Deutschland von Klett Ende der siebziger Jahre erarbeitet und in den Folgejahren veröffentlicht. Wegen der beschriebenen Anpassungsvorgänge ist es sinnvoll, das TSH-Screening nicht vor dem 3. Lebenstag, aber auch nicht später als am 5. Lebenstag vorzunehmen, um den störenden Einfluß geburtsbedingter Anpassungsstörungen auf den Schilddrüsenregelkreis möglichst klein zu halten. Der genannte Zeitraum ist auch für die Screeningdiagnostik angeborener Stoffwechselstörungen vorteilhaft, da er die Aussagekraft verbessert. Der Verlauf der prä- und postnatalen Schilddrüsenfunktion geht aus Abb. 2 und 3 hervor (Fisher 1989; Klett 1983; Oakley et al. 1998).

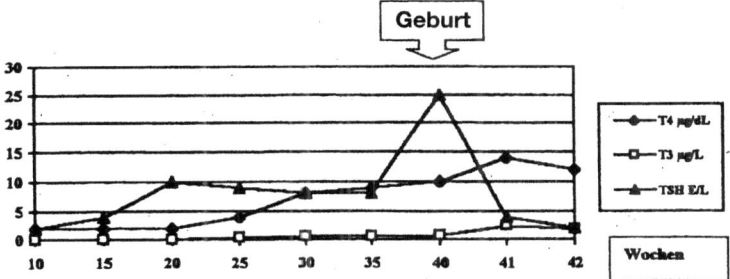

Abb. 2. Prä- und postnataler Verlauf von TSH (E/L), T4 (μg/dL) und T3 (μg/L) (modifiziert nach Fisher 1989)

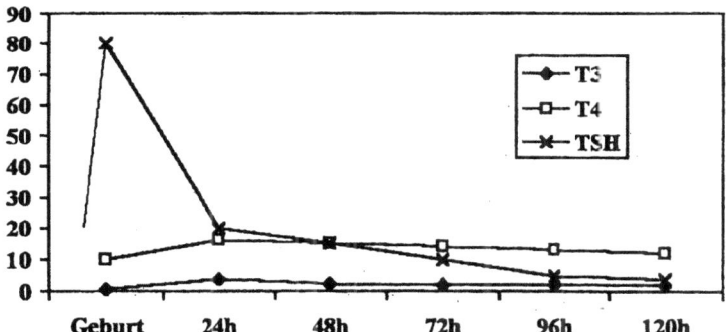

Abb. 3. Postnatale Entwicklung der Schilddrüsenfunktion für TSH E/L, T3 μg/L, u. T4μg/dL (modifiziert nach Fisher 1989)

6.2. Frühgeborene

Erst in neuerer Zeit wurden auch unreife Frühgeborene systematisch untersucht, was eine differenziertere Beurteilung der Grenzziehung zwischen physiologisch niedrigen und pathologisch erniedrigten T4-Werten ermöglicht. Während gesunde Reifgeborene, von Ausnahmen abgesehen, über ein stabiles und ausgereifteres Regulationssystem verfügen, sind Frühgeborene neben dem vom Gestationsalter abhängigen Reifegrad der Schilddrüsenfunktion auch stärker durch ungünstige Rahmenbedingungen beeinflußbar (nichtthyroidale Krankheiten, hypokalorische Ernährung).

6.2.1. Schilddrüsenfunktion korreliert mit Reifegrad

Während reife Mangelgeborene über eine ihrem Gestationsalter entsprechende, ausgereifte Schilddrüsenfunktion verfügen, befindet sie sich bei Frühgeborenen noch in einem unreifen Stadium, das dem jeweiligen Gestationsalter zuzuordnen ist. Beobachtungen haben gezeigt, daß die Konzentration des gesamten und freien Thyroxins mit dem Reifegrad gesunder Frühgeborener korreliert, d. h. je unreifer das Frühgeborene desto niedriger ist der zugehörige Thyroxinwert und umgekehrt. Daß die niedrigeren Thyroxinwerte physiologisch bedingt sind, läßt sich bei dem unter Normalbedingungen intakten Regelkreis (cave Dopamin) am zugehörigen TSH-Wert ablesen.

Auch bei Frühgeborenen sind die TSH-Konzentrationen und deren Reaktion auf äußere Einflußfaktoren den bei Reifgeborenen bekannten Verhältnissen vergleichbar und bewegt sich innerhalb der für Reifgeborene gültigen Grenzen. Man bezeichnet den nicht von einer TSH-Erhöhung begleiteten Zustand auch als Hypothyroxinämie. Im Unterschied zur angeborenen Hypothyreose spiegelt die Hypothyroxinämie bei Frühgeborenen den jeweiligen physiologischen Reifezustand wider. Dieser entspricht dem aktuellen Gestationsalter und normalisiert sich mit dem postnatal einsetzenden Aufholwachstum.

Da Frühgeborene sich generell noch in einem wenig stabilen Zustand der fetalen Entwicklung befinden, sollte neben der allgemeinen körperlichen Entwicklung vor allem die Schilddrüsenfunktion turnusmäßig (ca. vierwöchentlich) überwacht werden (Tabelle 6), um die Entwicklung einer transienten Hypothyreose nicht zu übersehen. Von besonderer Bedeutung ist die Aufdeckung von Störfaktoren, die transiente Hypothyreosen auslösen können (vgl. Tabelle 5) (Acheson et al. 1980; Adams et al. 1995; Den Ouden et al. 1996; Derksen-Lubsen 1996; Fisher 1997; Glinoer et al. 1995; Klett 1983; Mercado et al. 1988; Van den Berghe et al. 1994; Van Wassenaer et al. 1997).

6.3 Einfluß nichtthyroidaler Krankheiten und hypokalorischer Ernährung

Nichtthyroidale neonatale Erkrankungen (Sepsis, Beatmung, cardiale und alimentäre Einflüsse) z.B. in Folge von Atemnotsyndrom, angeborenem Vitium cordis oder hypokalorischer Ernährung. Auch maschinelle **Beatmung,** Kreislaufstörungen, bakterielle **Infektionen** und **hypokalorische Ernährung** führen zum Bild der Hypothyroxinämie und Hypotrijodthyroninämie im Sinne **eines low T3 und low T4-**Syndroms. Die TSH-Werte bewegen sich dabei zum Zeitpunkt des Screening im unteren Normbereich. Im Einzelfall ist kaum klärbar, ob die Downregulation primären, sekundären oder tertiären Ursprungs ist.

Eine große Bedeutung besitzen daher **Verlaufskontrollen,** aus denen nach oben oder unten gerichtete Trends abgelesen werden können. Sie erlauben eine wesentlich zuverlässigere Einschätzung des Funktionszustandes als das Ergebnis eines TRH-Stimulationstestes, dessen überschießende TSH-Antwort in diesem Lebensabschnitt regelmäßig zu Fehlbewertungen führt. Die TSH-Antwort auf TRH unterliegt dabei nicht nur neonatalen Reifungsvorgängen (vgl. Adaptationsstörung), sondern wird auch durch Jodmangel verstärkt.

Lediglich die durch **Dopamin** ausgelöste **Aufhebung** der **TSH-Antwort** auf eine transiente Hypothyreose verlangt die Substitution mit L-T4, wenn die klinische Situation dies erfordert oder eine voraussichtlich längerdauernde Behandlung mit Dopamin (> 1 Woche) unvermeidlich ist.

Bei Neugeborenen mit angeborenem **Herzfehler** besteht eine in der Regel durch jodhaltige Röntgenkontrastmittel bedingte **Jodkontamination**, die zur Blokkade der Schilddrüsenfunktion führt (Wolff-Chaikoff-Effekt). Bei hämodynamisch erforderlicher Flüssigkeitsrestriktion begünstigt die damit verbundene **hypokalorische Ernährung** die Entstehung einer transienten Hypothyreose, die eine Substitution mit T4 und, im Falle einer operativen Korrektur, auch mit T3 erfordert. Letztere dient der rascheren Genesung durch Verbesserung der Kontraktilität des Herzmuskels und hat sich bei älteren Säuglingen und Kleinkindern bewährt. Die Behandlungsindikation sollte unter Heranziehung eines thyreologisch erfahrenen Kinderendokrinologen getroffen werden (Adams et al. 1995; l'Allemand et al. 1987; Bettendorf et al. 1997; Bettendorf et al. 2000; Klett 1983; Mercado 1988).

Tabelle 4. Referenzwerte für Neu- und Frühgeborene (nach Klett und Adams)

Gestationsalter in Wochen	Gesamt T4 (µg/dl) (Klett 1983)	freies T4 (ng/dl) (Adams 1995)
25–27	–	1,4 (0,8–2,2)
28–30	–	2,0 (0,9–3,0)
31–33	10,8 (5,1–11,0)	2,4 (0,9–4,4)
34–36	11,4 (6,1–12,2)	2,8 (1,2–7,0)
37–42	12,4 (7,0–18,6)	3,6 (2,0–5,6)

6.4. Transiente Hypothyreose

Unter einer transienten Hypothyreose versteht man **eine zeitlich begrenzte Unterfunktion der Schilddrüse**, die von unterschiedlicher Dauer sein kann und durch verschiedene Störfaktoren auslösbar ist.

Die transiente Hypothyreose ist abzugrenzen von harmlosen Formen der Anpassungsstörung, die keiner Therapie bedürfen wie der singulären **Hyperthyreotropinämie** und **Hypothyroxinämie**. Bei Verdacht auf das Vorliegen einer transienten Hypothyreose ist es erforderlich nach bekannten Störfaktoren zu suchen, um die Diagnosestellung zu verifizieren (vgl. Tabellen 5 und 6).

Störfaktoren im einzelnen sind:
- Jodmangel
- Jodkontamination (jodhaltige Desinfizientien,
- jodhaltige Medikamente (auch während der Schwangerschaft)
- Thyreostatika und andere antithyroidal wirksame Substanzen (mütterl. Anamnese)
- Fehlernährung während Schwangerschaft oder Stillzeit (Jodmangel, Thiozyanate)
- hypokalorische Ernährung.

Für die korrekte Diagnosestellung einer angeborenen **transienten Hypothyreose** gelten folgende Voraussetzungen:
1. Screening-TSH kontrollbedürftig
2. Serum-TSH erhöht (Kontrollprobe)

3. Serum-FT4 oder T4 erniedrigt (bezogen auf die Referenzwerte Reif- bzw. Frühgeborener.

Läßt sich ein Störfaktor nicht identifizieren, empfiehlt sich der sonographische Ausschluß einer Schilddrüsenfehlbildung und die Suche nach einschlägigen Antikörpern (Tabellen 5, 6).

In den meisten Fällen erweist sich der Verdacht auf eine transiente Hypothyreose als unbegründet. Die bereinigte Häufigkeit behandlungsbedürftiger transienter Hypothyreosen liegt in Deutschland in der Größenordnung von 1:16.000, in den USA bei 1:60.000.

Meist handelt es sich um transiente Störungen der TSH-Antwort auf die geburtsbedingten Veränderungen (Hyperthyreotropinämie) oder um Hypothyroxinämien, die bei angeborenen Mißbildungen und bei schweren neonatalen Erkrankungen häufiger beobachtet werden. Auch der Nachweis einer auf das Lebensalter bezogen hypokalorischen Ernährung, die z.B. bei zyanotischen Herzfehlern Bestandteil des Behandlungsregimes sind, können als Erklärung herangezogen werden.

Bei routinemäßiger Anwendung **jodhaltiger Antiseptika** allerdings resultiert eine deutliche **Zunahme der Häufigkeit** transienter Hypothyreosen. Zum Schutz der Neugeborenen ist es deshalb geboten, die peri- und postnatale Anwendung jodhaltiger Antiseptika restriktiv zu handhaben (Bona 1998; Grüters 1983; Kanaka et al. 1992; Morreale de Escobar et al. 1989; Schönberger und Grimm 1982).

Ein zeitlich begrenzter Behandlungsbedarf mit L-Thyroxin besteht, wenn eine transiente Hypothyreose länger als 1 Woche besteht oder voraussichtlich bestehen wird. Die Behandlungsdauer richtet sich nach der Dauer des Vorhandenseins des identifizierten Störfaktors. Nach Beendigung einer ausgeprägten Jodkontamination wird bei Neugeborenen die Fortführung der T4-Substitution für die Dauer von 2 Wochen empfohlen. Nach Absetzen der T4-Therapie sind mindestens zwei Verlaufskontrollen in wöchentlichem Abstand angezeigt.

Ein im Screening erhöhtes TSH rechtfertigt nicht die Diagnose einer transienten Hypothyreose. Es bedarf immer der Absicherung durch Kontrolle von TSH und FT4 oder T4 aus Serum-Kontrollproben.

7. Störfaktoren der Schilddrüsenfunktion

Die für die neonatale Schilddrüsenfunktion wichtigsten Störfaktoren sind Jodkontamination, lebensbedrohliche nichtthyroidale Erkrankungen, Dopamintherapie und mit extremer Unreife einhergehendes Gestationsalter unterhalb der 27. SSW. Sind die genannten Störfaktoren präsent, ist die vorübergehende Substitution mit L-Thyroxin erforderlich. Sie ist nur verzichtbar, wenn der Beweis für eine ungestörte Schilddrüsenfunktion geführt werden kann. Die Festlegung der Behandlungsdauer muß in Ermangelung einheitlicher Empfehlungen von einem in der Schilddrüsenfunktionsdiagnostik bei Neugeborenen erfahrenen Kinderendokrinologen getroffen werden. Dabei ist sicherzustellen, daß eine auch nur zeitweise Unterversorgung mit Schilddrüsenhormonen während der für die Hirnentwicklung besonders kritischen Zeit bis zur 6. Woche nach dem errechneten Geburtstermin unbedingt vermieden wird. Nach Absetzen der Therapie ist die sorgfältige Kontrolle der Schilddrüsenfunktion unerläßlich. Als Kontrollparameter sind TSH, T4 oder FT4 und T3 bzw. FT3 heranzuziehen (Adams et al. 1995; Bona 1998; Burrow et al. 1994; Delange 1989; Klett 1991).

Tabelle 5. Störfaktoren der Schilddrüsenfunktion als mittelbare Fehlerquellen für das TSH-Screening

Störfaktor	Ursache
Jodmangel	Fehlernährung und fehlende Jodprophylaxe
Jodkontamination	jodhaltige Antiseptika/Kontrastmittel, jodhaltige Arzneimittel und Nahrungsmittel
Dopaminbehandlung	Dopamin hemmt TSH-Ausschüttung
Frühgeborene < 27 SSW	extreme Unreife fördert Instabilität
Nichtthyroidale neonatale Erkrankung	Atemnotsyndrom, Herzfehler, Sepsis
Parenterale Ernährung	low T4 durch unterkalorische Ernährung
Antithyroidale Behandlung der Mutter	Thyreostatika bei Immunhyperthyreose
Antiepileptika während Schwangerschaft	Mütterliche Epilepsie
Antirheumatika während Schwangerschaft	Erkrankungen des rheumat. Formenkreises
Starker Zigarettenkonsum	Nikotinabhängigkeit

Frühgeborene besitzen zwar einen voll funktionsfähigen Schilddrüsenregelkreis, unterscheiden sich von Reifgeborenen aber durch niedrigere periphere T4- und T3-Werte (Tabelle 4). Der auch als physiologische Hypothyroxinämie bezeichnete Zustand normalisiert sich entsprechend der postnatalen Entwicklung. Das noch wenig stabile Gleichgewicht ist jedoch gegenüber Störfaktoren anfällig (Tabelle 5) und bedarf der turnusmäßigen Überwachung.

8. Bewertung der Ergebnisse des TSH-Screenings

Die durch die Geburt und den Reifegrad bestimmten Besonderheiten der Schilddrüsenfunktion werden unter dem Begriff der **Adaptationsstörungen** zusammengefaßt. Sie haben vorübergehenden Charakter und sind gekennzeichnet durch bestimmte Randbedingungen deren Kenntnis unerläßlich ist, um Fehldiagnosen zu vermeiden und eine korrekte Zuordnung zu bestimmten Verlaufsvarianten treffen zu können.

Es wird deshalb eine Checkliste für das TSH-Screening vorgestellt, aus der das im Einzelfall notwendige Vorgehen abgeleitet werden kann (Tabelle 6). Als Bezugsgröße dient der im Screening ermittelte TSH-Wert, dem der jeweilige Umfang für die Kontrolluntersuchung und der Einholung spezifischer Informationen über das betroffene Neugeborene zugeordnet ist.

Tabelle 6. Checkliste zum diagnostischen Vorgehen bei Auffälligkeiten im TSH-Screening

Lfd. Nr.	Kontrolle Laborwerte i. Serum	Screening-TSH < 15 E/l	Screening-TSH > 15–50 E/l	Screening-TSH > 50 E/l	Hypothyreose bestätigt Serum-TSH ↑↑
1	TSH	-	+	+	+
2	T4/fT4	-	+	+	+
3	T3	-	+	+	+
4	Thyreoglobulin	-	(+)	-	+
5	SD-Antikörper	-	-	-	+
6	Gestationsalter	-	+	+	+
7	Jodkontamination.	-	+	+	+
8	mütterl. SD-Erkr.	-	+	+	+
9	nichtthyr. Erkrankg.	-	+	+	+
10	Malformation	-	+	+	+
11	Knochenalter	-	-	-	+
12	SD-Sonographie	-	-	-	+
13	L-T4-Therapie			+ (vorläufig)	+ (dauerhaft)

Bei TSH-Erhöhung müssen die unter Nr. 1–3 angegebenen Untersuchungen veranlaßt und die unter Nr. 6–10 aufgeführten Besonderheiten ermittelt werden, um eine korrekte Bewertung der Ergebnisse sicherzustellen. Das unter Nr. 4–5 und 11–13 angegebene Vorgehen ist nur fakultativ erforderlich.

Aus Tabelle 6 kann im Einzelfall abgeleitet werden, welche klinischen Kriterien für die Bewertung heranzuziehen sind und welchen Umfang die Kontrolluntersuchung haben sollte. Dabei erlaubt die Kenntnis von Gestationsalter, Hinweis auf Jodkontamination, familiärer Schilddrüsenerkrankung, einer nichtthyroidalen Krankheit oder einer hypokalorischen Ernährung Aufschluß über Reifegrad, Jodexzeß sowie familiäre oder krankheitsbedingte **Störfaktoren**, die sich auf die Qualität der **Schilddrüsenfunktion** auswirken.

Die TSH-Richtlinien sehen einen **TSH-Grenzwert > 20** als **kontrollbedürftig** vor. Durch die mit einer höheren Sensitivität verbundene methodische Weiterentwicklung kommerzieller TSH-Screening-Kits gelten mittlerweile in den meisten Screeninglabors **TSH-Werte >15E/l** als **kontrollbedürftig**. Da der Grenzwert neben der verwendeten Methode auch von anderen laborspezifischen Einflußfaktoren abhängig ist, kann das Screening-Labor einen niedrigeren TSH-Grenzwert als 20 E/l festlegen, der nachvollziehbar auf die jeweiligen spezifischen Verhältnisse abgestimmt sein sollte.

Liegt ein kontrollbedürftiger TSH-Wert vor, wird umgehend Kontakt mit den Eltern oder dem zuständigen Arzt aufgenommen, um eine Blutprobe anzufordern. Während sich der Verdacht auf eine angeborene Hypothyreose bei Screening-TSH-Werten unter 50 E/l in nur 1–2% bestätigt, beträgt die Bestätigungsquote bei **TSH > 50–100 E/l** bereits **20%**, und bei **TSH > 100 E/l** etwa **70%**. Die Wahrscheinlichkeit einer Hypothyreosebestätigung ist daher bei TSH-Werten unter 50 E/l sehr gering und rechtfertigt ein abgestuftes Vorgehen bei der Anforderung von Kontrollen. Dies auch aufgrund der Erfahrung, daß bei TSH < 50 E/l funktionierendes Schilddrüsengewebe angelegt ist und zumindest eine Restfunktion besteht, die eine Schädigung der geistigen Entwicklung während der ersten zwei Lebenswochen verhindert.

Die meisten Labors fordern deshalb bei TSH-Werten unter 50 E/l die Kontrollprobe auf schriftlichem Weg bei der Mutter an. In einem Elternbrief wird die Notwendigkeit einer möglichst raschen Klärung des Laborbefundes erläutert. Bei TSH-Werten > 50 E/l wird die Blutprobe hingegen stets telefonisch angefordert. Grundsätzlich gilt dabei die Forderung nach einer möglichst raschen Diagnosestellung, um die Behandlung so früh wie möglich einleiten zu können. Die Ergebnisse frühbehandelter Kinder zeigen, daß die geistige Entwicklung vom Zeitpunkt des Behandlungsbeginns und der compliance abhängt. Dies gilt insbesondere für Athyreosen oder im Schweregrad vergleichbare Hypothyreosen anderer Ursache (Donaldson 1998; Grüters et al. 1997; Grüters 1998; Klett 1985; Wang et al. 1998).

Tabelle 7. Hypothyreosewahrscheinlichkeit steigt in Abhängigkeit von TSH

Sceening-TSH (E/l)	< 15-20	> 20-50	> 50-100	> 100
Anzahl Neugeborene	523.000	1356	207	202
Hypothyreose bestätigt		19	43	136
Bestätigungsquote		1,4%	20,8%	67,3%
Kontrollanforderung	keine	✉	☎	☎

Unter ca. 530.000 Neugeborenen wurde in 1.765 Fällen (0,33%) aufgrund eines erhöhten TSH-Wertes (Grenzwert > 20 E/l) eine Kontrollblutprobe angefordert. Der Hypothyreoseverdacht bestätigte sich bei 198 Neugeborenen (11,3%). Mit zunehmendem TSH-Wert variierte die Bestätigung des Hypothyreoseverdachts zwischen 1,4% und 67% (Klett 1983)

Für die korrekte Bewertung im TSH-Screening auffälliger Werte ist die Kenntnis der im Serum gemessenen Ergebnisse der Kontrollprobe und anamnestischer Besonderheiten unverzichtbar. Eine Checkliste erleichtert Orientierung und Entscheidungsfindung.

9. Absicherung des Hypothyreoseverdachts

Ein im TSH-Screening aufgetauchter Hypothyroseverdacht bedarf, unabhängig von der Höhe des Screeningwertes, immer der **Absicherung** durch eine Bestimmung von **TSH und FT4** oder TT4 und TT3 oder FT3 im Serum oder Plasma.

Neben dem TSH-Wert haben die Ergebnisse der peripheren Schilddrüsenhormone T4 und T3 eine **Leitfunktion** für:

- die Unterscheidung transienter von permanenten Hypothyreoseformen
- die Einschätzung des Schweregrades einer Hypothyreose
- die Entscheidung, ob sofortige Behandlung indiziert ist
- die Entscheidung, ob weitere Beobachtung durch Verlaufskontrolle notwendig ist
- die Entscheidung, ob weitere Diagnostik die Absicherung der Diagnose unterstützt.

Tabelle 8. Differentialdiagnose angeborener Schilddrüsenfunktionsstörungen

Serumwerte aus Kontrollprobe	Ursache
T4 niedrig, T3 normal/niedrig, TSH normal	Frühgeburt, nichtthyroidale Erkrankung, Vitium cordis, TBG-Mangel
T4 normal/niedrig, T3 normal, TSH erhöht	Jodmangel, Jodexzeß, Adaptationsstörung, primäre Hypothyreose
T4 niedrig, T3 niedrig, TSH stark erhöht	Primäre Hypothyreose, Jodexzeß
T4 erhöht, T3 normal/erhöht, TSH erhöht	wiederholter Jodexzeß, TSH-Rezeptordefekt

Die Einleitung einer Behandlung mit L-Thyroxin verlangt eine möglichst umfassende diagnostische Klärung des vorliegenden Defekts. Da eine Verzögerung des Behandlungsbeginns bei eindeutig nachgewiesener Hypothyreose nicht entstehen darf, müssen aus der vor Festsetzung des Behandlungsbeginns eingesandten Probe nach Maßgabe der Anamnese die fakultative Bestimmung von Schilddrüsen-AK oder Thyreoglobulin veranlaßt werden:

- Die Untersuchung auf **Schilddrüsenantikörper** (TSH-Rezeptor-AK, TPO-AK, TG-AK) ist zu veranlassen, wenn die gezielte Nachfrage den Verdacht oder die Gewißheit auf eine mütterliche Schilddrüsenerkrankung ergibt.
- Die **Thyreoglobulin**bestimmung (TG) liefert wichtige Informationen, die eine Zuordnung zur Ätiologie der Schilddrüsenfunktionsstörung erleichtern. Nicht oder kaum nachweisbare TG-Konzentrationen weisen auf eine Athyreose, erhöhte TG-Werte hingegen auf eine durch Struma, Jodexzeß, Dysplasie oder durch plazentaren Übergang von Autoimmun-AK ausgelöste Hypothyreose.
- Die sonographische Messung von Schilddrüsenposition und Schilddrüsenvolumen ist immer erforderlich, wenn aufgrund der Laborergebnisse im Serum eine Hypothyreose vorliegt. Die **Sonographie** erlaubt
  - die Erfassung der Position der Schilddrüse
  - die Volumenbestimmung zur Abgrenzung einer Dysplasie oder Struma
  - den Verdacht auf Ektopie oder Athyreose, der laborchemisch zu bestätigen ist.

Das durchschnittliche **Schilddrüsenvolumen** reifer Neugeborener beträgt **1 ml ± 0,3 ml** bei einer Streubreite zwischen 0,5 und 1,5 ml (Adams et al. 1995; Fisher 1997; Glinoer et al. 1995; Klett 1999).

Die Sonographie muß mit einem hochauflösenden Schallkopf mit 7,5 MHz durchgeführt werden. Der Schallkopf muß in Anpassung an die anatomischen Ver-

Tabelle 9. Schematische Darstellung typischer Abgrenzungskriterien zwischen physiologischen und pathologischen Konstellationen der Schilddrüsenfunktion bei Früh- und Reifgeborenen. Für die Zuordnung funktioneller Besonderheiten der neonatalen Schilddrüsenfunktion und deren Einbeziehung in die Diagnosefindung bedarf es einer genauen Kenntnis der Kriterien, die eine korrekte Abgrenzung und Beurteilung grenzgradiger Befundkonstellationen erlauben. Von besonderem Interesse sind aufgrund ihrer Häufigkeit reifungsbedingte Adaptationsstörungen, Jodkontamination und klinischer Status der im TSH-Screening auffälligen Neugeborenen. Der Nachweis erhöhter Thyreoglobinkonzentrationen stützt den Verdacht auf transiente Hypothyreose oder Schilddrüsendysgenesie. Der Entscheidung über Verlaufskontrolle oder Therapie dient die Synopsis von anamnestischen, klinischen und Laborbefunden.

Konstellation	Trockenblutprobe 3.–5. Lebenstag	Serumkontrolle 8.–12. Lebenstag		
	TSH (mE/dl)	TSH (mE/dl)	TT4 (μg/dl)	FT4 (ng/dl)	TT3 ng/ml
Hypothyroxinämie (Niedrig-T4-Syndrom)	< 15	< 7	5–8	≥ 0,8	> 1
Hypotrijodthyroninämie (Niedrig-T3-Syndrom)	< 15	< 7	> 6	> 1	< 1
Transiente Hypothyreose (L-T4-Substitutionsbedarf)	> 15 (kontrollbedürftig)	> 7	< 6	< 1	≥ 1
Permanente Hypothyreose (angeb. prim. Hypothyreose)	> 100 (prophyl. Therapie)	> 20	< 6	< 1	≤ 1
TSH-Mangel (sekund.-, tertiäre Hypoth.)	< 5	< 1	< 6	> 0,8	≥ 1
Hyperthyreotropinämie (TSH-Adaptationsstörung; selten TSH-Rezeptordefekt)	> 15 (kontrollbedürftig)	> 7	> 6	> 1	> 1
Hyperthyroxinämie (T4-Adaptationsstörung; selten T3-Rezeptordefekt)	> 15 (kontrollbedürftig)	< 7	> 20	> 2,5	> 1
Hypertrijodthyroninämie (Jodmangel & Jodexzeß)	> 15 (kontrollbedürftig)	< 7	> 6	> 1	> 2,5

hältnisse möglichst schmal sein und eine geringe Baubreite (max. 12 mm) aufweisen. Die Volumenbestimmung erfolgt nach der von Brunn angegebenen Rotationsellipsoidmethode:
Die beiden Schilddrüsenlappen werden getrennt nach Höhe, Breite und Tiefe vermessen, und mit dem Faktor 0,479 multipliziert; anschließend wird das Volumen beider Schilddrüsenlappen addiert:

**Volumen = (Länge × Breite × Tiefe × 0,479) links +
+ (Länge × Breite × Tiefe × 0,479) rechts**

- Die Bestimmung des **Knochenalters** dient vor allem als prognostisches Hilfsmittel bei der Abschätzung der Ausprägung einer intrauterin bedeutsamen Entwicklungsverzögerung und kann sowohl **radiologisch** (Abstand 100 cm) als auch **sonographisch** erfolgen.
- Die Anfertigung einer Schilddrüsenszintigraphie ist beim Neugeborenen nicht indiziert. Sie kann allenfalls im Rahmen eines Auslaßversuchs eingesetzt werden, besitzt aber überwiegend akademischen Charakter.
- Die Klärung genetischer Grundvoraussetzungen für die Entstehung angeborener Hypothyreosen steht seit einigen Jahren im Blickpunkt des Interesses. Die allerdings noch nicht überall verfügbaren neuen Untersuchungsmöglichkeiten sollten genutzt werden und sind insbesondere zur Klärung familiärer Ursachen von vorrangigem Interesse.

In Ergänzung zu den Tabellen 6 und 8 vermittelt Tabelle 9 eine Übersicht zu Besonderheiten der Schilddrüsenfunktion, die bei reifen und unreifen Neugeborenen die Diagnosefindung, die Abgrenzung einer physiologischen von einer pathologischen Befundkonstellation und die Zuordnung zu den dargestellten Funktionsvarianten erleichtern.

Für die Zuordnung funktioneller Besonderheiten der neonatalen Schilddrüsenfunktion und deren Einbeziehung in die Diagnosefindung bedarf es einer genauen Kenntnis der Kriterien, die eine korrekte Abgrenzung und Beurteilung grenzgradiger Befundkonstellationen erlauben. Von besonderem Interesse sind aufgrund ihrer Häufigkeit reifungsbedingte Adaptationsstörungen, Jodkontamination und klinischer Status der im TSH-Screening auffälligen Neugeborenen. Der Nachweis erhöhter Thyreoglobinkonzentration stützt den Verdacht auf transiente Hypothyreose oder Schilddrüsenagenesie. Der Entscheidung über Verlaufskontrolle oder Therapie dient die Synopsis von anamnestischen, klinischen und Laborbefunden.

10. Therapie der im Screening entdeckten angeborenen Hypothyreose

10.1. Prophylaktische Therapie

Neugeborene mit stark erhöhter Konzentration im Screening (TSH > 50 U/l) müssen unmittelbar nach Entnahme einer Kontrollblutprobe bis zum Eintreffen der Ergebnisse der Kontrolluntersuchung im Serum **prophylaktisch mit L-Thyroxin** behandelt werden. Die Dosierung erfolgt entsprechend dem in Tabelle 7 angegebenen Schema.

Über die **Fortsetzung oder Beendigung** der prophylaktischen Therapie entscheidet das Ergebnis der **Kontrolluntersuchung**. Findet sich dort ein deutlich rückläufiges TSH in Kombination mit einer für das Lebensalter euthyreoten T4-Konzentration, handelt es sich mit hoher Wahrscheinlichkeit um eine transiente Hypothyreose wie sie häufig nach Jodkontamination beobachtet wird. Die prophylaktische Therapie kann in diesem Fall unter zunächst wöchentlicher Beobachtung des Verlaufs beendet werden.

Führt das Ergebnis der Kontrolluntersuchung zu keiner klaren Entscheidung, muß die Behandlung, entsprechend dem Vorgehen bei Dauertherapie, fortgeführt werden. Der Auslaßversuch muß so lange aufgeschoben werden, bis eine Beeinträchtigung der intellektuellen Entwicklung ausgeschlossen ist. In der Praxis bewährt hat sich das Vorgehen, den Auslaßversuch in der Regel nicht vor Vollendung des zweiten Lebensjahrs durchzuführen. Ausnahmen sind nur zulässig, wenn mit Sicherheit klärbar ist, daß die Voraussetzungen für eine transiente Schilddrüsenfunktionsstörung vorgelegen haben.

Eine zeitlich auf die Exposition gegenüber Jod, Thyreostatika oder Dopamin begrenzte prophylaktische Therapie mit L-Thyroxin ist dann indiziert, wenn im Einzelfall eine Kontamination mit den genannten Substanzen nicht vermieden werden kann. Besondere Beachtung verdient dabei die Jodkontamination, die häufig erst auf Nachfrage erkannt wird (peri- oder postnatale Anwendung jodhaltiger Antiseptika oder Röntgenkontrastmittel).

Ist bei einer Schwangeren wegen einer Hyperthyreose eine Behandlung mit Thyreostatika erforderlich, können die antithyroidal wirksamen Substanzen infolge ihrer Placentagängigkeit zu einer fetalen Hypothyreose führen. Es ist deshalb darauf zu achten, daß die täglichen therapeutischen Dosen möglichst **15–20 mg Thiamazol bzw. 150 mg Propylthiouracil** nicht überschreiten. Nach der Entbindung sind beim Neugeborenen TSH, FT4 und die Schilddrüsen-AK zu kontrollieren. Ist die thyreostatische Therapie während der Stillphase erforderlich, müssen beim Säugling TSH und FT4 regelmäßig kontrolliert werden (Bettendorf et al. 2000; Burrow et al. 1994; Fisher 1997; Grüters et al. 1983; Klett 1991).

10.2. Dauertherapie

Die Indikation zur Dauertherapie mit L-Thyroxin wird gestellt:
- bei eindeutiger laborchemisch und klinisch nachgewiesener permanenter Hypothyreose
- bei laborchemisch eindeutiger, aber klinisch und ätiologisch ungeklärter Hypothyreose
- bei postnatal erworbener Hypothyreose.

Alle Patienten, die einer **Dauertherapie** unterzogen werden, bedürfen der Diagnoseüberprüfung durch Auslaßversuch nach vollendetem zweiten Lebensjahr.

Zur näheren Beschreibung der Art des vorliegenden Defekts dient zunächst die Schilddrüsensonographie. Nur bei deren negativem Ausfall kann eine Schilddrüsenszintigraphie die Einordnung der vorliegenden Störung erleichtern. Sie erfolgt im Anschluß an einen **vierwöchigen Auslaßversuch**, an dessen Anfang, Mitte und Ende jeweils eine Bestimmung der TSH- und FT4(T4)-Konzentrationen stehen sollte. Die in den ersten 3 Wochen begleitende T3-Substitution (0,5–1 µg/kgKG) vermindert die Nebenwirkungen.

Eine Lokalisierung und Typisierung des Defekts durch Schilddrüsenszintigraphie ist nicht mehr indiziert und besitzt allenfalls akademischen Charakter. Gerade weil mit Hilfe gentechnologischer Verfahren bislang nur ein kleiner Teil der genetisch verursachten Störungen des Schilddrüsenstoffwechsels erfaßbar sind, lohnt der Einsatz der neuen Untersuchungstechniken, da vererbbare Erkrankungen durch die Analyse von lymphozytärer genomischer DNA aufgedeckt werden können (vgl. Kap. 4) (Bona 1998; Den Ouden et al. 1996; Dubuis et al. 1996; Fisher 1997; Grüters 1998).

Tabelle 10. Schema zur Früh- und Dauerbehandlung der angeborenen Hypothyreose. Reifgeborene erhalten die Regeldosis, Früh-Mangelgeborene die Dosis pro kg Körpergewicht

Alter	Regeldosis L-Thyroxin	Dosis pro kg/KG/Tag
Therapiebeginn:	Reifgeborene	Frühgeborene
	50 µg/Tag	15 µg/kg/Tag
1–6 Monate	50 µg/Tag	8–10 µg/kg/Tag
6–12 Monate	50–75 µg/Tag	6 µg/kg/Tag
1–6 Jahre	75–100 µg/Tag	4–6 µg/kg/Tag
6–12 Jahre	100–150 µg/Tag	2–3 µg/kg/Tag
> 12 Jahre	100–200 µg/Tag	2–3 µg/kg/Tag

10.3. Dosierung von L-Thyroxin (Tabelle 10)

Die Dosierung von L-Thyroxin erfolgt bei Reifgeborenen mit normalem Geburtsgewicht einheitlich mit 50 µg täglich (ca. 15 µg/kg), bei Früh- und Mangelgeborenen unter 2500 g ist eine äquivalente Dosis zu errechnen. Die erste Kontrolluntersuchung erfolgt 2 Wochen nach Therapiebeginn, während des ersten Trimenon sind monatliche Kontrollen angezeigt. Danach sind vierteljährliche, später halbjährliche und jährliche Kontrollen sinnvoll. Neben der Anpassung der L-Thyroxindosierung empfiehlt sich die jährliche Kontrolle von Wachstum und Knochenkernentwicklung.

Die relativ hohe Anfangsdosierung für L-Thyroxin zielt auf einen raschen Ausgleich des Hormondefizits und sichert die therapeutisch erforderliche rasche Normalisierung der erhöhten TSH-Konzentrationen. Es gilt heute als erwiesen, daß Kinder mit **rascher** Rückbildung von **TSH** eine **bessere** intellektuelle Entwicklung aufweisen als mit niedrigeren Dosen behandelte Neugeborene. Nur in wenigen Fällen erweist sich wegen vermehrter Unruhe und Schlafstörungen eine vorübergehende Dosisanpassung nach unten als notwendig. Treten trotz Frühbehandlung ab dem 2. Lebensjahr neurologische Symptome auf (Choreoathetose), ist eine molekulargenetisch definierbare Mutation wahrscheinlich (Grüters 2001; Rovet et al. 1999; Derksen-Lubsen und Verkerk 1996).

Analog zum Wachstum muß die Dosierung in ein- bis zweijährigen Abständen dem Bedarf angepaßt werden. Als Maßstab dient die TSH-Konzentration. Ihr Anstieg zeigt eine Unterversorgung an, die eine Dosiserhöhung erfordert. Dies gilt auch für Patienten, die scheinbar normale periphere Schilddrüsenhormon-Konzentrationen aufweisen, offenbar aber eine veränderte Stellgröße aufweisen. Wie weit im Einzelfall auch eine partielle Schilddrüsenhormonresistenz eine Rolle spielen mag, ist bis heute nicht geklärt. Wir wissen jedoch, daß etwa 10% der kongenitalen Hypothyreosen derlei Auffälligkeiten bieten, die jedoch ohne weiteres durch eine Erhöhung der L-Thyroxindosis zu einer Normalisierung von TSH führen. Bei Hämangiomatose kann infolge vermehrten Abbaus von L-Thyroxin eine höhere Dosierung erforderlich werden (Fisher 1997; Huang et al. 2000).

Die Therapie der angeborenen Hypothyreose muß zum frühestmöglichen Zeitpunkt eingeleitet werde. Um **Fehlbehandlungen** zu vermeiden ist stets darauf zu achten, daß eine ausreichend dimensionierte Blutprobe stets **vor Behandlungsbeginn** entnommen wurde, um die zur Diagnosebestätigung erforderliche Diagnostik im Serum durchführen zu können.

11. Rechtliche Aspekte

Fehler bei der Früherkennung angeborener Hypothyreosen waren mehrfach Gegenstand von Prozessen, bei denen eine klare **Beweisführung** seitens des **Screening-Labors** bzw. seitens der beteiligten **Ärzte** und **Kliniken** gefordert wurde.

Überwiegend handelte es sich um Fehlleistungen bei der Befundübermittlung, aber auch um Probenverwechslungen durch fehlerhafte Beschriftung und um Fehleinschätzungen bei klinischem Verdacht auf eine Entwicklungsstörung.

Falsch negative Labordiagnosen sind vor allem in klinischen Labors aufgetreten, die das TSH-Screening in **Kleinstserie** im Regelabor der Klinik als Dienstleistung für die Entbindungsstation erbrachten. Die fehlende Erfahrung bei der Einschätzung der Befundergebnisse hat in den bekannt gewordenen Fällen zu Schadensersatzforderungen geführt, die vemeidbar gewesen wären, wäre ein **anerkanntes Screening-Labor** mit der Diagnostik beauftragt worden.

Die Schadensersatzforderungen beziehen sich auf **lebenslange Rentenleistungen**, die von der Berufshaftpflichtversicherung in der Regel nur dann übernommen werden, wenn eine grobe Fahrlässigkeit in Abrede gestellt werden kann. Dies ist kaum der Fall, wenn allein aus Kostengründen nicht etablierte Labors mit der Durchführung des TSH-Screening beauftragt werden, obwohl die für das Neugeborenen-Screening erforderliche Erfahrung bei niedrigen Untersuchungszahlen nicht vorliegen kann.

Eine schwierige Situation entsteht auch, wenn die Rückmeldung über einen pathologischen Befund den Empfänger nicht erreicht. In der Regel wird dann der behandelnde **Kinderarzt** beweisen müssen, daß er sich nachweislich um die Übermittlung des Ergebnisses des TSH-Screening bemüht hat und bei fehlender Rückmeldung eine **erneute Untersuchung** vorgenommen hat.

Grundsätzlich gilt deshalb:

- akzeptieren Sie nur Screening-Ergebnisse aus anerkannten Screening-Labors;
- veranlassen Sie eine erneute Untersuchung, wenn der Erstbefund aus einem nicht anerkannten Screening-Labor stammt oder wenn Sie trotz Mahnung keine Rückmeldung erhalten;
- bedenken Sie, daß nicht in Deutschland geborene Kinder eine Hypothyreose „importiert" haben können;
- veranlassen Sie bei klinischen Hypothyreosezeichen stets eine TSH-Bestimmung. Führt diese zu einem normalen Ergebnis, schließen Sie auch eine sekundäre Hypothyreose aus.

Literatur

Acheson KJ, Burger AG (1980) A study of the relationship between thermogenesis and thyroid hormones. J Clin Edoncrinol Metab 51: 84

Adams LM, Emery JR, Clark SJ, Carlton EI, Nelson JC (1995) Reference ranges for lower thyroid function tests in premature infants. J Pediatr 126: 122–127

l'Allemand D, Grüters A, Beyer P, Weber B (1987) Iodine in contrast agents and in skin disifectants as a major cause of hypothyroidism in premature infants during intensive care. Hormone Res 28: 42–49

Als C, Lauber K, Brander L, Lüscher D, Rösler H (1995) The instability of dietary iodine supply over time in an affluent society. Experientia 51: 623–633

Bettendorf M, Schmidt KG, Tiefenbacher U, Grulich-Henn J, Heinrich UE, Schönberg DK (1997) Transient secondary hypothyroidism in children after cardiac surgery. Pediatr Res 41: 375–379

Bettendorf M, Schmidt KG, Grulich-Henn J, Ulmer HE, Heinrich UE (2000) Triodothyronine treatment in children after cardiac surgery: a double-blind, randomised, placebo-controlled study. Lancet 356: 529–534

Biebermann H, Schnabel D, Schöneberg T, Krude H, Grüters A (2000) Autoimmune hypothyroidism due to TSHR antibodies inhibiting two signal transduction pathways. Exp Clin Endocrinol Diabetes 108, Suppl 1: 46

Bleichrodt N, Escobar del Rey, Morreale de Escobar G, Garcia I, Rubio C (1989) Iodine deficiency, implications for mental and psychomotor development in children. In: DeLong GR, Robbins J, Condliffe PG. (eds.) Thyroid and the Brain. New York London: Plenum, 269–287

Bona G, Chiorboli E, Weber G, Vigone MC, Chiumello G (1998) Measurement of urinary iodine excess in neonatal transient hypothyroidism. J Pediatr Endocr Metabol 11: 739–743

Bucher H, Illig R (1980) Mental prognosis in hypothalamo-pituitary hypothyroidism and in primary hypothyroidism. Eur J Pediatr 133: 180

Burrow GN, Fisher DA, Larsen PR (1994) Maternal and fetal thyroid function. N Engl J Med 331: 1072–1078

Calaciura F, Mendorla G, Distefano M, Castorina S, Fazio T, Motta RM, Sava L, Delange F, Vigneri R (1995) Childhood IQ measurements in infants with transient congenital hypothyroidism. Clin Endocrinol Oxf 43: 473–477

Chanoine JP, Toppet V, Body JJ, Van-Vliet G, Lagasse R, Bourdoux P, Spehl M, Delange F (1990) Contribution of thyroid ultrasound and serum calcitonin to the diagnosis of congenital hypothyroidism. J Endocrinol Invest 13(2): 103–109

Delange F (1989) Iodine nutrition and congenital hypothyroidism. In: Delange F, Fisher DA, Glinoer D (eds.) Research in congenital hypothyroidism. New York: Plenum, 173–182

Den Ouden AL et al. (1996) The relation between neonatal thyroxine levels and neurodevelopmental outcome at age 5 and 9 years in a national cohort of very preterm and/or very low birth weight infants. Ped Res 39: 142–145

Derksen-Lubsen G, Verkerk PH (1996) Neuropsychologic development in early treated congenital hypothyroidism: analysis of literature data. Ped Res 39: 561–566

Donaldson MDC (1998) Neonatal screening for congenital hypothyroidism. Semin Neonatol 3: 35–47

Dubuis JM, Glorieux J, Richer F, Deal CL, Dussault JH, van Vliet G (1996) Outcome of severe congenital hypothyroidism: closing the developmental gap with early high dose levothyroxine treatment. J Clin Endocrinol Metab 81: 222–227

Everett LA, Glaser B, Beck JC, Idol JR, Buchs A, Heymann M, Adawi F, Hazani E, Nassir E, Baxevanis AD, Sheffield VC, Green ED (1997) Pendred Syndrome is caused by mutations in a putative sulfate transporter gene (PDS). Nat Genet 17: 411–422

Fisher DA (1985) Thyroid effects on growth and development. In: Delange F, Fisher DA, Malvaux P (eds.). Pediatric Thyroidology. Basel: Karger, 14–32

Fisher DA (1989) The thyroid gland. In: Brook ChGD, Grumbach MM (eds.). Clinical Pediatric Endocrinology. Oxford London Edinburgh Boston: Blackwell, 209–337

Fisher DA (1997) Fetal thyroid function: diagnosis and management of fetal thyroid disorders. Clin Obstet Gynecol 40(1): 16–31

Francois M, Bonfils P, Leger J, Czernichow P, Narcy P (1994) Role of congenital hypothyroidism in hearing loss in children. J Pediatr 124: 444–446

Glinoer D, De Nayer P, Delange F, Lemone M, Toppet V, Spehl M, Grun P, Kinthaert J, Lejeune B (1995) A randomized trial for the treatment of mild iodine deficiency during pregnancy: maternal and neonatal effects. J Clin Endocrinol Metab, 258–269

Grüters A, l'Allemand D, Heidemann PH, Schürnbrand P (1983) Incidence of iodine contramination in neonatal transient hyperthyrotropinemia. Eur J Pediatr 140: 299–300

Grüters A, Bogner U, Helge H, Schleusener H (1991) Immunmechanismen und Schilddrüsenfunktion bei Neugeborenen. medwelt 42

Grüters A, Liesenkötter KP, Zapico M, Jenner M, Dütting C, Pfeiffer E, Lehmkuhl U (1997) Results of the screening program for congenital hypothyroidism in Berlin (1978–1995). Exp Clin Endocrinol Diabetes 105, Suppl 4: 28–31

Grüters A (1998) Screening zur Früherkennung der angeborenen Hypothyreose in der BRD – immer noch ungenügend. Internist 39: 574–576

Harms E (1996) Zur Neuordnung des Neugeborenen-Screenings in der Bundesrepublik Deutschland. der kinderarzt 27: 321–322

Huang SA et al. (2000) Brief Report: Severe Hypothyroidism caused by type 3 Iodothyronine Dejodase in Infantile Hemangiomas. N Engl J Med 343: 185–189

Illig R, Largo RH, Quin Quing, Torresani T, Rochiccioli P, Klett M (1988) Geistige Entwicklung bei angeborener Hypothyreose. Dtsch Med Wochenschr 104: 667–671

Kanaka C, Schütz B, Zuppinger KA (1992) Risks of alternative nutrition in infancy: a case report of severe iodine and carnitine deficiency. Eur J Pediatr 151: 786–788

Klett M (1983) Schilddrüsenfunktion bei Neugeborenen. Stuttgart: Copythek, Thieme

Klett M (1985) Richtlinien für das TSH-Screening bei Neugeborenen. Dtsch med Wochenschr 110: 1423–1430

Klett M (1991) Jodversorgung und Schilddrüsenfunktionsstörungen bei Neugeborenen. medwelt 42: 54–58

Klett M (1997) Epidemiology of congenital hypothyroidism. Exp Clin Endocrinol Diabetes 105, Suppl 4: 19–23

Klett M, Ohlig M, Manz F, Tröger J, Heinrich U (1999) Effect of iodine supply on neonatal thyroid volume and TSH. Acta Paediatr 88, Suppl 432: 18–20

Kopp P, Van Sande J, Parma J, Duprez L, Gerber H, Joss E, Jameson JL, Dumont JE, Vassart G (1995) Brief report: Congenital hyperthyroidism caused by a mutation in the thyrotropin-receptor gene. N Engl J Med 332: 130–134

Krude et al. (2001) The contribution of NKX2-1 Mutations to the impaired outcome of congenital hypothyroidism: Defects of the brain, the lung and the thyroid. Ped Res 49(152A): 1–909

Manz F et al. (1998) Jodmonitoring 1996. Repräsentative Studie zur Erfassung des Jodversorgungszustandes der Bevölkerung Deutschlands. Schriftenreihe des Bundesministeriums für Gesundheit Band 110. Baden-Baden: Nomos

Meier CA (1995) Molekulare Endokrinologie von Schilddrüsenkrankheiten. Schweiz Med Wochenschr 125: 2367–2378

Mercado M et al. (1988) Thyroid function in very preterm infants. Early Hum Dev 16: 131–141

Morreale de Escobar G, Ruiz de Ona C, Obregon MJ, Escobar del Rey F (1989) The fetus and iodine deficiency. In: DeLong GR, Robbins J, Condliffe PG (eds.): Iodine and the brain. New York: Plenum, 187–202

New England Congential Hypothyroidism Collaborative (1994) Correlation of cognitive test scores and adequacy of treatment in adolescents with congenital hypothyroidism. J Pediatr 124: 383–387

Oakley A, Muir T, Ray M, Girdwood WA, Kennedy R, Donaldson MDC (1998) Increased incidence of congenital malformations in children with transient thyroid-stimulating hormone elevation on neonatal screening. J Pediatr 132: 726–730

Reuss ML et al. (1996) The relation of transient hypothyroxinemia in preterm infants to neurologic development at two years of age. N Engl J Med 334: 821–827

Rovet JF et al. (1999) Congenital hypothyroidism: long term outcome. Thyroid 7: 741–748

Schönberger W, Grimm W (1982) Transierte Hypothyreosen durch jodhaltige Desinfizientien bei Neugeborenen. Dtsch Med Wschr 107: 1222–1226

Van den Berghe G, De Zegher F, Lauwers P (1994) Dopamine suppresses pituitary function in infants and children. Crit Care Med 22: 1747–1753

Van Wassenaer AG, Kok JH, Briet JM, van Bar AL, de Vijlder JJM (1997) Thyroid function in preterm newborns; is treatment required in infants < 27 weeks' gestational age? Exp Clin Endocrinol Diabetes 105, Suppl 4: 12–18

Vasart G, Dumont JE (1992) The thyrotropin receptor and the regulation of thyrocyte function and growth. Endocr Rev 13: 596–611

Vulsma T, Gons MH, de Vijlder M (1989) Maternal-fetal transfer of thyroxine in congenital hypothyroidism due to a total organification defect of thyroid agenesis. N Engl J Med 321: 13–16

Wang ST, Pizzolato S, Demshar HP (1998) Diagnostic effectiveness of TSH-screening and of T4 with secondary TSH screening for newborn congenital hypothyroidism. Clin Chim Acta 274: 151–158

Wolff J, Chaikoff IL (1948) Inhibitory action of iodide upon organic binding of iodine by the normal thyroid gland. J Biol Chem 172: 855

Working group on congenital hypothyroidism of the European Society for Pediatric Endocrinology (1993) Guidelines for neonatal screening programmes for congenital hypothyroidism. Eur J Pediatr 152: 974–975

Kongenitale Hypothyreose: Risiken für die kognitive und neuromotorische Entwicklung

F. Haverkamp

1. Einleitung

Die entwicklungsneuropsychologischen und neurologischen Risiken für Patienten mit kongenitaler Hypothyreose werden vorgestellt.

Die kongenitale Hypothyreose ist immer entweder mit einer Defizienz oder sogar mit einem vollständigen Mangel an Schilddrüsenhormonen (z. B. T_4) verbunden. Prolongierte T_4-Defizienz führt zu einem irreversiblen Schaden des ZNS mit der Folge einer schweren geistigen und motorischen Behinderung für den Betroffenen (Porterfield and Heinrich, 1993). Das Ausmaß der Hirnschädigung hängt von der Schwere aber auch von der Dauer der (unbehandelten) Hypothyreose ab (Smith et al. 1994). Das Neugeborenen-Screening zur Entdeckung einer kongenitalen Hypothyreose ist in den meisten Ländern mit fortgeschrittenem öffentlichen Gesundheitssystem gut etabliert (Barnes 1985). Die dadurch mögliche frühzeitige Entdeckung einer kongenitalen Hypothyreose erlaubt eine erfolgreiche Behandlung bereits während der ersten Lebenswochen. Bisherige Follow-up-Untersuchungen zeigen, daß den schwersten psychomotorischen und kognitiven Folgen einer kongenitalen Hypothyreose im Sinne einer geistigen Behinderung durch rechtzeitige Diagnose und Therapie in der Regel vorgebeugt werden kann (Glorieux et al. 1985, Murphy et al. 1986, Rovet et al. 1989, Rovet et al. 1993). Neuere Untersuchungen zeigen aber, daß trotz früh einsetzender Behandlung bei einem großen Teil der Patienten weiterhin mit neuropsychologischen und neurologischen Auffälligkeiten bis hin zu Lernstörungen, Balanceproblemen und Ungeschicklichkeit im Sinne einer neurologischen Minordysfunktion, seltener dagegen mit cerebellären Symptomen (z.B. Ataxie) oder mit einer Hirnnervenbeteiligung gerechnet werden muß. Verhaltensauffälligkeiten, wie z. B. Ängstlichkeit oder Hyperaktivität sind ebenfalls beschrieben (Boero et al. 2000, Fuggle et al. 1991, Glorieux et al.1985, Kooistra et al. 1994, Rovet 1999a, Rovet 1999b, Rovet et al. 1987). Besondere neuropsychologische bzw. entwicklungsneurologische Risiken bestehen vor allem für Kinder mit schwerer kongenitaler Hypothyreose (Dubuis et al. 1994, Rezvani and DiGeorge 1977, Rovet et al. 1989, Rovet and Ehrlich 1996). Dies wird als Indiz für eine bereits pränatal und über einen längeren Zeitraum bestehende hypothyreote Stoffwechsellage der betroffenen Kinder interpretiert (Rezvani and DiGeorge 1977, Rovet and Ehrlich 2000). In diesem Zusammenhang wird diskutiert, ob die zentralnervösen Defizite stärker mit der Defizienz der Schilddrüsenhormone vor der Behandlung (Fisher and Folgey 1989), dem Knochenalter bei der Diagnosestellung (Rovet et al. 1987), dem Diagnosealter (Illig et al. 1987) oder mit der Höhe der Substitutionsdosis bei Behandlungsbeginn (Heyerdahl 1996, Heyerdahl et al. 1991) korrelieren. Vor dem Hintergrund eines allgemein erhöhten Risikos für milde ZNS-Defizite ist es wichtig, diejenigen Kinder mit dem größten Risiko möglichst frühzeitig zu entdecken, um Langzeitfolgen eventuell mittels höherer Substitution vorbeugen zu können (Rovet et al. 1987).

In der vorliegenden Arbeit werden die aus der Literatur bekannten Studien vorgestellt, die zu der Frage durchgeführt wurden, welche Risiken für die kognitive und neuromotorische Entwicklung von Kindern mit kongenitaler Hypothyreose trotz früher und optimaler Therapie bestehen. Betrachtet man die Folgen der kongenitalen Hypothyreose auf das ZNS, lassen sich zwei verschiedene Bereiche (Kognition, Neuromotorik) zentralnervöser Folgen einer kongenitalen Hypothyreose differenzieren.

2. Kongenitale Hypothyreose und Auswirkungen auf die kognitive Entwicklung

Bei früher Behandlung von Kindern mit einer kongenitalen Hypothyreose ist, von wenigen Ausnahmen abgesehen, mit einer durchschnittlichen Intelligenzentwicklung zu rechnen (Tillotson et al. 1994). Als neuropsychologische Risikobereiche müssen die Aufmerksamkeitskonstanz, das verbale Gedächtnis und das visuell-räumliche Vorstellungsvermögen angesehen werden (Fuggle et al. 1991, Kooistra et al. 1996, Rovet et al. 1993, Rovet et al. 1996).

Besondere Risiken bestehen vor allem für Patienten mit einer schweren kongenitalen Hypothyreose (hohes TSH/niedriges T_4 und ausgeprägte Skelettreifungsverzögerung bei Diagnosestellung) (Rovet et al 1993, Rovet and Ehrlich 1996, Tillotson et al. 1994). Durchschnittlich schneiden diese Patienten um ca. 6-10 IQ-Punkte schlechter ab als Patienten mit einer geringgradig ausgeprägten kongenitalen Hypothyreose (Chiovato and Bargagna 1999, Kooistra et al. 1996, Rovet et al. 1996, Tillotson et al. 1994).

Im folgenden werden die Ergebnisse neuerer Untersuchungen vorgestellt. Die derzeitige widersprüchliche empirische Befundlage wird später am Beispiel zweier Untersuchungen gesondert diskutiert.

3.1. Kognitive Entwicklung: Einfluß von Substitutionsdosis und Patientenalter bei Therapiebeginn

In einer retrospektiven Untersuchung von Rovet und Ehrlich (1996) (N = 89 Patienten, Durchschnittsalter: 7 Jahre) konnte gezeigt werden, daß alle Kinder durchschnittliche Intelligenzquotienten (Minimum: 90, Maximum: 120) erreichten. Patienten, die zu Beginn mit einer vergleichsweise niedrigen Schilddrüsenhormonsubstitution von < 7,8 µg/kg/die behandelt wurden, schnitten jedoch signifikant schlechter ab (im Bereich der verbalen Intelligenz ca. 8 IQ-Punkte niedriger) als diejenigen Patienten, deren Schilddrüsenhormonsubstitutionsdosis oberhalb dieser Schwelle lag (Bongers-Schockking et al. 2000). Die Behandlung mit einer höheren Schilddrüsenhormonsubstitution führte auch dazu, daß die T_4-Spiegel durchschnittlich bereits 35 Tage nach Behandlungsbeginn im Normalbereich lagen, während dieser bei der mit einer niedrigeren Dosis behandelten Gruppe erst nach durchschnittlich 82,7 Tagen erreicht wurde. Die Behandlung der Patienten mit niedriger Schilddrüsenhormonsubstitution wurden zudem durchschnittlich erst zu einem späterem Zeitpunkt behandelt (20. Lt.) als Patienten mit höherer Substitutionsdosis (11. Lt.). Interessanterweise erwiesen sich verbale Gedächtnisaufgaben als gute Prädiktoren für den späteren Schul- bzw. beruflichen Erfolg.

In einer weiteren Untersuchung konnten Fuggle et al. (1991) zeigen, daß Patienten mit niedrigen initialen T_4-Werten (< 20 nmol/l) eine zwar noch im normalen Bereich liegende Intelligenztestleistung aufwiesen, diese jedoch durchschnittlich um eine Standardabweichung (15 IQ-Punkte) niedriger lag als die Leistung von Patienten mit vergleichsweise hohen initialen T_4-Werten (> 60 nmol/l). Auch Patienten, die erst nach dem 30. Lebenstag behandelt wurden, wiesen im Durchschnitt eine normale Intelligenz auf; diese lag jedoch durchschnittlich 7 IQ-Punkte unter der Leistung von Patienten, die bereits während der ersten drei Lebenswochen behandelt wurden. Die Autoren vermuten, daß die ersten beiden Lebensmonate als sensible Periode für ungünstige Effekte einer hypothyreoten Stoffwechsellage auf die Entwicklung des verbalen Gedächtnisses sowie die Gedächtniskapazität angesehen werden müssen (2, Bargagna et al. 2000), während die kritische Periode für die Entwicklung des räumlichen Vorstellungsvermögens eher in der pränatalen Phase lokalisiert zu sein scheint.

3.2. Kognitive Entwicklung und Verhaltensauffälligkeiten

Boero et al. (2000) finden bereits bei Neugeborenen bzw. Säuglingen ein auffälliges Weinen. Rovet und Ehrlich (1996) untersuchten die Patienten auch noch unter dem Gesichtspunkt möglicher kinderpsychiatrisch relevanter Verhaltensauffälligkeiten (Child Behaviour Check List, sog. „Achenbachliste"). In der Gruppe der mit einer höheren Schilddrüsendosis behandelten Patienten fand sich zwar, wie berichtet, eine höhere Intelligenzleistung, auf der anderen Seite aber zeigten sich vermehrt Verhaltensauffälligkeiten wie sozialer Rückzug, allgemeine Ängstlichkeit, emotionale

Steuerungsprobleme und Hyperaktivität. Dies stimmte mit dem früheren Befund überein, daß die Patienten mit höherem T_4-Spiegel bereits im ersten Lebensjahr vermehrt zu Verhaltensauffälligkeiten neigten (Rovet et al. 1989). Die Autoren schlußfolgern, daß eine höhere Startdosis mit L-Thyroxin grundsätzlich mit einem günstigeren neuropsychologischen Outcome verbunden ist. Wegen des dadurch aber gleichzeitig erhöhten Risikos in Hinblick auf Verhaltensauffälligkeiten empfehlen sie eine Startdosis zwischen 7,5 und 10 µg/kg/die.

Auch Fuggle et al. (1991) haben betroffene Eltern auf mögliche Verhaltensauffälligkeiten bei ihren Kindern befragt. Im Vergleich zu 10% der gesunden Kontrollen fanden sich bei 16% der Patienten Verhaltensauffälligkeiten. Dieser Unterschied war nicht signifikant, fällt jedoch insgesamt höher als erwartet aus. Am häufigsten wurden Schlafprobleme (Patienten: 28%, Kontrollen: 18%) und größere Alltagssorgen (Patienten: 10%, Kontrollen: 2%) geäußert. Die Rate dieser Verhaltensauffälligkeiten korrespondierte nicht mit dem Schweregrad der kongenitalen Hypothyreose.

3.3. Kognitive Entwicklung und Substitutionstherapie: Widersprüchliche empirische Befundlage

Inwieweit ein möglichst früher Therapiebeginn bei gleichzeitig hoher Schilddrüsenhormonsubstitution tatsächlich neuropsychologischen bzw. neurologischen Folgen vorbeugen kann ist aufgrund der widersprüchlichen empirischen Befundlage noch nicht abschließend zu bewerten. In ihrer Studie an 361 Patienten, die im Rahmen eines Neugeborenen-Screenings diagnostiziert waren (TSH > 10 mU/l), untersuchten Tillotson et al. 1994 die Frage, inwieweit ein prädiktiver Zusammenhang von Schweregrad der kongenitalen Hypothyreose (Thyroxin und Knochenalter), Alter bei Therapiebeginn sowie Höhe der Schilddrüsensubstitution mit der Intelligenzleistung im Alter von 5 Jahren (Wechsler Skalen) besteht. Geringere Leistungen (ca. 10 IQ-Punkte niedriger) fanden sich bei allen Patienten, die bei Diagnosestellung (durchschnittliches Diagnosealter: 17 Lt.) eine niedrige Thyroxinkonzentration (< 42,8 mmol/l) aufwiesen. Vergleichbar mit der „New England Congenital Hypothyroidism Collaborative"-Studie (1994) sowie anderen Studien (z.B. Heyerdahl et al. 1991) fand sich auch bei Tillotson et al. 1994 ein Zusammenhang zwischen niedrigen Thyroxin- (T_4 < 103 nmol/l) bzw. hohen TSH-Spiegeln (TSH > 15 mU/l) unter Behandlung mit einer geringeren Intelligenzleistung. Zusätzlich konnten Tillotson et al. 1994 einen Zusammenhang von Intelligenz und Schweregrad der kongenitalen Hypothyreose nachweisen. Diese Effekte wurden hinsichtlich der sozialen Herkunft der Eltern kontrolliert. Weder die Substitutionsdosis noch das Alter bei Therapiebeginn zeigten jedoch einen signifikanten Zusammenhang mit der späteren Intelligenzleistung. Die Autoren schlußfolgern daher, daß der bekannte maternale Transfer von T_3 während der Fetalzeit sowie eine frühzeitig einsetzende Behandlung nicht vollständig ausreichen, um den neuropsychologischen Folgen einer schweren Hypothyreose vorzubeugen.

In einer anderen Studie untersuchte Heyerdahl (1996) (N = 49) die Frage, inwieweit der TSH- und der T_4-Spiegel, die T_4-Dosis und das Knochenalter während des ersten Therapiejahres Vorhersagen hinsichtlich der psychomotorischen Entwicklung bzw. der Intelligenz im Alter von zwei respektive sechs Jahren erlauben. Mit Hilfe einer multiplen Regressionsanalyse konnte ein signifikanter Zusammenhang der genannten Variablen mit der späteren kognitiven Entwicklung nachgewiesen werden (Multiples $R^2 = .35$).

Dubuis et al. (1996) untersuchen prospektiv den Einfluß einer hohen Thyroxindosis (durchschnittlich 11,6 μg/kg/die, Durchschnittsalter bei Behandlungsbeginn: 14 Tage) auf den Stand der psychomotorischen Entwicklung im Alter von 18 Monaten (N = 45). Hinsichtlich des Schweregrades der kongenitalen Hypothyreose (Skelettreifung) wurden die Patienten in zwei Gruppen („schwer" vs. „moderat") eingeteilt. Während der ersten Lebensmonate waren die F-T_4-Plasmaspiegel in suprahysiologischer Konzentration, die T_3-Plasmaspiegel hingegen innerhalb des Normbereichs; hyperthyreote Symptome wurden nicht beobachtet. Die durchschnittliche TSH-Plasmakonzentration betrug vier Wochen nach Behandlungsbeginn < 4,5 mU/l. Die Knochenreifung blieb verzögert bzw. schritt bei den „schwer" betroffenen Kindern im Vergleich zu den „moderat" betroffenen nicht schneller voran. Da in beiden Gruppen der duchschnittliche Entwicklungsquotient im Alter von 18 Monaten vergleichbar war (107 vs. 110), schlußfolgern die Autoren, daß durch eine frühe und hohe Schildrüsenhormonsubstitution auch bei schwerer kongenitaler Hypothyreose eine normale psychomotorische Entwicklung zu erreichen ist.

Aus Sicht von Heyerdahl (1996) sind die widersprüchlichen empirischen Befunde (Campos et al. 1994, Dubuis et al. 1994) unter anderem dadurch zu erklären, daß in der Regel ein retrospektives Studiendesign gewählt wurde, das zur Evaluation von Behandlungseffekten nicht als optimal angesehen werden kann.

Mit Blick auf die erwähnten neuropsychologischen Risiken bei kongenitaler Hypothyreose, wie z. B. eine geringere Konzentrationsfähigkeit, muß darauf hingewiesen werden, daß ein durchschnittliches unauffälliges Ergebnis in einem psychomotorischen Entwicklungstest vorhandene neuropsychologische Risiken nicht ausschließt, da die Sensitivität von Entwicklungstests teilweise fraglich ist (Rose and Wallace 1985, Rose et al. 1988).

3.4. Kognitive Entwicklung und Risiken in der Adoleszenz

Verschiedene Untersuchungen, z. B. die Studie der New England Congenital Hypothyroidism Collaborative von 1994 (MacFaul et al. 1976), zeigen, daß bei ca. 40 % adoleszenter Patienten mit einer geringen Compliance gerechnet werden muß, die mit einem Absinken des T_4- bzw. einem Anstieg des TSH-Spiegels und auch mit einer geringen Einbuße intellektueller Fähigkeiten (5–8 IQ-Punkte) einhergeht (s.a. Rovet 1999a). In Follow-Up-Studien konnte die Wirksamkeit von Gesprächen mit diesen Patienten über ihre Compliance belegt werden: Trotz einer unveränderten Substitutionsdosis zeigten sich ein Jahr nach der ersten Erhebung und der Intervention wieder normale T$_4$-Spiegel und auch eine leichte Steigerung der Intelligenzleistung. Kommen bei adoleszenten Patienten im Verlauf dieser Entwicklungsperiode niedrigere T$_4$- bzw. höhere TSH-Spiegel vor, sollte daher vom Arzt ein Gespräch über Streß infolge von Krankheit und Therapie sowie über Möglichkeiten und Ressourcen zu ihrer effizienten Bewältigung geführt werden, um die Compliance zu erhöhen.

3. Kongenitale Hypothyreose und neurologische Auswirkungen

4.1. Allgemeines

Bei ca. 50% der Patienten mit kongenitaler Hypothyreose werden distale Parästhesien, teilweise auch mit einer objektivierbaren Minderung der peripheren Sensibilität, festgestellt. Muskuläre Symptome, wie Schwäche, Schmerzen, Steifigkeit aber auch ödembedingte Pseudohypertrophie, Pseudomyotonie und muskuläre Wulstbildungen, werden ebenfalls erwähnt. Eine Verlangsamung des Reflexablaufes der Muskeleigenreflexe sowie eine teilweise eindrucksvolle deutliche Verlangsamung der Muskelkontraktion und -erschlaffung kann ebenfalls auftreten (Maurer et al. 1981). Von den Hirnnerven sind vor allem der N. vestibulocochlearis (ca. $^1/_3$ aller Patienten mit Hörstörungen), seltener der N. Facialis- bzw. der N. Trigeminus betroffen. Dysgeusie und Dysosmie lassen sich häufiger finden als spontan darüber geklagt wird. Seltener treten cerebelläre Störungen mit Gangataxie, Intentionstremor, Nystagmus und Koordinationsbeeinträchtigung auf (Volles und Schauder 1992, Wiebel 1976). Über eine spastische Paraplegie berichten Jackson et al. (Jackson et al. 1978). Die Pathogenese ist hier noch als ungeklärt anzusehen.

4.2. Hohes Risiko für neurologische Symptome bei kongenitaler Hypothyreose

Wiebel (1976) fand in einer Untersuchung (N = 39, Alter: 7–24 Jahre) bei 60% der Betroffenen cerebelläre Symptome. Bei Patienten, die gleichzeitig mental unterdurchschnittlich entwickelt sind, erhöht sich dieses Risiko auf 80%. In einer früheren Untersuchung von MacFaul et al. (1978) fand sich bei 77% aller Patienten mindestens ein auffälliges Symptom. Am häufigsten waren Schielen (53%) bzw. Hörstörungen (ca. 20%). Die Bandbreite möglicher neurologischer Störungen umfaßt aber nicht nur cerebelläre Symptome (Hagberg and Westphal 1970, Hanefeld et al. 1974, Rovet 1999a) bzw. Hirnnervenbeteiligungen. In der Literatur werden auch spastische (Nell et al. 1961) und extrapyramidale Bewegungsstörungen (Kooistra et al. 1996) beschrieben. In Tabelle 1 werden die wichtigsten Symptome zusammenfassend dargestellt.

Tabelle 1. Prozentualer Anteil von Patienten mit neurologischen Auffälligkeiten (vgl. MacFaul et al. 1978, Wiebel 1976)

• ohne Befund	23–30 %
• Balanceprobleme	50 %
• „Plumpe" Bewegungsabläufe	33–60 %
• Intentionstremor	25–45 %
• Dysarthrie/Sprachentwicklungsverzögerung	33 %
• Nystagmus	6 %

4.3. Neurologische Symptome und Beginn der Substitutionstherapie

Untersuchungen wie von Wiebel (1976), Fuggle et al. (1991) bzw. MacFaul et al. (1978) zeigen, daß bis zu 40% der Patienten mit kongenitaler Hypothyreose auch bei früher Behandlung noch neurologische Symptome aufzeigen können.

Fuggle et al. untersuchten 51 Patienten mit alters- und geschlechtsparallelisierten Kontrollen und fanden vor allem im Bereich Balance und Geschwindigkeitsablauf bei beabsichtigten Bewegungen signifikante Defizite. Die Balanceprobleme werden als Ausdruck einer zugrundeliegenden cerebellären Störung gewertet. Die neurologische Symptomatik findet sich in Häufigkeit und Schwere sowohl bei Patienten, deren Behandlung zwischen vier und zehn Lebenswochen begonnen wurde, als auch bei solchen mit späterem Behandlungsbeginn, so daß insgesamt vermutet werden muß, daß eine fetale Behandlung der Patienten notwendig wäre, um die Symptome langfristig vermeiden zu können.

4.4. Kongenitale Hypothyreose und Hörstörungen

Der Zusammenhang zwischen Schilddrüsenhormonstoffwechsel und Entwicklung des auditiven Systems ist seit langem bekannt (Fraser 1965). In ihrer großen retrospektiven Studie (N = 101) fanden Rovet et al. (Rovet et al. 1996) bei 20% aller Patienten eine Hörminderung, und zwar meist eine uni- bzw. bilaterale sensoneuronale Schwerhörigkeit auf hohe Frequenzen. Unterschiede zu Patienten mit normalem Hörvermögen fanden sich hinsichtlich des Behandlungsbeginns (schwerhörig: 22 Lt. vs. normales Hörvermögen: 14 Lt.). Schwerhörigkeit hing jedoch weder mit dem Schweregrad der Hypothyreose noch mit der Höhe der Schilddrüsenhormonsubstitution zusammen. Die Sprachentwicklung war bei den hörgeminderten Patienten verzögert.

Im weiteren Verlauf können nach Bess und Tharpe (1986) in Folge der Hörminderung zusätzliche Defizite in der Sprachrezeption und mangelnde auditive Diskriminierungsfähigkeiten auftreten. Diese führen in der Schule häufig zu Leseschwierigkeiten, die die Kinder zusätzlich belasten bzw. eine normale Schulkarriere erschweren. Obwohl zusätzliche Hörhilfen für die Mehrheit ihrer Patienten nicht in Frage kamen, weil deren Hörschwelle noch oberhalb von 30 dB lag, empfehlen Bess und Tharpe, gegenüber den Kindern auf eine klare Aussprache zu achten und Hintergrundgeräusche zu reduzieren (z. B. Fernseher).

4.5. Neurophysiologische Untersuchungen bei Kindern mit kongenitaler Hypothyreose

Eine neuere Untersuchung von Weber et al. (1996) ergab eine durchschnittlich höhere Latenz der somatosensorisch evozierten Potentiale SSEP bei ca. 80% der Patienten (Durchschnittsalter: 10 Jahre). Bei 47% der Patienten fand sich trotz normaler Intelligenzentwicklung zumindest ein auffälliges neurophysiologisches Ergebnis. Es fanden sich keine Unterschiede in den SSEP hinsichtlich des Behandlungsbeginns (1.–2. Lebensmonat vs. nach dem 6. Lebensmonat). Da auch bei normaler intellektueller Entwicklung mit Auffälligkeiten der SSEP bei behandelten Patienten mit kongenitaler Hypothyreose gerechnet werden muß, ist der Stellenwert dieser Untersuchungstechnik zur Verlaufskontrolle bzw. zur Prädiktion der Intelligenzentwicklung bei diesen Patienten in Frage zu stellen. Andere elektrophysiologische Untersuchungen an erwachsenen Patienten, wie z. B. die Messung der sensiblen und motorischen Nervenleitgeschwindigkeit, erbrachten weder bei Patienten mit einer Hypothyreose vom Stadium I noch bei Patienten mit einem subklinischen Hypothyreoidismus auffällige Befunde (Misiunas et al. 1995).

4.6. Neurologische Symptome bei kongenitaler Hypothyreose: Ungeklärte Ätiopathogenese

Mit Blick auf die Pathogenese bleibender neurologischer Auffälligkeiten im Bereich der cerebellären Funktionen wird über eine sehr frühe Periode (wahrscheinlich prä-, zumindest aber unmittelbar postnatal) spekuliert, in der eine hypothyreote Stoffwechsellage beseitigt werden muß, um spätere bleibende cerebelläre Symptome zu vermeiden (Wiebel 1976).

Mit Kooistra et al. (1994) ist angesichts der großen Bandbreite assoziierter neurologischer Symptome zu fragen, ob nicht nur das vestibulo-cerebelläre und das auditive System, sondern die gesamte Hirnentwicklung einschließlich kortikaler motorischer Zentren durch die hypothyreote Stoffwechsellage betroffen sind. Im Tierversuch haben sich Hinweise ergeben, daß z. B. die Cytrochrom C Oxidase der mitochondrialen Atmungskette bei hypothyreoter Stoffwechsellage defizient werden kann (Koibuchi et al. 1995). Hypothyreose verursacht möglicherweise auch hippocampale Veränderungen, wobei als ein Risikofaktor für die spätere kognitive Entwicklung die Erniedrigung des LTP (= long-term potentiation) angesehen wird (Niemi et al. 1996). In anderen, ebenfalls tierexperimentellen Studien konnte gezeigt werden, daß bereits ein sehr milder Hypothyreoidismus offensichtlich ausreicht, um schwerwiegende Hörschäden hervorzurufen (Goldey et al. 1995a, Goldey et al. 1995b).

5. Zusammenfassung und Schlußfolgerungen

In Tabelle 2 werden die wichtigsten Schlußfolgerungen, die sich aus den Ergebnissen der beschriebenen Studien für eine therapiebegleitende Evaluation hinsichtlich der psychomotorischen Entwicklung ableiten lassen, zusammengefaßt.

Tabelle 2. Therapiebegleitende Evaluation der allgemeinen Entwicklung

- bei Verhaltensauffälligkeiten: Nebenwirkung der Substitutionstherapie? Aufklärung und pädagogische Beratung der Eltern
- Testung des Hörvermögens im ersten Lebensjahr und ggf. im weiteren Verlauf
- sorgfältige Beobachtung der Sprachentwicklung sowie eventueller schulischer Folgeprobleme
- verbales Gedächtnis testen (z.B. entsprechende Untertests aus dem HAWIK-R)
- Überprüfung der Compliance, insbesondere in der Adoleszenz
- Analyse von Streß insbesondere im Zusammenhang mit der chronischen Erkrankung und ihrer Therapie sowie der Ressourcen zu ihrer Bewältigung
- bei neurologischer Minordysfunktion: Eltern auf die geringe Bedeutung für die kognitive Entwicklung hinweisen, begrenzt therapeutisch beeinflußbar

Bis zum jetzigen Zeitpunkt steht die eindeutige Klärung der wichtigen Frage, ob durch höhere Schilddrüsensubstitution bei schwerer kongenitaler Hypothyreose ungünstige neuropsychologische Folgen für die Betroffenen tatsächlich abgewendet werden können, noch aus. Daher sollte bis zum Beweis des Gegenteils, wie in den Studien von Dubuis et al. (1994, 1996) verfahren werden: Der Schweregrad der Hypothyreose sollte dabei nicht nur anhand der bekannten Schilddrüsenparameter, sondern auch aufgrund der Skelettreifung bestimmt werden (Abassi et al. 1990, Heyerdahl 1996). Mit Blick auf möglicherweise bestehende Schulschwierigkeiten (Rovet and Ehrlich 2000) muß vom Arzt auch geklärt werden inwieweit auch familiäre Einflüsse neben der kongenitalen Hypothyreose in Frage kommen. Bargagna et al. (Bargagna et al. 2000) finden an einem eineiigen Zwillingspaar, wovon nur ein Kind betroffen war, eine IQ-Differenz zuungunsten des Betroffenen von 8 Punkten.

Mit Blick auf eventuell auftretende neurologische Symptome im Sinne einer neurologischen Minordysfunktion kann eine Krankengymnastik oder psychomotorisches Training erwogen werden. Die Eltern und später auch der Patient sollten allerdings auf die eher geringgradige therapeutische Beeinflußbarkeit, vor dem Hintergrund der in den meisten Fällen überwiegend harmlosen Störung hingewiesen werden.

Mit der Diagnosestellung sollten die Eltern vor allem über die Möglichkeit einer einseitigen oder bilateralen Hörminderung aufgeklärt werden. Auch wenn eine zusätzliche Hörhilfe bei dem Kind nicht notwendig werden sollte, muß auf eine altersgerechte Sprachentwicklung geachtet und das Kind in dieser Hinsicht entsprechend gefördert werden.

Bei Auftreten von Verhaltensauffälligkeiten muß geprüft werden, ob diese als Nebenwirkungen der Therapie anzusehen sind. In jedem Falle sollten die Eltern jedoch zusätzlich auf die Möglichkeit einer pädagogischen Beratung aufmerksam gemacht werden.

Bei Complianceproblemen sollten immer Gespräche mit den Eltern und mit dem Patienten zur Bewältigung von Streß im Rahmen der chronischen Erkrankung und ihrer Therapie durchgeführt werden.

Literatur

Abassi V, Aldridge C (1990) Evaluation of sodium L-thyroxine (T_4) requirements in replacement therapy of hypothyroidism. J Pediatr 117: 211–19

Bargagna S, Canepa G, Costalgi C, Dinetti D, Marcheschi M, Millepiedi S, Montanelli L, Pinchera A, Chiovato L (2000) Neuropsychological follow-up in early-treated congenital hypothyroidism: a problem-oriented approach. Thyroid 10(3): 243–9

Bargagna S, Chiovato L, Dinetti D, Montanelli L, Giachetti C, Romolini E, Marcheschi M, Pinchera A (1997) Neuropsychological development in an child with early-treated congenital hypothyroidism as compared with her unaffected identical twin. Eur J Endocrincl 136(1): 100–4

Barnes ND (1985) Screening for congenital hypothyroidism: the first decade. Arch Dis Child 60: 587–92

Bess FH, Tharpe AM (1986) Case history data on unilaterally hearing-impaired children. Ear Hear 7: 14–19

Boero DL, Weber G, Vigone MC, Lenti C (2000) Crying abnormalities in congenital hypothyroidism: preliminary spectrographic study. J Child Neurol 15(9): 603–8

Bongers-Schokking JJ, Koot HM, Wiersma D, Verkerk PH, de Muinck Keizer-Schrama SM (2000) Influence in timing an dose of thyroid hormone replacement on development in infants with congenital hypothyroidism. J Pediatr 136(3): 292–7

Campos S, Sandberg D, Barrick C, Voorhess M, MacGillivray M (1994) Outcome following lower L-thyroxine dose for treatment of congenital hypothyroidism [Abstract]. Pediatr Res 35: 95A

Chiovato L, Bargagna S (1999) Congenital hypothyroidism: treat children but don't forget their parents. Eur J Endocrinology 141: 101–4

Cruz MW, Tendrich M, Vaisman M, Novis SA (1996) Electroneuromyography and neuromuscular findings in 16 primary hypothyroidism patients. Arq Neuropsiciatr 54: 12–18

Dubuis JM, Richer F, Glorieux J, Deal C, Dussault J, Van Vliet G (1994) Should all patients with congenital hypothyroidism (CH) be treated with 10–15 µg/kg/day of levothyroxine (T_4) [Abstract]. Pediatr Res 35: 98A

Dubuis JM, Glorieux J, Richer F, Deal CL, Dussault JH, Van-Vliet G (1996) Outcome of severe congenital hypothyroidism: closing the developmental gap with early high dose levothyroxine treatment. J Clin Endocrinol Metab 81: 222–27

Fisher DA, Folgey BL (1989) Early treatment of congenital hypothyroidism. Pediatr 83: 785–89

Fraser GR (1965) Association of congenital deafness with goiter (Pendred's syndrome): A study of 207 families. Ann Hum Genet 28: 201–49

Fuggle PW, Grant DB, Smith I, Murphy G (1991) Intelligence, motor skills and behaviour at 5 years in early-treated congenital hypothyroidism. Eur J Pediatr 150: 570–74

Glorieux J, Dussault JH, Morrissette J, Desjardins M, Letarte J, Guyda H (1985) Follow up at ages

5 and 7 years on mental development in children with hypothyroidism detected by the Quebec screening program. J Pediatr 107: 913–15

Glorieux J, Dussault J, Van Vliet G (1992) Intellectual development at age 12 years of children with congenital hypothyroidism diagnosed by neonatal screening. J Pediatr 121: 581–84

Goldey ES, Kehn LS, Lau C, Rehnberg GL, Crofton KM (1995a) Developmental exposure to polychlorinated biphenyls (Aroclor 1254) reduces circulating thyroid hormone concentrations and causes hearing deficits in rats. Toxicol Appl Pharamacol 135: 77–88

Goldey ES, Kehn LS, Rehnberg GL, Crofton KM (1995b) Effects of developmental hypothyroidism on auditory and motor function in the rat. Toxicol Appl Pharamacol 135: 67–76

Hagberg B, Westphal O (1970) Ataxic syndrome in congenital hypothyroidism. Acta Paediatr Scand 59: 323

Hanefeld F, Richter J, Weber B, Zabranski S (1974) Neurological studies on children with hypothyroidism on long-term treatment. Acta Paediatr Scand 63: 332

Heyerdahl S (1996) Treatment variables as predictors of intellectual outcome in children with congenital hypothyroidism. Eur J Pediatr 155: 357–61

Heyerdahl S, Kase BF, Lie SO (1991) Intellectual development in children with congenital hypothyroidism in relation to recommended thyroxine treatment. J Pediatr 118: 850–57

Horowitz FD, Paden L, Phana K, Selve P (1972) An infant control procedure for studying infant visual fixations. Dev Psychol 7: 90

Illig R, Largo RH, Qin Q, Torresani T, Rochiccioloi P, Larsson A (1987) Mental development in congenital hypothyroidism after neonatal screening. Arch Dis Child 62: 1050–55

Jackson I, Papapetrou P, Hills J, Kassierer M (1978) Hypothalamic hypothyroidism causing spastic paraplegia: recovery following thyroid medication. Ann Neurol 3: 458–61

Koibuchi N, Matsuzaki S, Ichimura K, Ohtake H, Yamaoka S (1995) Effect of perinatal hypothyroidism on expression of cytochrome c oxidase subunit I gene, which is cloned by differential plaque screening from the cerebellum of newborn rat. J Neuroendocrinol 7: 847–53

Kooistra L, Laane C, Vulsma T, Schellekens JMH, van der Meere JJ, Kalverboer AF (1994) Motor and cognitive development in children with congenital hypothyroidism: A long-term evaluation of the effects of neonatal treatment. J Pediatr 124: 903–09

Kooistra L, van der Meere JJ, Vulsma T, Kalverboer AF (1996) Sustained attention problems in children with early treated congenital hypothyroidism. Acta Paediatr 85: 425–29

MacFaul R, Dorner S, Brett EM, Grant DB (1978) Neurological abnormalities in patients treated for hypothyroidism from early life. Arch Dis Child 53: 611–19

Maurer K, Hopf HC, Lowitzsch K, Cordes U (1981) Mechanomyographische Veränderung bei Schilddrüsenfunktionsstörungen. EEG EMG 12: 94–99

Misiunas A, Niepomniszcze H, Ravera B, Faraj G, Faure E (1995) Peripheral neuropathy in subclinical hypothyroidism. Thyroid 5: 283–86

Morreale de Escobar G, Obregon MJ, Escobar del Rey F (2000) Is neuropsychological development related to maternal hypothyroidism or to maternal hypothyroxinemia? J Clin Endocrinol Metab 85 (11): 3975–87

Murphy GH, Hulse JA, Jackson D, Tyrer P, Glossop J, Smith I, Grant DP (1986) Early treated hypothyroidism: development at three years. Arch Dis Child 61: 671–75

Neel JV, Carr EA, Beierwaltes WH, Davidson RT (1961) Genetic studies on the congenitally hypothyroid. Pediatr 27: 269–85

New England Congenital Hypothyroidism Collaborative (1994) Correlation of cognitive test scores and adequacy of treatment in adolescents with congenital hypothyroidism. J Pediatr 124: 383–88

Niemi WD, Slivinski K, Audi J, Rej R, Carpenter DO (1996) Propylthiouracil treatment reduces long-term potentiation in area CA1 of neonatal rat hippocampus. Neurosci Lett 210: 127–29

Porterfield SP, Hendrich CE (1993) The role of thyroid hormones in prenatal and neonatal neurological development. Current perspectives. Endocr Rev 14: 94–106

Rezvani I, Di George AM (1977) Reassessment of the daily dose of oral thyroxine for replacement therapy in hypothyroid children. J Pediatr 90: 291–97

Rose SA, Wallace IF (1985) Visual recognition memory: A predictor of later cognitive functioning in preterms. Child Dev 56: 343–52

Rose SA, Feldman JF, Wallace IF (1988) Individual differences in infants' information processing: Reliability, stability and prediction. Child Dev 59: 1177–99

Rovet JF, Ehrlich R (2000) Psychoeducational outcome in children with early-treated congenital hypothyroidism. Pediatrics 105 (3 Pt 1): 515–22

Rovet JF (1999a) Long-term neuropsychological sequelae of early-treated congenital hypothyroidism: effects in adolescence. Acta Paediatr, Suppl 88(432): 88–95

Rovet JF (1999b) Congenital hypothyroidism: long-term outcome. Thyroid 9(7): 741–8

Rovet JF, Ehrlich R, Sorbara DL (1987) Intellectual outcome in children with fetal hypothyroidism. J Pediatr 110: 700–04

Rovet JF, Ehrlich RM, Sorbara DL (1989) Effects of thyroid hormone level on temperament in infants with congenital hypothyroidism detected by screening of neonates. J Pediatr 114: 63–68

Rovet JF, Ehrlich RM, Donner E (1993) Long-term neurodevelopmental correlates of treatment adequacy in screened hypothyroid children. Pediatr Res 33, Suppl S91

Rovet JF, Ehrlich RM (1996) Long-term effects of L-thyroxine therapy for congenital hypothyroidism. J Pediatr 126: 380–86

Rovet J, Walker W, Bliss B, Buchanan L, Ehrlich RM (1996) Long-term sequelae of hearing impairment in congenital hypothyroidism. J Pediatr 128: 776–83

Smith DW, Blizzard RM, Lawson Wilkins MD (1957) The mental prognosis in hypothyroidism of infancy and childhood. Pediatr 81: 912–15

Tillotson SL, Fuggle PW, Smith I, Ades AE, Grand DB (1994) Relation between biochemical severity and intelligence in early treated congenital hypothyroidism: a threshold effect. BMJ 309: 440–45

Volles E, Schauder P (1992) Neurologische Manifestationen hormoneller Störungen. In: Hopf HC, Poeck K, Schliack H (eds.) Neurologie in Klinik und Praxis Bd. 2, S. 6/141–6/162. Stuttgart New York: Thieme

Weber G, Siragusa V, Rondanini GF, Prina Cerai LM, Mora S, Colombini J, Medaglini S, Lia C, Locatelli T, Comi G, Chiumello G (1996) Neurophysiologic studies and cognitive function in congenital hypothyroid children. Pediatr Res 37: 736–40

Wiebel J (1976) Cerebellar-ataxic syndrome in children and adolescents with hypothyroidism under treatment. Acta Paediatr Scand 65: 201–05

Mutationsananlytik bei angeborener Hypothyreose

J. Grulich-Henn, U. Heinrich, M. Bettendorf

1. Einleitung

Die konnatale Hypothyreose ist gekennzeichnet durch eine fehlende oder mangelhafte Synthese der Schilddrüsenhormone und führt unbehandelt zu schwerer geistiger Retardierung. Pathogenetisch liegen dieser Erkrankung unterschiedliche Störungen zugrunde. Darunter sind angeborene tertiäre Hypothyreosen, d.h. gestörte hypothalamische Freisetzung des Thyreotropin-Releasing Hormons (TRH) und sekundäre Hypothyreosen, d.h. gestörte hypophysäre Freisetzung von thyreoidastimulierendem Hormon (TSH) selten. Demgegenüber liegt aber die Inzidenz der primären Hypothyreosen, die auf einer fehlerhaften oder fehlenden Anlage der Schilddrüse selbst beruhen, weltweit bei 1:3000 bis 1:4000. Damit gehören primäre konnatale Hypothyreosen zu den häufigsten angeborenen Stoffwechselstörungen. Familiäre Formen mit autosomal dominanten oder rezessiven Erbgängen sind bei ca. 2% nachweisbar. Die häufigste Ursache der primären konnatalen Hypothyreosen liegt in einer Störung der embryonalen Organogenese (Dysgenesie/Agenesie). Desweiteren sind Störungen der Regulation der Schilddrüsenfunktion und Störungen der eigentlichen Hormonsynthese bzw. Hormonfreisetzung beschrieben.

2. Molekularbiologische Methoden in der Diagnostik konnataler Hypothyreosen

Aufgrund biochemischer und szintigraphischer Befunde ließen sich die Ursachen konnataler Hypothyreosen bereits in den 50er und 60er Jahren relativ gut eingrenzen. Quantitative und qualitative Störungen der Thyreoglobulinsynthese wurden z.B. seit 1959 bei einer ganze Reihe von Patienten mit konnataler Hypothyreose beschrieben (Medeiros-Neto et al. 1993). Aber erst Mitte der 80er Jahre gelang es, die Struktur des Thyreoglobulin-Gens aufzuklären und zu charakterisieren.

Die Entwicklung von Polymerasekettenreaktionen (PCR-Techniken) seit 1985 ermöglichte es, gezielt DNA-Abschnitte zu amplifizieren und zu analysieren (Rohlfs et al. 1997). In den folgenden Jahren konnten dann die Lokalisationen und die Struktur von zahlreichen Genen aufgeklärt werden. Bezogen auf die konnatale Hypothyreose konnten die Gene für das TSH, den TSH-Rezeptor, die Schilddrüsenperoxidase identifiziert und charakterisiert werden. Die molekulare Charakterisierung des Natrium-Jodid-Symporters (NI-Symporter) 1996 und die Entdeckung des Pendrin-Gens 1997 stellten weitere Meilensteine bei der Aufklärung der molekularen Faktoren der Schilddrüsenphysiologie dar (Dai et al. 1996; Everett et al. 1997). Schließlich konnten in den letzten zehn Jahren eine Reihe von Transkriptionsfaktoren identifiziert werden, die für die Entwicklung der Schilddrüse bedeutsam sind (Damante et al. 1994).

Die o.g. Gene sind zum Teil sehr groß, sodaß sie einer direkten Sequenzierung nicht zugänglich sind. Restriktionslängenpolymorphismen (RFLP)-Analysen erlauben eine einfache und schnelle Aufklärung bei der Suche nach bekannten Mutationen. Ein molekulares Screening zur Identifizierung von evtl. noch unbekannten Mutationen ist mittels „single-strand conformational polymorphism" (SSCP), „denaturing gradient gel electrophoresis" (DGGE), „chemical cleavage of mismatched nucleotides" (CCM) und ähnlichen Techniken möglich geworden (Humphries et al. 1997; Rohlfs et al. 1997). Insbesondere die SSCP-Technik hat sich in der Analyse von Faktoren der konnatalen Hypothyreose bewährt und wird wegen ihrer einfachen Durchführbarkeit und des hohen Probendurchsatzes vielfach angewandt (Orita et al. 1989).

3. Störungen der embryonalen Organogenese der Schilddrüse

In etwa 75% der Fälle liegt eine Dysgenesie der Schilddrüse mit Ektopie, Hypoplasie oder Aplasie des Organs zugrunde (Lindsay et al. 1997; Klett 1997). In tierexperimentellen Modellen konnten Gene identifiziert werden, die während der embryonalen Schilddrüsenentwicklung exprimiert werden (Damante et al. 1994). Mutationen in diesen Genen führten zu Fehlbildungen bzw. Aplasie der Schilddrüse. Die Hox-Gene (Hoxa-3, Hoxb-3, Hoxd-3) sind regulatorische Elemente, die in der schilddrüsenspezifischen Zelldifferenzierung eine Rolle spielen. Als schilddrüsenspezifische Transkriptionsfaktoren wurden die Gene TTF-1, TTF-2 und PAX-8 identifiziert, die in sogenannten „Knock-out" Tiermodellen zu fehlerhafter bzw. fehlender Schilddrüsenentwicklung führten. Diese Transkriptionsfaktoren binden auch an die Promotorregionen von Thyreoglobulin, Natriumiodid-Symporter (NaI-Symporter) und Schilddrüsenperoxidase (TPO). Es wurden inzwischen mehrere Kollektive mit konnataler Hypothyreose auf Mutationen in diesen Genen untersucht. Bei drei Patienten wurde eine Assoziation von PAX-8 Mutationen und Schilddrüsendysgenesie gefunden (Macchia et al. 1998). Mutationen im TTF-2 Gen waren mit Gaumenspalten und konnataler Hypothyreose assoziiert (Clifton-Bligh et al. 1998). Es ist bisher nur ein Patient mit gestörter Thyreoglobulin-Synthese bei fehlender TTF-1

Expression beschrieben worden (Acebrón et al. 1995). In weiteren Kollektiven konnataler Hypothyreosen konnten keine Mutationen im TTF-1 Gen nachgewiesen werden (Lapi et al. 1997; Perna et al. 1997).

Die bisher untersuchten Faktoren der Schilddrüsenorganogenese spielen aber offensichtlich für die Mehrzahl der konnatalen Hypothyreosen keine Rolle.

Kürzlich wurden Techniken entwickelt, mit denen komplette Profile der Gen-Expression in Geweben erstellt werden können. Mittels dieser SAGE-Technik (Serial Analysis of Gene Expression) konnten weitere schilddrüsenspezifische Gene identifiziert werden, die möglicherweise eine Rolle bei der Entstehung der konnatalen Hypothyreose spielen (Pauws et al. 2000a; Moreno et al. 2000). Pauws et al. konnten mittels 3`RACE Technik in der Maus weitere DNA-Fragmente identifizieren, die für die Schilddrüsenentwicklung bedeutsam sind (Pauws et al. 2000b). Diese neuen Ansätze werden uns in den kommenden Jahren hoffentlich in dem Verständnis der Organogenese der Schilddrüse und ihrer Störungen weiterbringen.

4. Störungen der Schilddrüsenfunktion

4.1. TSH- und TSH-Rezeptor-Mutationen

Mutationen im TSH-Gen wurden in mehreren Patienten mit konnataler Hypothyreose beschrieben. Die klinische Ausprägung der Hypothyreose war dabei von der Art der Mutation abhängig (Heinrichs et al. 2000). Insgesamt scheinen Mutationen des TSH-Gens aber sehr selten zu sein.

Mutationen des TSH-Rezeptors stellen eine weitere Ursache der konnatalen Hypothyreose dar. Das Gen des TSH-Rezeptors wurde auf dem Chromosom 14q31 lokalisiert und hat 10 Exons. Die Exons 1–9 sind jeweils relativ klein und bestehen aus 81–220 Basenpaaren. Exon 10 kodiert für den transmembranösen Anteil des TSH-Rezeptors und hat eine Größe von ca. 1500 Basenpaaren. Insgesamt wurden bisher etwa 14 verschiedene Mutationen im TSH-Rezeptor beschrieben, die zu einer Inaktivierung des Rezeptors und somit zu Hypothyreose führten (Duprez et al. 1998; Sunthornthepvarakul et al. 1995; Biebermann et al. 1997; Russo et al. 1997; Abramowicz et al. 1997). Die beschriebenen inaktivierenden Mutationen des TSH-Rezeptors waren auf unterschiedlichen Exons lokalisiert, sodaß sich bisher keine „Hot-Spots" charakterisieren lassen. Klinisch zeichnen sich die bisher beschriebenen Fälle durch Hypoplasie der Schilddrüse aus, die aber auch so ausgeprägt sein kann, daß sie eine Athyreose vortäuscht (Gagne et al. 1998). TSH-Rezeptor-Mutationen liegen aber insgesamt selten einer konnatalen Hypothyreose zugrunde. Im südwestdeutschen Raum waren bei über 120 Patienten mit konnataler Hypothyreose keine TSH-Rezeptor-Mutationen nachweisbar (Grulich-Henn et al. 2000). TSH-Rezeptordefekte scheinen auch für einen Teil der transienten Hypothyreosen verantwortlich zu sein (Sunthornthepvarakul et al. 1995).

4.2. Störungen des Jodid-Transports

Es war schon seit den 40er Jahren bekannt, daß die Schilddrüse Jodid aktiv aufnehmen und anreichern kann und es wurde schon seit vielen Jahren ein natriumabhängier Membran-„Carrier" postuliert. Mit der Entdeckung und molekularen Charakterisierung des Natrium-Jodid-Symporters (NaI-Symporter) wurde es aber erst möglich, die Mechanismen der Iodaufnahme zu untersuchen (Dai et al. 1996). Der Natriumjodid-Symporter ist eine Permease mit 12 transmembranösen Domänen und ermöglicht eine 10–100fache intrazelluläre Anreicherung von Jodid in Thyreozyten. Das Gen des NaI-Symporters ist auf Chromosom 19 lokalisiert, und enthält 15 Exons. Mutationen des NaI-Symporters wurden bei Patienten mit konnataler Hypothyreose beschrieben, die eine ausgeprägte konnatale Struma hatten (Matsuda et al. 1997; Pohlenz et al. 1997; Pohlenz et al. 1999). Interessanterweise zeigten sich bei japanischen Patienten mit identischer Mutation im NaI-Symporter phänotypische Unterschiede in der Ausprägung der Hypothyreose, so daß möglicherweise noch weitere Faktoren bei diesen Mutationen eine Rolle spielen (Kosugi et al. 1998).

Pendrin ist ein transmembranäres Glykoprotein, das in der Schilddrüsenzelle an der apikalen Membran lokalisiert ist (Everett et al. 1997; Fugazzola et al. 2001). Pendrin ist ein natriumunabhäniger Jodid-Transporter mit 11–12 transmembranären Domänen. Das Pendrin-Gen ist auf Chromosom 7q22-q31.1 lokalisiert. Es wird vermutet, daß Pendrin den Transport von Jodid aus den Thyreozyten in das Kolloid reguliert. Mutationen im Pendrin-Gen sind die Ursache des Pendred-Syndroms, eines bereits vor über 100 Jahren beschriebenen Krankheitsbildes mit Hypothyreose und Innenohrschwerhörigkeit. Es wurden inzwischen über 40 verschiedene Mutationen im Pendrin-Gen beschrieben. Das Ausmaß der Hypothyreose beim Pendred-Syndrom ist allerdings unterschiedlich ausgeprägt und oft zeigt sich bei diesen Patienten nur eine latente Hypothyreose. Es wird daher spekuliert, daß es neben dem Pendrin noch weitere Transportmechansimen für Jod an der apikalen Thyreozytenmembran gibt.

4.3. Störungen der Iodorganifikation

Die Schilddrüsenperoxidase (TPO) stellt ein Schlüsselenzym der Schilddrüsenhormonsynthese dar. Sie katalysiert die Iodoxidation, die Iodination und die Koppelung von Monoiodthyrosin und Diiodthyrosin zu Thyroxin (T_4) und Triiodthyronin (T_3). Das TPO Gen ist auf Chromosom 2p25 lokalisiert und enthält 17 Exons. Das Gen umfaßt ca. 150 kB und ist wegen seiner Größe auch modernen molekulargenetischen Screening-Verfahren nur schwer zugänglich. Die häufigste Mutation war bisher eine GGCC Insertion in Exon 8, die mittels Restriktionlängenpolymorphismus nachgewiesen werden kann (Bakker et al. 2000). Es wurden weitere Mutationen des TPO Gens beschrieben, die vor allem auf den Exons 2, 8, 9 10 und 14 liegen (Grüters et al. 1996; Bikker et al. 1996; Kotani et al. 1999; Pannain et al. 1999; Ambrugger et al. 2000).

Thyreoglobulin ist ein 330.000 Dalton Protein, das als Matrix für die Thyroxin-Synthese dient. Das Thyreoglobulin-Gen ist auf Chromosom 8q24 lokalisiert und enthält mehr als 40 Exons. Mehrere qualitative und quantitative Defekte der Thyreoglobulin-Synthese wurden bereits seit den 60er Jahren beschrieben (Medeiros-Neto et al. 1993). Interessanterweise wurde auch ein Patient mit einer Intron-Mutation des Thyreoglobulin-Gens im Intron 3 beschrieben, die zu eine Splice Mutation und fehlender Expression von Exon 4 führte (Ieiri et al. 1991). Die systematische molekulargenetische Analyse ist durch die enorme Größe des Gens auch mit heutigen Methoden schwierig und wird nur bei klinischen und biochemischen Hinweisen auf Defekte des Thyreoglobulins sinnvoll sein.

5. Ausblick

In den letzten Jahren wurden mittels molekulargenetischer Untersuchungen enorme Fortschritte im Verständnis der Entstehung konnataler Hypothyreosen erzielt. Die Liste der Faktoren ist sicherlich noch nicht vollständig und die Ursache der konnatalen Hypothyreose bleibt bis auf weiteres bei der Mehrzahl der Patienten unklar. Die Frage der Genotyp/Phänotyp-Beziehung ist bei einigen der bisher beschriebenen Mutationen noch nicht befriedigend geklärt. Aber es steht nunmehr ein Instrumentarium zur Verfügung, mit dem Patientenkollektive mit konnataler Hypothyreose molekulargenetisch untersucht werden können. Die Klärung der genetischen Faktoren ist u.a. eine Voraussetzung für eine genetische Beratung betroffener Familien. Bei aller Begeisterung über die molekulargenetischen Fortschritte darf aber nicht vergessen werden, daß ein konsequentes TSH-Screening und die frühzeitige Behandlung der Kinder die entscheidende Aufgabe im klinischen Alltag darstellt.

Literatur

Abramowicz MJ, Duprez L, Parma J, Vassart G, Heinrichs C (1997) Familial congenital hypothyroidism due to inactivating mutation of the thyrotropin receptor causing profound hypoplasia of the thyroid gland. J Clin Invest 99: 3018–3024

Acebrón A, Aza-Blanc P, Rossi DL, Lamas L, Santisteban P (1995) Congenital human thyroglobulin defect due to low expression of the thyroid-specific transcription factor TTF-1. J Clin Invest 96: 781–785

Ambrugger P, Stoeva I, Biebermann H, Leitner C, Torresani T, Grüters A (2000) Novel mutations of the TPO gene in patients with permanent congenital hypothyroidism. Horm Res 53: 10 (Abstract)

Bakker B, Bikker H, Vulsma T, de Randamie JS, Wiedijk BM, de Vijlder JJ (2000) Two decades of screening for congenital hypothyroidism in the Netherlands: TPO gene mutations in total iodide organification defects (an update). J Clin Endocrinol Metab 85: 3708–3712

Biebermann H, Schöneberg T, Krude H. Schultz G, Gudermann T, Grüters A (1997) Mutations of the human thyrotropin receptor gene causing thyroid hypoplasia and persistant congenital hypothyroidism. J Clin Endocrinol Metab 82: 3471–3480

Bikker H, Waelkens JJJ, Bravenboer B, de Vijlder JJM (1996) Congenital hypothyroidism caused by a premature termination signal in exon 10 of the human thyroid peroxidase gene. J Clin Endocrinol Metab 81: 2076–2079

Clifton-Bligh RJ, Wentworth JM, Heinz P, Crisp MS, John R, Lazarus JH, Ludgate M, Chatterjee VK (1998) Mutation of the gene encoding human TTF-2 associated with thyroid agenesis, cleft palate and choanal atresia. Nat Genet 19: 399–401

Dai G, Levy O, Carrasco N (1996) Cloning and characterization of the thyroid iodide transporter. Nature 379: 458–460

Damante G, Di Lauro R (1994) Thyroid-specific gene expression. Biochim Biophys Acta 1218: 255–266

Duprez L, Parma J, van Sande J, Rodien P, Dumont JE, Vassart G, Abramowicz M (1998) TSH receptor mutations and thyroid disease. T E M 9: 133–140

Everett LA, Glaser, B, Beck JC, Idol JR, Buchs A, Heyman M, Adawi F, Hazani E, Nassir E, Baxevanis AD, Sheffield VC, Green ED (1997) Pendred Syndrome is caused by mutations in a putative sulfate transporter gene (PDS). Nat Genet 17: 411–422

Fugazzola L, Cerutti N, Mannavola D, Vannucchi G, Beck-Peccoz P (2001) The role of pendrin in iodide regulation. Exp Clin Endocrinol Diabetes 109: 18–22

Gagne N, Parma J, Deal C, Vassart G, van Vliet G (1998) Apparent congenital athyreosis with normal plasma thyroglobulin levels and associated with inactivating mutation in the thyrotropin receptor gene: are athyreosis and extopic thyroid distinct entities? J Clin Endocrinol Metab 83: 1771–1775

Grulich-Henn J, Kneppo C, Grüters A, Mesewinkel S, Schulze E, Heinrich U, Bettendorf M (2000) Screening for TSH receptor mutations in children with congenital hypothyroidism born in South-West Germany. Horm Res 53: 108 (Abstract)

Grüters A, Köhler B, Wolf A, Söling A, de Vijlder L, Krude H, Biebermann H (1996) Screening for mutations of the human thyroid peroxidase gene in patients with congenital hypothyroidism. Exp Clin Endocrinol Diabetes 104: 120–123

Heinrichs C, Parma J, Scherberg NH, Delange F, van Vliet G, Duprez L, Bourdoux P, Bergmann P, Vassart G, Refetoff S (2000) Congenital central isolated hypothyroidism caused by homozyougeous mutations in the TSH-beta subunit gene. Thyroid 10: 387–391

Humphries SE, Gudnarson V, Whittall R, Day INM (1997) Single-strand conformational polymorphism analysis with high throughput modifications, and ist use in mutation detection in familial hypercholesterolemia. Clin Chem 43: 427–435

Ieiri T, Cochaux P, Targovnik HM, Suzuki M, Shimoda SI, Perret J, Vassart G (1991) A 3-splice mutation in the thyroglobulin gene responsible for congenital goiter with hypothyroidism. J Clin Invest 88: 1901–1905

Klett M (1997) Epidemiology of congenital hypothyroidism. Exp Clin Endocrinol Diabetes 105: 19–23

Kosugi S, Sato Y, Matsuda A, Ohyama Y, Fujieda K, Inomata H, Kameya T, Isozaki O, Jhiang SM (1998) High prevalence of T354P sodium/iodide symporter gene mutation in Japanese patients with iodide transport defect who have heterogeneous clinical pictures. J Clin Endocrinol Metab 83: 4123–4129

Kotani T, Umeki K, Yamamoto I, Maesaka H, Tachibana K, Ohtaki S (1999) A novel mutation in the human thyroid peroxidase gene resulting in a total iodide organification defect. J Endocrinol 160: 267–273

Lapi P, Macchia PE, Chiovato L, Biffali E, Moschini L, Larizza D, Baserga M, Pinchera A, Fenzi G, Di Lauro R (1997) Mutations in the gene encoding thyroid transcription factor-1 (TTF-1) are not a frequent cause of congenital hypothyroidism (CH) with thyroid dysgenesis. Thyroid 7: 383–387

Lindsay RS, Toft AD (1997) Hypothyroidism. Lancet 349: 413–417

Macchia P, Lapi P, Krude H, Pirro MT, Missero C, Chiovato L, Souabni A, Baserga M, Tassi V, Pinchera A, Fenzi G, Grüters A, Busslinger M, Di Lauro R (1998) PAX8 mutations associated with congenital hypothyroidism caused by thyroid dysgenesis. Nat Genet 19: 83–86

Matsuda A, Kosugi S (1997) A homozygous missense mutation of the sodium/iodine symporter gene causing iodine transport defect. J Clin Endocrinol Metab 82: 3966–3971

Medeiros-Neto G, Targovnik HM, Vassart G (1993) Defective thyroglobulin synthesis and secretion causing goiter and hypothyroidism. Endocr Rev 14: 165–183

Moreno JC, Jedlickova M, Cammenga M, de Vijlder J, Ris-Stalpers C (2000) Cloning of novel genes involved in thyroid physiology based on the sage technique. Horm Res 53: 10

Orita M, Iwahana H, Kanazawa H, Hayashi K, Sekiya T (1989) Detection of polymorphism of human DNA by gel electrophoresis as single-stranded conformation polymorphisms. Proc Natl Acad Sci USA 86: 2766–2770

Pannain S, Weiss RE, Jackson CE, Dian D, Beck JC, Sheffield VC, Cox N, Refetoff S (1999) Two different mutations in the thyroid peroxidase gene of large inbred Amish kindred: power and limits of homozygosity mapping. J Clin Endocrinol Metab 84: 1061–1071

Pauws E, Moreno JC, Tijssen M, Baas F, de Vijlder JJ, Ris-Stalpers C (2000a) Serial analysis of gene expression as a tool to assess the human thyroid expression profile and to identify novel thyroidal genes. J Clin Endocrinol Metab 85: 1923–1927

Pauws E, Tol N, de Vijlder JJM, Ris-Stalpers C (2000b) Identification of novel transcription factors in thyroid development in mouse and human. Horm Res 53: 112 (Abstract)

Perna MG, Civitareale D, de Filippis V, Sacco M, Cisternino C, Tassi V (1997) Absence of mutations in the gene encoding thyroid transcription factor-1 (TTF-1) in patients with thyroid dysgenesis. Thyroid 7: 377–381

Pohlenz J, Medeiros Neto G, Gross JL, Silveiro SP, Knobel M, Refetoff S (1997) Hypothyroidism in a Brazilian kindred due to iodide trapping defect caused by a homozygous mutation in the sodium/iodide symporter gene. Biochem Biophys Res Commun 240: 488–491

Pohlenz J, Refetoff S (1999) Mutations in the sodium/iodide symporter (NIS) gene as a cause for iodide transport defects and congenital hypothyroidism. Biochimie 81: 469–476

Rohlfs EM, Highsmith WE jr (1997) PCR-based methods for mutation detection. In: Coleman WB, Tsongalis GJ (eds.). Molecular diagnostics for the clinical laboratorian. Totowa: Humana Press, 123–162

Russo D, Arturi F, Chiefari E, Filetti S (1997) Molecular insights into TSH receptor abnormality and thyroid disease. J Endocrinol Invest 20: 36–47

Sunthornthepvarakul T, Gottschalk ME, Hayashi Y, Refetoff S (1995) Resistance to thyrotropin caused by mutations in the thyrotropin-receptor gene. N Engl J Med 332: 155–161

Formular zur Meldung von gesicherten Fällen mit primärer Hypothyreose an die zentrale Datenerfassungsstelle der DGNS: Diagnosesicherung

ID-Nr. Des Kindes:	Geb.-Datum:

Screening-Befunde (Trockenblut/Filterpapier):

Labor:

Screening-Befunde	TSHµE/ml	Datum/Blutentnahme	Alter (Tage)
Erstuntersuchung			
Kontrolluntersuchung			
Kontrolluntersuchung			

Obligate Serumanalysen zur Diagnosesicherung:

Parameter	Einheiten	Meßwert	Datum/Blutentnahme	Alter (Tage)
TSH				
T4 oder				
FT4				
T3 oder				
FT3				

Fakultative Untersuchungen, die zur Diagosesicherung nicht notwendig sind, aber zur *Ätiologie* eine Aussage machen können:

Parameter	Datum	Befund
Thyreoglobulin		
Knochenalter		
Sonogramm Schilddrüse		
Urinjodanalyse		

Schilddrüsen-AK	Mutter	Kind
TRAK		
MAK		
TPO		

Diagnose:

Diagnose-Code	
Diagnose	

01 Aplasie, 02 Dysplasie, 03 Ektopie, 04 Synthesestörung, 05 Jodmangel, 06 Jodexposition
07 Autoimmunerkrankung, 08 andere

Therapie:

Beginn am:	
l-Thyroxin-Dosis	

Anschrift:	Geburtsklinik	Behandelnder Arzt
Name		
Straße		
PLZ, Ort		
Telefon		
Fax		
E-Mail		

Das schriftliche Einverständis der Eltern für die anonyme Befundmitteilung an die zentrale Erfassungsstelle liegt dem behandelnden Arzt vor.

Stempel/Datum/Unterschrift
Behandelnder Arzt

Formular zur Meldung von gesicherten Fällen mit primärer Hypothyreose an die zentrale Datenerfassungsstelle der DGNS: Verlaufsdaten

ID-Nr. Des Kindes: Geb.-Datum:

Empfohlener Termin	Datum	Klinik			Labor					Therapie: l-T4*	
		Höhe cm	Gew. kg	KU cm	TSH µE/ml	FT4	FT3	T4	T3	Tagesdosis	Pro kg/KG
Beginn											
2 W											
3 W											
4 W											
2 Mon											
3 Mon.											
6 Mon											
9 Mon											
1 Jahr											

* ab diesem Termin

ab 2. Lebensjahr halbjährliche Kontrollen. Bei Dosisänderungen Laborkontrollen jeweils schon nach 4 Wochen.

Empfohlener Termin	Datum	Klinik			Labor					Therapie: l-T4*	
		Höhe cm	Gew. kg	KU cm	TSH µE/ml	FT4	FT3	T4	T3	Tagesdosis	Pro kg/KG
1,5 J.	00.00.00										
2,0 J.											
2,5 J.											
3,0 J.											
usw.											

Weiterführende Untersuchungen:

	Datum	Ergebnis
Hörprüfung		
EQ/IQ		

Meilensteine der Entwicklung:

	Alter (Monate)
Sitzen	
Laufen	
Sprechen	

Adrenogenitales Syndrom (AGS, 21-Hydroxylasemangel)

S. Zabransky, E. Schulze und U. E. Heinrich

Synonyma: AGS = Adrenogenitales Syndrom
CAH = Congenital Adrenal Hyperplasia

Ursache

Angeborene Enzymstörung der Nebennierenrinden, meist 21-Hydroxylase-Mangel, seltener auch 11-Hydroxylase-Mangel.

21-Hydroxylase-Mangel

Mangelnde Bildung dieses Enzyms führt zu Cortisolmangel und – falls auch die Aldosteronsynthese gestört ist, zu Mangel an Mineralocorticoiden. Da die Rückkopplung der NNR nur über den Cortisolspiegel gesteuert wird, kommt es reaktiv zur vermehrten ACTH-Sekretion, die wiederum eine vermehrte Bildung der adrenalen Androgensynthese zur Folge hat.

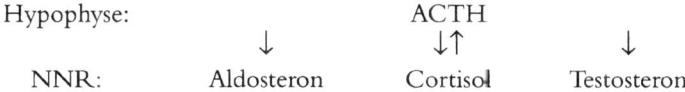

Hypophyse:		ACTH	
	↓	↓↑	↓
NNR:	Aldosteron	Cortisol	Testosteron

Abb. 1. Rückkopplung NNR/HVL über die Cortisolbildung

Die 21-Hydroxylase ist sowohl für die Bildung von Aldosteron als auch Cortisol wichtig. Genetisch bedingt kann der Mangel dieses Enzyms beide Stoffwechselwege betreffen, was zum AGS mit Salzverlustsyndrom führt, oder nur die Cortisolsynthese, wie es beim einfachen AGS ohne Salzverlustsyndrom der Fall ist. Bei 21-Hydroxylase-Mangel staut sich vor dem Block 17-alpha-Hydroxy-Progesteron an, beim 11-beta-Hydroxylase-Mangel 11-Desoxycortisol.

Störung der Cortisolbildung wie beim 21-Hydroxylase-Mangel und gesteigerte Androgenbildung. Hinzu kommt durch Blockierung der Umwandlung von 11-Desocycortisol (DOC) in Corticosteron der vermehrte Anfall der blutdrucksteigernden Substanz DOC.

Cholesterin

↓ *Desmolase*

Pregnenolon→*17-Hydroxylase*→   **17-Hydroxy-Prognenolon**   →**Dehydroepiandosteron**

↓*3beta-HSD*   ↓*3beta-HSD*   ↓*3beta-HSD*

Progesteron→*17-Hydroxylase*→   17-Hydroxy-Progesteron   →**Androstendion**

↓*21-Hydroxylase*   ↓*21-Hydroxylase*   ↓↑

11, Desoxy Corticosteron (DOC)   11-Deoxycortisol   **TESTOSTERON**

↓*11-Hydroxylase*   ↓*11-Hydroxylase*

Corticosteron
↓
ALDOSTERON   **CORTISOL**

Abb. 2. Synthese der NNR-Hormone Aldosteron, Cortisol, Testosteron

Klinische Formen des AGS

Man unterscheidet:

Form					
21-Hydroxylase-Mangel	Cortisol-Synthese	Virilisierung	Aldosteron-Synthese	Klinik	Elektrolyte
ohne SVS (klassische Form)	⇓	+	Normal	Nur Virilisierung	Na, K normal
mit SVS	⇓	+	⇓	Erbrechen, Gedeihstörung ab 2.–3. Woche p.p.	Na ⇓ K ⇑
Late onset Form (nicht klassische F.)	⇓	Prämature Pubarche Unregelmäßige Menses Hirsutismus	Normal		Na, K normal
11-Hydroxylase Mangel	⇓	+	DOC Erhöht	Bluthochdruck	Na, K normal

SVS= Salzverlustsyndrom

Abb. 3. Klinische Formen des AGS (21-, 11-Hydroxylasemangel)

Klinik des 21-Hydroxylase-Mangels

Die klinischen Auswirkungen hängen u.a. von drei Faktoren ab:
- Welches Enzym wird nicht in ausreichender Menge gebildet? Cortisol-, Aldosteronsynthese?
- Wie stark ist der Mangel ausgeprägt?
- Wann tritt die Störung auf?

Die klinische Ausprägung das AGS ist sehr unterschiedlich. Bei völliger Blockierung der Cortisol- und Mineralocorticoidproduktion kommt es ab der 2. Lebenswoche zu einem Salzverlustsyndrom mit Erbrechen, Gedeihstörung, Dehydratation, Schock und – falls nicht rasch eine Substitutionstherapie eingeleitet wird – zum Tod des Patienten.

Ist nur die Cortisonbildung betroffen bei normaler Mineralcorticoidbildung, sind die Patienten ohne Beschwerden. Die Überproduktion der männlichen Geschlechtshormone (Androgene) führt zur Vermännlichung des äußeren Genitale. Das Ausmaß der Vermännlichung hängt ganz davon ab, wann der Enyzmdefekt sich auswirkt. Da dies meist schon vor der Geburt der Fall ist, kommen Mädchen mit vermännlichtem äußeren Genitale zur Welt. Das kann von leichter Clitorisvergrößerung bis zur völligen Umwandlung in ein äußerlich männliches Genitale reichen (Phallus, fehlendes Skrotum). Bei Jungen imponiert ein vergrößerter Phallus bei kleinen Hoden. Der Hodensack ist stark pigmentiert.

Bei allen o.g. AGS-Formen sind Androgene erhöht. Die Virilisierung des äußeren Genitale ist daher allen gemeinsam. Bei allen Formen des 21-Hydroxylase- und des 11-Hydroxylase-Mangels ist 17-OH-Progesteron im Serum erhöht. Eine Hyponatriämie und eine Hyperkaliämie sind typisch für das AGS mit Salzverlust. Bei der Pylorusstenose, an die wegen des zeitlichen Zusammentreffens differentialdiagnostisch zu denken ist, findet man beide Elektrolyte (Na, K) im Serum erniedrigt.

	Leitsymptom des AGS	
Bei Geburt	bei Mädchen:	Intersexuelles, virilisiertes äußeres Genitale verschiedenen Ausmaßes;
	bei Jungen:	oft unauffällig; großer Penis, dunkel pigmentiertes Skrotum
Säuglingsperiode	Salzverlustsyndrom (Erbrechen) ab 2. Woche	
	DD: Pylorusstenose	
Beim Kleinkind-/ Schulkind	Pseudopubertas präcox	
	DD: Pubertas vera idiopathisch oder symptomatisch Pseudopubertas gonadaler Ursache	

Abb. 4. Leitsymptome des AGS

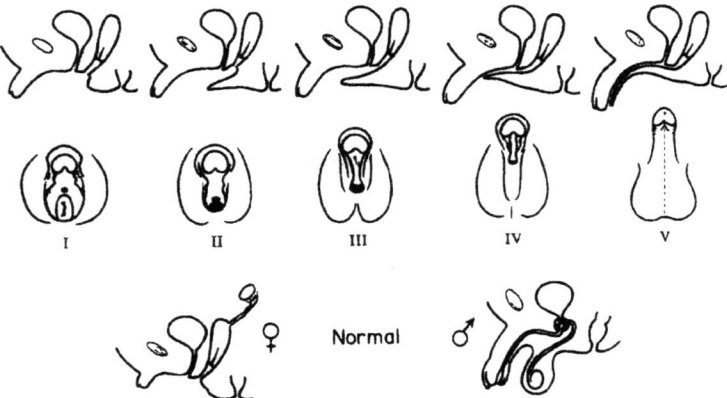

Abb. 5. Stadien der Virilisierung des weiblichen äußeren Genitales bei adrenogenitalem Syndrom nach Prader

Diagnostik

Im Blut: Es sind gestationsalterbezogene Normbereiche zu berücksichtigen!
Erhöht: • 17-alpha-Hydroxy-Progesteron
 • 21-Desoxycortisol
 • Renin.
Beim Salzverlustsyndrom: Na und K erhöht; metabolische Alkalose.
Im Urin:
 Pregnantriol erhöht.
Sonogramm:
 • Hyperplasie der Nebennierenrinden
 • Uterus, Vagina bei Mädchen normal.
 Darstellung des Introitus vaginae und der Urethralöffnung sowie des gesamten inneren Genitale bei stärkerer Virilisierung. Chromosomenanalyse.

Therapie

Hydrocortison 15–20 mg/qmKOF/Tag,
bei Salzverlustsyndrom zusätzlich Astonin H 0,05-0,10 mg/qm KOF/Tag.
 Neue Therapieansätze (noch im Experimentierstadium):
 Kombination: Hydrocortison + Androgen-Blocker (Flutamide) + Aromatase-Hemmer (Testolacton)-Adrenalektomie und p.op. Substitution von Hydrocortison und Astonin H.

AGS-Screening

Parameter: 17-OH-Progesteron im Vollblut (getrocknet auf Filterpapier)
Zeitpunkt der Blutentnahme: ab 3. Lebenstag

Methode:
Delfia: Direkte Bestimmung des 17-OH-P mit einem Fluoroimmunoassay.

3 mm große Blutstropfen werden in Mikrotiterplatten gestanzt, mit einem AK gegen 17-OH-P- und einer europiummarkierten 17-OH-P-Tracerlösung für 18 h inkubiert. Die FP werden entfernt. Durch Zugabe einer Verstärkerlösung wird das freigesetzte Europium in einem Flormeter gemessen. Kreuzreaktion mit Progesteron 3,6%, 17-Hydroxypregnenolon 0,13%. Untere Nachweisgrenze 3,6 nmol/l Vollblut, mittlere Wiederfindung 98% (70–102%).

Cut off-Werte für 17-OHP (Screeninglabor Heidelberg):

Altersabhängig: ab **36. SSW 40 nmol/l**. Bei Frühgeborenen werden höhere Werte gemessen.

Werte, ab denen eine Probe als auffällig, d.h. kontrollbedürftig eingestuft wird:

Tabelle 1

Gestationsalter SSW	17-OH-P nmol/l
Ab 36	40
35	60
34	75
32	80
30	120
28	300

Fehlerquellen:
Zu hohe Werte (falsch positiv):

- Frühgeborene (generell); daher Normbereich aufs Gestationsalter beziehen
- Intensiv behandelte Kinder (streßbedingte Erhöhungen)
- Reifgeborene: In den ersten 24 h p.p. (Stimulation der kindlichen NNR; Kreuzreaktion mit Progesteron und 17-OH-Pregnenolon)
- EDTA-Blutproben: EDTA vermindert die Chelatbildung.

Zu niedrige Werte (falsch negativ; fälschlich als normal eingestuft):

- Nach Bluttransfusion (Blutentnahme für ein Screening frühestens 3 Tage nach Tranfusion)
- Corticoidbehandlung der Schwangeren

Im 17-OHP-AGS-Screening werden folgende AGS-Formen nicht erfaßt:

- StAR-Preotein-Defekt
- 3-beta-Hydroxosteroid-Dehydrogenase-Defekt
- 17-Hydroxylase/17–20-Lyase-Defekt
- Cave: auch leichte Formen des 21-Hydroxylase-Mangels können unentdeckt bleiben.

Diagnose-Sicherung:
bei erhöhtem 17-OHP-Screening-Befund.
- Bestimmung des 17-OH-P im Serum mittels einer spezifischen Methode
- Molekulargenetische Analyse (Mutationsanalyse) (EDTA-Plasma)
- Serumelektrolyte.

Weltweit wurden bis 1997 bereits über 7.5 Millionen Neugeborene auf das Vorliegen eines adrenogenitalen Syndroms (AGS, 21-hydroxylasemangel) gescreent. Mit einer Inzidenz von 1:10.000–1:12.000 Neugeborene ist der 21-Hydroxylase-Mangel nach der konnatalen Hypothyreose die häufigste erbliche Hormonstörung. In ca. 75% aller Fälle geht die Erkrankung mit einem Salzverlust einher und stellt damit für das betroffene Neugeborene eine vitale Gefährdung dar, wenn die Diagnose nicht rechtzeitig gestellt und eine Behandlung eingeleitet wird. Während das Screening auf die angeborene Hypothyreose, welches in Deutschland bereits seit über 20 Jahren flächendeckend etabliert ist, keine größeren technischen Probleme bereitet, sind wir bei dem AGS-Screening mit einer ganzen Reihe besonderer Schwierigkeiten konfrontiert, die vor allem methodischer und organisatorischer Natur sind.

Ziele des Neugeborenen-Screenings auf das adrenogenitale Syndrom (21-Hydroxylase-Mangel)

- Reduktion von Morbidität und Mortalität bei Kindern mit Salzverlust
- Frühere Diagnosestellung und Therapieeinleitung
- Frühere richtige Geschlechtszuweisung bei stark virilisierten Mädchen.

Die Ziele des Neugeborenen-Screening auf das adrenogenitale Syndrom sind damit klar definiert. Da männliche im Unterschied zu weiblichen Neugeborenen keine Genitalfehlbildung aufweisen und damit die Krankheit meist in den ersten Lebenstagen klinisch unerkannt bleibt, sind sie hochgradig durch eine krisenhafte Stoffwechselentgleisung gefährdet, welche sich in der 2. Lebenswoche manifestieren kann. Durch die Screening-Untersuchung aller Neugeborenen mit Blutentnahme am 3.–5. Lebenstag ist eine rechtzeitige Erkennung und Therapieeinleitung möglich. Bei Jungen ohne Salzverlust und bei nur leicht virilisierten Mädchen wird häufig die Diagnose erst viel später erst dann gestellt, wenn die Kinder durch ein beschleunigtes Längenwachstum und eine Zunahme der Virilisierung auffallen. Stark virilisierte Mädchen (Prader Stadium 4–5) werden im Neugeborenenalter oft als Knaben fehldiagnostiziert. Dies wird durch ein generelles Screening verhindert.

Probleme des AGS-Screenings

- Frühgeborene
- Intensivbehandlung
- Steroidbehandlung Mutter/Kind
- Bluttransfusionen.

Die 17-Hydroxyprogesteronspiegel des Neugeborenen weisen eine sehr ausgeprägte Abhängigkeit vom Gestationsalter auf. Um Fehldiagnosen und unnötige Wiederholungsuntersuchungen zu vermeiden, müssen unbedingt gestationsalter- oder geburtsgewichtsabhängige Normalwertbereiche Anwendung finden. Auch damit lassen sich Wiederholungsuntersuchungen vor allem bei sehr unreifen Frühgeborenen nicht völlig vermeiden. Ein großer Prozentsatz der sogenannten Recall-Untersuchungen betreffen diese Altersklasse. Sehr kranke, intensivbehandelte Neugeborene machen Wiederholungstests erforderlich, da die Screening-Ergebnisse in beiden Richtungen (falsch-positiv/falsch-negativ) verfälscht sein können. Insbesondere eine Steroidtherapie des Kindes oder der Mutter erschweren eine Diagnosestellung erheblich oder machen sie völlig unmöglich. Bluttransfusionen sollten 3 Tage vor der Blutabnahme nicht verabreicht worden sein.

Die für das Neugeborenen-Screening eingesetzten Untersuchungsmethoden müssen für diese Altersstufe validiert sein, d.h. es müssen Normalwerte vorliegen und das Ausmaß von Kreuzreaktionen mit fetalen Steroiden muß bekannt sein. Dies gilt gleichermaßen für den Screeningtest selbst wie für die nachfolgende Bestätigungsdiagnostik. Alle im Handel verfügbaren Test-Kits zur Bestimmung von 17-OH-P in Plasmaproben sind für das Neugeborenenalter nicht validiert und damit nicht brauchbar. Nur Bestimmungsmethoden, welche die im Früh- und Neugeborenenalter sehr hohen Konzentrationen fetaler Steroide berücksichtigen, d.h. welche eine Extraktion und Chromatographie einschließen oder direkte chromatographische Methoden (GC-MS; MS/MS) sind hierfür sinnvoll. Leider sind diese wichtigen Grundvoraussetzungen in Deutschland bisher bei weitem nicht erfüllt. Viele unnötige Wiederholungsuntersuchungen und Fehldiagnosen lassen sich darauf zurückführen.

Probleme kommerzieller 17-OH-Progesteron-Assays im Neugeborenenalter

- Unterschiedliche Spezifität der Antikörper
- Kreuzreaktion mit fetalen Steroiden (17-OH-Pregnenolon und -sulfat)
- Extraktion/Chromatographie erforderlich.

Im Screeningzentrum Heidelberg wurden im Zeitraum 1. 2. 1999 bis zum 31. 1. 2000 insgesamt 56.932 Neugeborene untersucht und 8 AGS-Fälle gefunden. (5 Knaben/3 Mädchen), s. Tab. 2. Dies entspricht einer Inzidenz von 1 auf 7117 Neugeborene.

Alle 5 Knaben wurden erst durch das Screening entdeckt und die 3 Knaben mit schwerem AGS zeigten zu diesem Zeitpunkt bereits die typischen Elektrolytveränderungen. Die 3 Mädchen mit deutlich ausgeprägter Virilisierung waren bereits klinisch aufgefallen. Das Screening-Ergebnis bestätigte die Diagnose und ermöglichte einen frühen Therapiebeginn.

Bestimmung von 21-Desoxycortisol
Wie wird man die relativ große Zahl an Recalls vor allem bei Frühgeborenen viel-

Tabelle 2. Im Zeitraum 1. 2. 1999–31.1.2000 im Screeninglabor Heidelberg im Screening erkannten AGS-Fälle

Initialen	M/w	Prader-Stadium	17-OHP nmol/l im Screening	Plasma Ng/dl	Phänotyp	Mutation
DM	m	–	65.5	4555	Einfaches AGS	Ile172Asn/Del
MW	m	–	470	13380	Salzverlust-S.	gr.Konv/Del
MT	w	III	650	>40.000	Salzverlust-S.	gr.Konv/Del
RM	M	–	109	738	einfaches AGS	Del/?
MS	M	–	693	6709	Salzverlust-S.	Intron2/Del
SM	W	–	702	16900	Salzverlust-S.	Clust Ex 6/?
DR	M	–	601	37940	Salzverlust-S.	Del/Del
AK	W	III	553	17400	Salzverlust-S.	Del/Del

leicht in Zukunft vermeiden können? Bereits beim Heterozygotennachweis hatte sich die Bestimmung von 21-Desoxycortisol nach ACTH dem 17-OHP als überlegen erwiesen. In Heidelberg wurden bei Frühgeborenen mit erhöhten 17-OHP Sceeningwerten und bei reifgeborenen Kindern mit grenzwertigen 17-OHP Befunden parallel das 21-DF im Plasma und in getrockneten Vollblutproben (Screeningproben) bestimmt. Es zeigte sich auch hier eine größere Sensitivität des 21-DF zum AGS-Ausschluß.

Im folgenden sollen einige lehrreiche Fälle darlegt werden, die ein Licht auf die gegenwärtige Situation im AGS-Screening in Deutschland werfen. Sie sollen gleichzeitig die Grundlage für eine fruchtbare Diskussion legen, deren Ziel es sein sollte, Maßnahmen zu ergreifen, das AGS-Screening effektiver zu gestalten und damit Frühdiagnose und frühe Therapieeinleitung dieser potentiell vital gefährdeten Kinder zu sichern.

Fall 1

männlich, Geburt 40.Woche, Geburtsgewicht 3460 g, Länge 52 cm
Unauffälliger Genitalbefund
Screening-17OHP (7.Lebenstag) 3300 ng/dl (ELISA IBL)
Plasma-17OHP (18. Lebenstag) 10.500 ng/dl (keine Extraktion/Chromatographie)
Laborarzt empfiehlt Cortisol-Substitution
Kinderarzt kontrolliert E'lyte: normal
Plasma-17OHP (30. Lebenstag) 98 ng/dl (RIA mit Extraktion/Chromatographie)

Diagnose: gesundes Kind
Beurteilung:

In diesem Falle wäre durch eine unbrauchbare Bestätigungsdiagnostik ein gesundes Kind als AGS eingestuft worden und unnötigerweise eine Therapie mit Cortisol begonnen worden, hätte nicht ein kritischer und gut informierter Kinderarzt, dem allein vom klinischen Befund her ein AGS unwahrscheinlich erschien, durch eine geeignete Diagnostik ein AGS sicher ausgeschlossen

Fall 2

männlich, Geburt 40.Woche, Geburtsgewicht 3370 g, Länge 53 cm
Unauffälliger Genitalbefund
Screening-17OHP (4. Lebenstag) 2130 ng/dl
Plasma-17OHP (15. Lebenstag) >2000 ng/dl (keine Extr/Chromatogr)*
Verdünnung 4630 ng/dl+

Befundung des Laborarztes:
* „da sich Folgen eines Enzymdefektes erst **spät** zeigen, halten wir eine Verzögerung bis zur Ermittlung eines genaueren Wertes für vertretbar".
+„Verdacht auf AGS bestätigt – weitere klinisch-endokrinologische Diagnostik empfohlen"

Plasma-17OHP (21.Lebenstag!) 79 ng/dl (beide Werte normal)
21-DF 10 ng/dl
(Extraktion/Chromatographie)
Molekulargenetik (parallel bestimmt): keine Mutation nachweisbar

Diagnose: gesundes Kind
Beurteilung:

In diesem Falle ist wiederum eine untaugliche Methode zur Bestätigungsdiagnostik verwendet worden. Letztlich ergab sich daraus der Rat des Laborarztes, allerdings verzögert, eine weitere Diagnostik anzustreben. Diese Empfehlung war klinisch sehr fragwürdig, da in 75 % der Kinder mit AGS in der 2. Lebenswoche mit Manifestation des Salzverlustes zu rechnen ist.

Fall 3

männlich, 40.Woche, Geburtsgewicht 3570 g, Körperlänge 54 cm,
normaler Genitalbefund
Screening 17OHP (DELFIA) 4.Lebenstag 112 nmol/l (normal <40)

Eltern und Kinderarzt wurden sofort telefonisch informiert und dringend um Vorstellung des Kindes gebeten, welche leider erst am 27. Lebenstag stattfand.

Plasma-17-OHP (27. Lebenstag) 12474 ng/dl (normal <250 ng/dl)
21-Desoxycortisol 4617 ng/dl (normal <10 ng/dl)

Elektrolyte: Na 133 mmol/l, K 5,6 mmol/l, Plasma-Renin-Aktivität: 88 ng Angiotensin/ml
Molekulargenetik: Punktmutation Ile 172 Asn Exon 4/Deletion

Diagnose: klassisches AGS mit Salzverlust.
Beurteilung:

Trotz dringendem Verdacht auf ein AGS hat sich die Diagnosesicherung um 3 Wochen verzögert. Das Kind wies zu diesem Zeitpunkt bereits ein deutlich erniedrigtes Serum-Natrium und hormonelle Zeichen eines Salzverlustes auf. Die Verzögerung der Diagnosestellung bedeutete für dieses Kind eine vitale Gefährdung.

Fall 4

Weiblich, 40.Woche, Geburtsgewicht 3430 g, Körperlänge 53 cm
Genitalbefund: penisartige Klitoris, ca 2,5 cm Länge, Sinus urogenitalis

Screening-17-OHP	3. Lebenstag (DELFIA)	38 nmol/l (normal)
Plasma-17-OHP	3. Lebenstag	625 ng/dl (erhöht)
21-DF		112 ng/dl (erhöht)
Screening-17OHP	5. Lebenstag (DELFIA)	29 nmol/ (normal)
Plasma-17-OHP	5. Lebenstag	485 ng/dl (erhöht)
21-DF		195 ng/dl (erhöht)
THERAPIEBEGINN:	6. Lebenstag	
Plasma-17-OHP	9. Lebenstag	1366 ng/dl (deutlich erhöht)
21-DF		547 ng/dl (deutlich erhöht)

Molekulargenetik: Punktmutation Intron 2/Ile172Asn Exon 4

Diagnose: klassisches AGS mit Salzverlust

Beurteilung:

Dieses Kind wäre im Neugeborenen-Screening nicht entdeckt worden. Da der Genitalbefund aber ein AGS sehr wahrscheinlich machte, wurde die Diagnose rechtzeitig durch Plasmabestimmung gestellt. Ähnliche Fälle sind auch in der Literatur beschrieben, wie es zu diesen Screening Versagern kommt, ist nicht geklärt.

Fall 5

Männlich, 38.Woche, Geburtsgewicht 3010 g, Länge 48 cm. Sectio caesarea bei HELLP Syndrom

Normaler Genitalbefund

20. Lebenstag Gewicht 2510 g, keine Ernährungsprobleme
23. Lebenstag Gewicht 2690 g, trinkt weiterhin gut
25. Lebenstag **Trinkschwäche, Erbrechen, Durchfälle**
26. Lebenstag **Tachypnoe, Zeichen der Dehydratation**

→ Krankenhauseinweisung durch den Notarzt

Aufnahmebefund: **dystroph, exsikkiert, Tachypnoe, vorgewölbtes Abdomen**

Labor: Na 99 mmol/l, K 5,0 mmol/l, Kreatinin 1,2 mg/dl, pH 7.03, BE-18.5

Dry-spot 17OHP (DELFIA)	470 nmol/l (massiv erhöht)	
Plasma-17OHP	25839 ng/dl	,,
21-DF	2993 ng/dl	,,

Molekulargenetischer Befund: 3 Punktmutationen/Deletion des CYP21B Gens

Diagnose: klassisches AGS mit schwerem Salzverlust

Wie konnte dies passieren?

Das Screening-Labor hatte die Untersuchungen zum Ausschluß einer Hypothyreose, einer PKU, eines Biotinidase-Mangels und einer Galaktosämie durchgeführt, **eine Untersuchung zum Ausschluß eines AGS fand jedoch nicht statt, da diese von der Geburtsklinik nicht angefordert worden war.** Es ist müßig, hier nach dem Schuldigen zu suchen. Der Fehler liegt im System: Solange in unserem Land kein von den Krankenkassen finanziertes Neugeborenen-Screening existiert, sind solche Fälle nicht zu vermeiden.

Adrenogenitales Syndrom 191

Was kann und muß methodisch verbessert werden?

- Die Anwendung spezifischer Assaysysteme, welche für das Neugeborenenalter validiert sind, muß obligatorisch sein.
- Gestationsalter- oder gewichtsabhängige Normalwerte müssen verwandt werden.
- Für die Bestätigungsdiagnostik geeignet sind allein Bestimmungsverfahren unter Einschluß von Extraktion/Chromatographie oder die GCMS.
- Frühzeitige molekulargenetische Diagnosebestätigung.
- Die zusätzliche Bestimmung von 21-Desoxycortisol kann nach unserer Erfahrung in Einzelfällen, insbesondere bei Frühgeborenen sehr hilfreich sein.
- Das AGS-Screening muß ebenso wie das TSH-Screening von einem pädiatrischen Endokrinologen betreut werden.

Genetik

Das AGS ist eine Erbkrankheit mit autosomal rezessivem Erbgang.

Das aktive 21-Hydroxylase-Gen (CYP21B) ist auf dem Chromosom 6 in der HLA-III Region in unmittelbarer Nachbarschaft zu einem hochhomologen Pseudogen (CYP21A lokalisiert (New 1994, Miller 1994, Morel 1991).
Fast alle Mutationen entstehen durch ungleiches **crossing-over** zwischen den beiden 21-Hydroxylasegenen, wobei Sequenzen des Pseudogens, das verschiedene deletäre Mutationen enthält, auf das CYP21B-Gen übertragen werden.
Eine weitere genetische Ursache sind **Gendeletionen**, die kleine Bereiche des CYP21B-Gens oder die gesamte Genregion betreffen können.
Neumutationen, die nicht Sequenzen des Pseudogens sind, wurden bisher nur in Einzelfällen beschrieben. Allerdings gibt es eine relative hohe Frequenz für spontan auftretende crossing-over Ereignisse in der Meiose (2–5% bei Untersuchungen von Spermien), die zu Neumutationen führen können. Diese Mutationen sind in der genomischen DNA der Eltern nicht nachweisbar und erschweren damit die Pränataldiagnostik und die genetische Beratung.
Die Prozentangaben beziehen sich auf die Restaktivität der 21-Hydroxylase im in-vitro-System. Eine Aktivität von 2–4% reicht aus, um einen Salzverlust zu verhindern. Allerdings kann es bei unzureichender Substitution auch bei diesen Patienten zu einer Dekompensation mit Salzverlustkrise kommen. Bei einer homozygoten Mutation mit einer Restaktivität über 20% entwickelt sich in fast allen Fällen ein nicht-klassisches AGS. Bei den meisten Patienten werden allerdings keine homozygoten Mutationen, sondern Kombinationen verschiedener Mutationen nachgewiesen (compound Heterozygotie), was zu einer weiteren Unsicherheit bei der Beurteilung des Phänotyps führt.

Tabelle 3. Die häufigsten Mutationen der 21-Hydroxylase, die zu einem AGS führen können

Salzverlustsyndrom	Restaktivität der 21-Hydroxylase
8 bp Deletion	0%
Cluster 235, 236, 239	
Insert T	
Gln318term	
Arg356Trp	0–2 %
Salzverlustsyndrom/Einfaches AGS	
Iie172 Asn	2–4%
I2-splice nt656, A, C > G	0–2%
Late onset AGS	
Pro453Ser	70%
Pro30 Leu	30–60%
Val281Leu	20–50%

Wertigkeit der molekulargenetischen AGS-Diagnostik

Die immer wieder diskutierten Probleme bei der Definition der Ausschlußkriterien (cut off), die zu wiederholten 17-Hydroxy-Progesteron-Bestimmungen führen, können durch eine frühzeitige molekulargenetische Analytik (direkter Nachweis der Mutationen im CYP21B-gen) objektiviert werden.

Die Diagnostik durch HLA-Typisierung oder die indirekte Diagnostik durch Mikrosatelliten-Marker sollten heute nicht mehr angewendet werden.

Da über 95% der Mutationen beim 21-Hydroxylase-Mangel durch crossing over (Austausch von Gen-Sequenzen) mit einem Pseudogen entstehen, kann sich der Untersucher zunächst auf ein Spektrum von 12 bekannten Mutationen beschränken.

Bei fehlendem Mutationsnachweis sollte aber im selben Labor die vollständige Gensequenzierung möglich sein. Außerdem muß das molekulargenetische Labor auch über Erfahrungen bei der Beurteilung des Verhältnisses von Genotyp und Phänotyp, der Steroidhormonbestimmung und der klinischen Variabilität des AGS verfügen.

Bestimmt der Genotyp den Phänotyp ?

Das AGS ist ein typisches Beispiel für eine Erkrankung mit einer relativ hohen phänotypischen Variabilität. Dies macht direkte Schlußfolgerungen aus dem genetischen Befund in einigen Fällen schwierig.

In der folgenden Tabelle sind die Phänotypen von AGS – Patienten für die drei häufigsten Mutationen zusammengefaßt.

Tabelle 4. Genotyp-Phänotyp: Korrelation für die häufigsten Mutationen der 21-Hydroxylase

Genotyp		Phänotyp			
Genotyp 218 Chromosomen	Restaktivität (%)	Häufigkeit (% der Allele)	SVS (%)	Einfaches AGS (%)	Late onset AGS (%)
Deletion	0	35	100		
Splice site (Intron 2)	0–2	32	86	14	
Ile172Asn (Exon 4)	2–4	19	24	64	12

Bei allen Patienten mit partieller oder vollständiger homozygoter Deletion des CYP21B-Gens entwickelte sich ein klassisches AGS mit Salzverlustsyndrom. Aber auch für diese Situation gibt es in der Literatur Berichte über Patienten, die im Erwachsenenalter ohne weitere Substitutionstherapie keinen Salzverlust entwickelten (Speiser 1991). Als Ursache wird eine unspezifische, extraadrenale (wahrscheinlich hepatische oder leukozytäre) Enzymaktivität diskutiert, welche die Funktion der 21-Hydroxylase übernehmen kann. Diese Enzymaktivität ist vielleicht auch an der phänotypischen Variabilität der nächsten beiden Mutationen beteiligt.

Patienten mit einer Mutation des Nukleotids 656 im Intron 2 haben in vitro eine Restaktivität von 0–2%. Diese Patienten zeigen in 86% der Fälle ein Salzverlust-AGS, in 14% bleibt die Salzverlustkrise aber aus. Für diese Mutation wird auch ein partielles Überlesen des Defektes im Intron 2 durch den splicing-Mechanismus angenommen.

Bei Patienten mit der Ile172Asn-Mutation im Exon 4 des CYP21B-Gens (in vitro Aktivität der 21-Hydroxylase 4%) konnten alle drei AGS-Phänotypen nachgewiesen werden. Erschwert wird eine Beurteilung der Genotyp-Phänotyp-Korrelation durch die alleinige Expression des Gens in der NNR, so daß bei individuellen Patienten keine Aussagen über Enzymaktivitäten oder regulatorische Prozesse möglich sind.

Der Vergleich der zum Zeitpunkt der klinischen Diagnosestellung gemessenen 17-OHP-Serumspiegel bei Patienten mit klassischem AGS zeigt sich, daß die Serumspiegel dieses Steroidhormons sehr gut mit den Phänotypen bei gleichzeitig variablem Genotyp korrelieren. Die 17-OHP-Spiegel bei Patienten mit Salzverlustsyndrom liegen um ein Vielfaches über den Spiegeln bei unkompliziertem AGS. Weitere Mutationen im CYP21B-Gen wurden bei diesen Patienten ausgeschlossen.

In einer Studie zum Vergleich von genetischer Diagnostik und hormonalem AGS-Neugeborenen-Screening konnten Dixit el al. (1998) in 50% der Fälle mit erhöhtem 17-OHP im Neugeborenen-Screening Mutationen der 21-Hydroxylase nachweisen, die zu einem AGS führen (meist klassische Form). In dieser Studie wurden bei allen 127 Neugeborenen mit normalem 17-OHP-Sreeningwerten Mutationen der 21-Hydroxylase ausgeschlossen.

Die molekulargenetische Diagnostik ermöglicht in fast allen Fällen (> 98,5%) mit grenzwertig erhöhtem 17-OHP im Screening eine eindeutige Diagnosestellung (Bestätigung oder Ausschluß von Mutationen). Damit ist die genetische Diagnostik der wiederholten Bestimmung von 17-OHP im Plasma eindeutig überlegen. In methodisch entsprechend ausgestatteten Labors kann die genetische Diagnostik innerhalb von drei Tagen durchgeführt werden.

Molekulargenetische Methoden

Tabelle 5

Nachweis von Deletionen:	Southern blot
	PCR (unspezifische PCR von Exon 3 mit Nachweis beider 21-Hydroxylase-Genen)
Nachweis von Punktmutationen (Voraussetzung ist jeweils PCR-Amplifikaton des CYP21B-Gens)	Restriktions-Fragment-Längen-Polymorphismen (RFLP)
	Allel-spezifische Oligonukleotid-Hybridisierung (ASO)
	Einzelstrang-Konformationspolymorphismen (SSCP)
	Temperatur- bzw. Dichte-Gradienten-Gelelektrophorese (TGGE bzw. DGGE)
	Ligasekettenreaktion (LCR)
	DNA-Sequenzierung: direkt oder nach Klonierung
	Manuell oder automatisch
	Radioaktiv oder nicht-radioaktiv
	Gen-Chip-Assays

Literatur

Allen DB, Hoffmann GI, Fitzpatrick P, Laessig R, Maby S, Slyper A (1997) Improved precision of newborn screening for congenital adrenal hyperplasia using weight-adjusted criteria for 17-hydroxyprogesterone levels. J Pediatr 130: 128–133

Dixit N, Toresani T, Speiser PW (1998) Genotyping CYP21 as an adjunct to hormonal screening of newborns for CAH. 80th Annual Meeting of the Endocrine Society

Dörr HG, Sippel WG, Willig RP (1992) Pränatale Therapie und Diagnostik des adrenogenitalen Syndroms mit 21-Hydroxalysedefekt. Mschr Kinderheilk 140: 661–663

Gourmelen M, Gueux B, Pham HTM, Fiet J, Raux-Demay MC, Girard F (1987) Detection of heterozygote carriers for 21-hydroxylase deficiency by plasma 21-deoxycortisol measurement. Acta Endocrinol (Copenhagen) 116: 507–512

Harms E (1997) Richtlinien zur Organisation und Durchführung des Neugeborenenscreenings auf angeborene Stoffwechselstörungen und Endokrinopathien in Deutschland. Monatsschrift für Kinderheilkunde 7: 770–772

Heinrich UE, Milevicz A, Fies A, Romer T, Haack D (1985) The usefulness of plasma 21-deoxycortisol (21-DF) prior to and after ACTH for diagnosis, therapy and detection of heterozygotes in families with 21-hydroxylase deficiency. Acta Endocr Kbh, Suppl 267: 21

New MI (1994) 21-Hydroxylase deficiency congenital adrenal hyperplasia. J Steroid Biochem Molec Biol 48: 15–22

Miller WL (1994) Genetics, diagnosis and management of 21-hydroxylase deficiency. J Clin Endocrinol Metab 78: 241–246

Morel Y, Miller WL (1991) Clinical and molecular genetics of congenital adrenal hyperplasia due to 21-hydroxylase deficiency. Adv Hum Genet 20: 1–68

Pang SY, Wallace MA, Hoffmann L, Thuline HC, Dorche C, Lyon IC, Dobbins RH, Kling S, Fujieda K, Suewa S (1988) Worldwide experience in newborn screening for classical congenital adrenal hyperplasia due to 21-hydroxylase deficiency. Pediatrics 81: 866–874

Pang S, Shook MK (1997) Current status of neonatal screening for congenital adrenal hyperplasia. Curr Opin Ped 9: 419–423

Speiser PW, Agdere L, Ueswhiba H, White PC, New MI (1991) Aldosterone synthesis in saltwasting congenital adrenal hyperplasia with complete absence of adrenal 21-hydroxylase. N Engl J Med 324: 145–149

Speiser PW, New MI (1994) Prenatal diagnosis and treatment of congenital adrenal hyperplasia. J Pediatr Endocrinol 7: 183–191

Schnabel D, l'Allemand D, Kruce H, Keller E, Grüters A (2000) Ergebnisse des Neugeborenenscreenings zur Früherkennung des Adrenogenitalen Syndroms in Berlin (1992–1999) Monatsschrift für Kinderheilkunde 11 1006–1011

Schulze E (1999) Neugeborenenscreening bei adrenogenitalem Syndrom (AGS). ScrJ/Sozialpädiatrie 11/12: 430

Speiser PW et al. (1992) Disease expression and molecular genotype in congenital adrenal hyperplasia due to 21-hydroxylase deficiency. J Clin Invest 90: 584–595

Therrell BL jr, Berenbaum SA, Manter-Kapanbke V, Simmank J, Kormann K, Prentice L, Gonzales J, Gunn S (1998) Results of screening 1,9 million Texas newborns for 21-hydroxylase-deficiency congenital adrenal hyperplasia. Pediatrics 101: 583–590

Thilen A, Nordenstrom A, Hagenfeldt L, von Dobeln U, Guthenberg C, Larson A (1998) Benefits of neonatal screening for congenital adrenal hyperplasia (21-hydroxylase-deficiency) in Sweden. Pediatrics 101: E 11

Torresani T, Grüters A, Scherz R, Burckhardt JJ, Harras A, Zachmann M (1994) Improving the efficacy of newborn screening for congenital adrenal hyperplasia by adjusting the cut off level of 17-alpha-hydroxyprogesterone to gestational age. Screening 3: 77–84

Thomason MJ et al. (1998) A systematic review of evidence for the 3 appropriatness of neonatal screening programmes for inborn errors of metabolism. J Public Health Med 20: 331–343

Torresani T, Grüters A, Scherz R, Burckhardt JJ, Harras A, Zachmann M (1994) Improving the efficacy of newborn screening for congenital adrenal hyperplasia by adjusting the cut off level of 17-alpha-hydroxyprogesterone to gestiational age. Screening 3: 77–84

Hormonelle Konfirmationsdiagnostik nach AGS-Screening: Steroidanalytik mittels Gaschromatographie-Massenspektrometrie (GC-MS)

S. A. Wudy

1. Einführung

Die nach positiven Screeningwerten eingesetzten analytischen Verfahren zur Konfirmationsdiagnostik des adrenogenitalen Syndroms (AGS) müssen definitiv sein. Im folgenden Abschnitt wird gezeigt, daß gerade bei Neonaten die hormonelle Diagnostik mittels Immunoassays problematisch sein kann. Massenspektrometrischen Hormonbestimmungsmethoden kommt in diesem Zusammenhang eine besondere Bedeutung zu, da sie Bestimmungen mit der derzeit höchsten Spezifität erlauben. In Abschnitt 2 wird die besondere Rolle der Gaschromatographie-Massenspektrometrie (GC-MS) in der Steroidanalytik dargestellt. Abschnitt 3 faßt den aktuellen Stand der Harnsteroidprofilanalyse mittels Gaschromatographie-Massenspektrometrie (GC-MS) zusammen. Auf die Plasmasteroidanalytik mittels GC-MS wird im darauffolgenden Abschnitt 4 eingegangen.

17-Hydroxyprogesteron (17α-hydroxypregn-4-en-3,20-dion) ist der wichtigste hormonelle Marker des 21-Hydroxylase-Mangels im menschlichen Blut. Gegenwärtig basieren die neonatalen Screening Verfahren auf 21-Hydroxylase-Mangel auf der Bestimmung des 17-Hydroxyprogesterons im Fersenblut mittels immunologischer Verfahren (Pang und Clark 1990).

Höchst unterschiedliche Konzentrationen an 17-Hydroxyprogesteron wurden im Nabelschnurblut sowie im Plasma von Neonaten publiziert. Insbesondere können direkte Immunoassays die tatsächlichen Konzentrationen an 17-Hydroxyprogesteron erheblich überschätzen (Forest und Cathiard 1978; Hughes et al. 1979). Eindrucksvoll wird dieser Sachverhalt durch die unterschiedlichen cut-off Werte der verschiedenen Screening-Programme widergespiegelt (Pang und Clark 1990). Mittlerweile konnte gezeigt werden, daß die Interferenz von Steroidsulfaten aus der Fötalzone der Nebennierenrinde durch Kreuzreaktivität für die falsch positiv erhöhten 17-Hydroxyprogesteron Werte verantwortlich zeichnen (Wong et al. 1992). Die Produktion von Steroidsulfaten in der Fötalzone der Nebennierenrinde dauert bis in die erste Hälfte der Säuglingszeit an (Shackleton 1984). Es konnte ferner gezeigt werden, daß weder Extraktionsschritte noch chromatographische Vorreinigung nicht notwendigerweise die diagnostische Effizienz eines Immunoassays zu verbessern vermögen (Wudy et al. 1995).

2. Steroidanalytik mittels Gaschromatographie-Massenspektrometrie

Bei dem von uns eingesetzten mikroanalytischen Verfahren der Gaschromatographie-Massenspektrometrie handelt es sich um eine nicht radioaktive, physikalisch-chemische Bestimmungsmethode, die in Disziplinen wie der Stoffwechseldiagnostik, Umweltanalytik, Dopinganalyse oder Toxikologie bereits fest etabliert ist. Eine Einführung in die Technik der GC-MS wurde unlängst in einem Übersichtsartikel gegeben (Wudy 1999a).

Bei der gaschromatographisch-massenspektrometrischen Steroidanalytik handelt es sich um ein typisches Verfahren der pädiatrischen Endokrinologie. Verfolgt man die wesentlichen Entwicklungsschritte dieser Methodik, so ist festzustellen, daß die auf pädiatrisch-endokrinologischem Gebiet bestehenden analytischen und differentialdiagnostischen Herausforderungen die Impulsgeber für die methodischen Entwicklungen darstellten. Verdeutlicht wird dies allein schon durch die engen räumlichen Beziehungen: die meisten massenspektrometrisch-steroidanalytischen Labore sind in oder im nahen Umfeld von pädiatrisch-endokrinologischen Zentren beheimatet.

Für Steroide stellt die Gaschromatographie das chromatographische Verfahren mit der höchsten Trennstärke dar und erlaubt die simultane Quantifizierung einer Vielzahl von Steroidmetaboliten aus Körperflüssigkeiten in einem sog. Steroidprofil. Bei reinen GC-Methoden findet die Identifizierung der Komponenten lediglich über den Vergleich der Retentionszeiten statt, koeluierende Komponenten können daher nicht charakterisiert werden. Hingegen bietet die Kombination GC-MS größtmögliche Sicherheit bei der Identifizierung und Quantifizierung der Komponenten, da das Massenspektrometer als Detektor direkte, strukturbezogene Daten der zu analysierenden Substanz liefert und so einen Vergleich der Massenspektren ermöglicht. Aus diesem Grund stellt derzeit die Kombinationstechnik GC-MS in der Steroidanalytik das Verfahren mit der höchsten Spezifität dar.

3. Qualitative und quantitative Harnsteroidprofilanalyse mittels GC-MS

Die von uns verwendete Methode der GC-MS-Harnsteroidprofilanalyse erlaubt die nicht-selektive Diagnostik von Steroidstoffwechselstörungen in der klinischen Routine. Steroidbestimmungen im Harn gewährleisten als zeitlich integrale Parameter auch eine gute Therapiekontrolle. In der pädiatrischen Endokrinologie bietet sie ferner den Vorteil nicht-invasiv zu sein: das erforderliche Probenmedium ist einfach zu gewinnen. Entweder können nativer Harn oder bereits auf Sep-Pak-Kartuschen extrahierte Proben zur Analyse eingesandt werden. Das von uns angewendete Verfahren der Harnsteroidanalyse (Wudy et al. 1997; Wudy et al. 2000) lehnt sich an die von Shackleton verwendete Routinemethode an (J Steroid Biochem 1992).

Während der ersten Lebensmonate wird das Harnsteroidprofil dominiert von 3β-hydroxy-5-en-Steroid-Sulfaten sowie von freien oder glucuronidierten Metaboliten des Cortisols. Es ist daher nötig, bei Harnsteroidanalysen in dieser Altersgruppe die Fraktion der Steroidsulfate mittels LH-20-Chromatographie von der Fraktion der freien und glucuronidierten Steroide abzutrennen (Shackleton and Honour 1976). Die Probenaufarbeitung umfaßt folgende Schritte: aus 20 ml Harn werden die Harnsteroide mittels Festphasenextraktion (Sep-Pak-C18-Kartuschen) extrahiert. Daran schließt sich eine Gelchromatographie mit LH-20 an, in der die Fraktion der sulfatierten Steroide von der Fraktion der glucuronidierten Steroide abgetrennt wird. Beide Fraktionen durchlaufen im folgenden die gleichen Aufarbeitungsschritte. Als nächster Schritt wird eine enzymatische Hydrolyse durchgeführt. Nach einer erneuten Extraktion erfolgt die Derivatisierung der Harnsteroide zu Methyloxim-Trimethylsilyl-Äthern. Das GC-MS-System besteht aus einem Gaschromatographen mit einer OV-1 fused-silica-Kapillare (25 m × 0,15 mm innerer Durchmesser, Filmdicke 0,1 μm, Fa. Macherey & Nagel, Düren). Der GC ist an einen massenselektiven Detektor (Hewlett Packard 5970 B) gekoppelt. Die Identifizierung der Steroide erfolgt mittels Full-Scan-Läufen.

Da es sich bei der GC-MS-Multisteroidanalyse aus Harn um ein nichtinvasives, hochspezifisches und rasches Analyseverfahren handelt, sollte es immer dann eingesetzt werden, wenn Störungen im Steroidstoffwechsel vermutet werden. Leistungsfähige Methoden erlauben die simultane Quantifizierung von 30–40 Harnsteroidmetaboliten in einem sog. „Steroidprofil". Aus der Konstellation der Steroidmetaboliten kann „nicht-selektiv" auf die zugrunde liegende Störung im Steroidstoffwechsel geschlossen werden. Es erscheint wichtig darauf hinzuweisen, daß mittels GC-MS die AGS-Diagnostik bereits in den ersten Lebenstagen eines Neugeborenen möglich ist! Verfahren die sich lediglich der Gaschromatographie bedienen, können dies nicht leisten.

4. Plasmasteroidbestimmungen mittels Isotopenverdünnungs/Gaschromatographie-Massenspektrometrie (ID/GC-MS)

Die Bestimmung niedrigkonzentrierter Steroidhormone aus Medien wie z. B. Plasma erfordert Verfahren mit hoher Sensitivität. Das massenspektrometrische Verfahren der Einzelmassenregistrierung („Selected Ion Monitoring", SIM) ermöglicht eine hohe Sensitivität und eine hohe Spezifität. Werden mit Isotopen markierte Analoge der Analyten als interne Standards verwendet, spricht man von Isotopenverdünnungsanalyse. Auf diesem Prinzip beruhen Methoden, die den Goldstandard zur

Überprüfung von Immunoassays darstellen (Referenzmethoden, Qualitätskontrolle) (Wudy 1999a).

Ein stabilisotop markierter interner Standard stellt einen idealen internen Standard dar, da aufgrund gleicher chemischer Eigenschaften des Analyten und internen Standards keine Korrekturen für Verluste, die während der Probenpräparation entstehen, notwendig sind. Aufgrund unterschiedlicher physikalischer Eigenschaften, den unterschiedlichen Molekülmassen, können Analyt und interner Standard massenspektrometrisch unterschieden werden. Ein weiterer Vorteil bei der Verwendung stabil-isotop markierter Verbindungen besteht in der Vermeidung radioaktiver Kontamination von Personal und Geräten.

Der von uns entwickelte ID/GC-MS-Assay zur Bestimmung unkonjugierter Steroidhormone aus Körperflüssigkeiten, z.B. Plasma, erlaubt – nach dem derzeitigen Stand der Entwicklung – die simultane Bestimmung folgender Leitsteroide des Androgenstoffwechsels in einem Steroidprofil: Testosteron, 4-Androstendion, Dehydroepiandrosteron, 5α-Dihydrotestosteron, 5α-Androstan-3α,17β-diol (Androstandiol), 17αa-Hydroxyprogesteron und 17α-Hydroxypregnenolon. Für alle Analyten stehen analoge stabilisotop markierte interne Standards zur Verfügung (Wudy et al. 1990). Die Präparation der Probe gliedert sich in folgende Teilschritte: Inkubation mit dem internen Standard, Extraktion, gelchromatographische Reinigung, Derivatisierung und GC/MS-Analyse. Die Quantifizierung erfolgt mittels Massenfragmentographie (selected ion monitoring, SIM) und Peakflächenberechnung.

Die Bestimmung der genannten Steroidhormone mittels ID/GC-MS im Plasma ist bei Kindern aller Altersstufen möglich. Vergleiche mit immunologischen Bestimmungsmethoden zeigen, daß unsere Hormonkonzentrationen vor allem in der Neonatalperiode und frühen Säuglingszeit deutlich niedriger liegen. Dies gilt in besonderm Maße für das Leitsteroid des 21-Hydroxylase-Mangels, dem 17α-Hydroxyprogesteron. Hier interferieren kreuzreagierende Steroide der Fötalzone der Neben-

Tabelle 1. Diagnostisches Potential der nichtselektiven GC-MS-Harnsteroidprofilanalyse in der Differentialdiagnostik des ambiguären Genitales sowie der Salzverlust-Syndrome

Indikation	Diagnose mittels GC-MS-Harnsteroidanalyse
Ambiguäres Genitale	21-Hydroxylase-Mangel
	11β-Hydroxylase-Mangel
	3β-Steroiddehydrogenase-Mangel
	Lipoidhyperplasie
	17α-Hydroxylase-Mangel
	5α-Reduktase-Mangel
Salzverlust	21-Hydroxylase-Mangel
	18-Hydroxylase-Mangel
	18-Dehydrogenase-Mangel
	Lipoidhyperplasie
	Nebennereninsuffizienz

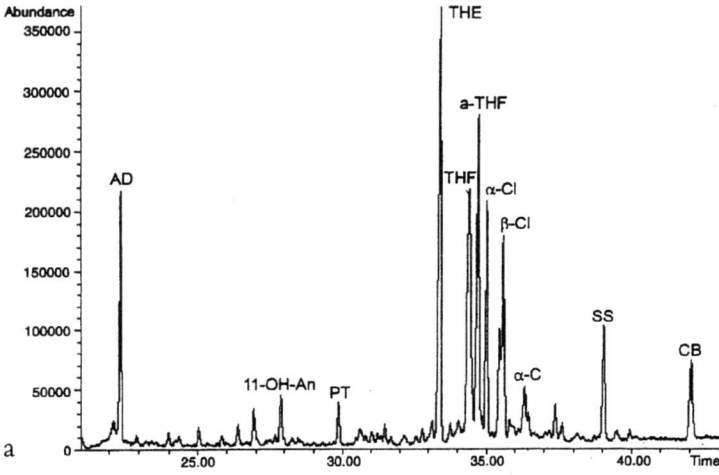

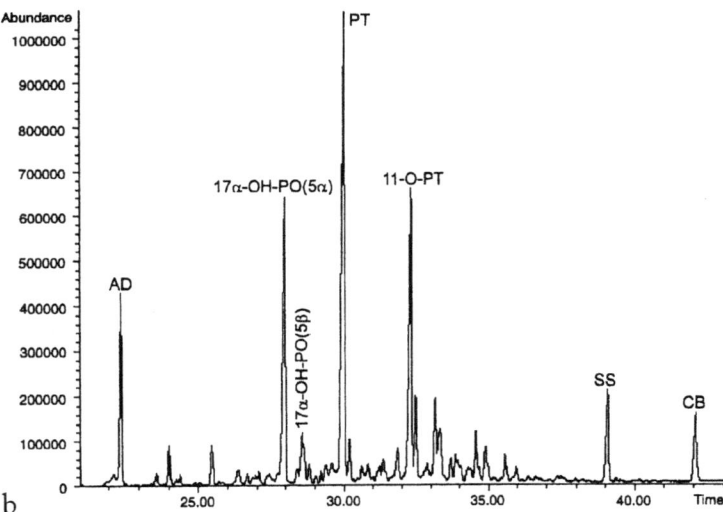

Abb. 1. Harnsteroidprofilanalysen mittels GC-MS (Full Scan-Modus) bei einem gesunden Jungen (oben) sowie einem Patienten mit 21-Hydroxylase-Mangel (unten). Die Chromatogramme der Totalionenströme zeigen die Auftrennung in verschiedene Peaks. Über Peakflächenintegration können die verschiedenen Konzentrationen ermittelt werden. AD, SS und CB bezeichnen interne Standards. Bei 21-Hydroxylase-Mangel zeigt das Chromatogramm die exzessive Ausscheidung mehrerer, für diesen Enzymdefekt charakteristischer, aufgestauter Metaboliten des 17-Hydroxyprogesterons: die 5α- und 5β-Isomere des 17α-Hydroxy-Pregnanolons [17α-OH-PO(5α) und -(5β)], Pregnantriol (PT) und 11-Ketopregnantriol (11-O-PT). Die Ausscheidung von Cortisol- und Cortisonmetaboliten ist äußerst gering: Tetrahydrocortison (THE), Tetrahydrocortisol (THF), 5α-Tetrahydrocortisol (allo-THF, α-THF), 20α- und 20β-Cortolon (α-CL, ß-CL), 20α-Cortol (α-C)

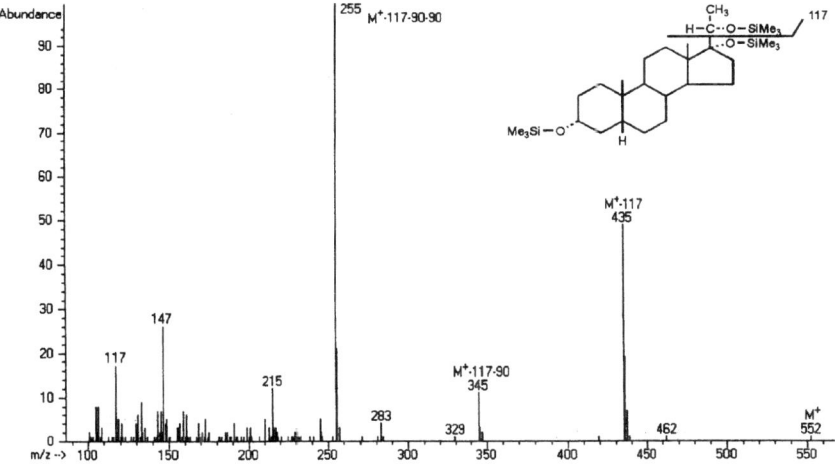

Abb. 2. Massenspektrum (GC-MS-Kopplung; Elektronenstoßionisation 70 eV) von Pregnantriol als Methyloxim-Trimethylsilyl-Derivat

niere erheblich mit den Antikörpern der Immunoassays (Wudy et al. 1995). Unlängst konnten wir erste massenspektrometrisch ermittelte Referenzwerte für 17-Hydroxyprogesteron im Nabelschnurplasma und im Verlauf der Neugeborenenperiode publizieren (Wudy et al. 2000).

Die Einsatzmöglichkeit der Methode der ID/GC-MS bei der Bestimmung von Steroidhormonen ist vielseitig. Sie ist auf verschiedene Körperflüssigkeiten und Gewebe anwendbar. So haben wir unser Verfahren auch zur Pränataldiagnostik des 21-Hydroxylase-Mangels eingesetzt (Wudy et al. 1999b). Der geringe Bedarf an Probenmaterial ermöglicht den Einsatz unserer Methoden gerade in der pädiatrischen Endokrinologie. Die von uns entwickelten Methoden wurden nicht nur als Forschungsmethoden sondern gerade auch für den Einsatz als Routinemethoden unter Verwendung kostengünstiger und anwenderfreundlicher Tischgeräte („bench-top"-Systeme) konzipiert. Solche hochspezifischen Methoden können in hierfür spezialisierten Schwerpunktlaboratorien sicher und kostengünstig durchgeführt werden.

5. Ausblick

Die GC-MS stellt derzeit und vorraussichtlich auch in der nächsten Dekade das für die Steroidprofilanalyse in Körperflüssigkeiten wie Plasma und Harn geeignetste massenspektrometrische System dar. Die mittlerweile kommerziell verfügbaren bench-top-Geräte haben eine hohe Stabilität und Standzeit erreicht.

Ganz allgemein ist für die Zukunft zu erwarten, daß die – teilweise auch rechtlich – geforderte und erreichbare Sicherheit bei der Detektion von Substanzen in zunehmend mehr Bereichen das Massenspektrometer den einzig möglichen Detektor werden läßt.

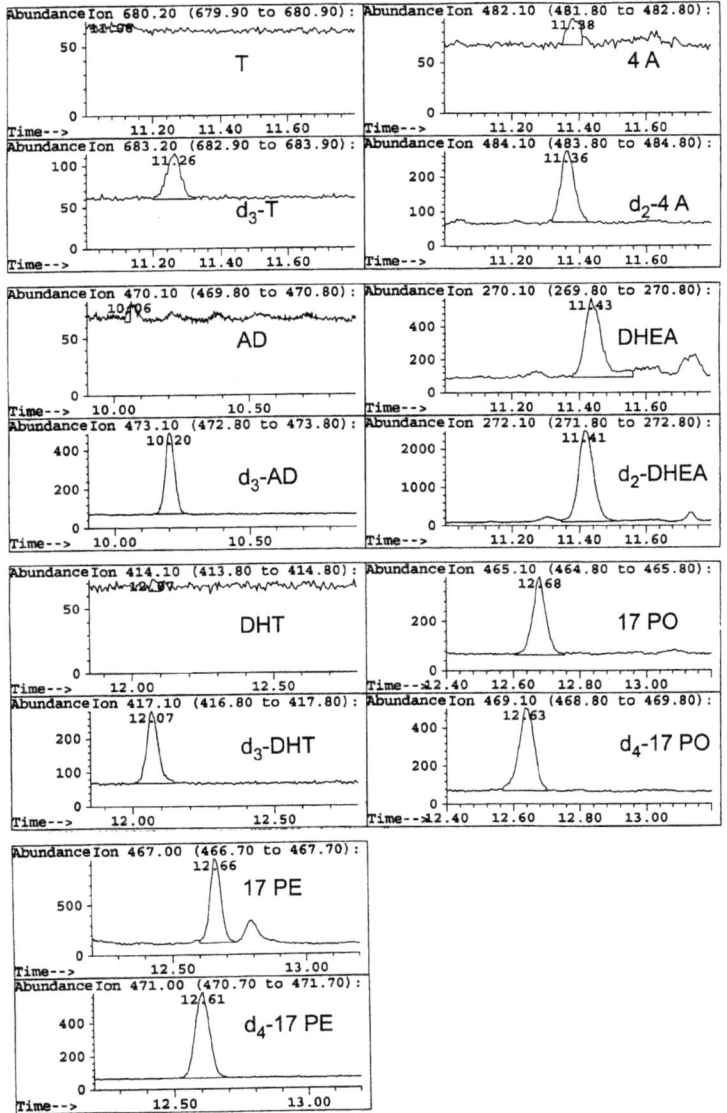

Abb. 3. Plasmasteroidprofil bei einem Frühgeborenen. 0,2 ml Plasma wurden extrahiert. Die Ionenspuren der Analyten und ihrer korrespondierenden, stabilisotopmarkierten (d = Deuterium) Analoge (interne Standards) sind paarweise übereinandergestellt: Testosteron m/z 680 (0,00 ng/ml), d_3-Testosteron m/z 683, 4-Androstendion m/z 482 (1,13 ng/ml), d_2-4-Androstendion m/z 484, Dehydroepiandrosteron m/z 270 (9,40 ng/ml), d_2-Dehydroepiandrosteron m/z 272, Androstandiol m/z 470 (0,00 ng/ml), d_3-Androstandiol m/z 473, 5α-Dihydrotestosteron m/z 414 (0,00 ng/ml), d_3-5α-Dihydrotestosteron m/z 417, 17-Hydroxyprogesteron m/z 465 (5,08 ng/ml), d_4-17-Hydroxyprogesteron m/z 469, 17-Hydroxypregnenolon m/z 467 (14,33 ng/ml), d_4-17-Hydroxypregnenolon m/z 471

Danksagung

Der Autor dankt der Deutschen Forschungsgemeinschaft für die Unterstützung bei den methodischen Entwicklungen durch die Sachbeihilfen WU 148/2 bis WU 148/3.

Literatur

Forest MG, Cathiard AM (1978) Ontogenetic study of plasma 17α-hydroxyprogesterone in the human. I. Postnatal period: evidence for a transient ovarian activity in infancy. Pediatr Res 12: 6–11

Hughes IA, Riad-Fahmy D, Griffiths K (1979) Plasma 17OH-progesterone concentrations in newborn infants. Archives of Disease in Childhood 54: 347–349

Pang S, Clark A (1990) Newborn screening, prenatal diagnosis, and prenatal treatment of congenital adrenal hyperplasia due to 21-hydroxylase deficiency. Trends in Endocrinology and Metabolism 1: 300–307

Shackleton CHL, Honour JW (1976) Simultaneous estimation of urinary steroids by semiautomated gas chromatography. Investigation of neonatal infants and children with abnormal steroid synthesis. Clin Chim Acta 69: 267–283

Shackleton CHL (1984) Steroid synthesis and catabolism in the fetus and neonate. In: Makin HLF (ed) Biochemistry of Steroid Hormones, 2nd ed., London: Blackwell Scientific Publications, pp 441–477

Shackleton CHL (1992) Mass spectrometry in the diagnosis of steroid related disorders and in hypertension research. J Steroid Biochem 45: 127–140

Wong T, Shackleton CHL, Covey TR, Ellis G (1992) Identification of steroids in neonatal plasma that interfere with 17α-hydroxyprogesterone radioimmunoassays. Clin Chem 38: 1830–1837

Wudy SA (1990) Synthetic procedures for the preparation of deuterium labeled analogs of naturally occuring steroids. Steroids 55: 463–471

Wudy SA, Wachter UA, Homoki J, Teller WM (1995) 17-α-Hydroxyprogesterone, 4-androstenedione and testosterone profiled by routine stable isotope dilution/gas chromatography-mass spectrometry in plasma of children. Pediatr Res 38: 76–80

Wudy SA, Homoki J, Wachter UA, Teller WM (1997) Diagnostik des adrenogenitalen Syndromes (AGS) vom Typ des 11β-Hydroxylase-Mangels mittels gaschromatographisch-massenspektrometrischer Harnsteroidanalyse. Deutsch Med Wochenschr 122: 3-11

Wudy SA (1999a) Massenspektrometrie in der medizinischen Diagnostik. Prinzip, Anwendung und Stellenwert erklärt an Beispielen aus der klinischen Steroidanalytik. Sozialpädiatrie 7–8: 242–246

Wudy SA, Dörr HG, Solleder C, Djalali M, Homoki J (1999b) Profiling steroid hormones in amniotic fluid of midpregnancy by routine stable isotope dilution/gas chromatography-mass spectrometry: reference values and concentrations in fetuses at risk for 21-hydroxylase deficiency. J Clin Endocrinol Metab 84: 2724–2728

Wudy SA, Hartmann M, Homoki J (2000) Hormonal diagnosis of 21-hydroxylase deficiency in plasma and urine of neonates using bench top gas chromatography-mass spectrometry. J Endocrinol 165: 679–683

Formular zur Meldung von gesicherten Fällen mit HPA an die zentrale Datenerfassungsstelle der DGNS: Diagnosesicherung

ID-Nr. Des Kindes:	Geb.-Datum:

Screening-Befunde (Trockenblut/Filterpapier):

Laboradresse:

Screening-Befunde	Phe mg/dl	Datum/Blutentnahme	Alter (Tage)
Erstuntersuchung			
Kontrolluntersuchung			
Kontrolluntersuchung			

Obligate Serum/Plasma-Analysen zur Diagnosesicherung:

Parameter	Einheiten	Meßwert	Datum/Blutentnahme	Alter (Tage)
Phe				
Tyrosin				

BH4-Test: Durchführung am:

Phe-Ausgangswert:	mg/dl **Ergebnis:** ( ) nomal; ( ) pathologisch

Molekulatgenetischer Befund:

Diagnose:

Diagnose:

01 = HPA, nicht behandlungsbedürftig; 02 = PKU; 03 = BH4-Mangel

Therapie-Beginn am

Anschrift:	Geburtsklinik	Behandelnder Arzt
Name		
Straße		
PLZ, Ort		
Telefon		
Fax		
E-Mail		

Das schriftliche Einverständis der Eltern für die anonyme Befundmitteilung an die zentrale Erfassungsstelle liegt dem behandelnden Arzt vor.

Stempel/Datum/Unterschrift
des behandelnden Arztes

Therapie von Patienten mit Phenylketonurie
Empfehlung der Arbeitsgemeinschaft für Pädiatrische Stoffwechselstörungen (APS)

J. Bremer, P. Bührdel, P. Burgart, P. C. Clemens, D. Leupold, E. Mönch, H. Przyrembel,
F. K. Trefz und K. Ullrich (Feburar 1997)

Die Empfehlung bezieht sich nur auf Patienten mit verminderter Aktivität der Phenylalaninhydroxylase. Sie beinhaltet keine Angaben zur Behandlung von Patienten mit maternaler Hyperphenylalaninämie. Wenn Leistungsfähigkeit und/oder Verhalten der Patienten aus ärztlicher Sicht es notwendig erscheinen lassen, soll die Behandlung strikter erfolgen, als es die allgemeinen Empfehlungen vorsehen.

Internationale Studien zeigen, daß frühbehandelte Patienten (Behandlungsbeginn < 8 Wochen) mit Serum-Phenylalaninwerten von 0,7–4 mg/dl bis zum 10. Lebensjahr eine normale intellektuelle und motorische Entwicklung bis in das 3. Lebensjahrzehnt aufweisen.

Eine Diätbeendigung zwischen dem 6. bis 10. Lebensjahr führt zu keinem Verlust an intellektuellen Fähigkeiten oder Auftreten neurologischer Symptome. Widersprüchliche Befunde liegen zur Frage vor, ob die Diätbeendigung zu diesem Zeitpunkt mit einer nachfolgenden Häufung an Schulproblemen und/oder Verhaltensauffälligkeiten verbunden ist.

Die klinische Relevanz der i.a. mit Serum-Phenylalaninkonzentration > 10 mg/dl auftretenden Veränderungen der Gehirnstruktur (MRI), von Reaktionszeiten und Liquorkonzentrationen von Neurotransmittern bleibt unklar, so daß aus den entsprechenden Untersuchungen keine Therapieempfehlungen ableitbar sind.

Basierend auf diesen Daten empfiehlt die Expertenkommission der APS die nachfolgend aufgeführte diätetische Einstellung von Patienten mit PKU:

- **1.–10. Lebensjahr 0,7 bis 4 mg/dl Phenylalanin**
Anhaltend niedrige Werte als 0,7 mg/dl sollen vermieden werden, da sie sich auf die intellektuelle Entwicklung negativ auswirken können.

- **11.–16. Lebensjahr 0,7 bis 15 mg/dl Phenylalanin**
Aufgrund widersprüchlicher Befunde über eine mögliche Beeinträchtigung schulischer Leistungen und zum Auftreten von Verhaltensauffälligkeiten wird bei noch nicht abgeschlossener Hirnentwicklung auch nach dem 10. Lebensjahr eine Fortführung der Diät empfohlen.

- **16 Jahre und älter < 20 mg/dl Phenylalanin**
  Bei nachweisbaren neurologischen Symptomen und/oder Verhaltensauffälligkeiten sollte durch striktere Diätführung versucht werden, eine Rückbildung der Symptome zu erreichen.

Patienten mit persistierender Hyperphenylalaninämie (Serum-Phe < 10 mg/dl unter freier Kost) bedürfen keiner diätetischen Behandlung.

Die empfohlene Häufigkeit laborchemischer und klinischer Untersuchungen ist der Tabelle 1 zu entnehmen. Bei inadäquater diätetischer Einstellung sind häufigere Kontrollen der Serum-Phe-Konzentrationen notwendig. Es wird empfohlen, auch bei den Erwachsenen, die keine Diät mehr einhalten, weiterhin Kontrollen der Phe-Spiegel und der klinischen Befunde mit Messungen kognitiver und neuropsychologischer Leistungen zu erheben, um mit Hilfe eines größeren Datenmaterials die Frage beantworten zu können, ob es gerechtfertigt ist, die Diät im Erwachsenenalter zu beenden.

Tabelle 1. Häufigkeit laborchemischer und klinischer Untersuchungen

Alter (J.)	Phe-Kontrolle alle	Klinik alle
< 1	1–2 Wochen	3 Monate
1–9	2–4 Wochen	3–6 Monate
10–15	4 Wochen	6 Monate
15	2–3 Monate	6–12 Monate

Phenylketonurie (PKU)

A. Kohlschütter

Bezeichnungen der Krankheit und ihrer Unterformen

Alte Bezeichnungen sind Phenylbrenztraubensäure-Schwachsinn oder Fölling-Krankheit. Es gibt folgende Formen, deren Unterscheidung vor allem für die Behandlung wichtig ist:

a) Erbliche Defekte des Enzyms *Phenylalaninhydroxylase*:
- *Klassische Phenylketonurie*: Restaktivität des Enzyms kleiner als 1 % der Aktivität bei Gesunden.
- *Milde Phenylketonurie*: Restaktivität von 1–5 %. Diese Patienten haben eine etwas größere Toleranz für die diätetische Phenylalaninzufuhr als bei der „klassischen" Form.
- *Gutartige Hyperphenylalaninämie (HPA*, Stoffwechselanomalie ohne Krankheitswert): Restaktivität höher als 5 % und Phenylalaninkonzentrationen im Blut unter normaler Ernährung meist unter 10 mg/dL (600 µMol/L).

b) Erbliche Defekte im *Metabolismus des Enzym-Kofaktors Tetrahydrobiopterin*.

Unter *maternaler PKU* versteht man die (vermeidbaren) Schäden bei einem selbst nicht stoffwechselkranken Kind, dessen Mutter eine PKU hat und während der Schwangerschaft ungenügend behandelt wurde (Scriver et al. 1995; Smith and Lee 2000).

Epidemiologie

Die Inzidenz aller PKU-Formen beträgt in Deutschland etwa 1:7500, bei Türken ist sie deutlich höher. Nur etwa 1 % aller Formen mit erhöhtem Phenylalanin im Blut beruhen auf Defekten des Tetrahydrobiopterin-Metabolismus.

Stoffwechsel

Mit dem Eiweiß der Nahrung wird die essentielle Aminosäure Phenylalanin aufgenommen und in körpereigene Proteine eingebaut. Durch die Ernährung fällt normalerweise überschüssiges Phenylalanin an, das durch das Leberenzym Phenylalaninhydroxylase zu Tyrosin abgebaut wird. Die Aktivität der Phenylalaninhydroxylase kann herabgesetzt sein durch erbliche Fehler in dem für dieses Enzym verantwortlichen Gen oder durch ebenfalls erbliche Fehler der Synthese oder des Recyclings eines für die Enzymaktivität notwendigen Hilfsstoffes (Kofaktors), des Tetrahydrobiopterins (Abb. 1).

Phenylalaninhydroxylase
Phenylalanin ⎯⎯⎯⎯⎯⎯⎯⎯⎯⎯⎯⎯⎯⎯→ Tyrosin
Tetrahydrobiopterin
(Kofaktor)

Abb. 1. Stoffwechsel des Phenylalanins

Bei erblich bedingten *Aktivitätsverlusten der Phenylalaninhydroxylase* kommt es zu einem Anstau von Phenylalanin in den Körpersäften. Das angehäufte Phenylalanin wird teilweise in toxisch wirkende Stoffe umgewandelt, z.B. in Phenylpyruvat, ein Phenylketon, dessen vermehrtes Auftreten im Urin der Krankheit den Namen gegeben hat. Für die toxische Wirkung des gestörten Stoffwechsels ist vor allem das kindliche Gehirn in frühen Phasen seiner Entwicklung nach der Geburt empfindlich. Die Nichtbehandlung eines Kindes mit PKU führt deshalb vor allem zu Hirnschäden, die sich als Schwachsinn äußern. Vor der Geburt ist das betroffene Kind durch die blutreinigende Wirkung des Mutterkuchens vor schädlichen Phenylalaninkonzentrationen geschützt. Nach Abschluß seiner Reifung mit der Pubertät ist das Gehirn offenbar kaum noch für erhöhtes Phenylalanin empfindlich, so daß sich die Behandlung besonders auf die ersten Lebensjahre erstecken muß.

Die seltenen *Defekte im Biopterinmetabolismus* (Synthese oder Wiedergewinnung von Tetrahydrobiopterin) können mehrere Enzyme betreffen (Guanosintriphosphat-Cyclohydrolase, 6-Pyruvoyl-tetrahydrobiopterin-Synthase, Dihydropteridin-Reduktase, Tetrahydrobiopterin-Carbinolamin-Dehydratase). Tetrahydrobiopterin ist außer bei der Phenylalaninhydroxylase auch Kofaktor bei anderen Enzymen (Tryptophanhydroxylase und Tyrosinhydroxylase), die im Gehirn lokalisiert sind. Bei diesen Defekten kommt es zu einer verminderten Synthese der Neurotransmitter Dopamin, Serotonin, Noradrenalin und Adrenalin. Im Liquor cerebrospinalis findet man hierbei niedrige Konzentrationen von Homovanillinsäure und 5-Hyroxyindolessigsäure, der Hauptmetaboliten von Dopamin und Serotonin. Als Folge des Dopaminmangels ist der Prolaktingehalt im Blut erhöht. Diese Verhältnisse führen zu ganz anderen Anforderungen an die Behandlung als bei einem reinen Phenylalaninhydroxylasemangel in der Leber.

Genetik

Alle Formen werden autosomal rezessiv vererbt.

Klinik

Neugeborene mit PKU sind völlig unauffällig. Bei fehlender Erkennung und Behandlung stellen sich erst mit der Zeit schwere Symptome ein (Tabelle 1).

Tabelle 1. Symptome bei unbehandelter Phenylketonurie

Klassische PKU im Säuglingsalter	Zurückbleiben der psychomotorischen Entwicklung
Klassische PKU später	1/3 der Fälle: zerebrale Krampfanfälle (generalisiert, BNS-Anfälle)
	Mikrozephalie
	Verhaltensstörungen (Übererregung oder Apathie)
	Grand-mal-Epilepsie
	Ekzemartige, stark juckende Hautveränderungen
	Pigmentarmut der Haut und Haare
Tetrahydrobiopterin-Synthese-Störungen	Außer Mikrozephalie und Entwicklungsverzögerung: Bewegungsstörungen (Muskelhypertonie, Myoklonien, choreatiforme und dystone Störungen, „Parkinson-artig")
Maternale PKU	Niedriges Geburtsgewicht, Mikrozephalie, dysmorphe Gesichtszüge, Entwicklungsretardierung, in etwa 20% Herzfehler

Laborbefunde

Routine-Laborbefunde sind unauffällig. Im Blut ist die Phenylalaninkonzentration erhöht.

Diagnostik

Der Verdacht auf eine PKU ergibt sich meist aus einem erhöhten Wert der Phenylalaninkonzentration beim Neugeborenen-Screening. (Die Abklärung eines auf klinischen Zeichen beruhenden Verdachts bei einem schwachsinnigen Kind sollte die Bestimmung des Phenylalanins einschließen.) Zum weiteren diagnostischen Vorgehen siehe unten.

Molekulargenetik

Das Gen für die Phenylalaninhydroxylase liegt beim Menschen auf Chromosom 12 im Abschnitt q24.1. Über 200 verschiedene Mutationen sind bekannt, die sich unterschiedlich auf die Restaktivität des Enzyms auswirken. Einige Mutationen kommen bei uns relativ häufig vor, doch haben viele Patienten eine Kombination von zwei verschiedenen Mutationen (sog. Compound-Heterozygotie).

Die Zuordnung des molekulargenetischen Befundes zur individuellen Ausprägung der Krankheit ist daher oft unübersichtlich, so daß die Mutationsanalyse wahrscheinlich mehr wissenschaftliche als praktische Bedeutung hat. Auch die Gene der Defekte im Biopterinmetabolismus sind kloniert. Mutationen und Polymorphismen innerhalb dieser Gene sind für pränatale Diagnostik verwendet worden.

Apparative Diagnostik

Bei älteren Kindern und Erwachsenen mit PKU, deren Phenylalaninspiegel im Blut deutlich erhöht ist, lassen sich bei der Magnetresonanztomographie des Gehirns oft Veränderungen der weißen Substanz nachweisen, die reversibel sind. Mittels der Magnetresonanzspektroskopie lassen sich die Konzentrationen des Phenylalanins im Gehirn messen. Aus solchen Beobachtungen wurde geschlossen, daß Phenylalanin bei verschiedenen Personen unterschiedlich stark ins Gehirn eindringt (Moller et al. 2000). Dies erklärt vielleicht, warum einige Patienten mehr als andere durch hohe Phenylalaninkonzentrationen im Blut gefährdet sind.

Differentialdiagnose

Die Ursachen psychomotorischer Entwicklungsstörungen, wie sie bei unbehandelter PKU auftreten, sind außerordentlich zahlreich und hier nicht abzuhandeln. Wenn sich zur neurologischen Problematik Hautveränderungen gesellen, ist an andere Stoffwechselkrankheiten wie den Biotinidasemangel zu denken (s. den entsprechenden Abschnitt).

Bei der Differenzierung erhöhter Phenylalaninspiegel im Blut sind neben den Unterformen der PKU noch unspezifische Lebererkrankungen oder eine Unreife der Leber bei Frühgeborenen zu berücksichtigen. Hierbei ist meist auch der Tyrosinspiegel im Blut erhöht.

Therapie

Bei der *klassischen Phenylketonurie* und der *milden Phenylketonurie* besteht die Behandlung darin, die Eiweiß- und damit die Phenylalaninzufuhr mit der Nahrung soweit einzuschränken, daß der Phenylalaninbedarf für die Synthese der körpereigenen Proteine gerade gedeckt wird. Die Phenylalanin-Blutspiegel dürfen nicht weit über den Normalbereich ansteigen. Eine gute *diätetische Therapie* mit niedrigen Phenylalanin-Blutspiegeln verhindert eine zerebrale Schädigung und ermöglicht eine normale psychomotorische Entwicklung. Auch die Hautveränderungen werden dadurch verhindert.

Die Behandlung sollte so bald wie möglich, spätestens aber 3 Wochen nach der Geburt beginnen. Die Blutspiegel sollten in den ersten 10 Lebensjahren unter diätetischer Therapie zwischen 0,7–4 mg/dL (40–240 µMol/L) gehalten werden; zwischen dem 10. und 16. Lebensjahr zwischen 0,7–15 mg/dL (40–900 µMol/L), danach wahrscheinlich zwischen 0,7–20 mg/dL (40–1200 µMol/L). Im Erwachsenenalter treten offenbar bei vielen Patienten auch bei Verzicht auf die Diättherapie keine irreversiblen Hirnschäden mehr auf. Die Behandlungsindikation in diesem Lebensabschnitt muß individuell entschieden werden, da in Einzelfällen neuropsychologische Alterationen auftreten können, die einer strikteren diätetischen Behandlung zugänglich scheinen.

Auch neurologisch vorgeschädigte Patienten (etwa nach verspäteter Diagnose) können in späteren Lebensjahren durch eine diätetische Behandlung einen deutlichen Gewinn haben.

Ein Nachteil des Weglassens der meisten eiweißreichen Nahrungsmittel aus der Nahrung ist der damit verbundene Mangel an anderen essentiellen Aminosäuren, sowie an Vitaminen und Spurenelementen, die man sonst zusammen mit der eiweißhaltigen Nahrung aufnimmt. Diese Mängel müssen durch die Einnahme von industriell hergestellten Spezialpräparaten ausgeglichen werden. Trotz des einfachen Grundprinzips der Diättherapie ist ihre erfolgreiche Durchführung sehr komplex und erfordert ein erfahrenes Stoffwechselteam unter Einschluß einer Diätassistentin. Die notwendige beratende Langzeitbegleitung mit genauer Überwachung der Phenylalaninblutspiegel und der psychischen Entwicklung des Kindes sind optimal nur in spezialisierten Zentren möglich.

Eine *benigne Hyperphenylalaninämie* braucht nicht behandelt zu werden. Bevor man jedoch die Diagnose einer solchen gutartigen Form stellt, muß das Kind über längere Zeit (mindestens einige Monate) beobachtet und der Phenylalaninspiegel im Blut überprüft werden. Bei normaler Ernährung soll der Spiegel nicht über 10 mg/dL (600 µMol/L) steigen, sonst wird auch hier eine Eiweißreduktion empfohlen.

Bei *Defekten der Synthese oder Wiedergewinnung* von *Tetrahydrobiopterin* werden die Symptome nicht so sehr durch den erhöhten Phenylalaninspiegel, sondern durch den Mangel an Serotonin und Dopamin im Gehirn hervorgerufen. Man versucht daher, den Gehalt des Gehirns an diesen Neurotransmitterstoffen durch *medikamentöse* Gabe von L-Dopa und eines Dekarboxylase-Inhibitors (Carbidopa; Relation 1 : 4–1 : 10) in Kombination mit 5-Hydroxytryptophan zu normalisieren. In einzelnen Fällen wird zusätzlich orales Tetrahydrobiopterin gegeben. Die Therapie muß lebenslang fortgesetzt und gut überwacht werden.

Prognose

Bei klassischer PKU hängt die Verhinderung einer Zerebralschädigung entscheidend von der Diagnose durch das Neugeborenen-Screening und von einer rasch begonnenen und professionell durchgeführten diätetischen Therapie ab.

Auch bei den selteneren Defekten des Biopterinmetabolismus ist bei sorgfältiger lebenslänglicher medikamentöser Therapie in den meisten Fällen eine normale Entwicklung möglich.

Das Neugeborenen-Screening auf PKU

Screeningparameter

Es wird die *Phenylalaninkonzentration* in einer Trockenblutprobe bestimmt.

Geeignete Labormethoden

Nach den Richtlinien der Fachgesellschaften (Harms et al. 1997) sollen nur Methoden verwendet werden, die eine sichere Erfassung von erhöhten Phenylalaninwerten (> 2 mg/dL; 120 µMol/L) gewährleisten. Empfohlen werden quantitative Verfahren, deren analytische Sensitivität bei Trockenblutproben unter 2 mg/dL liegt. Eine Intraassay-Präzision (CV) von < 10 % im unteren Entscheidungsbereich ist anzustreben. Zur Bestimmung eignen sich Methoden wie die Fluorimetrie eines Reaktionsproduktes von Phenylalanin mit Ninhydrin nach Verstärkung der Fluoreszenz mittels Leucylalanin (Fingerhut et al. 1997) oder die Tandem-Massenspektrometrie. Mikrobiologische Wachstumstests, die seinerzeit zum Durchbruch des Massen-Screenings geführt haben (Guthrie-Test) entsprechen nicht den heutigen Anforderungen.

Optimaler Zeitpunkt der Blutentnahme

Die Phenylalaninkonzentration ist zwar schon bei Geburt leicht erhöht, steigt aber erst in den ersten Lebenstagen auf ein Niveau, das für die meisten in Verwendung befindlichen Methoden diagnostische Sicherheit gibt (Doherty et al. 1991). Der Anstieg des Blutspiegels nach der Geburt dürfte anfangs auf dem Katabolismus des Neugeborenen beruhen, später auf der Milchzufuhr. Sicher für das Screening geeignet ist frühestens der 3. Lebenstag, optimal der 4.–5. Lebenstag. Hieraus ergibt sich, daß in Fällen, wo die Blutentnahme für das Screening innerhalb der ersten 48 Lebensstunden stattgefunden hat, sicherheitshalber ein Zweitscreening (am 4.–7. Lebenstag) erfolgen muß.

Störfaktoren

Solange noch mikrobiologische Wachstumstests verwendet wurden, konnte die Anwendung von Antibiotika mit der quantitativen Phenylalaninbestimmung interferieren; dies ist bei den heutigen Methoden nicht mehr der Fall.

Normbereich, Interventionsgrenzen („Cut off") und Verlauf des Screeningparameters

Die Phenylalaninkonzentration im Blut liegt bei reifen und unreifen Neugeborenen in den ersten Lebenstagen unter 3 mg/dL.

Das Entscheidungskriterium (cut off) für interne und externe Kontrollen soll bei 2,5–3,0 mg/dL (150–180 µMol/L) liegen (Harms et al. 1997). Am ersten Lebenstag müßte die Interventionsgrenze niedriger (bei ca. 2 mg/dL; 120 µMol/L) angesetzt werden, was bei Verbesserung der analytischen Methodik wahrscheinlich erreichbar sein wird.

In den ersten Lebenswochen steigen bei den Kindern mit einer PKU-Form die Phenylalaninkonzentrationen erheblich an, doch ist die absolute Höhe der Konzentration kein verläßliches diagnostisches Kriterium.

Vorgehen im Labor bei auffälligen Screening-Befunden

Bei anlytischen Resultaten über der Interventionsgrenze wird zunächst eine *laborinterne Wiederholungsanalyse* innerhalb derselben Trockenblutprobe durchgeführt, bei der zusätzlich eine alternative Methode angewandt werden soll.

Bleibt das Resultat auffällig, informiert das Screening-Labor den einsendenden Arzt (und ggfs. die Familie des Kindes), wobei eine *zweite Trockenblutprobe* angefordert wird.

Ist das Ergebnis darin abermals erhöht, wird eine *Flüssigblutprobe* angefordert und bei Bestätigung des auffälligen Ergebnisses in dieser Probe die *stationäre Untersuchung* des Neugeborenen in einer Abteilung mit ausreichender Erfahrung und Labormöglichkeiten („Stoffwechselzentrum") empfohlen.

Sicherung der Diagnose

Unter Fortsetzung der normalen Ernährung des Kindes (d.h. ohne Diät) erfolgt die differentialdiagnostische Klärung der Ursache der erhöhten Phenylalaninkonzentration im Blut.

Die quantitative Messung der Aminosäuren im Blut läßt zunächst erkennen, ob eine *isolierte Erhöhung der Konzentration des Phenylalanins* vorliegt oder auch andere Anomalien des Aminosäurespektrums, wie etwa eine Erhöhung von Tyrosin, die bei Lebererkrankungen vorkommt. (Hierbei wäre u.a. an die klassische Galaktosämie und an die Tyrosinämie Typ I zu denken.) Bei Defekten der Phenylalaninhydroxylase ist der Blutspiegel des Produkts der enzymatischen Reaktion, des Tyrosins, meist erniedrigt. Selbst bei nur geringfügig über die Norm erhöhten Blutspiegeln von Phenylalanin ist ein erhöhter Phenylalanin-Tyrosin-Quotient (≥ 3) Hinweis darauf, daß eine persistierende Form von Phenylalaninerhöhung vorliegt. Wenn bei erhöhtem Phenylalaninspiegel derjenige von Tyrosin normal ist, liegt der Fehler nicht im Bereich der Phenylalaninhydroxylase, und es ist besonders an die Defekte des Biopterinmetabolismus zu denken (Smith and Lee 2000).

Bei klassischer PKU ist die Phenylalaninkonzentration inzwischen oft auf über 20 mg/dL (1200 µMol/L) angestiegen, doch kann man sich bei geringeren Werten nicht darauf verlassen, daß eine „gutartige" Hyperphenylalaninämie vorliege und eine Behandlung nicht nötig sei.

Es ist nun zu entscheiden, ob die Störung im Bereich der primär reduzierten Aktivität der Phenylalaninhydroxylase liegt oder auf einem Mangel des Kofaktors Tetrahydrobiopterin beruht, der auch „BH_4" genannt wird. Hierzu wird geprüft, ob die Verabreichung von BH_4 an das Kind die erhöhte Phenylalaninkonzentration normalisieren kann („BH_4-Test").

Tetrahydrobiopterin-Test (BH_4-Test)

Die Phenylalaninkonzentration im Blut sollte >7 mg/dL sein, da sonst kein deutlicher Effekt zu erwarten ist. Falls schon eine PKU-Diät begonnen worden war, soll diese zwei Tage vor dem Test abgesetzt werden.

Durchführung: Die Testdosis bei jungen Säuglingen beträgt 20 mg BH_4/kg Körpergewicht (Tabletten zu 10 mg, Lagerung tiefgekühlt). 30 Min. vor einer normalen Mahlzeit die Tabletten in ca. 10 ml Wasser zerfallen lassen und nach 2 Min. dem Säugling geben. Die Suspension muß frisch zubereitet werden, da BH_4 gegenüber Luftsauerstoff instabil ist. Zeitpunkt der BH_4-Gabe notieren. Es werden Blut- und Urin-Proben nach folgendem Schema (Tabelle 2) entnommen:

Tabelle 2. Durchführung des BH4-Tests

	Blut (jeweils 1ml Heparinröhrchen)*		Urin (jeweils 5 ml)**
Kurz vor BH_4-Gabe	1. Blutprobe	Innerhalb 12 h vor BH_4-Gabe	1. Urinprobe
4 Std. nach BH_4-Gabe	2. Blutprobe	4–8 h nach BH_4-Gabe	2. Urinprobe
8 Std. nach BH_4-Gabe	3. Blutprobe	8–12 h nach BH_4-Gabe	3. Urinprobe

★ Für Phenylalaninbestimmung. Beschriftung: Name, Datum, Uhrzeit. Zusätzlich Blut auf eine Filterpapierkarte zur Enzymdiagnostik (unabhängig von BH_4-Gabe).
★★ Urin in Plastikröhrchen lichtgeschützt tiefgefroren aufbewahren. Beschriftung: Name, Datum, Uhrzeit.

Bei positivem Test kommt es zu einem *deutlichen Abfall des Phenylalanins nach BH_4-Gabe*, während sich bei den „klassischen" Hyperphenylalaninämien mit primärem Phenylalaninhydroxylasemangel nichts Wesentliches ändert. Spezifische Metaboliten bei Kofaktormangelzuständen können im Urin (Gesamt-Biopterine und Neopterine) oder in einer Trockenblutprobe (Gesamt-Biopterine) in Speziallabors bestimmt werden, auch die Aktivität der Dihydropteridinreduktase im Trockenblut (z.B. am Universitätskinderspital Zürich, Med.-Chem. Abteilung, Steinwiesstr. 75, CH-8037 Zürich, Tel. 0041-1-2595075).

In Einzelfällen können DNA-Analytik zur Feststellung der vorhandenen Mutation oder Eiweißbelastungstests zur Charakterisierung der Hyperphenylalaninämie herangezogen werden.

Therapiebeginn

Unmittelbar nach Durchführung des BH_4-Tests beginnt die Behandlung, im Fall eines Defektes der Phenylalaninhydroxylase mit Diät, im selteneren Fall des Kofaktormangels zusätzlich mit Medikamenten (siehe oben im Abschnitt „Therapie"). Der Beginn der diätetischen Behandlung eines Neugeborenen mit PKU ist verhältnismäßig einfach geworden durch kommerzielle Milchpräparate, die kein Phenylalanin, aber sonst alle wesentlichen Nahrungsbestandteile enthalten (z.B. Analog PKU®, Fa.

SHS; PKU1-Mix®, Fa. Milupa). Man beginnt damit, daß die normale Milchnahrung (Muttermilch oder ein künstliches Präparat) zunächst völlig abgesetzt wird, je nach Höhe des letzten Phenylalaninspiegels im Blut für die Dauer von etwa zwei bis vier Tagen. In dieser Zeit wird ausschließlich das phenylalaninfreie Präparat ad libitum gegeben. Sobald der Phenylalaninspiegel im Blut in den Zielbereich abgefallen ist (≤ 4 mg/dL bzw. 240 µMol/L), wird eine auf ihren Phenylalaningehalt berechnete Menge einer normalen Säuglingsnahrung gegeben (z B. 300 mg Phenylalanin in Form von Milchnahrung) und der Rest des Nahrungsbedarfs mit dem phenylalaninfreien Produkt gedeckt. Unter Mithilfe einer speziell erfahrenen Diätassistentin ist es auch möglich, den Säugling teilweise stillen zu lassen.

Bei lückenlosem, raschem und präzisem Ineinandergreifen von Neugeborenen-Screening, Diagnosesicherung und Langzeitbetreuung stellen die PKU-Krankheiten eines der eindrucksvollsten Beispiele für die Möglichkeit der Verhütung schwerer gesundheitlicher und volkswirtschaftlicher Schäden dar.

Literatur

Doherty LB, Rohr FJ, Levy HL (1991) Detection of phenylketonuria in the very early newborn blood specimen. Pediatrics 87: 240–244

Fingerhut R, Stehn M, Kohlschütter A (1997) Comparison of four different phenylalanine determination methods. Clin Chim Acta 264: 65–73

Harms E, Grüters A, Jorch G, Machill G, Muche R, Przyrembel H, Rauterberg E, Roscher A (1997) Richtlinien zur Organisation und Durchführung des Neugeborenenscreenings auf angeborene Stoffwechselstörungen und Endokrinopathien in Deutschland. Kinderarzt 28: 1328–1332

Moller HE, Ullrich K, Weglage J (2000) In vivo proton magnetic resonance spectroscopy in phenylketonuria. Eur J Pediatr 159, Suppl 2: 121–125, discussion 126–128

Scriver C, Kaufmann S, Eisensmith R, Woo S (1995) The hyperphenylalaninemias. In: Scriver C, Beaudet A, Sly W, Valle D (eds.). The metabolic and molecular basis of inherited diseases. New York, McGraw-Hill, pp. 1015–1075

Smith I, Lee P (2000) The hyperphenylalaninemias. In: Fernandes J, Saudubray JM, van den Berghe G (eds.). Inborn Metabolic Diseases. Berlin: Springer, pp. 171–184

Molekulargenetik des Phenylalaninhydroxylase-Mangels (PAH)

T. Podskarbi

Die Phenylketonurie (PKU) ist eine autosomal rezessiv vererbte Erkrankung: In Deutschland beträgt die Inzidenz ca. 1/10.000 Neugeborenen. Ursache ist die mangelnde Aktivität der Phenylalaninhydroxylase (PAH). Ein Defekt der PAH führt zu unterschiedlich ausgeprägten Krankheitsbildern. Das Spektrum reicht von nicht therapiebedürftigen Hyperphenylalaninämien über milde und moderate PKU-Varianten bis zur schweren Form der „klassischen" PKU.

Die Erforschung des Phenylalaninhydroxylase-Mangels bei Menschen auf molekularbiologischer Ebene begann 1985 mit der Klonierung einer humanen PAH-cDNA. Sie diente zur Isolierung eines auf dem Chromosom 17 lokalisierten genomischen Klons, der eine Länge von ca. 90.000 Basenpaaren umspannt und aus 13 Exons besteht. Die DNA-Analyse ist bei Betroffenen prinzipiell möglich geworden.

Es sind bis Dato über 400 Mutationen beschrieben. In zahlreichen multizentrischen Studien wurde der Einfluß des Genotyps auf das Krankheitsbild und den Krankheitsverlauf untersucht. Anhand der Art der Mutationen läßt sich mit Einschränkung eine Aussage im Hinblick auf den korrespondierenden biochemischen Phaenotyp treffen.

Durch die Anwendung des direkten Mutationsnachweises lassen sich Erkenntnisse gewinnen, die zu einer prädiktiven Aussage bezüglich des Schweregrades der PKU, einer differentiellen Therapie und einer akkuraten genetischen Beratung beitragen.

Die Heterogenität der Mutationen im PAH-Gen im deutschen Patientenkollektiv spiegelt eine ethnische Heterogenität der in Deutschland lebenden Menschen wider.

30% der PKU-Allelen in Deutschland lassen sich durch Mutationsanalyse folgender Mutationen identifizieren: **R408W, IVS12 + 1G** und **IVS10 – 11G > A.**

Das Spektrum der übrigen Mutationen reicht von seltenen „privaten" Mutationen bis Mutationen mit einer Allelfrequenz von 5%.

Sequenzveränderungen im PAH-Gen und korrespondierender Phenotyp

(aus: A European Multicenter Study of Phenylalanin Hydroxylase Deficiency: Classification of 105 Mutations and a General System for Genotype-Based Prediction of Metabolic Phenotype):

- **Klassische PKU** (M1V, Q2CX, IVS1t5g>t, F39L, L48S, F55L, F55fsdelT, IVS2nt5g>c, I65T, D84Y, P89fsinsC, I94S, R111X, R158Q, I174T, R176X, W187X, L194P, L197fsdel22bp, Y198fsdel22bp, Y204X, Y206X, E221D222fsdelAG, S231P, G239S, R243Q, R243X, R252G, R252Q, R252W, A259V, (R261Q), R261X, I269N, G, 272X, K274fsdel11bp, E280K, P281L, IVS7nt1g>a, IVS7nt5g>aD282N, H285Y, S295X, F299C, IVSnt1g>a, IVS8nt7a>g, S310fsdel11bp, L311P, F327L, F331L, Q336X, A342T, A342fsdelG, G346fsdelG, G346R, (L348V), S349P, G352R, IVS10nt-11g>a, IVS10nt-3c>t, IVS10nt-1g>a, Y356X, S359X, K363fsdelG, R367fsinsC, A395P, IVS11nt1g>a, P407fsdelC, R408W, (Y414C), IVS12nt1g>a, K452fsinsA.
- **Moderate PKU** (F39L, L48S IVS2nt5g>c, I65T, R68S, R158Q, E6nt-96A>g, R261P, R261Q, L311P, L348V, V388M, (Y414C).
- **Milde PKU** (F39L, G46S, L48S, T63P/H64N, I65T R68S, A104D, IVS4nt-5c>g, I164T, V177A, R241H, A246V, (R261P), Y277D, G344S, (E390G), R408Q, Y414C).
- **Milde Hyperphenylalaninämie** (A47V, S87R, T92I, R155H, G171A, R176L, E178G, V190A, V230I, R241C, V245A, A300S, I306V, T380M, E390G, A403V, R413S, (Y414C), D415N.

Literatur

Scriver CR, Kaufmann S, Eisensmith RC, Woo SLC (1994) The hyperphenylalaninemias. In: Scriver CR, Beaudet AL, Sly WS, Valle D (eds.) Metabolic and molecular basis of inherited diseases. New York: Academic Press, pp. 1015–1075

Guldberg P, Mallmenn R, Henriksen KF, Gütler F (1996) Phenylalanine hydroxylase deficiency in a population in Germany: mutational profile and nine novel mutations. Hum Mut 8: 276–279

Zschocke J, Hoffmann GF (1999) Phenylketonuria mutations in Germany. Hum Genet 104: 390–398

Hennermann JB, Vetter B, Wolf C, Windt E, Bührdel P, Seidel J, Mönch E, Kulozik AE (2000) Phenylketonuria and hyperphenylalaninemia in Eastern Germany: A characteristic molekular profile and 15 novel mutations. Hum Mut 15: 254–260

Guldberg P, Rey F, Zschocke J, Romano V, Francois B, Michiels L, Ullrich K, Hoffmann GF, Burgard P, Schmidt H, Meli C, Riva E, Dianzani I, Ponzone A, Rey J, Güttler F (1998) A European multicenter study of phenylalanin hydroxylase deficiency: classification of 105 mutations and a general system for genotype-based prediction of metabolic phenotype. Am J Hum Genet 63: 71–79

Risiken für die intellektuelle und neuromotorische Entwicklung bei Kindern mit PKU

F. Haverkamp

1. Einleitung

Die Phenylketonurie (PKU) bzw. die Hyperphenylalaninämie infolge einer Phenylalaninhydroxylasedefizienz ist die häufigste angeborene Stoffwechselerkrankung im Bereich des Aminosäurenstoffwechsels (Scriver et al. 1995). Das Phenylalaninhydroxylasegen konnte auf dem Chromosom XII Q22-Q24.1 bestimmt werden (Scriver et al. 1995). Bis heute sind mehr als 220 verschiedene Mutationen beschrieben worden (Okano et al. 1991). Eine unbehandelte PKU führt zur schweren mentalen und psychomotorischen Retardierung, Epilepsie und Mikrozephalie (Scriver et al. 1995). Die Behandlung besteht in der Regel aus einer eiweiß- respektive phenylalaninfreien Diät, die gleichzeitig mit einem Supplement von phenylalaninfreien Aminosäuren begleitet wird. Nach den deutschen Konsensusempfehlungen wird ein möglichst frühzeitiger Beginn der Diät sowie eine strenge und regelmäßige Kontrolle des Phenylalaninspiegels bei Patienten mit typischer PKU (Phenyallaninspiegel > 1200 µmol/l) und milder PKU (< 600 µmol/l) empfohlen (Weglage et al. 1997). Weiterhin in der Diskussion befindet sich die Frage nach der Behandlungsbedürftigkeit von nicht-PKU-Hyperphenylalaninämie mit einem Phenalaninspiegel < 600 µmol/l bei normaler Ernährung (Costello et al. 1994; Weglage, Ullrich et al. 1996b; Weglage, Schmidt et al. 1996a). Die Hyperphenylalaninämie kann mit der Entwicklung und der Funktion des ZNS auf verschiedene Weise interferieren. Eine klassische Theorie geht davon aus, daß hohe Phenylalaninwerte im Hirn zu einer Störung im Sinne einer Dysmyelinisierung führen (Cleary et al. 1994). Eine weitere Hypothese geht von einer, infolge des erhöhten Phenylalaninspiegels, verminderten Dichte der Neurotransmitterrezeptoren (Hommes 1994) und damit auch von einer verringerten neuronalen Vernetzung aus. Darüber hinaus hemmt Hyperphenylalaninämie kompetitiv die Synthese von Dopamin und Serotonin und beeinträchtigt gleichzeitig den Transport von Tyrosin und Tryptophan (Lou et al. 1985) und als Folge deren Verfügbarkeit im Hirn wie eine PET-Studie zeigte (Paas et al. 1996). Longitudinalstudien haben gezeigt, daß das Hirn vor allem während der ersten Lebensjahre vulnerabel auf erhöhte Phenylalaninspiegel anspricht (Burgard et al. 1996; Rey et al. 1996). Der anfängliche generelle Optimimus, daß bei konsequenter

Einhaltung einer PKU-Diät grundsätzlich eine normale psychomotorische Entwicklung erwartet werden kann, muß durch neuere Untersuchungen etwas relativiert werden (Smith et al. 1990; Schmidt et al. 1994; Weglage et al. 1999).

2. Intelligenz

Seit die Betroffenen durch das Massen-Screening in den späten 60er Jahren rechtzeitig entdeckt werden, ist entsprechend für die Mehrheit der betroffenen Patienten eine normale oder allenfalls nur geringfügig beeinträchtigte intellektuelle Entwicklung zu erwarten. Nach dem Lebensalter von 8–10 Jahren sind signifikante Einflüsse eines erhöhten Phenylalaninspiegels, wenn überhaupt, dann nur noch selektiv in bestimmten neuropsychologischen Subfunktionen wie z. B. in (verringerter) Aufmerksamkeitskonstanz nachzuweisen (Smith et al. 1991). Auf der anderen Seite gibt es einige neuropsychologische Studien, die wiederum zeigen konnten, daß über die gesamte Lebensperiode eine Korrelation zwischen erhöhten Phenylalaninspiegeln und einer verminderten kognitiven Informationsverarbeitung besteht (Welsh 1996).

Grundsätzlich gilt wie bei der kongenitalen Hypothyreose und deren schnelle bzw. möglichst frühzeitige Behandlung auch hier, daß die Implementation einer niedrig phenylalaninhaltiger Diät möglichst frühzeitig und konsequent bereits in der Neonatalperiode eingesetzt werden sollte, um ein kognitives bzw. neuromotorisches Defizit zu vermeiden. Umstritten ist bis heute, ab wann diese diätetische Prävention zugunsten einer normalen Ernährung im Jugend- respektive im Erwachsenenalter beendet werden sollte. Studien wie z. B. die von Burgard et al. 1986 zeigen, daß früh behandelte Probanden mit einer guten diätetischen Kontrolle kaum noch große Risiken einer intellektuellen bleibenden Beeinträchtigung haben, wenn sie älter als 12 Jahre alt sind. Vor diesem Hintergrund befassen sich neuropsychologische, respektive entwicklungsneurologische Untersuchungen vor allem mit der Frage, ob nach dem 10. Lebensjahr nicht doch neuropsychologische Funktionsbeeinträchtigungen wie z.B. der Exekutivfunktionen oder milde neurologische Defizite – wie z. B. ein Ruhetremor – durch eine lebenslange Phenylalanindiät zu vermeiden sind. Eine in diesem Zusammenhang interessante Untersuchung stammt von Burgard et al. (1997), die in einem Querschnittlängsschnittdesign in 3 unterschiedlichen Zentren in Deutschland und Frankreich Patienten mit unterschiedlichen Diätregimen sowie unterschiedlichen Phenylalaninkonzentrationen im Blut neuropsychologisch untersucht haben. Dabei fand sich, daß Kinder, die mit einem mittleren Phenylalaninlevel unterhalb von 360 µmol/l bleiben, eine normale kognitive Funktionsfähigkeit haben. Oberhalb dieses Spiegels wachsen die entsprechenden Risiken für die oben beschriebenen Störungen an. Weglage et al. (1999) finden hingegen vom 11.–14. Lebensjahr keine Zunahme neuropsychologischer Probleme trotz gleichbleibender, eher hoher Phenylalaninwerte im Blut. Dieses Ergebnis wird von den Autoren in Übereinstimmung mit der Literatur als eine mit dem Alter eher geringere cerebrale Vulnerabilität gegenüber Hyperphenylalaninämie gewertet. Trotz einer frühzeitig und konsequent durchgehaltenen Diät werden auch immer wieder Patienten mit einer milden bzw.

klassischen PKU beschrieben, die eine leichte Reduktion ihres Gesamt-Intelligenzquotienten hinnehmen müssen sowie Defizite vor allem im Bereich der Feinmotorik, der Aufmerksamkeitskonstanz bzw. der selektiven Aufmerksamkeit sowie der exekutiven Steuerungsfunktionen haben (Welsh 1996).

In diesem Zusammenhang sind auch milde Defizite wie z. B. verlängerte Reaktionszeiten, Konzentrationsprobleme sowie reduzierte Informationsverarbeitung beschrieben worden (Weglage et al. 1997).

3. Neuromotorische Entwicklung

In neurologischer Hinsicht besteht im Falle einer unerkannt gebliebenen PKU bzw. einer nicht eingehaltenen Diät das Risiko einer spastischen Bewegungsstörung, einer Epilepsie, Ataxie bzw. eines Tremors bei Mikrozephalie bzw. allgemeiner psychomotorischer Retardierung (Thompson et al. 1990; Villasana et al. 1989). Die neurologischen Bewegungsstörungen treten oftmals erst in der zweiten respektive in der dritten Lebensdekade auf (Pederson und Birket-Smith 1974). In der Literatur finden sich Kasuistiken (Thompson et al. 1990; Villasana et al. 1989) in denen Patienten beschrieben werden, die Jahre nachdem sie ihre Diät beendet haben, eine ausgepägte neurologische Symptomatik entwickelten, die sich trotz einer erneuten Diät nicht mehr vollständig zurückbildete. Dieses Phänomen wird in der Literatur als sogenanntes „late onset neurological deterioration" beschrieben, wobei gleichzeitig auch darüber spekuliert wird, ob es sich dabei um Patienten handelt, die entweder spät diagnostiziert und damit verzögert diätetisch behandelt wurden bzw. um solche, bei denen schon früh eine neurologische Symptomatik bestand (Thompson et al. 1990). Die neurologischen Untersuchungen bei früh behandelten und streng Diät haltenden erwachsenen Patienten zeigen, wenn überhaupt nur milde Symptome, wie z. B. feinschlägiger Tremor in Kombination mit einer Hyperreflexie mit einer Inzidenz von 9–28% (Cleary et al. 1994; Thompson et al. 1993; Pietz et al. 1998; Ludolph et al. 1992; Bick et al. 1991).

Seltener finden sich selektive, milde Beeinträchtigungen der Feinmotorik, z. B. ein verzögertes Reaktionsvermögen und ein geringerer Präzisionsgrad intendierter feinmotorischer Bewegungen (Pietz et al. 1998; Weglage et al. 1995). Es wird daher die Möglichkeit eines (milden) neurologischen Syndroms für erwachsene Patienten diskutiert, da diese in der Regel keine Diät mehr zu sich nehmen (Cleary et al. 1994; Smith et al. 1990; Thompson et al. 1993).

Die Ursache hierfür ist aufgrund der unterschiedlichen Befundlage noch nicht geklärt (Pietz et al. 1998). Während sich für eine normale intellektuelle Entwicklung vor allem eine konsequente Diät während der ersten zwölf Lebensjahre als unabdingbar erweist, sind derartige Zusammenhänge mit den mehr diskreten motorischen Auffälligkeiten noch in ihrer Ätiologie unklar (Pietz et al. 1998). Insbesonders scheint auch keine Korrelation zum IQ zu bestehen.

4. Sprachentwicklung

Ein Risiko für eine verzögerte Sprachentwicklung besteht vor allem für Kinder mit einer schlechten Diätkontrolle. Bei konsequenter Diät unterscheiden sich betroffene Kinder grundsätzlich weder von ihren Geschwistern hinsichtlich der allgemeinen Sprachentwicklung (Azen et al. 1996) noch hinsichtlich der verbalen Ausdrucksfähigkeiten im Vergleich zu altersentsprechenden Kontrollen (Griffiths, Paterson and Harvie 1995).

5. Neuropsychologische Funktionen

In der Übersicht von Burgard et al. (1999) findet sich in einer Meta-Analyse eine Zusammenstellung sämtlicher durchgeführter neuropsychologischer Studien. Als einzig konsistenter Befund findet sich eine verzögerte Reaktionszeit, die mit einem erhöhten Phenylalaninspiegel zusammenhängt. Cross-Sectionale Studienergebnisse lassen aber vermuten, daß nach einer strikten Diät von mindesten fünf bis zehn Jahre nicht mit einer Verschlechterung der Reaktionszeiten zu rechnen ist (Burgard et al. 1997; Griffiths et al. 1995). Unabhängig davon ist auch bislang nicht geklärt, ob diese diskreten Reaktionszeitverlängerungen sich überhaupt negativ im Beruf oder im Privatleben auswirken.

6. Neuroanatomie und Neurometabolismus

Sowohl bei neurologisch auffällig wie auch unauffälligen Patienten mit PKU finden sich Veränderungen der weißen Substanz in der cerebralen Kernspintomographie (MRT) (Pietz et al. 1996b). Abnormale Signalintensitäten finden sich dabei überwiegend in der parieto-occipitalen Region und in schwereren Fällen mit Ausdehnung in die Temporal- bzw. Frontallappen, Basalganglien, Hirnstamm und Kleinhirn (Cleary et al. 1994; Pietz et al. 1996a; Pietz et al. 1996b; Ullrich et al. 1994).

Das Ausmaß dieser Veränderungen der weißen Substanz korreliert mit dem Phenylalaninspiegeln und ist zumindest durch eine strikte Phenylalanindiät partiell reversibel (Cleary et al. 1994). Da die MRT-Veränderungen nicht mit elektrophysiologischen, neurologischen bzw. psychiatrischen Befunden korrelieren, wird diskutiert, ob die Myelinveränderungen mehr einem strukturalen Myelindefekt als einer prozessualen, permanenten Demyelinisierung entsprechen (Cleary et al. 1995).

MR-spektroskopische Untersuchungen zeigten ein Verhältnis von Phenylalaninkonzentrationen im Blut im Vergleich zum Gehirn von 4:1 (Pietz et al. 1995) bzw. 2 : 1 (Möller et al. 1995). Diese Konzentrationen scheinen nur dann miteinander zu korrelieren, wenn gleichzeitig der Phenylalaninspiegel im Blut eine bestimmte Schwelle unterschreitet. Dies deutet umgekehrt im Falle des Überschreitens dieser Schwelle auf eine Sättigung des Trägersystems an der Blut-Hirnschranke hin (Knudsen et al. 1995).

7. Elektroencephalographische Befunde

Da die mit dem Alter der Betroffenen häufiger werdenden auffälligen bzw. pathologischen EEG Veränderungen wie z.b. Verlangsamung der Grundaktivität bzw. paroxysmale Aktivität mit oder ohne Spike Waves nicht mit anderen relevanten Therapieparametern wie z.b. cerebralem MRT, klinischer Symptomatologie oder biochemischen Kontrollparametern korrelieren, werden diese Befunde bei fehlendem epileptologischem Hintergrund in der Routine nicht für die Beurteilung bzw. für die eventuelle Änderung der Therapie herangezogen (Pietz et al. 1988).

8. Schulprobleme und Verhaltensauffälligkeiten

Während eine britische (Beasley et al. 1994), eine amerikanische (Koch et al. 1987) und eine französische Untersuchung (Abadie et al. 1992) vermehrte Schulprobleme berichten, fanden sich in einer deutschen Untersuchung (Weglage et al. 1993) mit alters- und geschlechtparallelisierten Kontrollen bzw. in einer Schweizer Studie (Schwarz et al. 1988) keine derartige Häufung von Schulproblemen.

Auch hinsichtlich der Frage nach einem erhöhten Risiko für Verhaltensauffälligkeiten besteht eine widerspüchliche Datenlage. Britische Untersuchungen (Smith et al. 1988; Smith and Beasley 1989) fanden an acht Jahre alten Betroffenen ein im Vergleich zu altersentsprechenden Kontrollen signifikant erhöhtes Vorkommen von Hyperaktivität und Ängstlichkeit, welche vor allem bei Patienten mit einem eher niedrigeren IQ und einem durchschnittlichen Phenylalaninspiegel von mehr als 10 mg/dl während der ersten vier Lebensjahre vorkamen. Deutsche Untersuchungen fanden hingegen bei achtjährigen Betroffenen keine vergleichbaren Risiken (Weglage, Rupp und Schmidt 1994) oder zumindest keine vermehrte Inanspruchnahme psychiatrischer Behandlungen bei 15jährigen (Burgard et al. 1994). Eventuelle Verhaltensauffälligkeiten korrelierten darüber hinaus nicht mit dem Phenylalaninspiegel. Dies wurde in einer weiteren Studie an Erwachsenen bestätigt (Pietz et al. 1997).

9. Zusammenfassung

Wird die PKU frühzeitig diagnostiziert und gelingt es – entsprechend eine konsequente Diät mindestens bis zum 12. Lebensjahr mit entsprechend niedrigen Phenylalaninspiegeln im Blut durchzuführen, ist in der Regel mit einer normalen Intelligenzentwicklung bzw. Fein- und Grobmotorik zu rechnen. Inwieweit die Diätmaßnahmen gelockert werden können, bleibt abzuwarten (Cerone et al. 1999). Neben den bereits vorliegenden Therapie- und Diätempfehlungen sollte meines Erachtens zumindest in schwer zu beurteilenden Fällen eine zusätzliche neuropsychologische Untersuchung, u.a. mit Messung der individuellen Reaktionszeit durchgeführt werden, um die individuelle Evaluation durch die Messung zusätzlicher krankheitssensitiver Parameter besser beurteilen zu können.

Umgekehrt muß daran gedacht werden, daß auch bei therapiekomplianten Patienten ebenfalls kognitive Einbußen oder Verhaltensprobleme auftreten können. In diesem Fall muß eher von einer Koinzidenz und daher von anderen, noch abzuklärenden Ursachen ausgegangen werden.

Literatur

Abadie V, Rey F, Plainguet F, Rey J (1992) Evolution intellectuelle après reláchement du régime á láge de 5 ans dans la phénylcétonurie typique. Arch Fr Pediatr 49: 773–778

Azen C, Koch R, Friedmann R, Wenz E, Fishler K (1996) Summary of findings from the United States collaborative study of children treated for phenylketonuria. Eur J Pediatr 115, Suppl 1: 29–32

Beasley MG, Costello PM, Smith I (1994) Outcome of treatment in young adults with phenylketonuria detected by routine neonatal screening between 1964 and 1971. Q J Med 87: 155–160

Bick U, Fahrendorf G, Ludolph AC, Vassallo P, Weglage J, Ullrich K (1991) Disturbed myelination in patients with treated hyperphenylalaninemia: evaluation with magnetic resonance imaging. Eur J Pediatr 150: 185–189

Burgard P, Armbruster M, Schmidt E, Rupp A (1994) Psychopathology of patients treated early for phenylketonuria: results of the German collaborative study of phenylketonuria. Acta Pediatr 83, Suppl 407: 108–110

Burgard P, Bremer HJ, Bührdel P, Clemes PC, Mönch E, Przyrembel H, Trefz FK, Ullrich K (1999) Rationale for German recommendations for phenylalanine level control in phenylketonuria 1997. Euro J Pediatr 158: 46–54

Burgard P, Rey F, Rupp A, Abadie V, Rey J (1997) Neuropsychologic functions of early treated patients with phenylketonuria, on and off diet: results of a cross-national and cross-sectional study. Pediatric Research 41(3) 368–374

Burgard P, Schmidt E, Rupp A, Schneider W, Bremer HJ (1996) Intellectual development of the patients of the German collaborative study of children treated for phenylketonuria. Eur J Pediatr 155, Suppl 1: 33–38

Cerone R, Schiaffino MC, Stefano SD, Veneselli E (1999) Phenylketonuria: diet for life or not? Acta Pediatr 88: 664–666

Cleary MA, Walter JH, Jenkins JP, Alani SM, Tyler K, Whittle D (1994) Magnetic resonance imaging of the brain in phenylketonuria. Lancet 344: 87–90

Cleary MA, Walter JH, Wraith JE, White F, Tyler K, Jenkins JPR (1995) Magnetic resonance imaging in phenylketonuria: reversal of cerebral white matter change. J Pediatr 127 (2): 251–255

Costello PM, Beasley MG, Tillotson SL, Smith I (1994) Intelligence in mild atypical phenylketonuria. Eur J Pediatr 153 (4): 260–263

Griffiths P, Paterson L, Harvie A (1995) Neuropsychological effects of subsequent exposure to phenylalanine in adolescents and young adults with early-treated phenylketonuria. J Intellect Disabil Res 39 (5): 365–372

Hommes FA (1994) Loss of neurotransmitter receptors by hyperphenylalaninemia in the MPH-5 mouse brain. Acta Pediatr 407, Suppl: 120–121

Knudsen GM, Hasselbalch S, Toft PB, Christensen E, Paulson OB Lou H (1995) Bloodbrain barrier transport of amino acids in healthy controls and in patients with phenylketonuria. J Inherit Metab Dis 18: 653–664

Koch R, Azen CG, Hurst N, Friedman EG, Fishler K (1987) The effects of diet discontinuation in children with phenylketonuria. Eur J Pediatr 146, Suppl 1: A12–A16

Lou HC, Guttler F, Lykkelund C, Bruhn P, Niederwieser A (1985) Decreased vigilance and neurotransmitter synthesis after discontinuation of dietary treatment for phenylketonuria in adolescents. Eur J Pediatr 144(1): 17–20

Ludolph AD, Ullrich K, Nedjat S, Masur H, Bick U (1992) Neurological outcome in 22 related adolescents with hyperphenylalaninemia. Acta Neurol Scand 85: 243–248

Möller HE, Vermathen P, Ullrich K, Weglage J, Koch H-G, Peters PE (1995) In-vivo NMR spectroscopy in patients with phenylketonuria: changes of cerebral phenylalanine levels under dietary treatment. Neuropediatrics 26: 199–202

Okano Y, Eisensmith RC, Güttler F, Lichter Koencki U, Lou H, Woo SCL (1991) Molecular basis of phenotypic heterogeneity in phenylketonuria. N Engl J Med 324: 1232–1238

Paas AMJ, Pruim J, Smit GPA, Visser G, Willemsen ATM, Ullrich K (1996) Neurotransmitter PET-studies in adults with phenylketonuria a pilot study. Eur J Pediatr 155, Suppl 1: 78–81

Pederson HE, Birket-Smith E (1974) Neurological abnormalities in phenylketonuria. Acta Neurol Scand 50: 589–598

Pietz J, Benninger C, Schmidt H, Scheffner D, Bickel H (1988) Long-term development of intelligence (IQ) and EEG in 34 children with phenylketonuria treated early. Eur J Pediatr 147(4): 361–367

Pietz J, Dunckelmann R, Rupp A, Rating D, Meinck H-M, Schmidt H, Bremer HJ (1998) Neurological outcome in adult patients with early-treated phenylketonuria. European Journal of Pediatrics 157: 824–830

Pietz J, Fatkenheuer B, Burgard P, Armbruster M, Esser G, Schmidt H (1997) Psychiatric disorders in adult patients with early-treated phenylketonuria. Pediatrics 99(3): 345–350

Pietz J, Kreis R, Boesch C, Penzien J, Rating D, Herschkowitz N (1995) The dynamics of brain concentrations of phenylalanine and its clinical significance in patients with phenylketonuria determined by in vivo 1H magnetic resonance spectroscopy. Pediatr Res 38(5): 657–663

Pietz J, Kreis R, Schmidt H, Meyding-Lamade U, Rupp A, Boesch C (1996a) Phenylketonuria: findings at MR imaging and localized in vivo H-1 MR spectroscopy of the brain in patients with early treatment. Radiology 201(2): 413–420

Pietz J, Kreis R, Schmidt H, Meyding-Lamadé UK, Rupp A, Boesch C (1996b) Magnetic resonance imaging and localized in vivo 1 H MR spectroscopy of the brain in patients with early-treated phenylketonuria. Radiology 201: 413–420

Rey F, Abadie V, Plainguet F, Rey J (1996) Long-term follow up of patients with classical phenylketonuria after diet relaxation of 5 years of age. The Paris study. European Journal of Pediatrics 155, Suppl 1: 39–44

Schmidt E, Rupp A, Burgard P, Pietz J, Weglage J, Sonneville ED (1994) Sustained attention in adult phenylketonuria: the influence of the concurrent phenylalanine-blood-level. J Clin Exp Neuropsychol 16(5): 681–688

Schwarz HP, Pluss C, Triaca H, Schutz B, Kaufmann R, Scherz R, Bachmann C, Zuppinger K (1988) Verlauf bei 20 Patienten mit frühentdeckter Phenylketonurie und Hyperphenylalaninämie. Schweiz Med Wochenschr 118(3): 94–99

Scriver CR, Kaufman S, Eisensmith RC, Woo SLC (1995) The hyperphenylalaninemias. In: Scriver HC, Baudet AL, Sly WS, Valle D (eds.). The metabolic and molecular basis of inherited disease, vol 1, pp 1015–1075. New York, McCraw-Hill

Smith I, Beasley MG, Ades AE (1990) Intelligence and quality of dietary treatment in phenylketonuria. Arch Dis Child 65: 472–478

Smith I, Beasley M (1989) Intelligence and behaviour in children with early treated phenylketonuria. A report from the MRC/DHSS phenylketonuria register. Eur J Clin Nutr 43, Suppl 1: 1–5

Smith I, Beasley M, Wolff OH, Ades AE (1988) Behaviour disturbance in 8-year-old children with early treated phenylketonuria. Report from the MRC/DHSS phenylketonuria register. J Pediatr 112(3): 403–408

Smith I, Beasley MG, Ades AE (1991) Effects on intelligence of relaxing the low pheylalanine diet in phenylketonuria. Arch Dis Child 65: 311–316

Thompson AJ, Smith I, Brenton D, Youl BD, Rylance G, Davidson DC, Kendall B, Lees AJ (1990) Neurological deterioration in young adults with phenylketonuria. Lancet 336 (8715): 602–605

Thompson AJ, Tillotson S, Smith I, Kendall B, Moore SG, Brenton DP (1993) Brain MRI changes in phenylketonuria. Associations with dietary status. Brain 116(4): 811–821

Ullrich K, Möller H, Weglage J, Schuierer G, Bick U, Ludolph A, Hahn-Ullrich H, Fünders B, Koch HG (1994) White matter abnormalities in phenylketonuria: results of magnetic resonance measurements. Acta Pediatr 83, Suppl 407: 78–82

Villasana D, Butler IJ, Williams JC, Roongta SM (1989) Neurological deterioration in adult phenylketonuria. Journal of Inherited Metabolic Disease 12(4), 451–557

Weglage J, Funders B, Wilken B, Schubert D, Ullrich K (1993) School performance and intellectual outcome in adolescents with phenylketonuria. Acta Pediatr 82(6–7): 582–586

Weglage J, Pietsch M, Fünders B, Koch HG, Ullrich K (1995) Neurological findings of early-treated phenylketonuria. Acta Pediatr 84: 411–415

Weglage J, Rupp A, Schmidt E (1994) Personality characteristics in patients with phenylketonuria treated early. Pediatr Res 35(5): 611–613

Weglage J, Schmidt E, Fünders B, Pietsch M, Ullrich K (1996a) Sustained attention in untreated non-PKU-hyperphenylalaninemia. J Clin Exp Neuropsychol 18(3): 343–348

Weglage J, Ullrich K, Pietsch M, Fünders B, Zass R, Koch HG (1996b) Untreated non-phenylketonuric-hyperphenylalaninemia: intellectual and neurological outcome. Eur J Pediatr 155, Suppl 1: 26–28

Weglage J, Ullrich K, Pietsch M, Fünders B, Güttler F, Harms F (1997) Intellectual neurologic and neuropsychologic outcome in untreated subjects with non-phenylketonuria hyperphenylalaninemia. Pediatric Research 42(3): 378–384

Weglage J, Pietsch M, Denecke J, Sprinz A, Feldmann R, Grenzebach M, Ullrich K (1999) Regression of neuropsychological deficits in early-treated phenylketonurics during adolescence. J Inherit Metab Dis 22(6): 693–705

Welsh MC (1996) A prefrontal dysfunction model of early-treated phenylketonuria. Eur J Pediatr 155, Suppl 1: 87–89

Galaktosämie

A. Kohlschütter

Bezeichnungen der Krankheit und ihrer Unterformen

Galaktosämien sind angeborene Stoffwechselkrankheiten, bei denen Galaktose oder ihre Metaboliten nicht abgebaut werden können und sich deshalb im Blut und in Geweben anhäufen (Segal and Berry 1995; Gitzelmann 2000).

Man unterscheidet folgende Formen:

a) Defekte der **Galaktose-1-Phosphat-Uridyltransferase** *(Transferasedefekte)*:
- *„klassische Galaktosämie"* mit völligem oder fast völligem Fehlen der Transferase
- *partieller Transferasedefekt* (Restaktivität des Enzyms 10–50% der Norm); hierunter fallen Varianten, die meist (aber nicht immer) gutartig sind und teilweise durch Enzymelektrophorese oder DNA-Analyse näher definierbar sind, z.B. die *Compound-Duarte-Variante*, die auf einer speziellen Mutation beruht, oder *Heterozygote*, bei denen nur eines von beiden Allelen des Transferase-Gens eine „klassische" Mutation aufweist.

b) Fehlen der **Galaktokinase** *(Kinasemangel)*.
c) Fehlen der *UDP-Galaktose-4-**Epimerase*** *(Epimerasemangel)*.

Epidemiologie

Die Inzidenz der klassischen Galaktosämie (Transferasemangel) beträgt ca. 1:40.000. Partielle Defekte sind häufiger als die klassische Galaktosämie. Die Inzidenz des Kinasemangels ist 1:40.000–1:100.000. Der Epimerasemangel wurde bisher nur vereinzelt beschrieben.

Stoffwechsel

Am Abbau von Galaktose (Abb. 1) sind drei Enzyme beteiligt, deren genetisch bedingtes Fehlen eine Form von Galaktosämie verursachen kann.

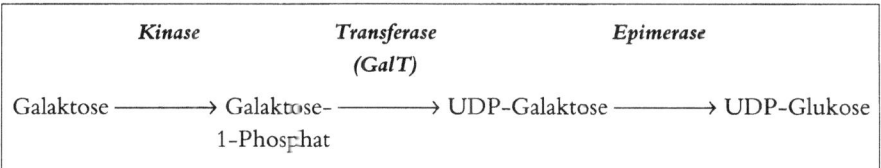

Abb. 1. Erbliche Defekte im Galaktose-Stoffwechsel

Bei der *klassischen Galaktosämie* fehlt die Galaktose-1-Phosphat-Uridyltransferase (Galt), in diesem Kapitel kurz *Transferase* genannt. Die Folge des enzymatischen Blocks ist ein Aufstau der anflutenden Metaboliten Galaktose-1-Phosphat und Galaktose. Das Galaktose-1-Phosphat wirkt toxisch auf die *Leber*, das *Gehirn*, die *Nieren* und auf die *Ovarien*. Die nicht abgebaute Galaktose wird über einen Stoffwechselnebenweg zu Galaktitol umgewandelt, das *Katarakte* verursacht. Patienten mit einer besonderen Mutation (sog. Duarte-Variante) haben etwa 75% der normalen Enzymaktivität und bleiben in der Regel symptomfrei.

Beim Mangel an Galaktokinase (kurz *Kinase*) kommt es nur zum Galaktitolanstieg und zur Kataraktbildung, während die übrigen Organe nicht betroffen sind.

Beim Mangel an Uridindiphosphat-Galaktose-4-Epimerase (kurz *Epimerase*) kommt es bei normaler Ernährung zu mäßig erhöhten Blutkonzentrationen von Galaktose-1-Phosphat. Der Enzymdefekt kann generalisiert auftreten und dann zu ähnlichen Erscheinungen wie bei der klassischen Galaktosämie führen. Manchmal liegt der Enzymdefekt nur in Erythrozyten und Leukozyten vor, nicht aber in Hautfibroblasten und Lebergewebe; diese Menschen werden nicht krank.

Genetik

Alle Galaktosämieformen werden autosomal rezessiv vererbt.

Klinik

Neugeborene mit klassischer Galaktosämie, die Muttermilch oder ein laktosehaltiges Milchpräparat erhalten haben, können ab dem 3. Lebenstag rasch in einen lebensgefährlichen Zustand mit Koma und Leberversagen geraten, der zum Tode führt. Die Symptomatik wird gelegentlich fehlinterpretiert (z.B. als „Sepsis"). Säuglinge mit weniger akut verlaufenden Formen, die nicht behandelt werden, können auch das Bild einer chronischen Gedeihstörung mit großer Leber und auffälligem Schreien entwickeln. Zu den sonstigen klinischen Erscheinungen siehe die nachfolgende Tabelle.

Tabelle 1. Symptome bei Galaktosämieformen

Klassische Galaktosämie	Leber:	akut schwere Funktionsstörung, bei chronischer Einwirkung Zirrhose
(Transferase-Mangel)	Gehirn:	Koma, Krampfanfälle
	Nieren:	sekundäres Fanconi-Syndrom
	Augen:	Katarakt (Linsentrübung)
	Ovarien:	bei 80% der Patientinnen fibrotisch verändert mit Funktionsstörungen (hypergonadotroper Hypergonadismus, verzögerte Pubertätsentwicklung, verminderte Fertilität)
Kinase-Mangel	Katarakte	
Epimerase-Mangel	Symptomlos oder ähnlich wie bei klassischer Galaktosämie	

Laborbefunde

Bei Patienten mit unbehandelter klassischer Galaktosämie findet man im Blut alle Zeichen einer unspezifischen *Leberfunktionsstörung* (erhöhte Konzentrationen von glukuroniertem Bilirubin und Transaminasen, verminderte Parameter der Lebersyntheseleistung).

Eine erhöhte Blutkonzentration von Galaktose ist Leitbefund aller Galaktosämien. Im Urin verursacht Galaktose eine positive Reduktionsprobe ohne gleichzeitigen Glukosenachweis. Galaktose-1-Phosphat im Blut ist sowohl bei der klassischen Galaktosämie als auch bei den generalisierten Formen des Epimerasemangels erhöht.

Diagnostik

Bei Verdacht auf Galaktosämie ist sofort die Zufuhr von Laktose zu unterbrechen. Die Aktivitäten aller bei Galaktosämien relevanten Enzyme sind in Erythrozyten meßbar. Symptomfreie Überträger der Enzymdefekte sind durch teilweise herabgesetzte Enzymaktivitäten einigermaßen identifizierbar.

Molekulargenetik

Das Gen für klassische Galaktosämie liegt auf Chromosom 9p13. Eine große Zahl verschiedener Mutationen ist bekannt. DNA-Analysen können zur pränatalen Diagnostik verwendet werden. Das Gen für den Kinase-Mangel liegt auf Chromosom 17q24, dasjenige für den Epimerase-Mangel auf Chromosom 1p36.

Apparative Diagnostik

Apparative Untersuchungen (durch bildgebende Verfahren usw.) haben bei diesen Krankheiten geringe Bedeutung.

Differentialdiagnose

Besonders bedeutsam ist die Abgrenzung einer klassischen Galaktosämie von anderen schweren Hepatopathien und Allgemeinkrankheiten im Neugeborenenalter (siehe Tabelle 2).

Tabelle 2. Differentialdiagnose der klassischen Galaktosämie im Neugeborenenalter

Infektionen	Angeborene Infektionen, neonatale Sepsis, Meningitis
Stoffwechselstörungen	Tyrosinämie Typ I (Sukzinylaceton im Urin)
	Organazidopathien
	Alpha-1-Antitrypsinmangel
	Fanconi-Bickel-Syndrom [Santer et al. 1998]
Andere Ursachen	Neonatale Hämochromatose
	andere Hepatopathien
	Umgehung der portalen Leberversorgung bei persistierendem Ductus venosus Arantii oder intrahepatischem portosystemischen Shunt

Bei älteren Kindern mit bilateralen Katarakten kommen zahlreiche genetische Störungen mit noch unbekanntem Defekt in Frage.

Therapie

Patienten mit *Transferasemangel und Kinasemangel* müssen sich lebenslang galaktosearm, insbesondere laktosefrei, ernähren. Dies bedeutet beim Säugling den Fortfall der Muttermilch, die durch ein laktosefreies Präparat ersetzt wird (z.B. Humana SL®, Milupa Pregomin®, Multival plus®), und später den Verzicht auf Milch und Milchprodukte. Eine völlig galaktosefreie Ernährung ist nicht realisierbar, da fast alle Nahrungsmittel Galaktose in freier oder gebundener Form enthalten. Sie wäre wohl auch nicht sinnvoll, da die körpereigene Produktion von Galaktose (beim Erwachsenen 1000–2000 mg/Tag) relativ hoch ist (Berry et al. 1995).

Als Parameter der Compliance mit der Diät kann beim Transferasemangel der Blutgehalt an Galaktose-1-Phosphat benutzt werden. Durch den Verzicht auf Milch- und Milchprodukte ist der Calciumgehalt der Nahrung gering. Während der Wachstumsperiode ist daher auf ausreichende Calciumzufuhr zu achten, gegebenenfalls durch orale Supplementierung. Die Mitbetreuung kindlicher Patienten durch speziell erfahrene Diätassistentinnen ist wünschenswert.

Bei Mädchen mit Transferasemangel muß in der Pubertät eine ovarielle Insuffizienz mit (galaktosefreien) Hormonpräparaten behandelt werden.

Kinder mit *partiellem Transferasemangel* bedürfen meistens keiner Therapie. Da man dies aber bei einem Neugeborenen nicht sicher voraussehen kann, geht man meist so vor, daß der Säugling während der ersten 4–6 Monate galaktosefreie Milchnahrung erhält und anschließend zusammen mit der Einführung normaler Beikost auch die Zufuhr normaler Milch erlaubt wird. Wenn nach täglicher Zufuhr von 200–300 mL Kuhmilch über mindestens eine Woche der Galaktose-1-Phosphat-Spiegel < 2 mg/dL ist und keine Aminoazidurie besteht, wird das Kind normal ernährt und für gesund erklärt (Gitzelmann 2000).

Für Patienten mit *Epimerasemangel* wird die Zufuhr geringer Mengen von Galaktose empfohlen. Ein zu hohes Ansteigen des Blutspiegel von Galaktose-1-Phosphat sollte dabei vermieden werden.

Enzymersatz– oder Gentherapien für Galaktosämien gibt es bisher nicht.

Prognose

Bei Patienten mit *Transferasemangel* führt eine im Neugeborenenalter begonnene galaktosearme Ernährung zum Rückgang von Leberstörungen und Katarakten, letzteres auch bei Patienten mit *Kinasemangel*. Bei vielen Patienten mit Transferasemangel treten allerdings trotz adäquater Diätbehandlung Spätfolgen auf. Hierzu gehören Sprachentwicklungsstörungen, auf die der Kinderarzt frühzeitig achten sollte, und mentale Entwicklungsstörungen teilweise ernsteren Ausmaßes. Selten kommt es im Schulalter zu neurologischen Störungen wie Tremor und Ataxie. Die hormonelle Behandlung des hypergonadotropen Hypogonadismus bei Mädchen vermag zwar die pubertären Entwicklungsstörungen auszugleichen, nicht aber die eingeschränkte Fertilität.

Bei Patienten mit *generalisiertem Epimerasemangel* normalisiert sich unter galaktosearmer Diät die Leberfunktion, doch bleiben sie neurologisch auffällig.

Insgesamt ist die Diagnose einer Galaktosämie für viele Patienten trotz ernsthafter therapeutischer Bemühungen ominös (Waggoner et al. 1990; Schweitzer et al. 1993).

Das Neugeborenen-Screening auf Galaktosämie

Screeningparameter

Nach den Richtlinien der Fachgesellschaften (Harms et al. 1997) soll das primäre Ziel des Galaktosämie-Screenings die sichere, möglichst frühzeitige Erkennung der klassischen Galaktosämie (Transferasemangel) sein. Zu ihrer Erfassung muß die Aktivität der *Galaktose-1-Phosphat-Uridyltransferase (GalT)* in einer Trockenblutprobe bestimmt werden. Die Bestimmung der Konzentration von *Galaktose* ist zwar grundsätzlich zur Erfassung aller Galaktosämieformen geeignet und ist zur Erfassung des *Kinasemangels* und des *Epimerasemangels* vorläufig die einzige Methode, hat aber den erheblichen Nachteil, daß sie von einer ausreichenden Zufuhr von Galaktose an das Neugeborene abhängt. Dies ist vor allem bei Frühgeborenen und frühzeitig nach Geburt dem Screening unterzogenen Neugeborenen nicht gegeben. Die Konzentration der sog. *Gesamt-Galaktose* (Galaktose + Galaktose-1-Phosphat) im Blut ist zwar bei den meisten Patienten mit Transferasemangel auch ohne Zufuhr von Milch oder Laktose erhöht, aber nicht bei allen Patienten.

Geeignete Labormethoden

Aus dem soeben Gesagten ergibt sich, daß für das Galaktosämie-Screening am besten die Kombination von zwei verschiedenen Methoden angewandt wird. Unbedingt erforderlich ist die Anwendung der Aktivitätsbestimmung der Transferase (GalT); als zweite Methode kommt die Bestimmung der Konzentration der freien Galaktose oder der Gesamtgalaktose (Galaktose + Galaktose-1-Phosphat) im Trockenblut in Frage. Verbreitet für diese Zwecke sind enzymatisch-fluorimetrische Assays.

Optimaler Zeitpunkt der Blutentnahme

Für die Bestimmung der Aktivität der Transferase (GalT) ist der Zeitpunkt der Blutentnahme ohne Bedeutung. Für die Bestimmung der Konzentration der freien oder der Gesamtgalaktose ist der 4.–5. Lebenstag geeignet (oder natürlich jederzeit später, wenn das rechtzeitige Screening unterblieben war).

Störfaktoren

Testkarten, die höheren Temperaturen oder Feuchtigkeit ausgesetzt wurden, ergeben falsch pathologische Befunde bei der Aktivitätsbestimmung der Transferase.

Normbereich und Interventionsgrenzen („Cut off") des Screeningparameters

Für die Transferase (GalT) werden bei Anwendung eines Trockenblutverfahrens Aktivitäten im Bereich von 4–15 U/g Hämoglobin gefunden. Verdächtig auf einen Enzymmangel sind Aktivitäten < 3,5 U/g Hämoglobin.

Für die Bestimmung der Gesamtgalaktose gelten Konzentrationen > 20 mg/dL als Interventionsgrenze.

Vorgehen im Labor bei auffälligen Screening-Befunden

Bei analytischen Resultaten in der Nähe der Interventionsgrenzen wird zunächst eine *laborinterne Wiederholungsanalyse* innerhalb derselben Trockenblutprobe durchgeführt (Aktivitätsbereich der Transferase 3,5–4 U/g Hämoglobin, Konzentrationsbereich der Gesamtgalaktose 15–20 mg/dL). Bleibt das Resultat auffällig, informiert das Screening-Labor den einsendenden Arzt (und ggfs. die Familie des Kindes), wobei eine *zweite Trockenblutprobe* angefordert wird.

Ist das Ergebnis jedoch gleich bei der ersten Probe deutlich auffällig, wird die zweite Probe sofort angefordert. Dabei wird dem betreuenden Kinderarzt empfohlen, im Zweifelsfalle bis zum Vorliegen des Ergebnisses keine laktosehaltige Milch zu verabreichen zu lassen, da es zu sehr akuten Leberschäden kommen kann.

Sicherung der Diagnose

Die Sicherung der Diagnose erfolgt für alle drei Enzymdefekte durch Bestimmung der entsprechenden Aktivität in Erythrozyten einer Flüssigblutprobe.

Therapiebeginn

Sofort nach Auftreten des ernsthaften Verdachts auf Galaktosämie ist mit der galaktosearmen Diät (siehe oben) zu beginnen.

Literatur

Berry GT, Nissim I, Lin Z, Mazur AT, Gibson JB, Segal S (1995) Endogenous synthesis of galactose in normal men and patients with hereditary galactosaemia. Lancet 346: 1073–1074

Gitzelmann R (2000) Disorders of Galactose Metabolism. In: Fernandes J, Saudubray JM and van den Berghe G (eds.) Inborn Metabolic Diseases. Berlin: Springer, pp. 102–109

Harms E, Grüters A, Jorch G, Machill G, Muche R, Przyrembel H, Rauterberg E, Roscher A (1997) Richtlinien zur Organisation und Durchführung des Neugeborenen-Screenings auf angeborene Stoffwechselstörungen und Endokrinopathien in Deutschland. Kinderarzt 28: 1328–1332

Santer R, Schneppenheim R, Suter D, Schaub J, Steinmann B (1998) Fanconi-Bickel syndrome – the original patient and his natural history, historical steps leading to the primary defect, and a review of the literature. Eur J Pediatr 157: 783–797

Schweitzer S, Shin Y, Jakobs C, Brodehl J (1993) Long-term outcome in 134 patients with galactosaemia. Eur J Pediatr 152: 36–43

Segal S, Berry G (1995) Disorders of galactose metabolism. In: Scriver C, Beaudet A, Sly W and Valle D (eds.) The metabolic and molecular bases of inherited disease. New York: McGraw-Hill, pp. 967–1000

Waggoner DD, Buist NR, Donnell GN (1990) Long-term prognosis in galactosaemia: results of a survey of 350 cases. J Inherit Metab Dis 13: 802–818

Therapie von Patienten mit klassischer Galaktosämie
Empfehlung der Arbeitsgemeinschaft für Pädiatrische Stoffwechselstörungen (APS)

S. Schweitzer, H. Przyrembel, K. Ullrich, U. Wendel; AG Pädiatrische Diätetik: A. van Teeffelen-Heithoff; Elterninitiative Galaktosämie: F. Fremerey, T. Seebeck (Februar 1997)

1. Ursache, Häufigkeit

Die klassische Galaktosämie wird **autosomal rezessiv** vererbt. Die Häufigkeit beträgt **1 : 40.000 bis 1 : 60.000**. Ursache ist **die unzureichende Bildung des Enzyms Galaktose-1-Phosphat-Uridyltransferase (Gal-1-PUT; GALT)**. Der Umbau der freien Galaktose in Glukose ist dadurch gestört. Es entstehen Stoffwechselabbauprodukte, welche an verschiedenen Organsystemen Schäden verursachen, die nur zum Teil durch die derzeit empfohlene galaktosearme Diät zu beeinflussen sind.

2. Symptomatik

- Im Neugeborenenalter führt die in der Mutter- oder Säuglingsmilch enthaltene Laktose in den ersten Lebenstagen zu einem akut toxischen Krankheitsbild mit erheblicher Leberfunktionsstörung und gestörter Nierentubulusfunktion.
- Osmotische Reaktionen am Auge führen zur Bildung von Katarakta.
- Werden später im Kindes- oder Erwachsenenalter größere Mengen von Galaktose aufgenommen, kann dies zu akuten intestinalen Beschwerden führen.

3. Prognose

Normales Gedeihen und Wachstum können durch konsequente Diätführung erzielt werden. Es können aber leider trotz strenger Galaktoserestriktion langfristig zentralnervöse Schäden wie
- Störunen der Sprachentwicklung,
- geistige Behinderung,
- Ataxie

nicht verhindert werden (3, 4, 6).

Weitere Auffälligkeiten können sein
- Zurückgezogenheit,
- Scheu,
- geringes Selbstwertgefühl.

Wie es zu diesen Behinderungen kommt, weiß man noch nicht genau (5). Die bei etwa 80% der Mädchen auftretenden Ovarialinsuffizienz ist wahrscheinlich Folge einer bereits in der Fetalzeit beginnenden Organschädigung.

4. Therapie

Die sofortige Unterbrechung jeglicher Galaktosezufuhr schon bei klinischem Verdacht wirkt lebensrettend und führt in der Regel zu einem raschen Rückgang der Symptome. Zur Therapie der Galaktosämie wird lebenslang eine weitgehende Elimination der Galaktosezufuhr mit der Nahrung empfohlen.

4.1. Wichtige Aspekte bei der Behandlung der klassischen Galaktosämie

Galaktose kommt in freier und gebundener Form in fast jedem Lebensmittel vor. In Milch, vielen Milchprodukten und einigen tierischen Innereien sind große Mengen an Laktose und Galaktose in **beta**-glykosidischer Bindung enthalten. Galaktose in **beta**-glykosidischer Bindung (z. B. in Laktose) wird im Darm leicht zu freier Galaktose abgespalten. Früchte und Gemüse enthalten relativ geringe Mengen an freier Galaktose und Galaktose in **alpha**-glykosidischer Bindung (Raffinose, Stachyose). Für Galaktose in **alpha**-glykosidischer Bindung ist die Abspaltung von freier Galaktose mit anschließender Aufnahme durch den Darm bisher nicht sicher nachgewiesen (2). Unabhängig vom Galaktosegehalt der Nahrung in gebundener oder freier Form wird im Körper eines jeden Menschen **endogen Galaktose gebildet.** Diese Galaktose ist wie andere Kohlenhydrate Bestandteil von Glykoproteinen und Galaktolipiden und somit für die Funktion von Zellen und des Gesamtorganismus lebenswichtig.

Die **körpereigene Galaktoseproduktion** beträgt **beim Erwachsenen etwa 1000–2000 mg pro Tag** (1) und liegt somit höher als die in einer Nahrung mit strenger Galaktoserestriktion enthaltene Menge von etwa 250–300 mg Galaktose pro Tag. **Eine vollständige galaktosefreie Ernährung ist im Alltag nicht durchführbar, jedoch eine laktosefreie und galaktosearme Diätführung.**

Bezogen auf das Körpergewicht ist dabei eine geringe Abnahme der täglichen Galaktosezufuhr mit zunehmendem Alter möglich.

4.2. Diätdurchführung

Die folgenden Richtwerte über eine täglich zulässige Galaktosemenge beziehen sich auf die Summe der freien und **beta**-glykosidisch gebundenen Galaktose, da nach dem

Therapie von Patienten mit klassischer Galaktosämie

derzeitigen Kenntnisstand die alpha-glykosidische Galaktose bei der Ernährung nicht berücksichtigt zu werden braucht. Die Richtwerte beruhen auf den Erfahrungen mehrerer deutscher Stoffwechselzentren an Patienten mit guter Diätführung und sog. optimierter Mischkost.

Richtwerte für die tägliche Galaktosezufuhr

	mg Galaktose/Tag
Säuglinge	50 bis 200
Kleinkinder	150 bis 200
Schulkinder	200 bis 300
Jugendliche	250 bis 400
Erwachsene	300 bis 500

4.2.1. Geeignete Lebensmittel

Laktosefreie Sojamilchen aus Sojaprotein-Isolat (Humana SL, Milupa SOM, ProSobee) als Milchersatz bei Säuglingen, für Erwachsene auch als Calciumquelle zu empfehlen. Milchfreie Margarine, Pflanzenöle, Gelee, Honig, Eier, Fisch, Fleisch (außer Innereien), Bratenaufschnitt, Schinken, Brot ohne Milch und/oder Butterzusatz, Obst, Säfte, Gemüse, Kartoffeln, Reis, Nudeln, Mehl, Grieß, Stärke können frei gewählt werden. Gebäck und Kuchen sollten mit den geeigneten Zutaten möglichst nur selbst gebacken werden.

4.2.2. Ungeeignete Lebensmittel

Milch und Milchprodukte (bis auf alte Hartkäse gemäß Lebensmittelliste) sind unbedingt zu meiden, ebenso Inhaltsstoffe wie Milcheiweiß (Gefahr der Verunreinigung durch Laktosebeimengungen), Milchzucker und Laktit. Bei allen nicht selbst zubereiteten Lebensmitteln (z.B. Brot, Wurst) ist nach der genauen Zusammensetzung zu fragen.

4.2.3. Versteckte Galaktose-Quellen

(Zusatzstoffe) sind auch Kaffeeweißer, Sahneersatz, „milchfreie" Halbbitterschokolade, Frischaufschnitt, Wurst, „light"-Mayonnaise und „light"-Salatcreme, Salatdressing, Instant-Produkte, Fertiggerichte und Süßwaren wie Bonbon und Kaugummi. Die Zufuhr von Calcium, Vitamin D, Niacin, Folsäure, Riboflavin, Fluorid, Jod, Zink sollte überprüft werden. Eventuell sind Supplementierungen notwendig. Medikamente sind auf ihren Laktosegehalt (Verwendung von Füllstoff) zu überprüfen.

5. Kontrolle der diätetischen Einstellung

Die Messung des Galaktose-1-Phosphats in Erythrozyten gibt einen Hinweis auf die Qualität der diätetischen Einstellung.
Gal-1-P,
Normbereich 0 bis 0,03 mg/dl.
Erreichbarer Wert bei Patienten mit Galaktosämie unter Galaktoserestriktion ab dem 2. Lebensjahr:
2 bis 4 mg/dl.
Liegen die Werte für Gal-1-P nach dem ersten Lebensjahr über 5 mg/dl, ist eine Überprüfung der Diät notwendig.

Allgemeine Kontrollen
- Entwicklungsneurologische und psychomotorische Untersuchungen,
- bei Bedarf Frühförderungsmaßnahmen,
- auf Sprachentwicklung achten.

6. Elterninitiative Galaktosämie e.V.

Genaue Analysen über den Galaktosegehalt von Lebensmitteln und Broschüren mit Firmenauskünften sind über die Elterninitiative zu erhalten:
Robert Esser, Forstenrieder Allee, 81476 München.

Literatur

Berry GT et al. (1995) Endogenous synthesis of galactose in normal men and patientes with hereditary galactosaemia. Lancet 346: 1073–1074

Gitzelmann R, Auricchio S (1965) The handling of soya alpha-galactosides by a normal and a galactosaemic child. Pediatr 36: 231–235

Waggoner DD et al. (1990) Long-term prognosis in galactosaemia: results of a survey of 350 cases. J Inherit Metab Dis 13: 802–818

Waisbren SE et al. (1983) Speech and language deficits in early-treated children with galactosaemia. J Pediatr 102: 75–77

Segal S et al. (1995) Disorders of galactose metabolism. In: Scriver CR, Beaudet AL, Sly WS, Valle D (eds.) The metabolic and molecular bases on inherited disease. New York: MacGraw-Hill, pp. 967–1000

Schweitzer S, Shin Y, Jakobs C, Brodehl J (1993) Long-term outcome in 134 patients with galactosaemia. Eur J Pediatr 152: 36–43

Katarakt bei Galaktosämie: Besonderheiten der Kataraktentstehung und Bedeutung der Früherkennung für die visuelle Entwicklung

B. Käsmann-Kellner und K. W. Ruprecht

1. Allgemeines zur Katarakt im Kindesalter

Entscheidend für die Visusprognose bei beidseitiger oder einseitiger kongenitaler Katarakt ist die frühzeitig einsetzende Therapie. Bereits im ersten oder zweiten Lebensmonat kommt es bei nicht therapierter beidseitiger kongenitaler Katarakt zu einem Nystagmus, der dann auch nach operativer Therapie nicht reversibel ist und es so bei zu spät durchgeführter Therapie zu einer bleibenden Sehbehinderung kommt. Die Therapie setzt sich zusammen aus einer operativen Entfernung der getrübten Linse und einem zügigen Aphakieausgleich durch Kontaktlinsen (alternativ durch Brille). Bei Stoffwechselerkrankungen, insbesondere bei den Formen der Galaktosämie, besteht die Besonderheit, daß die Katarakt bei frühzeitig einsetzender diätetischer Behandlung sogar reversibel sein kann und durch eine Früherkennung und Diät Operation und aufwendige Nachbetreuungen vermieden, die Entwicklung eines Nystagmus verhindert und so einer bleibenden Sehbehinderung wirkungsvoll vorgebeugt werden kann.

Dies unterstreicht die Notwendigkeit effizienten, frühzeitigen Screenings mit entsprechend eingeleiteter Therapie. Für die Therapie der kongenitalen und infantilen Katarakt – sei sie nun diätetisch im Falle der Galaktosämien oder operativ – gilt: je früher, desto besser. Eine visuell-sensorische Deprivation durch eine in den ersten 3 Lebensmonaten unbehandelte bilaterale Katarakt führt durch den fehlenden „Input" in der plastischen Phase der visuellen Bahnung zu einer schweren Amblyopie (funktionelle Sehschwäche). Der Deprivationseffekt ist nur dann reversibel, wenn die Deprivation innerhalb weniger Wochen nach der Geburt beseitigt wird. Eine Therapie nach dem 2./3. Lebensmonat wird trotz intensiver Amblyopiebehandlung nicht mehr dazu führen, daß eine volle Sehschärfe erreicht werden kann. Um diese Zeit setzt auch der Nystagmus (Deprivationsnystagmus) ein, der, wenn er einmal eingesetzt hat, in der Regel auch nach Kataraktoperation bestehen bleibt und ein weiterer Grund für eine bleibend schlechte Sehschärfe ist.

Es gibt eine Vielzahl von Stoffwechselerkrankungen im Kindesalter, die mit einer kongenitalen, infantilen oder juvenilen Kataraktausbildung einhergehen können:

Tabelle 1. Auswahl an Stoffwechselerkrankungen im Kindesalter mit Kataraktbildung

- Galaktosämie (Galt-Mangel, Kinase-Mangel)
- Sorbitoldehydrogenasedefekt
- Diabetes mellitus Typ I
- Lowe-Syndrom
  (okulo-zerebro-renales Syndrom)
- Sialidose Typ I
- Mukolipidose Typ IV
- Mannosidose
- Morbus Fabry
- Adrenoleukodystrophie
- Phenylketonurie
- Homozystinurie
- Refsum-Syndrom
- Urbach-Wiethe-Syndrom
- Morbus Wilson
- Hypoparathyreoidismus

2. Besonderheiten der Kataraktentstehung bei den Galaktosämien

2.1. Galaktosämie I

Zur Biochemie und Vererbung siehe entsprechende Beiträge im Buch.

Pathophysiologie der Kataraktentstehung

Die pathologische Akkummulation von Galaktose-1-Phosphat führt zur Anhäufung von Galaktose. Der Pathomechanismus entspricht dem bei der Galaktosämie II mit Bildung des Zuckeralkohols Galaktitol, Störung des osmotischen Stoffwechsels der Linse, Quellung der Linsenfasern, Denaturierung der Linsenproteine und Eintrübung der Linse.

Augenbefunde

Nach Ernährung mit Milchzucker kommt es im Verlaufe von Tagen bis wenigen Wochen zur Ausbildung einer progredienten beidseitigen Katarakt. Das klassische Bild der Linsentrübung sind feinste punktförmige Trübungen im Linsenkern (sog. Öltropfenkatarakt). Unbehandelt kommt es zur völligen Durchtrübung der Linse und um den 3. Lebensmonat zur Ausbildung eines deprivationsbedingten Nystagmus und somit auch nach operativer Linsenentfernung zur bleibenden Sehbehinderung.

Hier kann eine frühzeitig eingeleitete Therapie zur Verhinderung der Kataraktbildung und zur Prävention einer bleibenden Sehbehinderung führen.

Wie auch das allgemeine Bild der Galaktosämie I schwerer ausgeprägt ist als das der Galaktosämie II, so finden sich auch bei der Kataraktausbildung Unterschiede: Galaktosämie I (Kataraktausbildung bereits in den ersten Lebenstagen) – eine frühestmögliche Diagnostik ist daher zur Vermeidung bleibender Schäden unabdingbar; Galaktosämie II – Katraraktausbildung etwas später und langsamer.

2.2. Galaktosämie II

Zur Biochemie und Vererbung siehe entsprechende Beiträge im Buch.

Pathophysiologie der Kataraktentstehung

Durch Mangel an Galaktokinase unterbleibt der normale Abbau von Glukose-1-Phosphat zu Glukose. Statt dessen wird durch eine Aldolase der Zuckeralkohol Galaktitol gebildet. Galaktitol reichert sich in der Linse an, durch den Zuckeralkohol kommt es zu einem veränderten Stoffwechsel in der Linse mit Wassereinlagerung durch osmotischen Effekt. Linsenfasern schwellen und verlieren ihre Kontinuität, Linsenproteine denaturieren irreversibel, die Linse verliert ihre Transparenz, es kommt zur Kataraktbildung.

Augenbefunde

Nach Ernährung mit Milchzucker kommt es zur Ausbildung einer progredienten beidseitigen Katarakt. Das klassische Bild der Linsentrübung besteht entweder in einer nukleären Trübung oder in punktförmigen zonulären Rindentrübungen. Unbehandelt kommt es zur völligen Durchtrübung der Linse und um den 3.–6. Lebensmonat zur Ausbildung eines deprivationsbedingten Nystagmus und somit selbst nach operativer Linsenentfernung zur bleibenden Sehbehinderung. Ziel ist daher, die Galaktosämie in den ersten Lebensmonaten zu diagnostizieren. Bei diätetischer Einstellung ist diese Kataraktform die einzige, die im Anfangsstadium komplett reversibel ist.

2.3. Galaktosämie III

Zur Biochemie und Vererbung siehe entsprechende Beiträge im Buch.

Augenbefunde

In der Regel findet sich keine Augenbeteiligung. Nur ganz vereinzelte Falldarstellungen berichten von der Ausbildung einer inzipienten Katarakt.

3. Früherkennung der Galaktosämien

Eine frühzeitige adäquate diätetische Therapie ermöglicht:
- reversible Linsentrübung bzw. Verhinderung einer Kataraktentstehung,
- klare optische Medien in der plastischen sensitiven Phase,
- Verhinderung eines okulären Deprivationsnystagmus,
- **Prävention einer bleibenden Sehbehinderung.**

Literatur

Beutler E, Matsumoto F, Kuhl W et al. (1973) Galactokinase deficiency as a cause of cataracts. New Eng J Med 288: 1203–1206

Gitzelmann R (1967) Hereditary galactokinase deficiency, a newly recognized cause of juvenile cataracts. Pediatr Res 1: 14–23

Kaloud H, Sitzmann FC (1974) The galactokinase deficiency in two human populations: Styria (Austria) and Franconia (Bavaria): A comparative comparison on gene frequency. Z Kinderheilk 116: 185–192

Käsmann B, Ruprecht KW (1995) Stoffwechselerkrankungen im Kindesalter mit Augenbeteiligung. Augenärztliche Fortbildung 18: 137–154

Molekulargenetik des Gal-1-P-Uridyltransferase-Mangels

T. Podskarbi

Galaktosämie stellt eine heterogene Gruppe autosomal-rezessiv vererbter Stoffwechseldefekte dar, charakterisiert durch erhöhte Galaktosekonzentrationen im Plasma. Mutationen auf Genloci dreier Enzyme des Galaktosestoffwechsels resultieren in Galaktosämie bei Galaktoseexposition.

Dementsprechend werden drei Formen von Galaktosämie unterschieden und nach dem defizienten Enzym benannt (Mangel an Galaktokinase, Galaktose-1-Phosphat-Uridyltransferase, UDP-Galaktose-Epimerase).

1. Galaktose-1-Phosphat-Uridyltransferase-Mangel (Gal-1-PUT-Mangel)

1.1. Klinik

Die Galaktosämie bedingt durch den Mangel an Galaktose-1-Phosphat-Uridyltransferase, häufigste und schwierigste Form (die Prävalenz dieser Erkrankung in Deutschland beträgt etwa 1:40.000), kann sich nach Milchfütterung akut mit Erbrechen, Durchfall, Ikterus, Hepatomegalie, Azidose, Katarakt, cerebralem Ödem, Hypotonie und gramnegativer Sepsis präsentieren.

Früherkennung beim Neugeborenen-Screening auf Galaktosämie kann einen fatalen Verlauf durch Einleitung einer galaktosearmen Diät verhindern, wobei immer mit einer perakut auftretenden Sepsis vor Erkennung der Erkrankung im Screening zu rechnen ist.

1.2. Prognose

Akute Symptome des Galaktose-1-Phosphat-Uridyltransferasemangels sind gut therapierbar, Spätmanifestationen, die bei dem Großteil der Patienten auftreten, wie Dysfunktion des Zentralnervensystems und hypergonadotroper Hypogonadismus, dagegen trotz früher Einleitung der Galaktoserestriktion und guter Compliance nicht.

1.3. Diagnostik

Messung der Enzymaktivitäten und der Metaboliten Galaktose und Galaktose-1-Phosphat sind die Standardmethoden der Galaktosämie-Diagnostik.

Basierend auf der Gal-1-PUT-Aktivität in Erythrozyten lassen sich 3 Gruppen des Gal-1-PUT-Mangels unterscheiden.

Typ I: keine meßbare Enzymaktivität (klassische Galaktosämie).
Typ II: eine Restaktivität von 2–10% ist vorhanden (milde Galaktosämie).
TypIII: Polymorphismen und Varianten mit 20–40% der normalen Enzymaktivität (gemischte Heterozygote für Galaktosämie und Polymorphismen werden oft im Neugeborenen-Screening auffällig).

Diese Gruppierung ist im Hinblick auf einen vermuteten Zusammenhang zwischen Schweregrad des Enzymmangels und Ausprägung klinischer Symptome von Bedeutung.

2. Der Kontrollparameter Galaktose-1-Phosphat

1. Bei Patienten im Alter von 1–20 Jahren mit nicht nachweisbarer Enzymaktivität liegt die Galaktose-1-P-Konzentration in Erythrozyten unter Therapie im Bereich von 2–3 mg/dl (Galaktose-1-Phosphat Normbereich: 0–0,3 mg/dl).

2. Bei Patienten, deren Gal-1-P-Uridyltransferase eine Restaktivität von 2–10% aufweist, erreicht die G-1-P-Konzentration in Erythrozyten innerhalb des 1. Lebensjahres Normalwerte bzw. liegt etwas über dem oberen Normbereich. Bis Dato wurden bei diesen Patienten keine Spätmanifestationen beobachtet, was dafür spricht, daß die verbleibende Enzymfunktion eine klinische Relevanz besitzt.

3. Bei gemischten Heterozygoten für Galaktosämie und Polymorphismen wie D2/G oder Schönstadt/G mit einer Aktivität von 15–25% normalisieren sich die Galaktose-1-Phosphat-Werte innerhalb 1–3 Monaten. Einige davon zeigten prolongierten Ikterus bzw. erhöhte Transaminase-Werte. Andere für die klassische Galaktosämie typischen Symptome wurden nicht beobachtet. Ein Zusammenhang zwischen ophthalmologischen Auffälligkeiten wie Kataraktbildung und erniedrigter Enzymaktivität der Gal-1-P-Uridyltransferase konnte bei Patienten in dieser Gruppe nicht sichergestellt werden.

3. Sequenzierung des Galaktose-1-Phosphat-Uridyltransferase-Gens (GalT-Gens)

Die Kennntnis der Sequenz des GALT-Gens hat die Möglichkeit eröffnet, nach dem Zusammenhang zwischen molekularer Struktur und der seit langem bekannten Heterogenität sowohl des Krankheitsbildes als auch der biochemischen Phänotypen zu suchen.

Die ersten Mutationen wurden im GALT-Gen 1983 molekulargenetisch nachgewiesen. Mittlerweile sind mehr als 150 Mutationen von Patienten mit GALT-Mangel bekannt. Hiervon sind Punktmutationen, Deletionen, Insertionen und Splice-site-Mutationen bekannt, die zum Teil bei mehreren nicht verwandten Patienten nachgewiesen wurden.

Beim GALT-Defekt sind die Punktmutationen die häufigsten Mutationen. Sie können zum Austausch einzelner Aminosäuren führen (Abb. 1), Einführung eines Stopkodons verursachen (Abb. 2, 3) oder aber zu einer Verschiebung des Leseraster führen (Abb. 4, 5). Einige Mutationen „erlauben" eine noch meßbare Restaktivität, andere wiederum resultieren in nicht nachweisbarer Enzymaktivität. Generell besteht eine gute Korrelation zwischen Genotyp und biochemischem Phänotyp.

Die Mutation Q188R ist bei Patienten in Mitteleuropa die häufigste Mutation mit einer Allelfrequenz von 69% und tritt in Assoziation mit der klassischen Verlaufsform, bei der häufig Spätfolgen auftreten. In dem von uns untersuchten Patienten-Kollektiv waren 51% der Betroffenen homozygot und 36% heterozygot für diese Mutation.

Die zweithäufigste Mutation ist der Nukleotidaustausch K285N im Exon 9 mit einer Allel-Frequenz von 19%. Die Allelfrequenz folgender Mutationen: E340X, M142K, K127E, R333W und Q212X beläuft sich auf ca. 3%.

Die molekulargenetische Diagnostik ermöglicht den direkten Mutationsnachweis im GALT-Gen und hilft bei einer eindeutigen Diagnosestellung. Aus der Mutationsanalyse können trotz phänotypischer Variabilität Rückschlüsse auf den Krankheitsverlauf gezogen und die Therapie optimiert werden.

Weitere Indikationen zur molekulargenetischen Diagnostik des Gal-1-PUT-Mangels sind Untersuchung von Eltern des Indexpatienten bei weiterem Kinderwunsch und Pränataldiagnose bei nachgewiesenem Überträgerstatus der Eltern für Gal-1-PUT-Mangel Typ I.

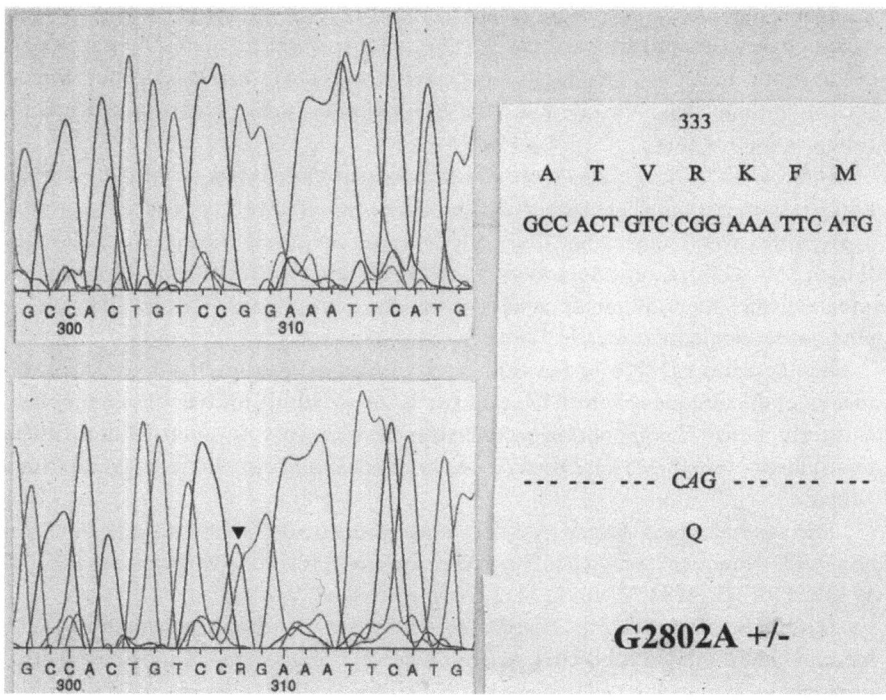

Abb. 1. Von den beiden dargestellten DNA-Sequenzen zeigt die obere eine gesunde Kontrollperson, die untere den heterozygoten Patienten für R333Q. Eine G zu A Transition in Position 2802 der Gensequenz führt zu einem Aminosäureeinbau von Glutamin anstelle von Arginin

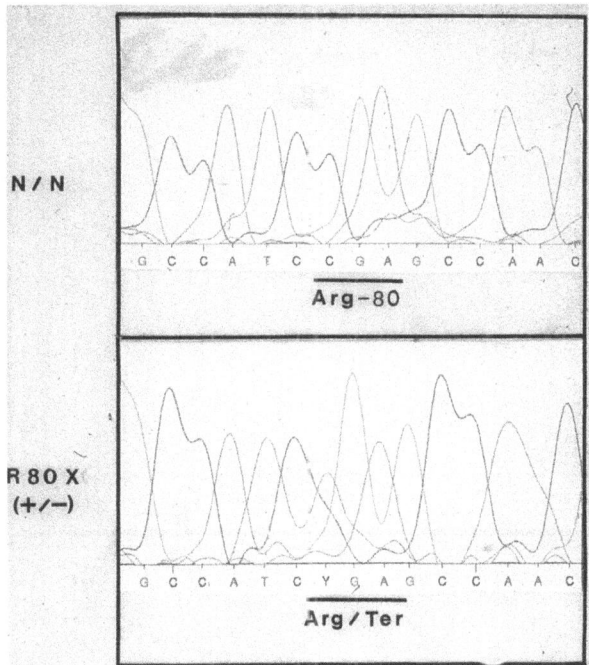

Abb. 2. Die in den jeweiligen zwei Sequenzen unterstrichenen drei Basen entsprechen dem Aminosäurecodon 80. Die obere Sequenz zeigt die DNA-Sequenz einer Kontrollperson (N/N), die untere einen heterozygoten Patienten für R80X. Der Ersatz des Cytosins in Position 546 der Gensequenz durch Thymin führt zu der Entstehung des Stopcodons TGA anstelle des Codons CGA für Arginin

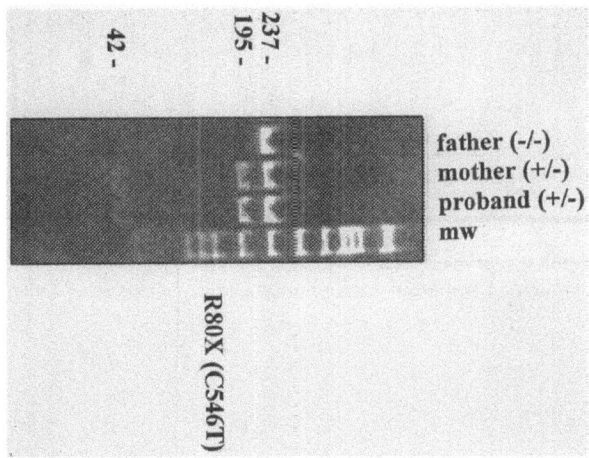

Abb. 3. Der Austausch von C gegen T bei Nukleotid 546 auf Exon zwei wurde durch Restriktionsanalyse bestätigt

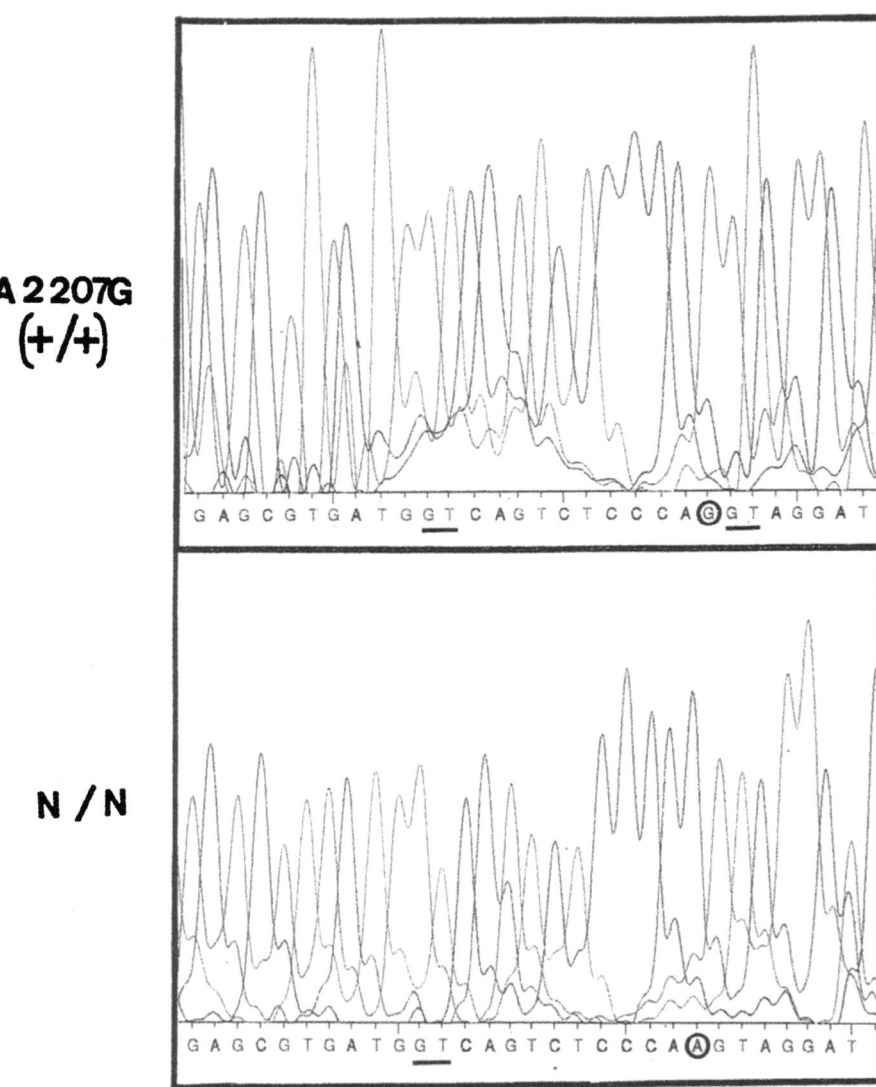

Abb. 4. Bei Nukleotid 2207 (Intron 8 des GALT-Gens) liegt eine Mutation von Adenin zu Guanin homozygot vor. Dieser Basenaustausch resultiert in der Einführung eines alternativen Donor-Splice-Motivs

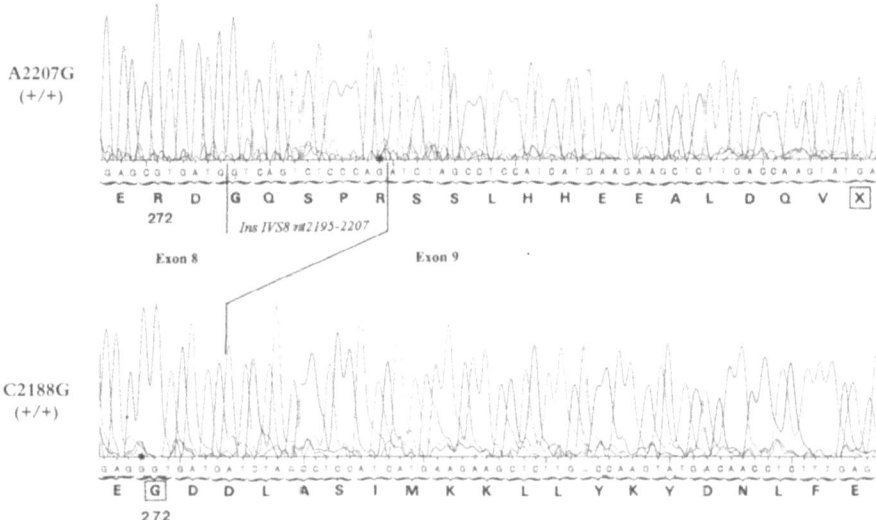

Direct sequencing of GALT RT amplification products demonstrating the junction of exons 8 and 9

Abb. 5. Die cDNA-Sequenz des GALT-Gens im distalen Abschnitt des Exons 8 und proximalen Abschnitt des Exons 9. Von den beiden dargestellten Sequenzen zeigt die obere in Position 2207 ein Nukleotid G in homozygoter Form vor, sodaß das alternative Donor-Splice-Motiv eingeführt wird mit nachfolgender Insertion (Ins IVS8 nt 2195–2207), Verschiebung des Leserasters und Entstehung des prämaturen Stopcodons TGA. Die untere Sequenz zeigt eine homozygote C zu G Transversion in Position 2188 der Gensequenz, wodurch das Codon CGT für Arginin zu dem Codon GGT für Glycin 272 der Aminosäuresequenz wird

Literatur

Segal S, Berry GT (1994) Disorders of galactose metabolism. In: Scriver CR, Beaudet AL, Sly WS, Valle D (eds.) Metabolic and molecular basis of inherited diseases. New York: Academic Press, pp. 957–1000

Shin YS (1991) Galactose metabolism and disorders of galactose metabolism. In: Hommes FA (ed.) Techniques in diagnostic human biochemical genetics. New York: Wiley, pp. 267–283

Schweitzer S, Shin Y, Jakobs C, Brodehl J (1993) Long-term outcome in 134 patients with galactosemia. Eur J Pediatr 152: 36–43

Waggoner DD, Buist NRM, Donnel GN (1990) Long-term prognosis in galactosemia: results of a survey of 350 cases. J Inherit Metab Dis 13: 802–818

Shin YS, Rachwalik M, Podskarbi T (1996) Pathogenic mechanism of long-term complication in classical galactosemia. In: Diagnosis and treatment of inborn errors of metabolism, pp 144–152

Gathof BS, Sommer M, Podskarbi T, Reichardt JKV, Braun A, Gresser U, Shin YS (1995) Characterisation of two stop codon mutations in the galactose-1-phosphate uridyltransferase gene of three male galactosemic patients with severe clinical manifestation. Hum Genet 96: 721–725

Shin YS, Gathof BS, Podskarbi T, Sommer M, Giugliani R, Gresser U (1996) Three missence mutations in the galactose-1-phosphate uridyltransferase gene which encode mild galactosemia variants. Eur J Pediatr 155: 393–397

Shin YS, Zschocke J, Das AM, Podskarbi T (1999) Molekular and biochemical basis for variants and deficiency forms of galactose-1-phosphate uridyltransferase. J Inher Metab Dis 22: 327–329

Shin YS (1995) Nucleotide sugars: determination of cellular levels and discrepancies in results. Eur J Pediatr 154, Suppl 2: 75–76

Formular zur Meldung von gesicherten Fällen mit Galaktosämie an die zentrale Datenerfassungsstelle der DGNS: Diagnosesicherung

ID-Nr. Des Kindes:	Geb.-Datum:

Screening-Befunde (Trockenblut/Filterpapier):

Laboradresse:

Screeningbefunde	Galaktose mg/dl	Gal-1-P mg/dl	GALT	Datum/Blutentnahme	Alter/Tage
Erstuntersuchung					
Kontrolluntersuchung					
Kontrolluntersuchung					

Obligate Plasma-Analysen zur Diagnosesicherung:

Parameter	Einheiten	Meßwert	Datum/Blutentnahme	Alter (Tage)
Galaktose				
Gal-1-P				
GALT				
Epimerase				
Kinease				

Molekulargenetischer Befund:

Diagnose:

Diagnose:	

01 = GALT-Mangel; 02 = Epimerase-Mangel; 03 = Kinease-Mangel; 04 = Duarte-Form; 05 = Heterozygotie/Compound-Form; 06 = andere Form

Therapie-Beginn am:	

Anschrift:	Geburtsklinik	Behandelnder Arzt
Name		
Straße		
PLZ, Ort		
Telefon		
Fax		
E-Mail		

Das schriftliche Einverständis der Eltern für die anonyme Befundmitteilung an die zentrale Erfassungsstelle liegt dem behandelnden Arzt vor.

Stempel/Datum/Unterschrift
Behandelnder Arzt

Biotinidasemangel

S. Zabransky

Biochemie

Das Enzym Biotinidase (EC 3.5.1.12) setzt das in der Nahrung an eiweißgebundene Biotin über proteolytische Prozesse frei. Zur Aktivierung von vier Carboxylasen muß freies Biotin an einer speziellen Stelle (Lysin) der noch inaktiven Carboxylasen gebunden werden. Dieser Biotin-Lysin-Komplex ist als Biocytin bekannt. Carboxylasen sind für Fett-, KH- und Eiweiß-Stoffwechsel wichtig. Biocytin wird von der Biotinidase in freies Biotin und Lysin gespalten. Biotin wird wieder verwendet und kann erneut in die Carboxylasen eingebaut werden. Fehlt ausreichend Biotinidaseaktivität, wird dieser Zyklus unterbrochen. Das mit der Nahrung zugeführte Biotin kann von den Carboxylasen dann nicht verwertet werden und sind damit inaktiv. Biotinidasemangel hat daher über den Ausfall der Carboxylasewirkung Entwicklungs– und Funktionsstörungen fast aller Organe zur Folge.

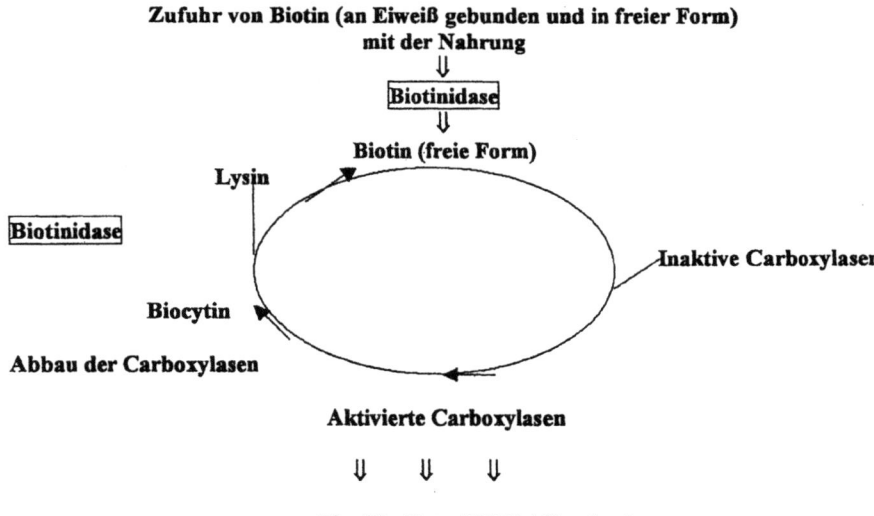

Abb. 1. Biotin-Zyklus

Bei den vier Carboxylasen handelt es sich um:
Acetyl-CoA-Carboxylase (Fettsäuresynthese)
Pyruvat-Carboxylase (Gluconeogenese)
3-Methyl-Crotonyl-CoA-Carboxylase (Abbau von Leucin)
Propionyl-CoA-Carboxylase (Abbau von Valin, Isoleucin, Methionin und Threonin).

Häufigkeit: 1 : 60.000–150.000
Klinik:
Symptome des Biotinidasemangels treten meist im Alter von 3–6 Wochen auf, mitunter aber bereits in der ersten Lebenswoche. Auch Spätmanifestationen bei Kindern älter als 10 Jahre sind bekannt geworden. Die klinische Symptomatik variiert dabei sehr stark.

Frühsymptome
sind häufig verschiedene Formen zerebraler Krampfanfälle (z.B. Myoklonien) und Muskelschlaffheit, aber auch Atemstörungen (Tachypnoe), Hyperventilation, Stridor, Apnoe, Hautveränderungen (seborrhoische oder atopische Dermatitis), teilweise oder auch komplette Alopezie, Augenentzündungen (Konjunktivitis)

Spätsymptome
Ataxie (schlechte Koordination der Bewegungsabläufe) und Entwicklungsstörungen treten später auf. Auch das Immunsystem ist verändert. Es kommt häufig zu Infektionen mit Pilzen und Bakterien. Die Hörstörungen sind durch Läsionen des Hörnerven (sensoneural) verursacht. Optikusatrophie führt zu Sehstörungen bis zur Erblindung.

Partieller Biotinidase-Mangel

Kindern mit partiellem Biotinidase-Mangel entwickeln sich normal und sind ohne Krankheitszeichen. In Streßsituationen (z.B. Infektionen) kann es aber zu Ausfallerscheinungen kommen. Ob man vorsorglich Biotin vorbeugend dauernd verabreichen soll, ist z.Zt. noch nicht geklärt und wird auch nur in Einzelfällen praktiziert. Häufigkeit der klinischen und biochemischen Symptome und Befunde bei Biotinidase-Mangel:

Tabelle 1. Symptome und Befunde des Biotinidasemangels nach Organen geordnet

ZNS	Mentaler Entwicklungsrückstand
	Lethargie
	Hypotonie
	Ataxie
	Krämpfe
	Verkalkungen der Basalganglien
Ohren	Schwerhörigkeit
Augen	Keratokonjunktivitis
	Opticusatrophie
	Abnorme Retinapigmentierung
	Sehstörungen bis zur Erblindung
Haut, Haare	Seborrhoische Dermatitis
	Alopezie (teilweise oder vollständig)
	Candidiasis
Lungen	Laryngealer Stridor
	Hyperventilation
	Apnoe
Stoffwechsel	Episoden von Azidose
	(metabolisch, überlagert von
	respiratorischer Azidose)
	Ketolaktat-Azidose
Immunologie	Rezidivierende Infektionen
	abnorme zelluläre Immunabwehr

Laborbefunde
Biotinidaseaktivität im Blut (nmol/min/ml)
Normal: 7 (3,5– 12)
Kompletter Mangel: < 1
Partieller B.-Mangel 1,2 (0,5–2,2)

Differentialdiagnose
1. Holocarboxylase-Synthethase-Mangel
2. Erworbener Biotinidasemangel durch:
   Darmsterilisation oder nutritiv (Ernährung mit rohem Eiweiß)

Therapie: Biotin 5–10 mg/Tag oral

Verlauf

Unter der Behandlung mit Biotin kommt es rasch zur Normalisierung der biochemischen und klinischen Befunde. Haare wachsen wieder innerhalb von Wochen und Monaten, neurologische Befunde bessern sich. Hör- und Sehstörungen können bleiben, wenn vor Therapiebeginn bereits anatomische Läsionen gesetzt wurden. Die Störungen nehmen aber zumindest nicht mehr zu.

Genetik

Der Biotinidasemangel wird autosomal rezessiv vererbt.

Das für die Biotinidase-Bildung verantwortliche Gen wurde bereits isoliert und analysiert. Es sitzt auf dem kurzen Arm des Chromosom 3. Es sind mehr als 40 Mutationen bekannt.

Heterozygotenfrequenz: $1/125$.

Screening

Das generelle Screening auf Biotinidasemangel bei Neugeborenen wurde 1984 von Wolf in USA (Virginia) eingeführt. Es werden Vollblutproben getrocknet auf Filterpapier analysiert. Der Test ist in einem Drittel der USA-Staaten Teil des allgemeinen Screening-Programms. In Deutschland untersuchen inzwischen alle Screeningzentren auf Biotinidasemangel.

Methode: colorimetrischer Test.

In den meisten Labors erfolgt nur eine relative Bewertung. Für die einzelne Probe wird der relative Prozentsatz in Relation zum Tagesmittel der gemessenen Aktivitäten aller Proben errechnet.

Befundung

kompletter Biotinidase-Mangel: Aktivität < 10%.
partieller Biotinidase-Mangel: Aktivität 10–30%.
Normal   Aktivität > 30%.

Andere geben pauschal nur an, ob das Ergebnis positiv (d.h. pathologisch; kein Farbumschlag; Aktivität < 10%) oder negativ (d.h. normal) ausfiel. Optimal ist das Mitführen einer Standardkurve mit der Möglichkeit, die tatsächlich gemessene Aktivität angeben zu können.

Störfaktoren

Die Bestimmung auf Biotinidase ist weder vom Zeitpunkt der Nahrungsaufnahme noch von der Art der Ernährung abhängig.

Falsch negative (= normale) Screening-Ergebnisse:
    bis 5 Tage nach Bluttransfusionen
    bei Sulfonamid-Therapie;

falsch positive Ergebnisse (Mangel) finden
- sich bei unzureichender Durchtränkung der Screening-Filterpapierkärtchen,
- bei Frühgeborenen,
- zu hohe Lagertemperaturen der Proben.

Bestätigungsdiagnostik

Bestimmung der Biotinidase im EDTA-Blut, von Biotinlysin im Urin, Biotin im Plasma oder Urin.

Erniedrigt:
- Biotin im Plasma
- Carboxylasen-Aktivität in den Lymphozyten

Erhöht:
- Laktat, Ammoniak, Propionat, Alanin im Plasma
- Ausscheidung organischer Säuren im Urin
- Biotinlysin (Biocytin) im Urin

Pränatale Diagnostik

Ein an Biotinidase-Mangel erkranktes Kind wird in utero von der gesunden Mutter mit freiem Biotin versorgt. Eine pränatale Therapie ist daher nicht erforderlich.

Die pränatale Diagnostik des Biotinidase-Mangels kann durch Bestimmung der Biotinidase in Zellen, die sich im Fruchtwasser befinden, erfolgen. Die Amniozentese wird in der 15.–17. Fetalwoche ausgeführt, dürfte jedoch in Anbetracht der guten Prognose bei rechtzeitiger Supplementierung selten indiziert sein.

Quelle: Biotinidase deficiency. A booklet for families and professionals, by Deborah L. Thibodeau, M.S. and Barry Wolf, M.D., Ph.D.: http://views.vcu.edu/biotin/biotin.htm

Literatur

Baumgartner E, Suormala T (2000) Biotin-responsive multiple carboxylase deficiency. In: Fernandes J, Saudubray J-M, van den Berghe G. (eds.) Inborn metabolic diseases. Berlin: Springer, pp. 276–282

Wolf B (1995) Disorders of biotin metabolism. In: Scriver C, Beaudet W, Sly W, Valle D. (eds.) The metabolic and molecular bases of inherited disease. New York: McGraw-Hill, pp. 3151–3177

Ahornsirup-Krankheit

S. Zabransky

Synonyma

Ahornsirup-Krankheit: Süßlicher, maggiartiger bzw. ahornsirupartiger Geruch des Urins
MSUD: Maple Sirup Urine Disease
Leucinose: Leucin und andere verzweigtkettigen Aminosäuren im Serum erhöht

Häufigkeit: 1:55 000 bis 1:250 000.

Mennoniten (Population im Osten von Pennsylvania, USA) haben höheres Risiko (1/760).

MSUD ist bei uns eine sehr seltene Erkrankung (< 1/100.000). Es haben daher 1999 nur noch wenige Screeningzentren in Deutschland auf MSUD untersucht. Mit der Einführung der TMS wird sich eine Veränderung ergeben, da Leucin als ein Parameter unter vielen mit analysiert werden kann.

Genetik

Autosomal rezessiver Erbgang.

Tabelle 1

Typ	Chromosomale Lokalisation	Gendefekt betrifft in der Ketosäure-Dehydrogenase
Ia	19q13.1 – q13.2	Untereinheit E1 α
Ib	6p22 – p21	Untereinheit E1 β
II	1p31	Untereinheit E2

Ursache

Fehlende Aktivität des mitochondrialen Enzymkomplexes der verzweigtkettigten **α-Ketosäure-Dehydrogenase** (branched chain alpha-ketoacid dehydrogenase). Verzweigtkettige Aminosäuren (branched chain amino acids = BCAA) und die entsprechenden verzweigtkettigen Ketosäuren (branched chain ketoacids = BCKA) reichern sich im Blut an und werden im Urin ausgeschieden.

Biochemie

Diese autosomal rezessiv vererbte Erkrankung betrifft den Stoffwechsel der verzweigtkettigten Aminosäuren (BCAA) Leucin, Isoleucin und Valin, bzw. ihrer verzweigtkettigten Ketosäuren-Abkömmlinge (BCKA). Es liegt eine Störung der Decarboxylierung der verzweigtkettigen Ketosäuren Leucin, Isoleucin und Valin zugrunde. Die verzweigtkettigen Aminosäuren werden nicht wie z. B. Phenylalanin in der Leber, sondern in der Muskulatur und in den Nieren abgebaut. Endprodukte sind Acetyl-CoA, Succinyl-CoA bzw. der Ketonkörper Acetoacetat. Beim Abbau des Leucins entsteht auch HMG-CoA, das für die Cholesterinbiosynthese wichtig ist.

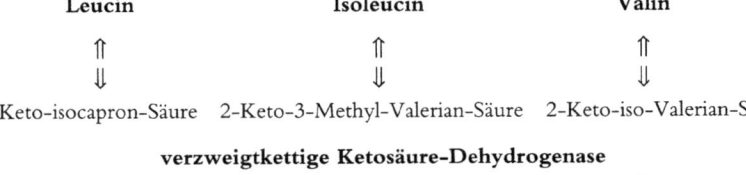

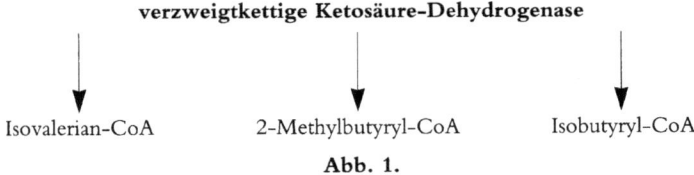

Abb. 1.

Diagnostik

- Aminosäuren im Plasma:
  massive Erhöhung von Leucin, Isoleucin und Valin; außerdem ist das durch Tautomerisierung von Isoleucin entstehende Allo-Isoleucin nachweisbar.
  Alanin erniedrigt.
  Die aus Isoleucin entstehende Ketosäure α-Keto-β-Methylvaleriansäure ist für den typischen Ahornsirupgeruch des Urins verantwortlich.
- Ketoazidose (DNPH-Test auf Ketosäuren im Urin positiv).
- Unter den organischen Säuren sind im Urin die 2-Ketosäuren und 2-Hydroxysäuren erhöht.
- Hypoglykämie (nicht obligat).
- erhöhtes Anionendefizit.

Klinik

Man kennt drei hauptsächliche klinische Formen:
1. klassische schwere neonatale Form mit metabolischer Entgleisung,
2. intermittierende Form mit akuten Krisen,
3. chronisch progressive Form mit Gedeihstörung, Hypotonie und psychomotorischer Entwicklungsstörung.

Das klinische Spektrum ist sehr groß. Es reicht von foudroyant verlaufenden, lebensbedrohlichen Formen bis hin zu leichten Formen mit geringer klinischer Symptomatik.

Am häufigsten ist die klassische Form der MSUD. Sie bedarf schneller therapeutischer Intervention, da die Kinder rasch versterben können. Symptome beginnen schon kurz nach der Geburt mit der Zufuhr eiweißhaltiger Nahrung (3.–5. Lebenstag). Die für ein normales Wachstum notwendige Eiweißzufuhr wird nicht vertragen. Es entwickelt sich das Bild einer progredienten Enzephalopathie mit Lethargie, Trinkschwäche bis Somnolenz oder gar Koma und Zeichen des Hirnödems, Muskelhypertonie und Krampfanfällen. Der Saugreflex geht verloren. Die Kinder fallen durch ihre schrilles Schreien auf. Es gibt aber auch leichtere Formen, bei denen erst bei stärkeren metabolen Belastungssituationen bzw. stärkerer Eiweißbelastung Bewußtseinsstörungen bis Koma auftreten. Entwicklungsverzögerung und neurologische Störungen können richtungsweisende Befunde sein.

Symptome und Befunde

Beginn: am Ende der ersten Lebenswoche

- zunehmende Apathie, Trinkschwäche
- Schrilles Schreien
- Apnoe
- Verlust von Moro– und Sehnenreflexe
- wechselnder Muskeltonus
- Krämpfe
- Koma
- oft Tod in der Asphyxie
- bei Überleben später Ataxie
- Geruch von Körperflüssigkeiten und
- Atemluft: würzig – süßlich wie Curry, Lakritze oder Maggi bzw. Ahornsirup!

Bei Risikokindern (familiäre Belastung) sollte schon 12 bis 24 Stunden p.p. Blut zur Aminosäure-Bestimmung entnommen werden.

DiGeorge et al. (1982) fanden bei Kindern mit MSUD im Nabelschnurblut normale Werte für Leucin. Es kam dann 4-14 Stunden p.p. zu einem schnellen und starken Anstieg. Die Diagnose kann also schon sehr früh am ersten Lebenstag gestellt werden. Andererseits wurde auch über Fälle mit langsamen Leucinanstieg berichtet (Shih 1984).

Therapie

- Glukoseinfusionen zur Hemmung des Katabolismus
- Entfernung der angehäuften Metaboliten mit Austauschtransfusion und Peritonealdialyse (bei Leucinwerten > 2000 µmol/l)

- Diät: Einschränkung der Zufuhr der Aminosäuren Leucin, Isoleucin und Valin. Ziel ist es, die Serumkonzentrationen von Leucin im Bereich < 1 mmol/l zu halten. Eiweißarme Kost und Supplementierung der nicht abbaugestörten Aminosäuren.
- Zusätzlich Gabe des Cofaktors Thiamin (5 mg/kg/Tag).

Prognose

Die rasche Normalisierung der erhöhten Aminosäuren in der Akutphase ist lebensrettend. Langfristig kann durch eine konsequente Diät eine befriedigende zerebrale Entwicklung ermöglicht werden.

Varianten der Ahornsirup-Krankheit

- Intermediäre Form:
  Im Säuglingsalter werden 1,5–2,0 g Protein vertragen. Höhere Eiweißmengen oder Katabolismus führt zu klinischen Symptomen wie bei der klassischen Form.
- Intermittierende Form:
  Nur bei Ausnahmesituationen wie bei Infekten oder anderen Belastungen kommt es zur klinischen Symptomatik.
  DD: acetonämisches Erbrechen
  oder Enzephalitis.
  Auf Geruch achten!
- Thiaminabhängige Ahornsirup-Krankheit

Screening

Parameter: Leucin im Vollblut getrocknet auf Filterpapier.
Optimaler Zeitpunkt der Blutentnahme: 3. Lebenstag
Normalbereich: Leucin < 4mg/dl.
Methoden:
   biologischer Guthrie-Test;
   Dünnschichtchromatographie;
   Tandem-Massenspektrographie.

Die Plasmaspiegel der BCAA steigen sofort nach der Geburt an. Es bedarf aber einer ausreichenden Aufnahme an Proteinen mit der Nahrung, oder eines Katabolismus. Frühentlassungen können dazu führen, daß die Probenentnahme für die Leucinbestimmung schon erfolgte, bevor es zu einem deutlichen Leucinanstieg kam.
Ursachen falsch-positiver Befunde (erhöhte Leucinwerte):
   Frühgeburtlichkeit,
   Hyperalimentation (Infusion von AS).

Ursachen falsch-negativer Befunde (normale/erniedrigte Leucinwerte):
zu frühe Probengewinnung (<3. Lebenstag),
zu hohe Lagertemperatur),
Antibiotika (beim biologischen Guthrie-Test).

Quellen: http://www.mostgene.org/pract/prac25.htm; Maple Syrup Urine Disease (MSUD); Diagnosis and management of MSUD.
http://www3.ncbi.nlm.nih.gov/Omim/; OMIM™ Online Mendelian Inheritance in Man

Literatur

Arbeitsgemeinschaft der Wissenschaftlichen Medizinischen Fachgesellschaften. AWMF-Leitlinien-Register Nr. 027/004, Leitlinien Kinderheilkunde und Jugendmedizin. Leitlinien zur Ahorn-Sirup-Krankheit. (http://www.uni-duesseldorf.de/WWW/AWMF/ll/pstwe004.htm)

de Baulny HO, Saudubray J-M (2000) Branched chain organic acidurias. In: Fernandes J, Saudubray J-M, van den Berghe G (eds.) Inborn metabolic diseases. Berlin, Springer 196–212

DiGeorge AM, Rezvani I, Garibaldi LR, Schwartz M (1982) Prospective study of maple-syrup-urine disease for the first four days of life. New Engl J Med 307: 1492–1495 (PubMed ID: 7144815)

Shih VE (1984) Maple-syrup-urine disease. (Letter) New Engl J Med 310: 596–597 (PubMed ID: 6694715)

Homocystinurie

Z. Lukacs

Ursache

Die klassische Homocystinurie, erstmals 1962 beschrieben, wird durch einen Defekt der Cystathionin-β-Synthase (EC 4.2.1.22) verursacht, wodurch der Homocystein-Abbau gestört wird. Die Vererbung erfolgt autosomal rezessiv.

Häufigkeit

1 : 335.000 (weltweit).
Dabei z. B. 1 : 130.000 (Deutschland); 1 : 55.000 (Italien); 1 : 900.000 (Japan)

Biochemische Grundlagen

Methionin wird im ersten Schritt des Metabolismus mittels der Methioninadenosyltransferase (MAT) zu S-Adenosylmethionin aktiviert, so daß daraufhin die Methylgruppe auf einen Akzeptor (A) übertragen werden kann. Es entsteht ein um eine Methylengruppe verlängertes Homologes des Cysteins, das Homocystein. Dieses kann durch eine Vitamin B12-abhängige Methyltransferase unter Verbrauch von 5-Methyltetrahydrofolat (5-Methyl-THF) oder Betain wiederum methyliert werden. Der Zyklus wird im Durchschnitt 1,5 bis 2mal von jedem Methionin-Molekül durchlaufen, bevor es mit Serin unter Cystathionin-β-Synthase-Katalyse (CBS) zu Cystathionin kondensiert (Abb. 1).

Ein Defekt in dem Vitamin B6 (Pyridoxin)-abhängigen Enzym Cystathionin-β-Synthase verhindert die Umsetzung des Homocysteins in den Zellen. Es kommt zu einer Akkumulation dieses Metaboliten, wobei gleichzeitig dessen Methylierung durch die erhöhte Konzentration *in vivo* gefördert wird und somit auch die Methioninkonzentration stark ansteigt. In der Folge ist die Ausscheidung von Homocystein und Methionin im Urin erhöht. Das klinische Bild der Erkrankung ist jedoch heterogen. Hierbei ist besonders auffällig, daß ein Teil der Patienten Pyridoxin (Vitamin

B6)-responsiv ist und dazu gleichzeitig meist eine Restaktivität der Cystathionin-β-Synthase besitzt.

Häufig wird beim *Neugeborenen-Screening* lediglich die Methioninkonzentration in getrocknetem Vollblut bestimmt. Da die Blutentnahme an den ersten Lebenstagen erfolgt und die Ernährung der Neugeborenen Methionin-arm ist, muß davon ausgegangen werden, daß nur ein Bruchteil der Patienten mit dieser Methodik tatsächlich erfaßt werden kann. Auch Pyridoxin-responsive Patienten mit einer Restaktivität des Enzyms sind durch konventionelles, frühes Screening schwer erfaßbar. Schließlich tritt bei Neugeborenen, bedingt durch den unreifen Metabolismus, gelegentlich ein transient erhöhter Methioninspiegel auf und erlaubt somit nur eine

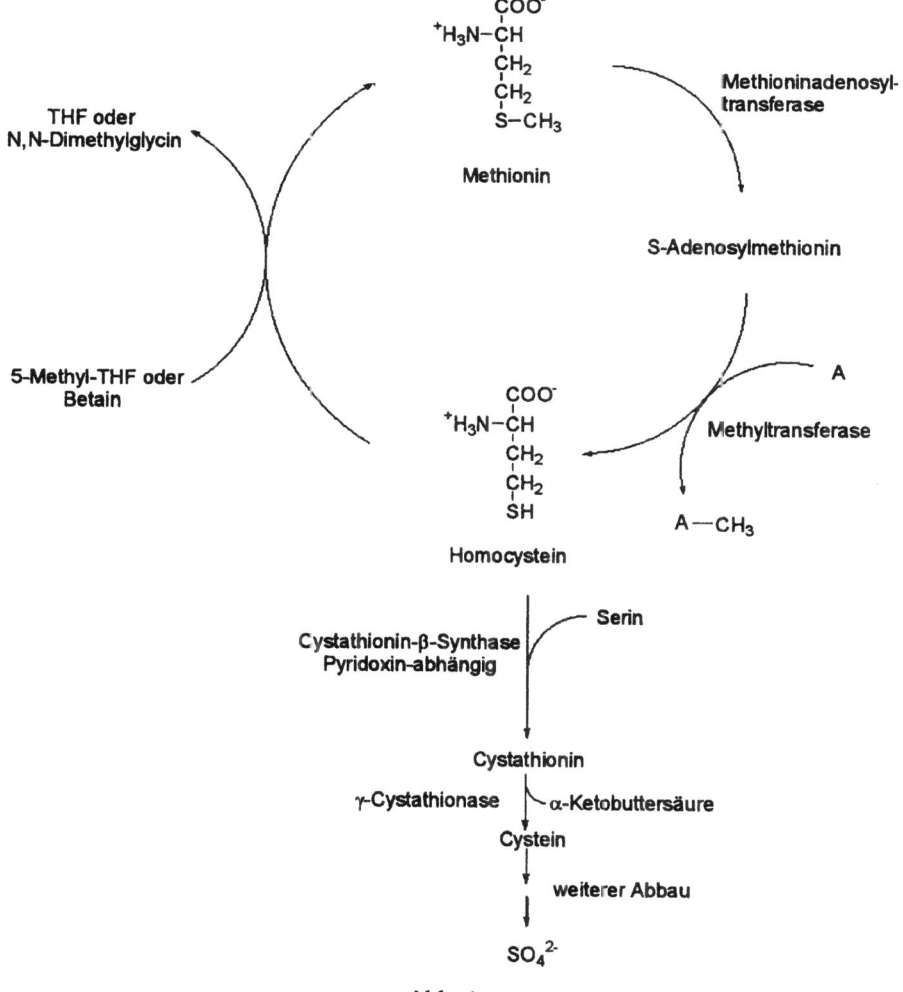

Abb. 1.

begrenzte Aussage hinsichtlich einer potentiellen Erkrankung. Die zukünftig flächendeckende Einführung der Tandem-Massenspektrometrie im Screening kann u. U. zu einer Verbesserung der Situation führen, da mehrere Parameter simultan bestimmt werden können und infolgedessen eine bessere Interpretation der Ergebnisse ermöglicht wird.

Klinik

Ein erhöhter Methionin- und Homocysteinspiegel im Blut zeigt sich insbesondere durch Veränderungen an den Augen und am Skelett sowie durch zentralnervöse Störungen und kardiovaskuläre Probleme. Schäden an den Augen und am ZNS treten häufig erst ab dem 2. Lebensjahr auf. Das Skelett zeigt spätestens ab der 2. Lebensdekade deutliche Veränderungen. Dagegen kann das kardiovaskuläre System in jedem Lebensabschnitt betroffen sein und stellt den größten Risikofaktor hinsichtlich der Morbidität dar. In Tabelle 1 sind die häufigsten Symptome der Erkrankung aufgeführt.

Durch den erhöhten Homocysteinspiegel wird auch im Falle der milden Homocystinurie (z. B. Heterozygote) das Risiko für arteriosklerotische Veränderungen gesteigert.

Tabelle 1. Häufigste Symptome der Homocystinurie

Organ	Symptome
Kardiovaskuläres System	Thromboembolien
	frühzeitige Arteriosklerose
	Thrombosen in der 3.–4. Lebensdekade
Augen	rasch verschlechternde Myopie
	Linsenluxation (bei fast allen Patienten über 10 Jahren, progressiver Verlauf)
Skelett	Osteoporose, schlanke Röhrenknochen
	bikonkaves Rückgrat
ZNS	geistige Retardierung (nur ein Drittel der Betroffenen ist normal intelligent)
	psychische Störungen
	selten: Krampfanfälle
weitere	feines, blondes Haar und helle Haut
	Leberfunktionsstörungen

Diagnostik

Durch die *Brandsche Probe* im Urin kann die Ausscheidung von Disulfiden, wie sie für die Homocystinurie typisch ist, meist nachgewiesen werden. Hierbei wird Cyanid durch das Disulfid oxidiert und bildet mit Nitroprussid einen farbigen Komplex. Allerdings treten erhöhte Disulfidkonzentrationen im Urin auch bei bakteriellen Kontaminationen, bei Cystathioninurie-Patienten sowie den im Abschnitt „Differentialdiagnostik" aufgeführten metabolischen Störungen auf. Daher ist eine *Quantifizierung der Aminosäuren* im Plasma eines nüchternen Patienten unerläßlich. Da in den Erythrocyten auch nach Blutentnahme die Synthese von Homocystein stattfindet, muß die Probe möglichst rasch zentrifugiert und dann das Plasma zur eventuellen Lagerung tiefgefroren werden. Weiterhin müssen vor der Analyse zuerst alle Disulfidbrücken mit Mercaptoethanol o.ä. reduziert werden, um gebundenes Homocystein freizusetzen. Die weitere Analytik kann über HPLC (fluorometrische oder elektrochemische Detektion), GC/MS oder Ionenaustausch-Chromatographie erfolgen. Für Homocystein ist mittlerweile auch ein ELISA Test verfügbar.

Homocystinurie zeichnet sich durch erhöhte Homocystein- und Methioninkonzentrationen im Plasma aus. Gleichzeitig sind der Ornithin- und Kupfergehalt erhöht und die Cysteinkonzentration erniedrigt. In Tabelle 2 sind die Normbereiche für Homocystein und Methionin aufgeführt und Höchstwerte für unbehandelte Patienten angegeben.

Tabelle 2. Normbereiche für Methionin und Homocystein

Metabolit	Normbereich µmol/L	Homocystinurie-Patient[a] µmol/L
Homocystein	6,5–15,8 (Männer)	200
	5,7–16,5 (Frauen)	
Methionin	bis 30	bis 2000

[a] unbehandelte, nüchterne Homocystinurie-Patienten

Schließlich ist es möglich, die *Aktivität der Cystathionin-β-Synthase* in Hautfibroblasten oder in einem Leberbiopsat zu überprüfen. Bezüglich der Fibroblasten schließt ein negativer Befund allerdings eine Homocystinurie nicht völlig aus, da bei einigen wenigen Patienten lediglich die Leber betroffen ist.

Differentialdiagnostik

Eine *Erhöhung des Homocysteins* im Plasma kann auch medikamentös durch Gabe von 6-Azauridin, Isonicotinsäurehydroxid oder Methotrexat erfolgen. Des weiteren kann eine generelle Vitamin B12-Resorptionsstörung vorliegen, oder das Vitamin wird auf Grund eines Defektes im Transcobalmin II-Transporter erschwert in die Zelle aufgenommen. Auch sind diverse Defekte des Vitamin B12-Metabolismus bekannt. Weiterhin kann die erneute Methylierung des Homocysteins durch einen Defekt in der Tetrahydrofolat-Methyltransferase (Methionin-Synthase) gestört sein und somit zu einer Akkumulation von Homocystein führen. Schließlich ist noch ein nutritiver Vitamin B12- oder Folat-Mangel als Ursache des Laborbefundes auszuschließen.

Eine *Hypermethioninämie* kann auch durch andere Defekte im Methioninstoffwechsel, wie z. B. ein Methioninadenosyltransferase-Defekt, ausgelöst werden. Aber auch bei der Tyrosinämie Typ I, bestimmten Leberfunktionsstörungen und Hyperalimentation kann es zu einer Erhöhung des Methioninwertes kommen.

Therapie

Etwa 50% der Homocystinurie-Patienten reagieren auf Pyridoxin (Vitamin B6)-Gabe. Diese erhalten üblicherweise 250–500 mg/d Vitamin B6 zusammen mit 10 mg/d Folsäure. Es ist zu beachten, daß ein Patient erst als Pyridoxin-insensitiv angesehen werden sollte, wenn bei einer Dosis von bis zu 1000 mg/d Vitamin B6 über den Zeitraum einiger Wochen keine Besserung der Homocystein-Werte eintritt. Allerdings sind höhere Dosen mit dem Risiko der Entwicklung einer Neuropathie verbunden.

Alle weiteren Patienten müssen eine strikte Methionin-arme Diät einhalten, die mit Cystin supplementiert werden muß, um einen Cystein-Mangel vorzubeugen. Auch sind Betaingaben von 3×3 g/d üblich. Schließlich werden Aggregationshemmer, wie Aspirin oder Dipyrimazol, zur Thromboembolie-Prävention gegeben, wobei deren Wirksamkeit im Rahmen der Homocystinurie wissenschaftlich nicht gesichert ist.

Laborkontrollen

Der Homocysteinspiegel eines Patienten muß regelmäßig kontrolliert werden. Als *Therapieziel* gilt eine Homocystein-Konzentration von < 30 µmol/L.

Screening

Historisch wurde ein bakterieller Wachstumsassay nach Guthrie oder ein dünnschichtchromatographischer Nachweis des Methionin durchgeführt. Mit Hilfe der Tandemmassenspektrometrie kann heutzutage das Methionin zusammen mit weiteren Aminosäuren erfaßt werden. Ob dadurch eine Verbesserung bezüglich der Recall-Rate sowie der diagnostischen Präzision eintritt, muß noch in Langzeitstudien gezeigt werden.

Momentan gilt, daß bei einem Methioninwert im getrockneten Vollblut (Filterpapierkarte) ab 2 mg/dL (60 µmol/L) ein Verdacht auf Homocystinurie besteht. Im Falle einer positiven Kontrollprobe ist eine weitere diagnostische Klärung der Ursache notwendig. Es ist zu beachten, daß einerseits zu frühe Probennahme (< 48 h) und unzureichende Eiweißzufuhr zu falsch negativen und andererseits Frühgeburtlichkeit oder Hyperalimentation zu falsch positiven Ergebnissen führen kann. Im Durchschnitt wird durch konventionelles Screening jeder fünfte Patient nicht erfaßt.

Bestätigungstests

Grundsätzlich gilt das im Kapitel „Diagnostik" aufgeführte Vorgehen. Insbesondere muß eine quantitative Bestimmung der Aminosäuren im Plasma erfolgen (Methionin, Ornithin, Homocyst(e)in erhöht). Desweiteren kann Homocystin auch im Urin nachgewiesen werden (Brandsche Probe!). Im Serum sollten die Leberfunktionsparameter bestimmt werden. Bei divergierenden Ergebnissen müssen auch die im Kapitel „Differentialdiagnostik" aufgeführten Ursachen berücksichtigt werden.

Literatur

Andria G, Fowler B, Sebatio G (2000) Disorders of sulfur metabolism. In: Fernandes J, Saudubray J-M, van den Berghe G (eds.) Inborn metabolic diseases. 3rd ed, Springer, pp. 224–231
Brattström L, Wilcken DEL (2000) Am J Clin Nutr 72: 315–325
Clayton BE, Round JM (eds.) (1994) Clinical biochemistry and the sick child. 2nd ed. Berlin: Blackwell Scientific Publishing
Fowler B, Jakobs C (1998) Eur J Pediatr 157: 88–93
Mudd SH, Levy HL, Skovby F (1995) Disorders of transsulfuration. In: Scriver CR, Beaudet AL, Sly WS, Valle D (eds.) The metabolic and molecular bases of inherited disease. 7th ed, New York: McGraw-Hill, pp. 1279–1327
Naughten ER, Yap S, Mayne PD (1998) Eur J Pediatr 157: 84–87
Ueland PM, Refsum H, Beresford SAA, Vollset SE (2000) Am J Clin Nutr 72: 324–332

Cystische Fibrose

S. Zabransky

Synonyma: Mukoviszidose
Cystische Fibrose (CF)

Inzidenz: 1: 3000

Ursache: Angeborene Störung der Sekretion der exokrinen Drüsen des Bronchialsystems und der Bauchspeicheldrüse.

Genetik: autosomal rezessiver Erbgang. Die Eltern sind gesund, tragen aber das krankmachende Gen in sich. Von 4 Kindern wird wahrscheinlich eines erkrankt sein. Das Wiederholungsrisiko ist also sehr groß (25%).

Der **Gendefekt** liegt in der Region 7q3.1 auf dem langen Arm des Chromosoms 7. Das Gen besteht aus 27 Exons. Es ist verantwortlich für die Bildung des CFTR (cystic fibrosis transmembrane conductance regulator gen), welches den transmembranösen Einstrom von Chlorid über Chloridkanäle reguliert. Man kennt sehr viele Mutationen dieses Gens, wodurch die verschiedenen klinischen Ausprägungen der Erkrankung zu erklären sind. 70–80 % aller Patienten haben die Mutation delta-F-508.

Symptome: Mekoniumileus bei bereits intrauteriner Manifestation; Rektumprolaps
Maldigestion und chron. Gedeihstörung (massige durchfällige Stühle; Dystrophie; dicker Bauch, wenig Unterhautfettgewebe)
Chronische Bronchitis (produktiver Husten, Dyspnoe, zyanotisches Hautkolorit; Trommelschlegelfinger, Uhrglasnägel);
Wachstumsstörungen; Pubertas tarda

Komplikationen:
Pneumothorax, Hämoptoe, biliäre Zirrhose mit Pfortaderhochdruck und Ösophagusvarizen, chronische Koprostase, Nasenpolypen, Cholangitis,
Gallensteine; Insulinmangeldiabetes, Fertilitätsstörung

Therapie: Man kann die Erkrankung nicht auskurieren, jedoch die Symptome und Befunde lindern und damit den Patienten das Leben erträglicher machen.

Durch diese symptomatischen Maßnahmen haben die Patienten eine höhere Lebenserwartung als noch vor 10 Jahren.

Symptomatische Therapie:
Substitution der Bauchspeicheldrüsenenzyme
kalorienreiche Ernährung
Antibiotika bei Infektionen und vorbeugend,
Inhalationen; Atemübungen; autogene Drainage
Sauerstoffzufuhr

Lungentransplantationen wurden bereits erfolgreich auch in Deutschland durchgeführt. Das Lungentransplantat wird von der CF-Erkankung des Patienten nicht betroffen. Wegen des Infektionsrisikos werden bei CF immer beide Lungenflügel transplantiert. Die Überlebensrate bei der Lungentransplantation ist im Vergleich zu anderen Organtransplantationen niedriger. Nach einem Jahr leben noch ca. 85% der Transplantierten und nach 5 Jahren ca. 60%.

Langzeitbetreuung:
Die Langzeitbetreuung sollte in Zusammenarbeit des
Hausarztes/Kinderarztes mit anerkannten CF-Ambulanzen erfolgen,
deren Anschriften über die CF-Gesellschaft zu erfahren sind.

Diagnostik: Schweißtest:
Der Nachweis einer erhöhten Elektrolytausscheidung (Na) im Schweiß durch den sog. Schweißtest mittels Polokarpin-Iontophorese ist der Goldene Standard.

Labor:
hypochlorämische Alkalose.
Mutationsanalyse im EDTA-Blut.

Pränatale Diagnostik: Gentypanalyse aus Chorionzottenmaterial.

Screening: bei Neugeborenen und in den ersten 6 Wochen:
Bestimmung des IRT (immunreaktives Trypsinogen). Im Nabelschnurblut werden höhere Werte für IRT gemessen als am 3.-5. Tag. Wegen unterschiedlicher Standards der verschiedenen Kits gibt es keine allgemein verbindlichen Normbereiche. Diese müssen für die einzelnen Kits und Labors erstellt werden.

Bei erhöhten IRT-Werten (Blutentnahme in der ersten Lebenswoche) erfolgt eine Kontrollbestimmung nach 2–4 Wochen.

- Liegt der Wert der Kontrollprobe im Normbereich, wird von einer passageren unspezifischen IRT-Erhöhung ausgegangen. Weitere diagnostische Maßnahmen unterbleiben.
- Ist IRT auch in der 2. Probe erhöht oder gar angestiegen, werden Mutationsanalyse und Schweißtest veranlaßt.

Bei stark erhöhten Werten in der ersten Probe wird sofort zusätzlich die Bestimmung der Mutation delta-F508 sowie weiterer Mutationen, die am häufigsten vorkommen in der gleichen Filterpapiertrockenprobe veranlaßt. Bestätigt sich der Verdacht, erfolgt die Überweisung in ein CF-Zentrum. Der Schweißtest zur weiteren Absicherung der Diagnose erfolgt im Alter von 8-12 Wochen.

IRT-Bestimmung in Vollblutproben getrocknet auf Filterpapier als Suchtest auf Cystische Fibrose

S. Zabransky und S. Isabel Zink

Krankheitsbild der Mukoviszidose

Historie

„Das Kind stirbt bald Wieder, dessen Stirne beim Küssen salsig schmect" (Rochholz 1857 in Wood 1976) ist bereits aus dem Mittelalter überliefert.

Die Mukoviszidose, synonym Cystische Fibrose (CF), ist eine seit langem bekannte Krankheit. Durch Mutationsfrequenzanalysen weiß man, daß bereits 35.000 v. Chr. erste Mutationen in Vorderasien und Südwesteuropa aufgetreten sind. 1905 beobachtete Landsteiner einen Darmverschluß durch eingedicktes Mekonium. Fanconi beschrieb 1936 erstmals „das Zoeliakie-Syndrom bei angeborener cystischer Pankreasfibromatose und Bronchiektasen". Farber (1944) nannte die Krankheit wegen der Produktion zähen Schleims Mukoviszidose (lat. mucus: Schleim, viscidus: klebrig, zähflüssig). Der Ausdruck *Cystische Fibrose* beschreibt dagegen eher die Gewebsumwandlungen der befallenen Organe mit Schleimdrüsen (griech. kyst-Blase; lat. fibra Faser). 1953 stellte di Sant'Agnese fest, daß die Elektrolytkonzentrationen von Natrium und Chlorid im Schweiß CF-Kranker stark erhöht sind. Dieser Erkenntnis bedienten sich Shwachman et. al. und entwickelten den Schweißtest weiter (1956) Gibson und Cooke bestimmten die Elektrolyte im Schweiß nach Stimulation der Schweißdrüsen mittels Pilocarpiniontophorese (1959). Diese Methode war schneller und schmerzlos.

Häufigkeit, Genetik

Die Mukoviszidose ist die häufigste autosomal rezessiv vererbte Systemerkrankung der weißen Rasse mit tödlichem Ausgang. Die Inzidenz beträgt bei Europäern 1:2000, in Schottland 1:500, bei amerikanischen Schwarzen 1:17.000 und ist bei Orientalen sehr selten (Böhm 1983). Knapp 5% aller Weißen, 0,005% Negroide und sporadisch Mongolen sind gesunde Heterozygote.

Ursache

Lange Zeit blieb die eigentliche Ursache der Mukoviszidose ungeklärt. 1985 wurde der Gendefekt auf dem langen Arm des Chromosoms 7 entdeckt (Kerem). Am häufigsten handelt es sich um die Deletion dreier Basenpaare, die Phenylalanin auf Position 508 des Chromosoms 7(q31) codieren. Es entsteht ein räumlich inkompletter Cystic Fibrosis Transmembrane conductance Regulator (CFTR). Seine normale Funktion ist die eines cAMP-regulierten Chlorid-Kanals, der die Chlorid-Leitfähigkeit über die apikale Membran epithelialer Zellen reguliert. Die veränderte CFTR-Funktion verursacht einen abnormen Transport über Chloridionenkanäle. Andere Anionen, Kationen, Wasser und deren Regulationshormone reagieren kompensatorisch ausgleichend oder negativ verstärkend. Das Sekret aller exokrinen Drüsen (v.a. Bronchialsystem, Pankreas, Dünndarm, Gallenwege, Gonaden, Schweißdrüsen) ist dadurch wasserarm und hochviskös. Die Drüsenausführungsgänge verstopfen und das Organparenchym wird zystisch fibrös umgewandelt.

Mittlerweile sind etwa 700 Mutationen im CFTR-Gen bekannt. Die Mutation dF508 kommt zu ca. 70% in Westeuropa vor. Bei Homozygotie verläuft die Erkrankung schwer mit früher Pankreasinsuffizienz und Lungenerkrankung. Zu ca. 2% kommt die Mutation R553X vor und zu 1,46% die Mutation R347P. Je nach Mutation treten individuell sehr unterschiedliche Krankheitsverläufe auf.

Klinik

Das Krankheitsbild ist geprägt durch die Trias
1. chronisch obstruktive Lungenerkrankung,
2. exokrine Pankreasinsuffizienz mit Maldigestion und Gedeihstörung,
3. Salzverlust über Schweiß.

Der gesamte Respirationstrakt ist von den Auswirkungen der CF betroffen. Durch die Viskositätszunahme des Bronchialsekrets und Dysfunktion der Zilien kommt es zur Sekretretention und dadurch zu rezidivierenden Bronchitiden mit produktivem pertussiformem Husten. Desweiteren kann es zu Bronchopneumonien mit Atemnot und Zyanose, Pansinusitis und Polyposis nasi, Bronchiektasen, Hämoptysen, Lungenfibrose, Inhalationsallergien und Asthma, bronchopulmonaler Aspergillose, abszedierender Pneumonie, Atelektasen, Emphysem, Pneumothorax, schließlich Trommelschlegelfingern und Uhrglasnägeln, pulmonaler Hypertonie bis zu respiratorischer Insuffizienz und Rechtsherzinsuffizienz kommen. Das Pankreas fibrosiert, die exokrine Insuffizienz führt zu Malabsorption, Steatorrhoe und Gedeihstörung. Bei 10% der älteren Patienten entwickelt sich aufgrund der endokrinen Pankreasinsuffizienz ein Diabetes mellitus. Die stark vermehrte Elektrolytausscheidung im Schweiß kann bis zur hypochlorämischen Alkalose führen. Bei Fieber oder Hitze kann es zum Salzverlustsyndrom und Exsikkose kommen. Leitsymptom im Neugeborenenalter ist der Mekoniumileus, an dem 10% der betroffenen Kinder leiden. Dabei ist das terminale Ileum mit zähklebrigem Mekonium aufgrund des hohen

Albumingehaltes ausgefüllt. Distal des Ileus entsteht ein sekundäres Mikrokolon. Bei Perforation kann sich eine Mekoniumperitonitis entwickeln. Bei älteren Kindern kann man Verstopfungssymptome bis zu Mekoniumileusäquivalenten beobachten. Die zähe Galle und die veränderte Gallensalzzusammensetzung führen zu biliärer Obstruktion und Steinen. 10% der erwachsenen Patienten entwickeln bei Befall der Leber eine fokal biliäre Zirrhose. Diese kann portale Hypertension, Splenomegalie und Hypersplenismus verursachen. Ein häufiger Befund bei Mukoviszidose ist der Rektumprolaps. Dieser entsteht durch den Einsatz starker Bauchpresse, um die an der Darmwand haftenden Stühle abzusetzen. Bei männlichen Erkrankten kann es zu Infertilität durch verklebte Samenwege und Fehlen oder abnormer vasa deferentia kommen. Bei weiblichen Betroffenen führt ein zäher Schleimproof in der Cervix uteri in manchen Fällen zur Unfruchtbarkeit. Desweiteren werden histologische Veränderungen der Mammae, mukoide Degenerationen der Pulmonalarterienwand und Endomyokardfibrose als eher ungewöhnliche Befunde der Systemerkrankung gesehen (Böhm 1983). Das verzögerte Wachstum, der verspätete Eintritt der Pubertät und die körperliche Gebrechlichkeit belasten die Psyche der Kranken.

1991 lag das durchschnittliche Sterbealter bei 23 Jahren. Todesursachen sind obstruktive Lungenerkrankungen, Pneumonie und Rechtsherzversagen (Halliburton 1996).

Diagnostik

Der dreimalig pathologische Schweißtest dient der Sicherung der Verdachtsdiagnose CF. Nach Gibson and Cooke (1959) wird die Schweißsekretion durch Pilocarpin-Iontophorese stimuliert. Die Natrium- und Chloridspiegel im gesammelten Schweiß übersteigen 60 mmol/l im Vergleich zu 10–50 mmol/l bei gesunden Kindern.

An die Differentialdiagnose Mukoviszidose muß bei Kindern mit positiver Familienanamnese, Malabsorptionssyndrom und chronisch obstruktiver Lungenerkrankung mit rezidivierenden Infekten gedacht werden.

Therapie

Eine kausale Therapie der Mukoviszidose gibt es noch nicht. Symptomatisch wird behandelt mit
- Physiotherapie (Autogene Drainage, um Sekret gesammelt auszuspucken)
- Ausdauersportinhalationstherapie (u.a. mit Mimetika, DNAse, Amilorid und Sauerstoff)
- Mukolytika (Acetylcystein, Mucosolvan® (Ambroxol))
- Infektionsbekämpfung und Infektionsprophylaxe (z. B. 1–4mal jährlich stationäre i.v. Antibiose)
- spezieller hyperkalorischer Ernährung mit ausreichend Eiweißzufuhr und Vitamin-Substitution (Multibionta®, E-Mulsin®, FluorVigantoletten®)
- Substitution von Pankreasenzymen (Kreon®, Panzytrat®)

- Ursodesoxycholsäure bei biliärer Zirrhose
- Spültherapie mit Polyethylenglycol-Lösung bei intestinaler Obstruktion.

Prognose

Unbehandelt kann die Krankheit schon im Vorschulalter zum Tod führen. 1951 lag die mittlere Lebenserwartung bei 2 Jahren. Di'Sant Agnese schrieb 1976: „mehr als die Hälfte der CF-Kranken überlebt das 21. Lebensjahr nicht". Wenn schon sehr früh in einem speziellen Behandlungszentrum symptomatisch therapiert wird, erreicht man eine Zunahme der Lebensqualität und Lebenserwartung bis zu 30 Jahren und mehr. Inzwischen haben sogar CF-kranke Frauen gesunde Kinder bekommen (Edenborough 1995).

Entscheidend für die Prognose ist die Lungenfunktion. Es ist daher wichtig, diese regelmäßig zu überprüfen und die Behandlung danach auszurichten. Inzwischen wurden bereits erfolgreiche Herz-Lungen-Transplantationen durchgeführt. Die Transplantate blieben von den CF-typischen histologischen Veränderungen unversehrt.

Screening

Wilson hat 1968 für die WHO folgende Anforderungen an das Neugeborenen-Screening gestellt:

1. Die gesamte Krankheit verläuft schwerwiegend.
2. Die Krankheit beginnt ohne Symptome.
3. Die Krankheit hat eine lange Latenzzeit.
4. Die Krankheit kann während der Latenzzeit nicht invasiv diagnostiziert werden.
5. Die Krankheit ist während der Latenzzeit gut heilbar.
6. Nach Auftreten des ersten Symptoms hat die Krankheit eine wesentlich schlechtere Prognose.

Außer Punkt 5. treffen alle Anforderungen für die Mukoviszidose zu.

Durch das Neugeborenenscreening auf Mukoviszidose fallen die diagnostischen Irrwege aufgrund der unspezifischen Symptomatik weg und die wichtige Zeit bis zur Diagnosefindung wird abgekürzt. So kann frühzeitig mit der symptomatischen Therapie begonnen und damit erheblich die Prognose verbessert werden (Orenstein 1977; Wilcken 1985; Dankert-Roelse 1989). Da die Cystische Fibrose noch nicht heilbar ist (s. Punkt 5), bleibt das Screening umstritten.

Seit den siebziger Jahren wurde bei Neugeborenen der Mekoniumalbumintest als Screeningverfahren auf Mukoviszidose durchgeführt. Wegen der exokrinen Pankreasinsuffizienz ist der Albumingehalt im Mekonium CF-Befallener erhöht. Dieser Suchtest ist jedoch mit einer sehr hohen Falschnegativenrate behaftet. Green entwickelte den BM-Test, der semiquantitativ den erhöhten Albumingehalt anhand eines Teststreifen nachweist (1958).

Als zu wenig spezifisch und sensitiv erwiesen sich auch Protein- und Enzymuntersuchungen in Stuhl und Blut, ebenso Fett- und Chymotrypsinbestimmungen im Stuhl (Crossley 1977).

Die effektivste Screeningmethode ist die Bestimmung des immunreaktiven Trypsinogens im Blut am 4./5. Lebenstag des Neugeborenen im Rahmen des Routinescreenings auf Stoffwechselerkrankungen.

Trypsin ist ein Enzym, das an der Verdauung des Nahrungseiweißes mitwirkt. Trypsinogen, das ausschließlich von den Azinuszellen des exokrinen Pankreas produziert wird, ist das Proenzym des Trypsins. Es wird bei Sekretionsreiz zusammen mit α-Amylase und Lipase aktiv in das Duodenum sezerniert. Die von der Duodenalschleimhaut gebildete Enterokinase wandelt im Duodenum Trypsinogen in das enzymatisch aktive Trypsin um. In Anwesenheit von Calcium wird das Hexapeptid Val-(Asp)4-Lys von Trypsinogen abgespalten, und damit das aktive Zentrum des Trypsinmoleküls freigelegt. Trypsin ist ein Protein aus 201 Aminosäuren bekannter Sequenz. Das Molekulargewicht beträgt 22,900 Dalton. Zu einem geringen Teil wird Trypsin über den Darm ausgeschieden, wo es im Stuhl nachgewiesen werden kann. Aufgrund der bei CF durch hochviskoses Sekret verstopften Pankreasausführungsgänge kommt es zum IRT-Rückstau ins Blut.

Crossley fand 1979 als Erste heraus, daß der Serumwert des immunreaktiven Trypsinogens in den ersten Lebenstagen von Kindern mit Mukoviszidose signifikant erhöht ist.

Sie entwickelte einen Radio-Immunassay, mit dem die IRT-Konzentration in einem auf Filterpapier getrocknetem Blutstropfen bestimmt wird. Diese Methode eluiert relativ viel Blut vom Filterpapier. Die Technik, IRT in kleineren Trockenblutscheibchen (1×4,5 mm) zu messen, gelang King et al. (1979). 1981 berichtete Crossley über ihre Erfahrungen mit dem in seinem Labor entwickelten sensitiven human trypsin RIA mit 3 mm Scheibchen.

Heeley et al. (1982), Wilcken et al. (1983) und Hammond et al. (1991) beschrieben Zwei-Stufen-Protokolle. Nach einem erhöhten IRT-Wert wiederholten sie den Test nach einem Monat und bei abermals erhöhtem Wert nahmen sie einen Schweißtest nach Gibson and Cooke (1959) vor.

Bowling veröffentlichte 1987 die Entwicklung eines Enzym-Immunassays mit monoklonalen Antikörpern gegen Human-Trypsinogen in Blutproben. Dieser EIA war schneller und mit weniger Arbeitsaufwand durchzuführen, spezifischer und empfindlicher. Bei den arbeitsintensiveren Radio-Immunoassays (RIA) konnte man nicht zwischen Zymogen (inaktive Vorstufen der Endopeptidasen des Magen-Darm-Trakts), aktivem Enzym oder einem Gemisch aus beiden Antigenen unterscheiden, da mit unspezifischen Antikörpern gearbeitet wurde.

1988 erschien ein Artikel, indem Bowling ein Neugeborenen-Screening auf Mukoviszidose anhand eines monoklonalen Elisa (enzyme linked immunosorbent assay) vorstellte. Dieser verwendete keine radioaktiven Reagenzien und zeichnete sich durch eine lange Lagerfähigkeit, leichte Handhabung und höhere Spezifität im Vergleich zum RIA aus.

Ploier (1991) maß den IRT-Gehalt im Nabelschnurblut und erhielt damit noch früher einen Hinweis auf eine eventuell vorliegende Cystische Fibrose, ohne dem Kind eine Blutentnahme am 5. Lebenstag zuzumuten. Die hohe Anzahl falsch positiv erhöhter IRT-Befunde, die die jeweils betroffene Familie sehr ängstigt, machte diese Vorgehensweise problematisch. So berichtete Tluczek 1992 über eine starke psychische Belastungsreaktion der Eltern (beeinträchtigte Eltern-Kind-Beziehung, Schlafstörungen und Probleme beim Füttern).

Die geringe Sensitivität, der niedrige positive prädiktive Wert und die psychische Belastung bei erhöhtem Wert führten dazu, daß neueste Untersuchungen den IRT-Test bei positivem Befund mit einer direkten Gen-Analyse desselben Spots kombinieren (Ranieri 1991, Gregg 1993, Larsen 1994, Wilcken 1995). Damit konnte ohne zweite Blutentnahme ein sicheres Ergebnis bekanntgegeben werden.

Bei Risikofamilien kann man pränatal nach Chorionzottenbiopsie oder Amniocentese die Mutation dF508 in den Zellen der jeweiligen Flüssigkeit anhand PCR nachweisen.

Asch beschrieb 1993 die Möglichkeit eines Heterozygotenscreening auf Mukoviszidose.

Bowling (1988), Wilcken (1985), Dankert-Roelse (1989) und Farrell (1994) versuchten, anhand von Längsschnittvergleichen zwischen Kindern mit und ohne Screeningtest, Argumente für das CF-Neugeborenenscreening zu finden.

Eigene Untersuchungen

Seit 1990 bestimmt das Screeninglabor der Universitäts-Kinderklinik Homburg/Saar im Rahmen des Routineneugeborenenscreening auch den IRT-Wert als Suchtest auf Mukoviszidose. In der vorliegenden Arbeit erfolgte eine Auswertung dieser Untersuchungen nach sechs Jahren.

Folgende Fragen wurden dabei zur Diskussion gestellt:

1. Erfüllt die Mukoviszidose die Vorraussetzungen für ein routinemäßiges Massenscreening?
2. Ist die IRT-Analyse als Screeningmethode geeignet? Wie hoch waren Sensitivität, Spezifität, Rückrufrate, Falschpositiven- und Falschnegativenrate?
3. Wie entwickelten sich die im Screening auffälligen Kinder?
4. Gibt es Unterschiede zwischen den durch Screening diagnostizierten und gleichaltrigen klinisch auffällig gewordenen Mukoviszidosekranken?
5. Welche anderen Ursachen als CF können zu einem erhöhten IRT-Wert führen?
6. Welche Vorteile und Nachteile bringt die frühe Diagnose?
7. Ist die Früherkennung für die Prognose bedeutsam?

Material und Methoden

Untersuchungsgut

Die Untersuchungsstelle auf angeborene Stoffwechselstörungen und endokrine Erkrankungen der Universitätskinderklinik Homburg/Saar bestimmt seit 1990 zusätzlich zum Routineneugeborenenscreening auf angeborene Stoffwechselerkrankungen (Phenylketonurie, Hypothyreose und Galaktosämie) die Aktivität des immunreaktiven Trypsinogen im Blut als Suchtest auf Mukoviszidose. Dies erfolgte auf Wunsch der Eltern gegen Unterschrift und gegen einen Unkostenbeitrag.

Untersucht wurden 65.190 auf Filterpapier getrocknete Blutproben. Die Probenentnahme fand bei Neugeborenen am 4./5. Lebenstag (U2) und bei klinisch auffälligen Kindern bis zum Alter von sechs Wochen statt. Unter den Einsendern dieser Blutproben waren vor allem Geburts- und Kinderkliniken des Saarlandes, aber auch aus anderen Teilen Deutschlands.

Prinzip des TRYPSIN-MW ELISA

Der ImmuChem Blood spot Trypsin-MW ELISA kit der ICN BIOMEDICALS verwendet einen enzyme-linked immunosorbent assay, um menschliches Trypsin in einer Blutprobe zu bestimmen. Im ELISA sind zwei komplementäre Antikörperkonfigurationen gegen verschiedene Teile desselben Antigens gerichtet. Das eine polyklonale „Capture"-Antikörpersystem ist an die Mikrotiterplatte gebunden, das andere monoklonal mit Enzym (HRP = horse radish p) gekoppelt. Wenn Antigen (Trypsin) in der Probe enthalten ist, überbrückt dieses gleichzeitig beide Antikörper in Sandwichform. Der gesamte Komplex ist dann an die Mikrotiterplatte gebunden. Nach Auswaschen des ungebundenen Enzyms wird ein spezifisches Substrat zugefügt und in ein farbiges Endprodukt überführt. Die Reaktion wird sofort mit Stopplösung beendet. Die Absorption wird für jede Platte bei 450 nm abgelesen und die Ergebnisse als IRT-Konzentration in ng/ml gegen die Absorption auf Millimeterpapier aufgetragen.

Blutproben

Die Blutproben werden durch Finger- oder Fersenstichinzision mit einer Lanzette gewonnen und auf Schleicher und Schuell Filterpapier #2992 getropft. Es muß genügend Blut ins Zentrum auf das Filterpapier tropfen, um mindestens zwei vorgezeichnete Kreise komplett zu füllen. Das Blut muß zur anderen Seite des Filterpapiers penetrieren. Die Probe soll über Nacht lufttrocknen.

Versuchsprotokoll

Aus dem getrockneten Blutstropfen stanzt man ein 1/8" (3 mm) blutdurchtränktes Scheibchen und legt sie in die entsprechende Vertiefung der Antikörperplatte mit Eluierpuffer. Man fügt 200 ml Eluierpuffer in jede Vertiefung hinzu. Die Platte wird abgedeckt, geschüttelt und über Nacht inkubiert. Die Inhalte aller Vertiefungen werden abgesaugt und die Platte dreimal mit 300 oder 200 mcl Puffer gewaschen. Nach jeder Waschung muß die Platte abgesaugt oder trocken geschüttelt werden. 100 mcl verdünntes Enzymkonjugat wird hinzugefügt. Die Platte wird abermals bedeckt, geschüttelt und eine Stunde bei Raumtemperatur inkubiert. Nach dieser zweiten Inkubation wird die Platte gewaschen, 100 mcl Frischsubstrat in die Platte gegeben und 15 Minuten inkubiert. Die enzymatische Reaktion wird sofort mit 100 mcl Stopplösung beendet und die Absorption in ng/ml innerhalb einer Stunde bei 450 nm abgelesen. Dann wird eine Standardkurve konstruiert, anhand derer unbekannte Trypsinkonzentrationen berechnet werden können. Die untere Nachweisgrenze beträgt 5 ng IRT/ml.

Normalwerte (Richtwerte nach Angaben des kit-Herstellers)
    Neugeborene (0-3 Tage):   bis zu 204 ng/ml
    verdächtige Werte: größer 250 ng/ml
    Erwachsene: 34–81 ng/ml

In jeden Assay werden routinemäßig externe Kontrollen mit dreierlei Werten (niedrig, mittel und hoch) integriert.

Protokoll

Konzentrationen unter 204 ng IRT/ml werden als unauffällig eingestuft. Liegt der erste IRT-Wert über 204 ng/ml, wird eine zweite Probe nach einem Intervall von zwei bis vier Wochen angefordert. Der Grenzwert für die zweite Blutprobe liegt bei 150 ng/ml.

Patienten mit persistierend hohen Werten werden im Alter von 8 Wochen zum Schweißtest bestellt. Fällt der Schweißtest positiv aus, schließt sich eine PCR-Untersuchung an, um die Mutation zu bestimmen.

Aktenstudien

Bei Kindern mit IRT-Werten oberhalb des Grenzwerts sollte nachgeforscht werden:
1. ob ein erhöhter IRT-Wert ein verläßlicher Indikator der Krankheit Mukoviszidose ist
2. welche anderen Krankheiten Einfluß auf den IRT-Wert haben
3. wie sich die Kinder mit pathologischen Werten entwickelt haben.

Die jeweiligen Einsendekliniken der Blutproben Neugeborener wurden nach dem Entwicklungsverlauf des Kindes sowie nach durchgeführten Untersuchungen (Schweißtest, PCR-Analyse dF508), Therapie, Betreuung und aktuellem klinischem Status befragt (s. Brief 1).

Anhand der seit 1992 im Labor gelagerten Screeningkärtchen (s. Abb. 1) und Rückfragen bei den Einsendekliniken (Brief 2) konnten sämtliche Adressen betroffener Familien ausfindig gemacht werden.

Die Eltern bekamen Brief 3 mit Fragen zur Entwicklung des Kindes, nach Beschwerden seitens der Lunge und/oder der Verdauung, ob die Diagnose Cystische Fibrose im weiteren Verlauf gestellt wurde und welcher Kinderarzt das Kind betreut. An den behandelnden Pädiater wandten wir uns bei verdächtigen Fällen mit der Nachfrage nach der weiteren Diagnostik, insbesondere Schweißtest (Brief 4). Den Familien, die nicht geantwortet hatten, wurde nach zwei Monaten ein zweiter Brief (Brief 5) geschickt.

Um die Effizienz des IRT-Screening zu überprüfen, baten wir die CF-Zentren Aachen, Berlin, Böblingen, Bonn, Celle, Esslingen, Frankfurt a.M., Göttingen, Hamburg, Karlsruhe, Kiel, Köln, Krefeld, Ludwigshafen, Lübeck, Mainz, Mannheim, München, Münster, Offenburg, Pforzheim, St. Augustin, Stuttgart, Trier, Ulm und Würzburg um Unterstützung bei der Suche nach falsch negativ erhobenen Befunden (Brief 6).

Von den falsch positiv CF befundeten Kindern wurden die Krankenakten derer, die im Zeitraum 1992–1995 in der Universitätskinderklinik in Behandlung waren, bezüglich Anamnese, Klinik, Diagnose und Differentialdiagnose des erhöhten IRT ausgewertet.

Ergebnisse

Ergebnisse aus dem Screeninglabor

Im Zeitraum vom 01.01.1990 bis zum 31.12.1996 wurden vom Screeninglabor der Universitäts-Kinderklinik Homburg bei insgesamt 65.190 Blutproben mit dem ImmuChem Blood spot Trypsin-MW ELISA kit der ICN BIOMEDICALS die Werte des darin enthaltenen immunreaktiven Trypsins (IRT) bestimmt. Von den 65.190 Proben waren 63.100 zum ersten Mal auf den IRT-Gehalt untersucht worden. Der cut off, d.h. der Grenzwert oberhalb dessen Verdacht auf Mukoviszidose besteht, lag bei 204 ng IRT/ml Blut. 466 Proben der Erstuntersuchungen zeigten erhöhte Werte, die überprüft werden sollten. Die recall Rate betrug somit 466/63.100 also 0,73%. Von den 466 erhöhten Werten war es möglich, 430 anhand einer zweiten IRT-Messung zu kontrollieren. Dies ergibt eine Compliance von 430/466 oder 92,3%. Bei diesem zweiten Test lagen dann 390 IRT-Werte im Normbereich. Im Vergleich zum ersten Test war bei 15 von 430 der IRT-Wert gesunken, lag aber noch über dem Grenzwert. 25 der 430 IRT-Werte waren angestiegen oder gleich geblieben. Bei 18 dieser 25 erhöhten Werte konnte die Diagnose Mukoviszidose anhand des Schweißtests gesichert werden. Mit zwei falsch negativen Screeningresultaten beträgt die Gesamtzahl der CF-Fälle 20 von 63.100. Das eine Kind hatte einen Mekoniumileus, das andere ein grenzwertiges Ergebnis. Somit ergibt sich eine Inzidenz für CF von 1:3155.

Tabelle 1. Vierfeldertafel zur Beschreibung der Ergebnisse (absolute Häufigkeiten) nach dem 2. IRT-Test

CF	krank	nicht krank	Summe
Screening positiv	18	22	40
Screening negativ	2	388	390
Summe	20	410	430

Die Sensitivität und Spezifität beschreiben die Güte eines diagnostischen Tests. Die Sensitivität gibt den Anteil der Kranken mit positivem Screeningbefund unter allen Kranken an und beträgt hier 18/20 = 0,9 oder 90%. Sie gilt als Maß, vorhandene CF-Fälle als solche zu diagnostizieren. Die Spezifität gibt den Anteil der Nichtkranken mit negativem Screeningbefund unter allen Nichtkranken an: 388/410 = 0,95 oder 95%. Der positive prädiktive Wert gibt die bedingte Wahrscheinlichkeit an, daß ein Patient mit positivem Befund die Erkrankung hat: 18/40 = 0,45 oder 45%. Nach dem zweiten Test waren 22 Kinder (5%) falsch positiv gescreent, zwei falsch negativ (0,4%).

Ergebnisse der Aktenstudien

Den Kindern, die im Zeitraum von 1990–1995 geboren wurden und deren erster IRT-Wert oberhalb des Grenzwerts lag, wurde nachgeforscht. Auf den ersten Brief an die Einsendekliniken, mit der Frage nach dem Entwicklungsverlauf dieser Kinder, weiterer Diagnostik, Therapie, Betreuung und Status erhielten wir keine verwertbaren Antworten. Eine mögliche Ursache waren Datenschutzgründe bzw. weil die Kinder aus den Frauenkliniken entlassen und Kinderärzte die weitere Betreuung übernahmen. Mit den Antworten auf Brief 2 an die Einsendekliniken und anhand der Screeningkärtchen, die seit 1992 im Screeninglabor gelagert sind, konnten die Adressen der Familien der Kinder mit erhöhten Werten ermittelt werden.

122 Briefe wurden an betroffene Familien verschickt (Brief 3). Nachgefragt wurde, wie sich das Kind entwickelt hat, ob Beschwerden von Seiten der Lunge u./o. der Verdauung bestehen, ob CF diagnostiziert wurde und welcher Kinderarzt das Kind betreut.

Von diesen 122 Briefen bekamen wir, auch nach wiederholter Anfrage zwei Monate später, 32 mal keine Antwort, 90 Kinder konnten kontrolliert werden und in

Gruppe 1: CF-Diagnostik durch Screening und

Gruppe 3: nicht CF bedingte Hypertrypsinämie eingeteilt werden.

Gruppe 2: CF diagnostiziert aufgrund klinischer Symptomatik bilden Kinder geboren im Zeitraum 1990–1995 ohne Screeningtest, die in der Mukoviszidose-Ambulanz in Homburg behandelt werden.

Tabelle 2. Geschlechterverteilung Gruppe 1–3

Anzahl

		Geschlecht		Gesamt
		Jungen	Mädchen	
Gruppe	Screening	11	4	15
	Klinik	3	7	10
	Falsch Positive	15	9	24
Gesamt		29	20	49

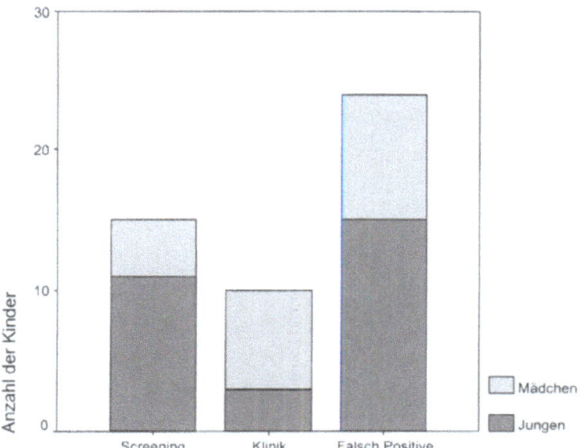

Abb. 1. Geschlechterverteilung Gruppe 1–3

Gruppe 1: „Cystische Fibrose diagnostiziert durch Screening" wird von elf Jungen und vier Mädchen gebildet (s. Abb. 1 und Tabelle Gruppe 1). Acht davon werden in der CF-Ambulanz Homburg, zwei in Kiel, zwei in Lörrach und jeweils ein Kind in Baden-Baden, Bonn und Regensburg betreut.

Weitere Informationen zur Familienanamnese, Mekoniumileus, zum aktuellen Befund (klinischer Score, Gewicht, Größe, H-SDS, Pankreaslipase und Pseudomonasinfektion), Diagnostik (IRT-Werte, BM-Test, Stuhlchymotrypsingehalt, Schweißtest, PCR) konnten der Mukoviszidoseambulanz-Kartei in Homburg entnommmen werden. Diese Informationen erhielten wir von den andernorts betreuten Kindern großteils telefonisch von ihren Hausärzten.

Die Kinder aus Gruppe 1 waren bei Diagnosestellung (Datum des Schweißtests) 2 Jahre, 4 Monate, zweimal 3,5 Monate, dreimal 2 Monate, 6 Wochen, zweimal 1 Monat, 2 Wochen und 2 Tage alt. Bei drei Kindern wurde kein Schweißtest vorgenommen. Eine Chorionzottenbiopsie in der 32. SSW wurde bei einer Familie mit bereits einem an Mukoviszidose schwerst erkrankten Kind durchgeführt. Das Ergebnis lautete homozygote dF508-Mutation auch bei dem zweiten Kind. Diese Schwangerschaft wurde nicht unterbrochen.

Das mittlere Alter bei Diagnosestellung in Gruppe 1 beträgt drei Monate (s. Abb. 2). Sechs Kinder hatten von Anfang an ein hohes CF-Risiko: drei mit Mekoniumileus, ein Kind mit Subileus und krankem Geschwisterkind und zwei, deren Geschwister an Mukoviszidose erkrankt waren. Bei neun Kindern war allein aufgrund des Screeningbefundes der Verdacht auf CF geäußert worden, es gab keine anderen Hinweise, die Kinder waren phänotypisch gesund.

Die IRT-Werte vom 4./5. Lebenstag der Gruppe 1 bewegten sich bis 1353 µg/l. Bei acht Kindern waren mehrere IRT-Werte dokumentiert: viermal Tendenz ansteigend und viermal absteigend im langfristigen Verlauf. Ein positiver BM-Test ist bei zwei Kindern bekannt. In einem Fall wurde eine Stuhlchymotrypsingehaltbestimmung durchgeführt, die einen extrem niedrigen Gehalt ergab: 0,5 U/g. Die Schweißteste von zwölf Screening-Positiven waren pathologisch mit Chloridwerten im Bereich von 80 bis 126 mmol/l. Bei drei Kindern liegen keine Schweißtestergebnisse vor. Die Mutation dF508 konnte zehnmal homozygot und dreimal heterozygot nachgewiesen werden. Bei zwei andernorts betreuten Kindern liegen uns keine molekulargenetische Untersuchungen vor.

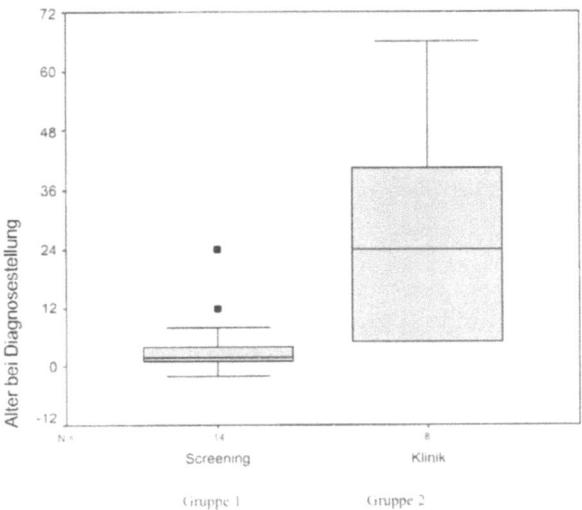

Abb. 2. Alter (in Monaten) bei Diagnosestellung in Gruppe 1 und 2

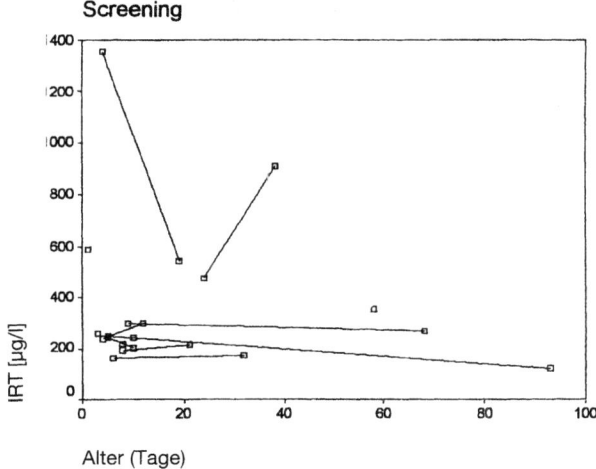

Abb. 3. Gruppe 1: IRT-Verlauf bei CF-Patienten

Tabelle 3. Klinischer Score in Altersgruppen-Gruppe 1

Anzahl

		Klinischer Score			
		65	70	75	Gesamt
Alter	1 Jahr			1	1
	2 Jahre			2	2
	5 Jahre		1		1
	6 Jahre	2		2	4
Gesamt		2	1	5	8

Fünf Kinder (33,3%) hatten einen Shwachman-Score von 75, d. h. einen guten Zustand: ihre Ausdauer ist gering, sie sind abends müde, der Schulbesuch ist gut möglich, Puls und Atmung in Ruhe normal, selten Husten und Räuspern, sie haben noch keine Trommelschlegelfinger (oder -zehen), die Lungen sind auskultatorisch frei, eventuell hat eine minimale Emphysementwicklung stattgefunden, Gewicht und Größe rangieren etwa zwischen der 15. und 20. Prozentlinie, die Stühle sind leicht verändert, Muskulatur und Tonus ausreichend, auf dem Röntgenbild sieht man eine minimale Betonung der Bronchial- und Gefäßzeichnung und ein beginnendes Emphysem. Einmal (6,6%) war der Score 70 vertreten, zweimal (13,3%) der Score 65. Dies bedeutet: die Kinder sind leicht krank. Sie ruhen sich tagsüber gern aus, ermüden leicht nach Anstrengung, Schulbesuch ist jedoch noch ausreichend möglich. Der klinische Befund zeigt gelegentlichen Husten, z. B. morgens beim Aufstehen, die Atmung ist leicht beschleunigt, es zeigt sich ein leichtes Emphysem, man hört ein rauhes Atemgeräusch, selten lokalisierte Rasselgeräusche, man sieht die beginnende Trommelschlegelbildung. Gewicht und Länge rangieren oberhalb der 3. Prozentlinie, die Stühle sind im allgemeinen schlecht, massig und kaum geformt, eventuell ist eine sehr geringe Auftreibung des Abdomens nachweisbar, der Muskeltonus ist schlaff und die Muskulatur reduziert. Auf dem Röntgenbild sind ein leichtes Emphysem mit fleckförmigen Atelektasen und vermehrter Bronchial- und Gefäßzeichnung zu sehen.

Tabellen 4 und 5. Pankreasfunktion und Mikrobiologie in Gruppe 1 nach Geschlechtern

Anzahl

		Geschlecht		
		Jungen	Mädchen	Gesamt
Pankreas	suffizient	4	3	7
	insuffizient	7	1	8
Gesamt		11	4	15

Anzahl

		Geschlecht		
		Jungen	Mädchen	Gesamt
Pseudomonas	negativ	8	4	12
	positiv	3		3
Gesamt		11	4	15

Acht Kinder (53,3%), sieben Jungen und ein Mädchen, aus Gruppe 1 leiden unter Pankreasinsuffizienz mit Lipasewerten unter 10.000 I.E. Drei Jungen (20%) weisen eine Pseudomonasbesiedlung auf.

Die Gruppe 2: Cystische Fibrose diagnostiziert aufgrund der Klinik 1990–1995 bilden sieben Mädchen und drei Jungen (s. Tabelle 1, Abb. 1 und Tabelle Gruppe 2). Das Alter bei Diagnosestellung in Gruppe 2 ist bei acht Kindern bekannt: 2 Jahre, 5 Jahre, 6 Jahre, 1 Monat, 4,5 Jahre, 2,25 Jahre und zweimal 6 Monate. Das mittlere Alter bei Diagnosestellung beträgt hier zwei Jahre (s. Abb. 2). In Gruppe 2 hatten fünf Kinder anamnestisch ein hohes CF-Risiko: drei entwickelten einen Mekoniumileus und ein Kind hatte bereits ein Geschwister mit Mukoviszidose, bei einem weiteren Kind lagen beide Risikofaktoren vor. Bei zwei Kindern, dem einen mit Mekoniumileus wurde im Alter von 1 Monat der IRT-Wert gemessen: einmal lag dieser oberhalb des cut off, einmal im Normalbereich. Desweiteren ist ein positiver BM-Test bekannt. Neun Schweißteste im Alter von 1/2 bis 5 1/2 Jahren zeigten pathologische Werte an und sicherten damit die Diagnose. In einem Fall war der Schweißtest normal, die

Genomuntersuchung lieferte jedoch das Ergebnis einer heterozygoten dF508-Mutation. Die Mutation dF508 trat siebenmal homozygot und dreimal heterozygot auf.

Tabelle 6. Gruppe 2 und klinischer Score in Altersgruppen

Anzahl

		Klinischer Score				
		60	65	70	75	Gesamt
Alter	2 Jahre	1		1		2
	3 Jahre	1				1
	4 Jahre			1		1
	5 Jahre		1	1	1	3
	6 Jahre		1	1		2
Gesamt		2	2	4	1	9

Nach dem Shachman-Score-System geht es einem der zehn Kinder gut mit 75 Punkten, acht mit Werten zwischen 60 und 70 sind leicht krank. Bei einem Kind liegt kein aktueller Score vor.

Tabellen 7 und 8. Pankreasfunktion und Mikrobiologie in Gruppe 2 nach Geschlechtern

Anzahl

		Geschlecht		
		Jungen	Mädchen	Gesamt
Pankreas	suffizient		2	2
	insuffizient	3	5	8
Gesamt		3	7	10

Anzahl

		Geschlecht		
		Jungen	Mädchen	Gesamt
Pseudomonas	negativ	1	7	8
	positiv	2		2
Gesamt		3	7	10

In Gruppe 2 leiden von zehn Kindern acht an einer Pankreasinsuffizienz, zwei sind mit Pseudomonas besiedelt. Bezüglich des klinischen Scores wurden die Gruppen 1 und 2 und jeweils die Geschlechter männlich (1) und weiblich (2) verglichen. (Tabelle Gruppe 1 und Tabelle Gruppe 2 und Abb. 4).

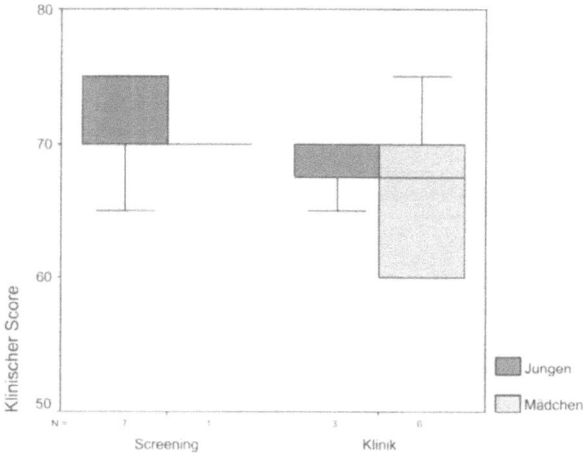

Abb. 4. Klinischer Score in Gruppe 1 und 2 nach Geschlechtern getrennt

Der Unterschied der klinischen Scores in Gruppe 1 und 2 ist nach dem Mann-Whitney Test nicht signifikant: die asymptotische Signifikanz beträgt 0,063. Der Mittelwert der klinischen Scores in Gruppe 1 beträgt 71, 88 und liegt damit in der Einstufung „gut", in Gruppe 2 mit 67,22 „leicht krank". Der Mittelwert der klinischen Scores der Jungen aus Gruppe 1 beträgt 72,14 der der Mädchen 70, der Jungen aus Gruppe 2 68,33 und der der Mädchen 66,67.

Die Basistherapie im Mukoviszidosezentrum Homburg besteht in:
- ACC® (Acetylcystein-Mukolytikum)
- Mucosolvan® (Ambroxol-Expektorans)
- Kreon®/Panzytrat®(Amylase, Lipase, Proteasen)
- Multibionta®
- E-Mulsin® (Vitamin E)
- FluorVigantoletten® (Vitamin D3) und
- Orelox® (Cefpodoximproxetil).

75 Kinder aus dem Zeitraum 1992–1995 hatten einen erhöhten IRT-Wert, von denen 50 anamnestisch und klinisch nicht auffällig waren und 25 an einer anderen Erkrankung als Mukoviszidose leiden (s. Tabelle zu Gruppe 3). 15 Jungen und 10 Mädchen bilden Gruppe 3. Informationen zu den Kindern aus Gruppe 3 waren alten Krankenakten der Universitäts-Kinderklinik Homburg zu entnehmen bzw. wurden von den Eltern und betreuenden Pädiatern genannt.

Andere Ursachen als CF bzw. Begleitbefunde bei erhöhtem IRT-Wert waren
- in acht Fällen Frühgeburtlichkeit,
- zweimal Trisomie 21

- perinatale Hypoxie
- Atemnotsyndrom
- Bronchopulmonale Dysplasie
- rezidivierende obstruktive Bronchitiden
- Kurzdarmsyndrom
- Sigmavolvulus
- und Dysmorphiesyndrom.

Tabelle 9. Ursachen nicht-CF-bedingter Hypertrypsinämie in der Literatur

Barbier '81	Benigne retroperitoneale Tumoren, chronische Nierenerkrankungen
Crossley '79	biliäre/jejunale Atresie
Dockter '85	Pankreatitis, Nierenversagen
	Frühgeborene, beatmete und relaxierte Neugeborene,
	Darmatresie, Ileus, Obstruktion des Pankreasganges,
	Mekoniumileus
Elias '77	akute Pankreatits, chronisches Nierenversagen
Franta '85	Anurie, Frühgeburtlichkeit, Shwachman-Syndrom
Gamble '79	Mumps, Fieber unbekannten Ursprungs, Meningitis
Gregg '97	bei afro-amerikanischen Kindern, niedrigem Apgar-Score
Hammond '91	niedriger Apgar-Score
Ploier '91	1-Minuten-Apgar <7, Frühgeburtlichkeit, CMV-Pankreatitis,
	cranio-faciales Dysmorphie-Syndrom
Rock '90	peri-/neonataler Streß führt zu niedrigem Apgar-Score;
	angeborene schwerwiegende Mißbildungen,
	niedriges Geburtsgewicht, intrauterine Infektion, Asphyxie, RD
Ravine '93	intensivpflichtige Neugeborene
Sander '84	Frühgeburtlichkeit, Mißbildungen, Pankreasschädigung
Steyns '83	akute Pankreatitis
Wilcken '83	M. Hirschsprung, Gastroschisis
Wilcken '95	Trisomie 13 und 18

Die ersten IRT-Werte rangieren in Gruppe 3 zwischen 186 bis 999 µg/l. Bei drei dieser 25 Kinder lagen mehr als ein IRT-Wert oberhalb des Grenzwerts und wurde nach den Screeningtests Verdacht auf Mukoviszidose gestellt, jedoch nicht bestätigt, bzw. in einem Fall mit normalem Schweißtest ausgeschlossen. Im Verlauf sind sämtliche 14 erhöhten IRT-Werte mit der Zeit abgefallen. Ausnahme: ein ehemaliges Frühgeborenes der 25. SSW (595 g) mit Bronchopulmonaler Dysplasie. Bei diesem Kind wurde keine weitere Diagnostik unternommen. Laut Angaben des Hausarztes entspreche die Symptomatik nicht der Mukoviszidose. Insgesamt wurden sechs Schweißteste ohne pathologischen Befund durchgeführt. Vier Genomuntersuchungen auf dF508-Mutation waren negativ. Ein positiver und ein negativer BM-Test sind bekannt. Die Effizienzüberprüfung des Screeningverfahrens (s. Brief 6) ergab vorerst im Zeitraum 1990–1996 keine weiteren falsch negativ Ergebnisse.

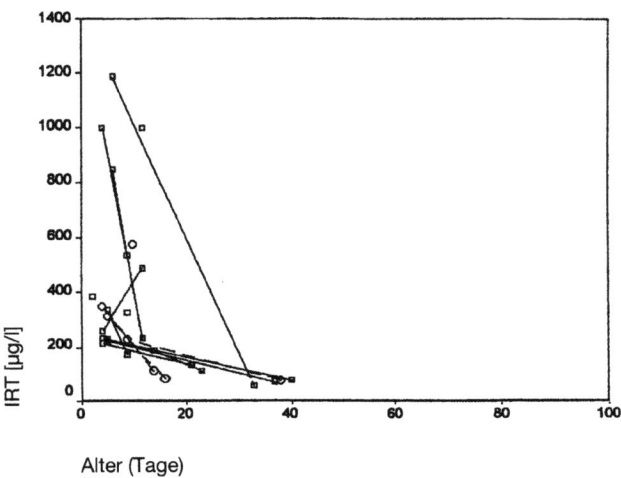

Abb. 5. IRT-Verlauf bei unspezifischer IRT-Erhöhung

Diskussion

Analog Wilson and Jungner (1968) listete Machill (1998) Voraussetzungen vor Einführung eines routinemäßigen Neugeborenenscreening auf:

1. Die Inzidenz in der betreffenden Population soll über 1:100.000 liegen.
2. Der Krankheitswert eines Defekts muß bekannt sein.
3. Für die untersuchte Krankheit muß es eine erfolgreiche Therapie einschließlich der benötigten Medikamente bzw. Präparate, Behandlungseinrichtungen und -erfahrungen geben
4. Ein einfacher, zuverlässiger, billiger Test mit Ergebnis innerhalb kurzer Zeit muß vorliegen, z. B. getrocknete Blutproben auf Filterpapier
5. Differentialdiagnostische Verfahren müssen zur Sicherung eines auffälligen Screeningbefundes vorliegen.

Ad 1: Bei uns ergab sich eine Inzidenz für CF von 1:3155. Die in der Literatur angegebenen Inzidenzen reichen von 1:1666 (Larsen 1994, Wien) bis 1:6139 (Sandner 1984, Osnabrück) (s. Literaturtabelle).

Ad 2: Mukoviszidose kann als schwerste Form mit frühem Tod durch hyponatriämische Dehydratation, akuten Kwashiorkor (Proteinmangel) oder pulmonale Ursachen verlaufen (Farrell 1999).

Ad 3: Noch gibt es keine kausale Therapie der Zystischen Fibrose und die klaren Vorteile des Suchtests wie z. B. bei der Phenylketonurie und entsprechender Diät fehlen hier. Die symptomatische Therapie mit Physiotherapie, Inhalationen, Antibiotika, Pankreasenzymsubstitution und hyperkalorischer Ernährung erfordert viel Zeit und Disziplin des kranken Kindes und seiner Eltern, kann jedoch die Dystrophie verhindern und zu einem günstigeren Verlauf der pulmonalen Störungen führen. Impfstoffe gegen die bakteriellen Erreger im Respirationstrakt werden entwickelt.

Eine erfolgreiche Lungentransplantation wäre die Therapie der Lungenerkrankung. Sie wird bereits erfolgreich durchgeführt. Über die Möglichkeit der Gentherapie mit Adenoviren als Vektoren berichtete Wilson (1996).

Ad 4: Unser Test mußte von geschultem Laborpersonal durchgeführt werden, die Sensitivität lag bei 90%, die Spezifität bei 95%, der PPV bei 45%. IRT Werte (4./5. Lebenstag) Kranker überlappen mit denen Gesunder; somit können Sensitivität und Spezifität nicht 100% sein (Rock 1990). Falsch positiv wurden 5% eingeschätzt. Wir können die in der Literatur beschriebenen erhöhten falsch positiven IRT-Werte bei Frühgeborenen, intensivpflichtigen Neugeborenen und Dysmorphie-Syndrom bestätigen. In den Newborn Screening Fact Sheets der American Academy of Pediatrics wurde 1996 eine falsch positiven Rate von 1–3% als akzeptabel angegeben. Hätten wir den Grenzwert höher gewählt, wäre die Anzahl der falsch positiven Ergebnisse gesunken, die Wahrscheinlichkeit ein krankes Kind zu übersehen jedoch größer geworden. Zwei Kinder (0,4%) aus unserem Untersuchungsgut hatten falsch negative Screeningbefunde. Das eine davon mit dem Leitsymptom Mekoniumileus und normalem IRT-Wert, diese Korrelation ist mehrfach beschrieben. Das andere Kind hatte einen grenzwertigen IRT-Wert. In der Literatur reichen die Angaben über falsch negative Screeningergebnisse von 0 bis 11,5% (s. Literaturtabelle). Das erste Ergebnis des IRT-Tests lag zwei Tage nach Abnahme der Blutprobe am vierten oder fünften Lebenstag für den Guthrie-Test vor. Nach der Zwei Stufen Strategie wurde bei erhöhten Werten nach 2 bis 4 Wochen eine zweite Probe bestimmt (recall). Unsere Rückrufquote lag mit 0,73% unter dem empfohlenen Wert kleiner 1%.

Ad 5: Im Fall CF sicherte ein dreimal pathologisch ausgefallener Schweißtest die Diagnose.

Im Rahmen der Vorsorgeuntersuchung U2 wurde seit 1977 bundesweit als Screeningtest auf Mukoviszidose der Albumingehalt im Mekonium bestimmt.

Green beschrieb 1958 den BM-Test (Boehringer Mannheim), der semiquantitativ den erhöhten Albumingehalt (über 50 mg/g Tr.) im Mekonium anhand eines Teststreifens nachweist. Dieser BM-Test ist wirtschaftlich und schnell durchzuführen, die Sensitivität liegt bei 57,7%. Die hohe Anzahl falsch negativer Testergebnisse (über 25%) ist durch eine noch ausreichende exokrine Pankreasfunktion nach der Geburt zu erklären (Crossley 1981; Travert 1981). 0,5% falsch positive Resultate kommen durch Meläna, Darmatresie und Unreife zustande wie z.B. bei unserem Kind 44 aus Gruppe 3: weibliches Frühgeborenes der 26. SSW mit Hirnblutung, Bronchopulmonaler Dysplasie und Nekrotisierender Enterocolitis – jedoch keiner Mukoviszidose.

Dem Stuhl-Trypsin-Test nach Crossley (1977) liegt eine Farbreaktion zugrunde.

Der Test ist leicht und schnell durchführbar, macht sehr geringe Materialkosten, die Rate der falsch Positiven beträgt 1,2%. Es handelt sich nicht um einen idealen Screeningtest, weil zu viele Durchführungsfehler gemacht werden, die falsch negativen Rate bei 15–47% liegt und der Test Fälle mit normaler Pankreasfunktion nicht erfaßt (Forrest, 1981).

Der Schweißtest nach Gibson and Cooke (1959), der goldene Standard, sichert die Diagnose Cystische Fibrose. Als Screeningverfahren wäre der Schweißtest zu teuer, kompliziert und zeitaufwendig, da Neugeborene und Säuglinge zu wenig Schweiß produzieren.

1979 beschrieb Jeanette Crossley als Erste die IRT Bestimmung in getrockneten Blutstropfen des 4./5. Lebenstages. Die Hypothese des „back-leakage" lautete: durch Rückstau im Gangsystem des Pankreas kommt es zum Übertritt des Trypsins und anderer Fermente ins Blut. Crossley verwendete einen Doppelantikörper-RIA (Hoechst). Der Normalbereich der IRT Werte reichte bis 200 mcg/l (cut off). Die Rückrufrate betrug 0,67%. Crossley stellte fest, daß alle Neugeborenen mit Zystischer Fibrose erhöhte IRT-Werte bis zur sechsten Lebenswoche hatten. Danach normalisierten sich die Werte. Wir konnten bis zu 14 Wochen erhöhte IRT-Werte bei Mukoviszidose feststellen. Crossley fand eine Inzidenz für Mukoviszidose von 1:5000. Falsch positive Testergebnisse lagen bei biliärer oder jejunaler Atresie vor.

Zwei Jahre (1981) später lieferte Crossley eine retrospektive Kontrolle während des prospektiven Screening und empfahl die Einführung eines IRT-Screening zur Früherkennung der Mukoviszidose beim Neugeborenen. Im Rahmen des Hypothyreose Screening untersuchte sie 5040 auf Filterpapier getrocknete Blutproben auch auf CF. Der cut off lag bei 250 AU/l. Der Recall betrug 0,67%. Ein Kind mit Mukoviszidose wurde entdeckt, was eine Inzidenz von 1:5040 ergab. Es konnten keine falsch negativ bestimmten Kinder ausfindig gemacht werden. Sie kam zu der Erkenntnis, daß bei Aufbewahrung der Proben mit der Zeit der IRT-Wert der Probe abfiel.

Heeley (1982) untersuchte 14.000 Blutproben mit dem IRT-RIA. Der Recall betrug 0,2%. Fünf Kinder mit Cystischer Fibrose wurden entdeckt. Ein Kind hatte einen falsch positiven Befund, es konnten keine falsch negativen Befunde ausfindig gemacht werden.

Sander hatte die IRT Werte in 18.417 Trockenblutproben von Neugeborenen mit einem modifizierten radioimmunologischen Doppelantikörpertest bestimmt (1984). Die Rückrufquote betrug 1,2%. Bei drei Kindern wurde Mukoviszidose diagnostiziert, was eine Inzidenz von 1:6139 ergab. Ein Kind mit Mekoniumileus verstarb. Der hohe IRT-Wert der Mukoviszidose-Kinder sank innerhalb von vier bis sechs Wochen im Vergleich zu den anderen Kindern nicht ab. Als geeigneten Zeitraum für die Screeninguntersuchung empfahl Sander die vierte bis fünfte Lebenswoche, in der die Treffsicherheit am größten war. Dann können jedoch nicht so viele Kinder wie im Routinescreening nach der Geburt erfaßt werden.

Luz maß am 4.–5. Lebenstag Neugeborener den IRT-Wert in getrocknetem Blutstropfen mit dem Behring kit (1987). Transport und Lagerung der Proben waren einfach möglich. Der cut off lag bei 800 ng/ml. Luz forderte eine einfache Methode von hoher Zielsicherheit.

Durch die Entwicklung des enzyme immuno assay (EIA) mußten keine radioaktiven Materialien mehr verwendet werden (Bowling 1987). Mit dem EIA hatte Bowling retrospektiv 36 von 39 Fällen erkannt. Prospektiv wurde siebenmal CF unter 16.500 Proben entdeckt. Der EIA war schneller und mit weniger Arbeitsaufwand durchzuführen, er enthielt monoklonale Antikörper gegen Human Trypsinogen und wies damit eine höhere Spezifität auf. Durch den verstärkten zweischichtigen Immunoassay konnte auch eine höhere Sensitivität erzielt werden. Bei Proben vom fünften Lebenstag, die über 140 mcg/l lagen, wurde nach einem Monat ein zweiter Test durchgeführt. Die Recallrate lag bei 0,58%. Bei persistierend erhöhtem IRT-Wert wurde der Verdacht auf CF geäußert und mit Schweißtest und klinischer Untersuchung gegebenenfalls bestätigt. Bowling hatte bis zu 500 Tage alte Proben untersucht und auch eine Denaturierung mit zunehmender Lagerzeit festgestellt.

Es folgte 1988 der HTMAB (human trypsinogen monoclonal antibody assay) und ein Elisa (Bowling), die sich ebenfalls durch nicht radioaktive Reagenzien, lange Lagerfähigkeit, leichte Handhabung und größere Spezifität auszeichneten.

Mit der IRT Bestimmung aus Nabelschnurblut erreichte Ploier eine Sensitivität von 100% (1991). Das Ergebnis lag damit noch früher vor und ein fraglicher Mekoniumileus konnte geklärt werden.

Zu den Nachteilen der IRT-Methode gehört, daß geschultes Personal die Proben aufbereiten muß (Sander 1984), was den Test im Vergleich zum Mekonium-Albumintest, den Hebammen durchführten, teurer macht. Bei erhöhtem Wert muß dem Neugeborenen eine zweite Blutentnahme zugemutet werden. Mangelnde Standardisierung der weltweit angewandten Verfahren macht einen direkten Vergleich der Grenzwerte (cut off) verschiedener Arbeitsgruppen bei Verwendung unterschiedlicher Reagenzien unmöglich. Der Grenzwert darf nicht zu hoch gewählt werden, um keine betroffenen Kinder zu übersehen. Andererseits entstehen bei zu niedrigem cut off viele falsch positive Ergebnisse, die eine unnötige Beunruhigung der Eltern bedeuten. Durch Kopplung der IRT-Analyse mit DNA-Untersuchung auf Mutationen des Chromosoms Nr. 7 kam es zu einer Steigerung der Sensitivität um 6 bis 13%.

Ranieri untersuchte denselben Spot der 1% höchsten IRT-Werte von 12.056 fünf Tage alten Neugeborenen auf die Mutationen dF508 und dI506. Damit erreichte er eine höhere Spezifität bei niedrigerem recall. Die Fälle mit anderen Mutationen konnte er jedoch nicht erfassen und die Genanalyse kostete das dreifache der IRT-Analyse (1991). Die University of Connecticut forderte nach erhöhtem erstem IRT-Wert nach zwei Wochen eine zweite Probe an und führte bei persistierend erhöhten Werten DNA-Analysen und Schweißtests durch (1995). Damit erreichten sie eine Sensitivität von 98% und einen höheren positiven prädiktiven Wert. Der cut off konnte bei folgender DNA-Analyse niedriger gewählt werden. Die Verzögerung in der Diagnosefindung und der damit verbundene psychische Streß wurden abgekürzt, die recall-Proben waren damit eliminiert und weniger Schweißteste mußten durchgeführt werden (Wilcken 1995; Dankert-Roelse 1997; Gregg 1997). Andererseits kommt es zur ungewollten Carrierentdeckung (Larsen 1994).

Asch beschrieb die Möglichkeit eines Heterozygotenscreening auf Mukoviszidose (1993). 1:25 der Bevölkerung sind Carrier eines CF-Gens. In Großbritannien und USA kommen die fünf häufigsten Mutationen zu 85% vor. Je ein Teil eines Paares wurde auf diese Mutationen hin untersucht. War dieser positiv, wurde der Partner auch untersucht. Diese Bevölkerungsuntersuchung bringt Probleme der Stigmatisierung der Betroffenen mit sich und 15% mit anderen Mutationen werden übersehen.

Unser IRT-Test ist sensitiv, reproduzierbar, akkurat, hoch spezifisch und entdeckt die klassische Form der Mukovizidose (King 1979; Crossley 1981, Sander 1984). Er kann problemlos in das Routineneugeborenenscreening am vierten/fünften Lebenstag auf angeborene Krankheiten integriert werden (Wilcken 1983, Sander 1984, Luz 1987; Roberts 1988).

Der IRT Test funktioniert auch bei suffizientem Pankreas bzw. Restfunktion, wenn BM- und Stuhltrypsin-Test falsch negative Resultate ergeben (Wilcken 1983, Waters 1990).

Trotzdem wird das Screening auf Mukoviszidose kontrovers diskutiert.

Gitzelmann (1981) zweifelte eine Korrelation zwischen Frühdiagnose durch Screening und einer besseren Prognose, die wir zeigen konnten, an. Er war gegen ein Neugeborenenscreening. Er erwähnte die psychische Belastung durch ein falsch positives Ergebnis, die Kostenmehrbelastung für Therapie und sozialen Aufwendungen im Fall CF. Statt des Suchtests schlug er eine breite Aufklärung der Bevölkerung, Heterozygotennachweis oder pränatale Diagnostik vor.

Bowling betonte das psychische Problem für die Eltern, deren „gesundes" Baby nach dem Screeningtest als krank erklärt wurde (1988).

Tluczek beschrieb 1992 den Schock bei einem (falsch-)positiven Ergebnis, der sich durch Schlafstörungen, mütterliches Weinen und Schwierigkeiten beim Füttern äußerte. Er sah einen psychosozialen Risikofaktor in der beeinflußten Eltern Kind Beziehung.

Al-Jader (1990) befragte die Eltern Mukoviszidose-Kranker in Wales nach ihrer Meinung zum Neugeborenen und pränatalen Screening. Der IRT-Wert wurde im Rahmen des Neugeborenenscreeningprogramm 1985–1989 mit der Zwei-Stufen-Strategie in Wales/West Midlands bestimmt. Bei positivem Befund wurde eine zweite IRT-Messung vorgenommen, bei wiederholt positivem Befund ein Schweißtest durchgeführt. An die Eltern der 18 im Screening entdeckten und 11 symptomatisch diagnostizierten CF Kranken wurden Fragebögen verschickt. 15 von 18 bzw. 10 von 11 befürworteten das Screening, 15 von 29 hätten den CF Fötus abgetrieben und 11 von 29 wären besorgt um das Ergebnis gewesen. Der Test hatte die Eltern Kind Beziehung beeinflußt. Die Eltern wünschten mehr Zeit zwischen Verdacht und Bestätigung der CF Diagnose.

Dankert-Roelse konnte bei 44 Familien nach genetischer Beratung zeigen, daß sich diese gegen eine weitere Risikoschwangerschaft entschlossen hatten (1987).

Dodge und Ryley betonten die frühzeitige Diagnosestellung, da sich die Cystische Fibrose mit ihren typischen und folgenschweren Veränderungen nicht direkt nach der Geburt bemerkbar mache (1982).

Neugeborenenscreening macht die Früherkennung im präklinischen Stadium möglich. Die Therapie mit hyperkalorischer Kost, Infektionsvermeidung und Atemtherapie kann rasch begonnen werden.

Das mittlere Alter bei Diagnosestellung lag in der Gruppe 1 mit Screening bei drei Monaten und in der durch Klinik diagnostizierter Gruppe 2 bei zwei Jahren. Damit wurde durch die Vorsorgeuntersuchung das Alter bei Diagnosesstellung erheblich reduziert, konnte um Jahre früher mit der Therapie begonnen werden, zum Großteil bald nach der Geburt, noch vor Einsetzen der Mukoviszidosesymptomatik. Ploier (1991) und Roberts (1988) gaben als mittleres Diagnosealter bei Screening sechs Wochen, Giglio (1997) 39 Tage an.

Shwachmann berichtete 1970 über 130 Patienten, die vor dem 3. Lebensmonat diagnostiziert wurden: die Überlebensrate und der klinische Zustand im Verlauf von 20 Jahren war bei den Betroffenen am besten, die vor Entwicklung von krankheitsspezifischen Symptomen erkannt wurden.

Stern konstatierte 1976 bei 95 untersuchten Patienten eine verbesserte Prognose aufgrund früher Diagnose (s.a. Wilcken 1983).

Nach einer Langzeitstudie von 197 Patienten konnte Kraemer, 1977 nachweisen, daß Kinder, bei denen die Diagnose nach dem zweiten Lebensjahr gestellt wurde, die beste Überlebensrate aufwiesen, dagegen Kinder, die im ersten Lebenshalbjahr diagnostiziert wurden die schlechteste Überlebensrate aufwiesen. Die jünger diagnostizierten Kinder waren von einem wesentlich schwerer ausgeprägten Krankheitsbild befallen.

Höhere Überlebensraten bei durch Screening Entdeckten konnten von Dankert-Roelse (1989) und Weller (1991) gefunden werden.

Orenstein untersuchte 16 Geschwisterpaare (1977). Bei den Älteren war die Diagnose CF nach dem ersten Lebensjahr und mit pulmonaler Symptomatik gestellt worden, bei den Jüngeren noch während des ersten Lebensjahres und bevor die Lungensymptomatik einsetzte. Bei gleicher Therapie hatten die Jüngeren nach sieben Jahren signifikant bessere Röntgen Thorax Befunde, bessere klinische Scores, bessere Lungenfunktionswerte und eine geringere Morbidität.

Wilcken beschrieb 1985 die Vorteile des Neugeborenenscreenings auf CF, in dem sie 56 nicht durch Screening diagnostizierte mit 40 durch Screening diagnostizierten Mukoviszidosekranken bezüglich der Krankenhausaufenthalte in den ersten beiden Lebensjahren verglich. Sie kam zu dem Ergebnis, daß die Gescreenten weniger Tage im Krankenhaus verbrachten, weil früh ein angemessenes Managementregime initiiert wurde und damit die Morbidität in den ersten zwei Lebensjahren signifikant reduziert war.

Die Ergebnisse mit dem HumanTrypsinogenMonoclonalAntiBodyassay (12/82-

7/85) nach Bowling waren: weniger Krankenhaus-Aufenthalte, weniger behandelte Pneumonien und mehr Gewichtszunahme bei den gescreenten Patienten.

Dankert-Roelse verglich 1989 klinische und radiologische Scores von Kindern mit und ohne Screeningtest. Sie fand eine bessere Überlebensrate, bessere klinische und radiologische Scores, niedrigere IgG und höhere Vitamin A Spiegel in der gescreenten Gruppe. Eine frühe Diagnose und entsprechende Behandlung konnten die Lebensqualität verbessern, ernsthafte Verschlechterung und Tod in jungen Jahren vermeiden und das Ausmaß früher irreversibler Lungenschäden bei CF Patienten reduzieren. Die Lungenveränderungen bei CF sind in den ersten drei Lebensmonaten reversibel (Eber 1992). Durch die frühzeitige Pankreasenzymsubstitution erreichen die Gescreenten mehr Gewichtszunahme und damit einen besseren Ernährungszustand, der wiederum wichtig für die Lungenfunktion ist (UNIV. CO. 1995).

Allen beschrieb 1994 den jüngsten Fall durch Screening entdeckter Mukoviszidose: ein Kind aus der 31. SSW mit 2265 g, Gedeihstörungen, erhöhtem IRT-Spiegel und dF508 homozygot. Nach Pankreasenzymsubstitution nahm er binnen einer Woche zu. Die Diagnose wurde prompt gestellt und die adäquate Therapie konnte eingeleitet werden.

Aus den Ambulanzakten der in Homburg betreuten Kinder waren die letzten Scores zu entnehmen. Im Alter von durchschnittlich vier Jahren war der klinische Zustand der Gruppe 1 (Diagnose CF durch Screening) gut. Im Vergleich dazu war Gruppe 2 (Diagnose CF durch Klinik) leichtkrank (s. Abb. 4 S. 37).

Bernek (1996) stellte fest, daß Patienten, die früh diagnostiziert und durch eine CF-Spezial-Ambulanz behandelt wurden, profitiert haben. Eine weitgehend normale Entwicklung war gewährleistet, Komplikationen und Spätschäden konnten vermieden bzw. hinausgezögert werden. Er forderte aufgrund seiner katamnestischen Analyse von Klinik, Verlauf und Prognose der von der Mukoviszidoseambulanz Homburg betreuten Kindern und Erwachsenen ein konsequentes Neugeborenen-Screening und die sofortige Behandlung durch ein CF Zentrum.

Mit der Bestandsaufnahme des Neugeborenenscreening auf Mukoviszidose anhand des IRT-Wertes nach sechs Jahren konnten wir zeigen, daß einerseits das Verfahren praktikabel ist und andererseits eine Frühdiagnose einen nutzbringenden Effekt auf den Verlauf der Krankheit hat.

Wir empfehlen das Neugeborenenscreening auf Mukoviszidose anhand des IRT-Wertes in getrocknetem Blutstropfen als ein relativ einfaches und günstiges Verfahren mit der Option im Krankheitsfall sehr früh die Therapie zu initiieren. Dies soll durch eine CF-Spezialambulanz erfolgen. So kann eine Verbesserung der Lebensqualität und Prognose der Mukoviszidosekranken erreicht und betroffene Familien vor Eintritt einer erneuten Schwangerschaft genetisch beraten werden.

Zusammenfassung

Die Bestimmung des immunreaktiven Trypsin-Werts mit dem Trypsin-MW ELISA der ICN BIOMEDICALS als Suchtest auf Cystische Fibrose (CF) wir im Screeninglabor Homburg/Saar seit 1990 im Rahmen des Routineneugeborenenscreening durchgeführt. Die Auswertung der Daten nach 6 Jahren wird in der vorliegenden Arbeit dargelegt.

Proben von 65.190 Kindern wurden bestimmt. Der Grenzwert lag bei 204 ng/ml IRT in Vollblut. Eine Zweitprobe wurde bei 0,73% der Proben erforderlich. In 18 Fällen wurde anhand des Screeningtests eine Mukoviszidose erkannt. Die Diagnose wurde durch Schweißtest gesichert. Dies ergab eine Inzidenz von 1:3155. Zwei falsch negative Fälle sind uns bekannt geworden. Die Sensitivität betrug 90%, die Spezifität 95% und der positive prädiktive Wert 45%.

Eine mögliche andere Ursache als Cystische Fibrose für Hypertrypsinämie war Frühgeburtlichkeit. Bei Mukoviszidose blieb im Gegensatz zu anderen Krankheitsbildern der IRT-Wert über lange Zeit erhöht. Wir konnten zeigen, daß durch das CF-Screening die Diagnose um Jahre früher gestellt, bald mit der Therapie begonnen und damit ein besserer klinischer Zustand erreicht werden konnte.

Mit der Entwicklung kausaler Therapiekonzepte der Mukoviszidose wird das Neugeborenenscreening auf CF noch mehr an Bedeutung gewinnen.

Cystic fibrosis screening by dried blood spot trypsin assay

Newbornscreening for cystic fibrosis (CF) by evaluation of immunoreactive trypsin (IRT) with Trypsin-MW ELISA by ICN BIOMEDICALS has been undertaken in Homburg/Saar since 1990. This six years lasting study was designed to investigate the test and possible benefits of early diagnosis and therapy.

65.190 samples were tested. The cut off was chosen by 204 ng/ml IRT in blood. 0,73% with higher IRT level were recalled for a second test.

18 cases of cystic fibrosis have been identified by screening. Giving an incidence of 1:3155. Two cases are known to be missed by screening. The sensitivity was 90%, the specifity 95% and PPV 45%.

Another source for elevation of IRT besides CF was premature birth. In Cystic Fibrosis the elevated IRT level stayed high over a long period of time in comparison to other neonatal pathological findings.

We could demonstrate that with screening affected children were diagnosed years earlier, therapy was initiated sooner and better clinical outcome was achieved.

With the development of new and causalistic regimes newborn screening will get even more important.

Literatur

Al-Jader LN, Goodchild MC, Ryley HC, Harper PS (1990) Attitudes of parents of cystic fibrosis children towards neonatal screening and antenatal diagnosis. Clin Genetics 38: 460–465

Allen JL, Stavis R, Kaplan GS et al. (1994) Diagnosis of cystic fibrosis in a premature infant via neonatal screening. Arch Pediatr Adolesc Med 148: 995–996

Asch DA, Patton JP, Hershey JC, Mennuti MT (1993) Reporting the results of cystic fibrosis carrier screening. Am J Obst 168: 1–6

Barbier (1981) Neonatal screening for CF preliminary results of the estimation of IRT in dried blood spots. Monogr Pediatr 14: 177–181

Bernek S (1996) Der Stellenwert einer Spezialambulanz in der Langzeitbetreuung von Mukoviszidosepatienten

Böhm N et al. (1983) Mukoviszidose – ungewöhnliche Befunde einer Systemerkrankung. Med Welt 47: 1344–1348

Bowling FG, Watson ARA, Rylatt DB et al. (1987) Monoclonal antibody-based enzymeimmunoassay for trypsinogen in neonatal screening for cystic fibrosis. Lancet 1: 826–827

Bowling F, Brown ARD (1988) Newborn screening for cystic fibrosis using an enzyme linked immunoabsorbent assay (ELISA) technique. Clin Chem 171: 257–262

Bowling F, Cleghorn G, Chester A et al. (1988) Neonatal screening for cystic fibrosis. Arch Dis Child 63: 196–198

Crossley JR, Bergmann CL, Elliott RB (1977) Cystic fibrosis screening in the newborn. Lancet II: 1093–1095

Crossley JR, Elliott RB, Smith PA (1979) Dried-blood spot screening for CF in the newborn. Lancet 1: 472–474

Crossley JR, Smith PA, Brian WE et al. (1981) Neonatal screening for cystic fibrosis, using immunoreactive trypsin assay in dried blood spots. Cln Chim Acta 113: 111–121

Dankert-Roelse JE, Te Meerman GJ, Knol K, Ten Kate LE (1987) Effect of screening for cystic fibrosis on the influence of genetic counseling. Clin Genet 32: 271–275

Dankert-Roelse JE, Te Meerman GJ, Martijn A et al. (1989) Survival and clinical outcome in patients with CF, with or without neonatal screening. J Pediatr 114: 362–367

Dankert-Roelse JE, Te Meerman GJ (1997) Screening for cystic fibrosis – time to change our position? N Engl J Med 337: 997–999

Di Sant' Agnese PA, Darling RC, Perera GA, Shea E (1953) Abnormal electrolyte composition of sweat in cystic fibrosis of the pancreas. Pediatrics 12: 549–563

Dockter G (1985) Früherkennung der Mukoviszidose im Neugeborenenalter DA-3622

Dodge JA, Ryley HC (1992) Screening for CF. Current topics. Arch Dis Child 57: 744–780

Eber E, Ellemunter H, Engele H et al. (1992) Mukoviszidose-Screening mit immunreaktivem Trypsin. Wien Klin Wochenschr 104/22: 681–685

Edenborough FP, Stableforth DE, Webb AK et al. (1995) Outcome of pregnancy in women with cystic fibrosis. Thorax 50: 170–174

Elias (1977) Diagnostic importance of changes in circulating concentrations of IRT. Lancet VII: 66–68

Fanconi G, Kehlinger E, Knauer C (1936) Das Zöliakie-Syndrom bei angeborener cystischer Pankreasfibrose und Bronchiektasien. Wien Med Wochenschrift 86: 753–756

Farber S (1944) Pancreatic function and disease in early life V. Pathology changes associated with pancreatic insufficiency in early life. Arch Path 37: 238

Farrell PM, Aronson A, Hoffmann G, Laessig RH (1994) Newborn screening for cystic fibrosis in Wisconsin: first application of population based molecular genetics testing. Wis Med J 93 (8): 415–421

Farrell PM, Kosorok MR, Rock MJ et al. (1999) Assessment of the benefits, risks and costs of cystic fibrosis screening in Wisconsin, USA. Dépistage néonatal de la mucoviscidose, 239–253

Forrest DC, Wilcken B, Turner G (1981) Screening for cystic fibrosis by a stool trypsin method. Arch Dis Child 50: 151–153

Franta S. Die Messung des immunreaktiven Trypsins als Neugeborenen-Screeningtest auf Mukoviszidose. DA-3655

Gamble DR, Moffatt A, Marks V (1979) Serum immunoreactive trypsin concentrations in infectious and non-infectious illnesses and in juvenile diabetes. J Clin Path 32: 897–901

Gibson L, Cooke RE (1959) A test for concentration of electrolytes in sweat in CF of the pancreas, utilizing pilocarpine by iontophorese. Pediatrics 23: 545–549

Giglio L, Candusso M, D'Orazio C et al. (1997) Failure to thrive: the earliest feature of cystic fibrosis in infants diagnosed by neonatal screening. Acta Pediat 86: 1162–1165

Gitzelmann R (1981) Why we should not screen our newborns for cystic fibrosis. Helv Paediatr Acta 36:493–494

Green MN, Clarke JT, Shwachman HS (1958) Studies in cystic fibrosis of the pancreas: protein pattern in meconium ileus. Pediatrics 21: 635–641

Gregg RG, Wilfond BS, Farrell PM et al. (1993) Application of DNA analysis in a population screening program for neonatal diagnosis of CF: comparison screening protocols. Am J Hum Genet 52, 616–626

Gregg RG et al. (1997) Newborn screening for CF in Wisconsin: Comparison of biochemical and molecular methods. Pediatrics 99: 819–824

Halliburton CS, Mannino DM, Olney RS (1996) Cystic fibrosis deaths in the United States from 1979 through 1991. Arch Pediatr Adolesc Med 150: 1181–1185

Hammond KB, Abman SH, Sokol RJ, Accurso FJ (1991) Efficacy of statewide neonatal screening for CF by assay of trypsinogen concentrations. N Engl J Med 9: 769–774

Heeley AF, Heeley ME, King DN et al. (1982) Screening for CF by dried blood spot trypsin assay. Arch Dis Child 57: 18–21

Kerem B, Rommens JM, Buchanan JA et al. (1989) Identification of the cystic fibrosis. Gene: Genetic analysis. Science 245: 1073–1080

King DN, Heeley AF, Walsh MP, Kuzemko JA (1979) Sensitive trypsin assay for dried-blood specimens as a screening procedure for early detection of cystic fibrosis. Lancet XII: 1217–1219

Kraemer R, Hadorn B, Rossi E (1977) Classification at time of diagnosis and subsequent survival in children with cystic fibrosis. Helv Pediatr Acta 32: 107–114

Landsteiner K (1905) Darmverschluß durch eingedicktes Meconium. Pankreatitis. Zentralbl Path 16: 903–907

Laroche D et al. (1991) KM 19 versus dF508 for cystic fibrosis screening confirmation. Ped Pulm, Suppl 7: 19–22

Larsen J, Campbell S, Faragher EB et al. (1994) CF screening in neonates measurement of immunoreactive trypsin and direct genotype analysis for F508 mutation. Eur J Pediatr 153: 569–573

Luz O (1987) Früherfassung von Mukoviszidose-Patienten mittels Trypsin RIA aus getrockneten Blutproben. Pädiatrie und Pädologie 22: 139–141

Machill G (1998) Kriterien für das Neugeborenen-Screening auf hereditäre Stoffwechseldefekte und Endokrinopathien. Screening Journal 2: 6–8

Orenstein DM, Boat TF, Stern RC (1977) The effect of early diagnosis and tratment in cystic fibrosis. Am J Dis Child 131: 973–975

Ploier R, Emhofer J, Lick AB et al. (1991) Regionales Mukoviszidose-Screening mittels immunreaktivem Trypsin aus dem Nabelschnurblut. Pädiatrie und Pädologie 26

Ranieri E, Ryall RG, Morris CP et al. (1991) Neonatal screening strategy for cystic fibrosis using immunoreactive trypsinogen and direct gene analysis. BMJ 302: 1237–1240

Ravine D, Francis RI, Danks DM (1993) Non-specific elevation of IRT in sick infants. Eur J Pediatr 152: 348–349

Roberts G, Stanfield M, Black A, Redmond A (1988) Screening for cystic fibrosis: afour regional experience. Arch Dis Child 63: 1438–1443

Rochholz EL (1976) Kinderlied und Kinderspiel aus der Schweiz. In: Wood RE, Boat TF, Doershuk CF (eds.) State of the art cystic fibrosis. Am Rev Respir Dis 113: 833–878

Rock MJ, Mischler EH, Farrell PM et al. (1990) Newborn screening for cystic fibrosis is complicated by age-related decline in immunoreactive trypsinogen levels. Pediatrics 85 (6): 1001–1007

Sander J, Niehaus CH (1984) Mukoviszidosescreening durch Bestimmung des immunreaktiven Trypsins. Klin Pädiatr 196: 224–227

Shwachman H, Gahm N (1956) Studies in cystic fibrosis of the pancreas: a simple test for the detection of excessive chloride on the skin. New Engl J Med 255: 999–1001

Shwachman H, Redmond A, Khaw K (1970) Report of 130 patients diagnosed under 3 months of age over a 20-year period. Pediatrics 46: 335–342

Stern R, Boat T, Doershuk C et al. (1976) Course of cystic fibrosis in 95 patients. J Pediatr 89: 406–411

Tluczek A, Mischler EH, Farrell P et al. (1992) Parents knowledge of neonatal screening and response to false-positive cystic fibrosis testing. J Dev Behav Pediatr 13: 181–186

G, Mustin C (1981) Cystic fibrosis screening by trypsin radioimmunassay in blood. Freie Univ. Berlin, Int Symp Febr 8–10

The University of Connecticut Health Center (1995) Cystic fibrosis newborn screening program. Vol 1, No 3 (August)

Waters DL, Dorney SFA, Gaskin KJ et al. (1990) Pancreatic function in infants identified as having cystic fibrosis in a neonatal screening program. N Engl J Med 322: 303–308

Weller PH, West JV (1991) Neonatal screening – should we or shouldn't we. J Royal Soc of Med 84: 7–9

Wilcken B, Brown ARD, Urwin R et al. (1983) Cystic fibrosis screening by dried blood spot assay: results in 75000 newborn infants. J Pediatr 102: 383–387

Wilcken B, Chalmers G (1985) Reduced morbidity in patients with CF detected by neonatal screening. Lancet II: 1319–1321

Wilcken B, Wiley V, Sherry G, Bayliss U (1995) Neonatal screening for cystic fibrosis: A comparison of two strategies for case detection in 1,2 million babies. J Pediatr 12: 965–970

Wilson JMG, Junger G (1968) Principles and practise of screening for diseases. World Health Organisation, Geneva

Wilson JM (1996) Adenoviruses as gene-delivery vehicles. N Engl J Med 334: 1185–1187

Mutationsanalytik der Mukoviszidose

M. Stuhrmann und T. Dörk

Verbreitung der Mukoviszidose

Die Mukoviszidose (Cystische Fibrose, CF), eine der weltweit häufigsten autosomal-rezessiv vererbbaren Erkrankungen, ist durch Mutationen im *cystic fibrosis transmembrane conductance regulator* (CFTR) Gen bedingt. Zur Häufigkeit der Mukoviszidose in Deutschland liegt eine ältere Studie vor (Vivell et al. 1963), nach der diese mit 1/3300 Neugeborenen angegeben wird. Es wird davon ausgegangen, daß innerhalb Deutschlands regionale Unterschiede in der Prävalenz bestehen, so daß die meisten Autoren für die deutsche Bevölkerung ebenso wie für die meisten kaukasischen Bevölkerungen eine durchschnittliche Häufigkeit von 1/2500 Neugeborenen angeben. Die Heterozygotenfrequenz beträgt in diesem Fall 1/25. Weltweit finden sich allerdings große Unterschiede der Mukoviszidose-Häufigkeit bei verschiedenen Bevölkerungsgruppen (Tabelle 1).

Tabelle 1. Mukoviszidose in verschiedenen Populationen (nach Welsh et al. 1995 und Scotet et al. 2000)

Land/Region	Häufigkeit/Neugeborene
Bretagne	1/2146 bis 1/3859
Nordirland	1/1700 bis 1/1900
Italien	1/2000
USA (Kaukasier)	1/1900 bis 1/3700
England (Kaukasier)	1/2400 bis 1/3000
Deutschland	1/3300
England (Asiaten)	1/10.000
USA (Afro-Amerikaner)	1/17.000
USA (Hawaiianer)	1/90.000

Häufig diskutiert, aber nicht endgültig bewiesen ist die Hypothese, daß die hohe Frequenz der Mukoviszidose in Europa möglicherweise die Folge eines physiologischen Heterozygotenvorteils ist. Dieser Vorteil könnte in einem geringeren Flüssigkeitsverlust von Heterozygoten bei früheren Diarrhoe-Epidemien liegen (Quinton et al. 1982; Hansson et al. 1988; Romeo et al. 1989; Rodman und Zamudio 1991). Untersuchungen am Tiermodell scheinen diese Hypothese zu belegen: Heterozygote CF-Mäuse sind resistenter gegen Choleratoxin als Wildtyp-Mäuse (Gabriel et al. 1994). An einem anderen Mausmodell konnten die Ergebnisse von Gabriel et al. jedoch nicht belegt werden (Cuthbert et al. 1995), und auch *in vivo* Untersuchungen am Dünndarm von heterozygoten Trägern typischer CF-Mutationen und Personen ohne nachweisbare Mutation im CFTR-Gen ergaben keinen Unterschied in der aktiven Chloridsekretion unter Stimulation mit Prostaglandinanalogen (Högenauer et al. 2000). Pier et al. (1998) fanden heraus, daß CFTR in gastroepithelialen Zellen eine Funktion als Rezeptor für *Salmonella thyphi* erfüllt und heterozygote CF-Mäuse resistenter gegen Thyphus sind. Wenn es einen Heterozygotenvorteil bei der Mukoviszidose gibt, dann scheint dieser am ehesten nicht durch einen einzigen Faktor allein, sondern durch die Summe mehrerer verschiedener Faktoren bedingt zu sein.

Das klinische Erscheinungsbild

Bei der Mukoviszidose handelt es sich um eine Erkrankung, deren Manifestationsalter und Schweregrad äußerst variabel ist. Während in manchen Fällen die Diagnose aufgrund eines Mekoniumileus bereits intrauterin oder unmittelbar nach der Geburt gestellt wird (z.B. Macek et al. 1991a) und die schweren Komplikationen eines Mekoniumileus oder einer Infektion der Atemwege auch heute noch manchmal zum frühen Tod der Betroffenen führt, wird in anderen Fällen die Diagnose der Erkrankung erst im mittleren oder späten Erwachsenenalter gestellt (z.B. Scully et al. 1977; Knowles et al. 1989; Dörk und Stuhrmann 1995). Auch ohne Neugeborenen-Screening erfolgt die Diagnosestellung aufgrund der typischen klinischen Symptomatik zumeist im ersten Lebensjahr. Infolge verbesserter Therapiemöglichkeiten erreichen immer mehr Betroffene das Erwachsenenalter. Während nach Angaben der Nordamerikanischen Cystic Fibrosis Foundation noch zwischen 1938 und 1940 kein einziger der Mukoviszidose-Patienten das Adoleszentenalter erreichte (zitiert nach Shwachman et al. 1977), konnten Shwachman und Kollegen bereits 1977 berichten, daß 70 von ca. 1000 Mukoviszidose-Patienten, die von ihnen betreut wurden, älter als 25 Jahre waren. Die mittlere Lebenserwartung wird derzeit mit ca. 30 Jahren angegeben (Fitzsimmons 1993), ohne daß eine wirklich realistische Schätzung der erwarteten mittleren Überlebensrate für die jetzt zur Welt kommenden Betroffenen möglich ist.

Die Lungenerkrankung stellt die folgenschwerste Symptomatik der Mukoviszidose dar. Infektionen mit Staphylokken (*S aureus* und *S pneumoniae*) und *Haemophilus influenzae* kommen vorwiegend bei jüngeren Betroffenen vor, Infektionen mit *Pseudomonas aeruginosa* und/oder *Pseudomonas cepacia* treten erst zu einem späteren Zeitpunkt der Erkrankung ein (Koch und Hoiby 1993). Die körpereigene Immunabwehr kann die Bakterien nur unzureichend bekämpfen (Hoiby et al. 1986) und trägt stattdessen selbst zu einer fortschreitenden Zerstörung des Lungenparenchyms bei (Koch und Hoiby 1993). Letztlich führt der *circulus vitiosus* aus chronischer Lungenentzündung, inadäquater Immunabwehr und progressiver destruktiver Bronchitis zum Verlust der Lungenfunktion. Den kritischen Ausgangspunkt dieses *circulus vitiosus* stellt wohl die Empfänglichkeit der Mukoviszidose-Betroffenen für *Pseudomonas aeruginosa* dar. Dieses für Menschen normalerweise unschädliche Stäbchenbakterium besiedelt bevorzugt CF-Atemwege und kapselt sich in einem Biofilm nahezu unausrottbar ein. Als mögliche Erklärung für diese Disposition identifizierten Pier et al. (1996) eine verringerte Aufnahmefähigkeit für *Pseudomonas aeruginosa* bei kultivierten menschlichen Atemwegs-Epithelzellen, in denen ein mutiertes CFTR-Allel exprimiert wird, im Gegensatz zu Epithelzellen mit Expression des Wildtyp CFTR-Gens. CFTR spielt dabei (nach Pier et al. 1997) möglicherweise eine direkte Rolle als epithelialer Rezeptor für die Beseitigung von *Pseudomonas aeruginosa* aus den Atemwegen. Darüberhinaus belegen Untersuchungen von Smith et al. (1996) und Goldman et al. (1997) eine indirekte Rolle des CFTR-Kanals bei der Infektion mit *Pseudomonas aeruginosa*: Bei Betroffenen der Mukoviszidose findet sich nach diesen Untersuchungen aufgrund einer verminderten Salzabsorption eine zu hohe NaCl-Konzentration in der Atemwegsflüssigkeit (Smith et al. 1996), die zu einer Inaktivierung von β-Defensin-1, einem salz-sensitiven, in den Atemwegsepithelzellen exprimiertem natürlichen Antibiotikum, führt (Goldman et al 1997). Zusammenfassend muß festgestellt werden, daß viele Details der Lungenerkrankung bei der Mukoviszidose noch unklar sind. Das Ausmaß der pulmonalen Symptomatik bestimmt wesentlich die Lebensqualität und Lebenserwartung der Betroffenen. Der Verlust der Lungenfunktion ist die häufigste Todesursache bei der Mukoviszidose.

Im Pankreas führt das zähflüssige Sekret zur Verstopfung der Ausgänge der exokrinen Drüsen, deren Zellen in der Folge degenerieren. Das Drüsengewebe wird durch faserreiches Bindegewebe ersetzt (Fibrose) und verliert seine Funktion. Die ausbleibende Sekretion von fettabbauenden Enzymen führt zur mangelhaften Nahrungsverwertung und erhöhten Ausscheidung nicht hydrolysierter Fette im Stuhl. Die mit teilweise schweren Mangelerscheinungen und Gedeihstörungen einhergehende Malabsorption wird bei ca. 85% der CF-Patienten beobachtet (Honeyman und Siker 1965) und geht mitunter der pulmonalen Symptomatik voraus; sie kann aber mittels Enzymsubstitution zumeist hinreichend therapiert werden (Welsh et al. 1995). Die zunehmende Pankreasfibrose führt schließlich häufig auch zum späteren Ausfall der endokrinen Funktion mit der Folge eines sich entwickelnden Diabetes mellitus (*Cystic fibrosis related diabetes, CFRD*, Hodson 1992).

Ein weiteres Charakteristikum der CF, das für diagnostische Zwecke genutzt wird (Gibson und Cooke 1959), stellt der veränderte Na^+/Cl^--Gehalt des Schweißes der CF-Patienten dar (di Sant'Agnese et al. 1953), der aus der veränderten Schweißdrüsenfunktion resultiert.

Schließlich ist die Mukoviszidose bei fast allen männlichen Betroffenen mit einer Infertilität aufgrund einer obstruktiven Azoospermie bedingt. Kaplan et al. berichteten bereits 1968 vom Vorliegen einer *congenital absence (aplasia) of the vas deferens* (CAVD) bei mehr als 95% aller männlichen Betroffenen einer Mukoviszidose.

Neben der typischen Mukoviszidose gibt es eine Reihe atypischer, häufig monosymptomatischer Formen der Mukoviszidose. Insbesondere die beidseitige congenitale Vas deferens-Aplasie (CBAVD) und andere Formen männlicher Infertilität sind hier zu nennen (Stuhrmann und Dörk 2000). Ferner konnten durch molekulargenetische Untersuchungen Hinweise darauf gewonnen werden, daß auch Patienten mit chronischer Pankreatitis (Sharer et al. 1998, Cohn et al. 1998, Ockenga et al. 2000), disseminierten Bronchiektasien (Pignatti et al. 1994; Pignatti et al. 1996; Girodon et al. 1997), chronisch bronchialer Hypersekretion (Dumur et al. 1990a), allergischer bronchopulmonaler Aspergillose (Miller et al. 1996), Nasalpolypen (Bürger et al. 1991), chronischer Rhinosinusitis (Wang et al. 2000), isolierter isotoner Dehydratation (Leoni et al. 1995) und neonataler transitorischer Hypertrypsinämie (Laroche and Travert 1991) überproportional häufig von einer atypischen Form der Mukoviszidose betroffen sind.

Diagnostik der Mukoviszidose

In typischen Fällen ist die Diagnosestellung bereits aufgrund der klinischen Symptomatik einfach und wird durch eine Pilocarpin-Iontophorese („Schweißtest") nach Gibson und Cooke (1959) gesichert. Bei atypischen Verläufen, gegebenenfalls mit grenzwertigem oder sogar normalem Ergebnis des Schweißtestes, ist eine molekulargenetische Diagnostik zur Sicherung der Diagnose indiziert (Stern 1997). Aber auch ein pathologischer Schweißtest kann in seltenen Fällen durch andere Ursachen als Mukoviszidose (z.B. Nebenniereninsuffizienz, Pseudohypoaldestoronismus, Hypothyroidismus, Hypoparathyroidismus, Diabetes insipidus und andere Erkrankungen, siehe Welsh et al. 1995) bedingt sein und sichert nur in Verbindung mit entsprechender klinischer Symptomatik die Diagnose Mukoviszidose. Darüberhinaus kann an einigen spezialisierten Zentren die Messung der Potentialdifferenz am Nasalepithel oder möglicherweise auch an der Rektalschleimhaut zur sicheren Bestätigung oder zum weitestgehenden Ausschluß der Diagnose Mukoviszidose führen. Nach Ansicht der Autoren eines *consensus statements* der Cystic Fibrosis Foundation (Rosenstein and Cutting 1998) ist eine Mukoviszidose dann als gesichert anzusehen, wenn ein oder mehr charakteristische klinische Symptome bestehen, ein Geschwisterkind betroffen ist oder ein positives Neugeborenen-Screening-Ergebnis vorliegt, und dann die Diagnose durch den Nachweis einer gestörten CFTR-Funktion bestätigt wird. Üblicherweise wird die gestörte CFTR-Funktion durch zwei positive Schweißteste und/oder den Nachweis von zwei CFTR-Mutationen dokumentiert. Bei grenzwertigem Schweißtest und nur einer oder keiner nachweisbaren Mutation schlagen Rosenstein und Cutting (1998) weiterführende Untersuchungen (z.B. Messung der Potentialdifferenz am Nasalepithel) und ein engmaschiges Follow up vor.

Immer wieder diskutiert wird die Notwendigkeit einer möglichst frühzeitigen Diagnostik schon vor dem Auftreten typischer Symptome (siehe Abschnitt Neugeborenen-Screening). Der Beobachtung eines pistazien-grünen Stuhls in Verbindung mit Anämie in der Frühkindheit als frühem Symptom einer Mukoviszidose (Jakobson 1997) kommt wohl eher ein anekdotischer Wert zu. Dagegen wird eine zuverlässige Möglichkeit zur frühzeitigen Diagnose der Mukoviszidose in der Bestimmung des immunreaktiven Trypsins im Blut Neugeborener gesehen (Crossley et al. 1979), ein Verfahren, das (insbesondere in Verbindung mit einem DNA-Test) mit hoher Genauigkeit zur Diagnosestellung schon vor dem Auftreten von Symptomen führen kann (Farrell et al. 1997). Neben der Bestimmung des immunreaktiven Trypsins im Blut Neugeborener eignet sich möglicherweise auch die Messung des Enzyms Pankreas-Elastase im Stuhl als Screening-Test (Wallis et al. 1997).

Molekulargenetische Diagnostik

Die molekulargenetische Diagnostik der Mukoviszidose stellt heute eine vielfach durchgeführte Routinemaßnahme dar, die in der Bundesrepublik Deutschland von mindestens 65 Laboren angeboten wird (Berufsverband Medizinische Genetik e.V., 2000). Bei jeder molekulargenetischen Diagnostik sollten die entsprechenden Leitlinien des Berufsverbandes Medizinische Genetik beachtet werden (Berufsverband Medizinische Genetik e.V. 1996). Darüberhinaus wurden von den Teilnehmern der Maßnahmen zur Qualitätssicherung der molekulargenetischen Diagnostik der Cystischen Fibrose des Berufsverbandes Medizinische Genetik spezifische Leitlinien zur molekulargenetischen Diagnostik der Mukoviszidose beschlossen (Stuhrmann-Spangenberg et al. 1997), die bei den entsprechenden Untersuchungen berücksichtigt werden sollten. Die verschiedenen Anwendungsbereiche des CFTR-Gentestes sind in der Tabelle 2 zusammengefaßt.

Tabelle 2. Anwendungsbereiche des CFTR-Gentestes

1. Klärung der Verdachtsdiagnose Mukoviszidose bei Patienten mit untypischem Verlauf der Erkrankung
2. Molekulare Klassifizierung von Betroffenen einer Mukoviszidose oder einer CBAVD
3. Bestimmung des Genträgerstatus bei klinisch gesunden Personen (zumeist Verwandte von Betroffenen einer Mukoviszidose oder CBAVD, Partner von Betroffenen)
4. Feststellung des fetalen Genotyps im Rahmen einer vorgeburtlichen Diagnostik
5. Sicherung der Diagnose bei auffälligem Screening-Ergebnis (Neugeborenen, IRT-Screening)

Lassen sich bei Patienten mit der klinischen Verdachtsdiagnose einer Mukoviszidose krankheitsverursachende Mutationen in **beiden** Kopien des CFTR-Gens nachweisen, so gilt die Diagnose einer Mukoviszidose als gesichert. Der Mutationsnachweis auf beiden Allelen bedingt auch die zusätzliche Untersuchung der Eltern des Betroffenen, da nur so ausgeschlossen werden kann, daß eine uniparentale Isodisomie, eine Neumutation oder ein komplexes Allel (beide Mutationen auf einem Allel) vorliegt. Uniparentale Isodisomien sind bisher zweimal (Spence et al. 1988;Voss et al. 1989), Neumutationen viermal (White et al. 1991; Cremonesi et al. 1996; Kühnau et al. 1996; Casals et al. 1997) und komplexe Allele noch etwas häufiger beschrieben worden.

Tabelle 3. Mutationsverteilung bei 577 Patienten aus Deutschland (nach Dörk et al. 1994, Dörk et al. 2000 und unveröffentlichten Daten), Detektion mittels kommerziell erhältlicher Diagnostik-Kits (ASO: Inno-Lipa CFTR12 und CFTR17+Tn, INNOGENETICS; OLA: Abi/Prism PCR/OLA PE Biosystems; ARMS: elucigene CF20, Astra/Zeneca)

Mutation	Exon/Intron	Patienten (1154 Allele)		ASO	OLA	ARMS
CFTRdele2,3	Intron 1–3	15	(1,3%)	–	–	–
E60X	Exon 3	1	(0,1%)	+	–	+
394delTT	Exon 3	0	(0,0%)	+	–	–
G85E	Exon 3	0	(0,0%)	+	+	–
R117H	Exon 4	3	(0,3%)	+	+	+
Y122X	Exon 4	0	(0,0%)	–	+	–
621+1G→T	Intron 4	2	(0,2%)	+	+	+
711+1G→T	Intron 4	0	(0,0%)	–	+	–
711+5G→A	Intron 5	0	(0,0%)	+	–	–
1078delT	Exon 7	5	(0,4%)	+	+	+
R334W	Exon 7	4	(0,3%)	+	+	+
I336K	Exon 7	5	(0,4%)	–	–	–
R347H	Exon 7	0	(0,0%)	–	+	–
R347P	Exon 7	21	(1,8%)	+	+	+
A455E	Exon 9	1	(0,1%)	+	+	+
Q493X	Exon 10	0	(0,0%)	–	+	–
ΔI507	Exon 10	2	(0,2%)	+	+	+
ΔF508	Exon 10	830	(71,9%)	+	+	+
V520F	Exon 10	0	(0,0%)	–	+	–
1717–1G→A	Intron 10	12	(1,0%)	+	+	+
G542X	Exon 11	16	(1,4%)	+	+	+
S549R	Exon 11	0	(0,0%)	–	+	–
S549N	Exon 11	0	(0,0%)	–	+	–
G551D	Exon 11	14	(1,2%)	+	+	+
Q552X	Exon 11	1	(0,1%)	+	–	–
R553X	Exon 11	22	(1,9%)	+	+	+
R560T	Exon 11	0	(0,0%)	+	+	–
1898+1G→A	Intron 12	0	(0,0%)	–	+	–
2143delT	Exon 13	8	(0,7%)	+	–	–
2183AA→G	Exon 13	5	(0,4%)	+	+	+
2184delA	Exon 13	2	(0,2%)	+	–	–
2789+5G→A	Intron 14b	10	(0,9%)	+	+	–

Tabelle 3 *(Fortsetzung)*

3272–26A→G	Intron 17a	11	(1,0%)	–	–	–
Y1092X	Exon 17b	3	0,3%)	–	–	–
R1162X	Exon 19	2	(0,2%)	+	+	+
3659delC	Exon 19	4	(0,3%)	+	+	+
S1251N	Exon 19	2	(0,2%)	+	–	+
3849+4G→A	Intron 19	0	(0,0%)	–	+	–
3849+10kbC→T	Intron 19	14	(1,2%)	+	+	+
3905insT	Exon 20	1	(0,1%)	+	+	–
W1282X	Exon 20	5	(0,4%)	+	+	+
N1303K	Exon 21	29	(2,5%)	+	+	+
Andere/unbekannt		104	(9,0%)	138 (12%)	152 (13,2%)	160 (13,9%)
Nachweisbarkeit			91,0%	88,0%	86,8%	86,1%

Bei nur einer oder keiner nachgewiesenen Mutation kann die klinische Verdachtsdiagnose durch den direkten Gentest nicht gesichert werden, auch wenn eine Mukoviszidose vorliegt. Die molekulargenetische Routinediagnostik umfaßt gewöhnlich mindestens die in Tabelle 3 aufgeführten CFTR Mutationen, die in Deutschland eine Allelfrequenz von etwa 1% der krankheitsassoziierten Genveränderungen erreichen oder überschreiten. Oft wird zur Routinediagnostik auch einer der in Tabelle 3 genannten Kits eingesetzt. Aus der Tabelle 3 wird deutlich, daß einerseits einige in Deutschland relativ häufige Mutationen durch die derzeit am häufigsten eingesetzten Kits nicht erfaßt werden (CFTRdele2,3, 3272-26A→G), andererseits mittels der kommerziell erhältlichen Kits viele Mutationen untersucht werden, die in Deutschland nicht oder nur extrem selten beobachtet werden. Je nach eingesetztem Testverfahren können mit der Routinediagnostik nur ca. 85–90% der krankheitsverursachenden Mutationen deutscher CF-Patienten erfaßt werden, so daß mit ihr bei nur ca. 72–81% der deutschen CF-Patienten die krankheitsverursachende Genveränderung auf beiden Chromosomen 7 nachgewiesen werden kann. Bei ca. 18–26% der deutschen CF-Patienten läßt sich nur eine Mutation (im „compound"-heterozygoten Zustand mit einer unbekannten Mutation) nachweisen, während sich bei ca. 1–2% der deutschen CF-Patienten keine der in Tabelle 3 genannten Mutationen findet.

Seit der ersten Entdeckung einer Mutation im CFTR-Gen, der Deletion ΔF508 (Kerem et al. 1989b), sind im Rahmen des Cystic Fibrosis Genetic Analysis Consortium, in dem weltweit mehr als 100 Forschergruppen mitarbeiten, mehr als 900 verschiedene krankheitsverursachende Mutationen identifiziert worden *(http://www.genet.sickkids.on.ca/cftr/)*. Bei ungefähr der Hälfte der CFTR-Muationen handelt es sich um Missense-Mutationen; daneben werden Nonsense-, Frameshift- und Spleiß-Mutationen sowie Deletionen einzelner Aminosäuren gefunden. Größere Deletionen (z. B. Morral et al. 1993, Dörk et al. 2000) sind selten, große Insertionen sind nicht gefunden worden.

Die meisten der krankheitsverursachenden Mutationen im CFTR-Gen sind extrem selten; oft wird die jeweilige Mutation nur in einer Familie beobachtet. Einige Mutationen jedoch kommen weltweit oder auch regional häufig vor und sollten daher in die jeweilige molekulargenetische Diagnostik einbezogen werden. Die weltweit häufigste Mutation ist die oben erwähnte Deletion von 3 Basenpaaren im Exon 10 des CFTR-Gens, die zum Verlust der Aminosäure Phenylalanin an der Position 508 der Proteinsequenz führt und somit als ΔF508 bezeichnet wird (Kerem et al. 1989b). ΔF508 findet sich weltweit auf ca. 70% aller untersuchten CF-Allele, wobei sich deutliche Unterschiede in der Häufigkeit dieser Mutation in verschiedenen Populationen zeigen (The Cystic Fibrosis Genetic Analysis Consortium 1990). Innerhalb Europas läßt sich ein deutlicher Nord/Süd-Gradient nachweisen (European Working Group on Cystic Fibrosis 1990): Die Frequenz reicht von 86,8% der CF-Allele in Dänemark (Schwartz et al. 1990) bis zu 27% in der Türkei (Hundrieser et al. 1990).

Neben der häufigsten Mutation ΔF508 finden sich in den meisten Bevölkerungsgruppen Europas und Nordamerikas noch eine Vielzahl weiterer Mutationen (The Cystic Fibrosis Genetic Analysis Consortium 1994; Estivill et al. 1997). In Deutschland konnten bereits über siebzig weitere CFTR Mutationen, zumeist Nukleotidsubstitutionen oder kleine Deletionen und Insertionen im kodierenden Bereich des CFTR-Gens, nachgewiesen werden (Dörk et al. 1994 und eigene, unpublizierte Ergebnisse). Aufgrund dieser allelischen Heterogenität (Tabelle 3) ist eine über die Routinediagnostik hinausgehende molekulargenetische Diagnostik der Mukoviszidose bei deutschen CF-Patienten sehr aufwendig.

Die Kenntnis der ethnischen Herkunft des Patienten ist für das molekulargenetische Diagnostiklabor von großer Wichtigkeit für die Auswahl der zu testenden Mutationen und die richtige Einschätzung des erreichbaren Nachweisniveaus. Während in der deutschen Bevölkerung keine der non-ΔF508 Mutationen eine Frequenz von mehr als 2,5% erreicht (Tabelle 3), finden sich in anderen Bevölkerungsgruppen viele weitere CFTR Mutationen mit einer hohen Frequenz (Tabelle 4). In den meisten Fällen können die hohen Frequenzen in den jeweiligen Populationen auf Gründereffekte zurückgeführt werden: eine ansonsten seltene, in einer kleinen Gründerpopulation vorhandene Erbanlage wurde im Zuge der Expansion dieser Population vervielfacht. Beispiele für Gründereffekte sind die CFTR-Allelverteilungen auf den Färöer Inseln (100% ΔF508) (Schwartz et al. 1995) und unter den in Nordamerika in isolierten ländlichen Gemeinschaften lebenden Hutteriten (35% ΔF508, 65% M1101K) (Zielenski et al. 1993), deren Vorfahren aus Österreich stammten (Hosteler 1985). Die Mutation M1101K ist in Deutschland selten, und wir haben diese Mutation bei unseren Untersuchungen von 63 Tiroler CF-Patienten auch nur einmal nachweisen können (Stuhrmann et al. 1997). Das Beispiel M1101K belegt, daß Mutationen nicht dort entstanden sein müssen, wo sie heute besonders häufig sind. Eine hohe Frequenz und geringe Anzahl bevölkerungsspezifischer Mutationen ermöglicht in manchen Populationen wie z.B. bei Ashkenazi-Juden (Abeliovich et al. 1992; Kerem et al. 1995) eine fast vollständige molekulargenetische Diagnose.

Tabelle 4. Non-ΔF508 Mutationen, die bei CF-Patienten aus der jeweiligen Population mit einer Frequenz von mehr als 10% beobachtet werden. (Länder in alphabetischer Reihenfolge)

Population (ΔF508 in %)	Mutation	Exon/Intron	Frequenz (%)	Referenz
Algerien (34,2)	N1303K	Exon 21	15,8	Lucotte et al. 1994, CFGAC
Estland (35,0)	394delTT	Exon 3	12,0	Teder et al. 1995
Finnland (45,0)	394delTT	Exon 3	30,0	Kere et al. 1995
Israel				
Juden, Ashkenazim (28,0)	W1282X	Exon 20	47,9	Kerem et al. 1995
Juden, Georgier (0)	Q359K/T360K	Exon 7	87,5	Kerem et al. 1995
Juden, Libyer (72,7)	405+1G→A	Intron 3	18,2	Kerem et al. 1995
Juden, Tunesier (30,4)	405+1G→A	Intron 3	47,8	Kerem et al. 1995
Juden, Tunesier (30,4)	W1282X	Exon 20	17,4	Kerem et al. 1995
Kanada				
Hutterer (31,0)	M1101K	Exon 17b	69,0	Zielenski et al. 1993
Saguenay-Lac St. Jean (58,0)	621+1G→T	Intron 4	23,0	Rozen et al. 1992
Libanon (36,7)	W1282X	Exon 20	16,7	Desgeorges et al. 1997
Puerto Rico (39,6)	R334W	Exon 7	14,6	Rodriguez-Santana et al. 1994
Saudi-Arabien (0)	1548delG	Exon 10	14,0	El-Harith et al. 1997
	3120+1G→A	Intron 16	21,0	El-Harith et al. 1997
	N1303K	Exon 21	14,0	El-Harith et al. 1997
Südafrika				
Schwarze (0)	3120+1G→A	Intron 16	62,5	Carles et al. 1996
Vereinigte Arabische Emirate:				
Beduinen (0)	S549R	Exon 11	100	Frossard et al. 1996
Vereinigte Staaten von Amerika				
Pueblo (0)	R1162X	Exon 19	68,7	Mercier et al. 1994
Pueblo (0)	3849+10kbC→T	Intron 19	18,8	Mercier et al. 1994
Afro-Amerikaner (48,0)	3120+1G→A	Intron 16	12,2	Macek et al. 1997

Testmethoden

Eine Vielzahl unterschiedlicher, auf der Anwendung der Polymerase-Kettenreaktion (PCR) basierende Methoden stehen zum Nachweis der verschiedenen Mutationen im CFTR-Gen zur Verfügung. Die Mutation ΔF508 läßt sich zum Beispiel sowohl mittels allelspezifischer Oligonukleotid (ASO)-Hybridisierung (Kerem et al. 1989b), allelspezifischer PCR (Ballabio et al. 1990), oder mittels Polyacrylamid-Gel-Elektrophorese (PAGE) (Rommens et al. 1990; Stuhrmann et al. 1991b) nachweisen. Darüberhinaus stehen heute eine Vielzahl diagnostischer Kits, die zumeist auf dem Prinzip der reversen ASO-Hybridisierung (Shuber at al. 1993; Cuppens et al. 1992), der allelspezifischen PCR (ARMS) (Ferrie et al. 1992) oder dem Oligo-Ligations-Prinzip (Eggerding et al. 1995) beruhen und die gleichzeitige Analyse multipler Mutationen ermöglichen, zur Verfügung. Die Entwicklung neuer Technologien wie der Chip-Technologie (Ginot et al. 1997) oder die für die Diagnostik genetischer Veränderungen angepaßte Anwendung bekannter Verfahren wie der Massenspektrometrie (Braun et al. 1997) werden überdies dazu führen, daß sich die Durchführung der routinemäßigen molekulargenetischen Diagnostik in den nächsten Jahren einschneidend ändern wird.

Können in der Routinediagnostik die zugrundeliegenden Mutationen nicht identifiziert werden, stehen zum Beispiel mit der Suche nach einem *single-strand-conformation-polymorphism* (SSCP, Orita et al. 1989) oder mit der Durchführung einer *denaturing gradient gel electrophoresis* (DGGE, Myers et al. 1985) und anderen Verfahren wie der direkten Sequenzierung wiederum eine Vielzahl von Testmethoden zur Verfügung, alle 27 Exons des gesamten CFTR-Gens zu untersuchen. Derartige Untersuchungen sind aber recht zeit- und kostenintensiv und werden daher derzeit nicht zur Routinediagnostik herangezogen.

Molekulare Konsequenzen der Mutationen im CFTR-Gen

Je nach ihrer Art und Lokalisation im CFTR-Gen können die verschiedenen Mutationen diverse physiologische Konsequenzen haben. Zielenski und Tsui (1995a) haben eine ursprünglich von Welsh und Smith (1993) eingeführte Einteilung der Mutationen nach physiologischen Konsequenzen erweitert und gehen davon aus, daß es mindestens fünf verschiedene Klassen von Mutationen gibt, wobei manche der genetischen Störungen mehrere dieser Konsequenzen haben mögen. Mutationen im CFTR-Gen können demnach zu einer massiven Reduktion der Menge vollständigen und funktionsfähigen CFTR Proteins (Klasse 1), zu einer Reifungsstörung des CFTR Proteins (Klasse 2), zu einer Blockierung der Regulation der Kanalöffnung (Klasse 3), zur Störung der Leitfähigkeit des Anionenkanals (Klasse 4) oder zu einer partiell eingeschränkten Synthese (Klasse 5) des CFTR-Proteins führen. Aus der Kenntnis der physiologischen Konsequenzen (d. h. der Konsequenzen auf zellulärer Ebene) der jeweiligen Mutationen lassen sich nicht nur Genotyp/Phänotyp

Beziehungen der CF (siehe unten) erklären, sondern auch zukünftige, genotypspezifische Therapiemöglichkeiten entwickeln (Zeitlin 2000; Choo-Kang and Zeitlin 2000). So konnte in Zellkulturen schon vor längerem gezeigt werden, daß sich die durch sog. Stop-Mutationen (Klasse 1) bedingte Reduktion der Menge des CFTR-Proteins mittels Aminoglykosid-Antibiotika (z.B. Gentamizin) korrigieren läßt. Howards et al. (1996), Bedwell et al. (1997) und Wilschanski et al. (2000) konnten diesen Effekt von Gentamizin *in vivo* an Nasenepithelzellen von CF-Patienten bestätigen.

Vom Genotyp zum Phänotyp

Wie bei den meisten monogen bedingten Erkrankungen, so erlaubt auch bei der Mukoviszidose die Kenntnis der molekular-pathologischen Veränderungen, d.h. der zugrundeliegenden Mutationen im CFTR-Gen, keine eindeutige Prognose des klinischen Phänotyps *im Einzelfall*. Monogen bedingte Erkrankungen werden in der Regel sowohl von einer Vielzahl von Umweltfaktoren, als auch von genetischen Effekten beeinflußt. Es ist daher angebracht, viele der als „Einzelgen-Defekte" bezeichneten vererbbaren Erkrankungen auch unter multifaktoriellen Gesichtspunkten zu betrachten. Bei der Mukoviszidose ist inzwischen *statistisch* erwiesen, daß das klinische Bild zwar keineswegs vollständig aus den Mutationen im CFTR-Gen prognostiziert werden kann, jedoch maßgeblich von ihnen mitbestimmt wird. Im folgenden soll dargestellt werden, inwieweit der klinische Phänotyp der Mukoviszidose durch (1) die zugrundeliegende Mutation im CFTR-Gen, (2) zusätzliche intragenische Faktoren, (3) die Effekte anderer Loci und ihrer Produkte (Epistasis) und (4) die Umwelt beeinflußt wird.

Mutationen im CFTR-Gen und der CF-Phänotyp

Bereits unmittelbar nach der Identifizierung des CFTR-Gens und der Entdeckung der Mutation ΔF508 wurden erste Studien zur Genotyp-Phänotyp-Assoziation bei der Mukoviszidose durchgeführt (Kerem et al. 1990; Stuhrmann et al. 1990; Stuhrmann et al. 1991a; Kristidis et al. 1992). Die meisten non-ΔF508 Mutationen sind so selten, daß aussagekräftige Genotyp-Phänotyp-Untersuchungen zumeist nur im Rahmen internationaler Kooperationen möglich sind. So haben auch wir uns an mehreren entsprechenden internationalen Studien beteiligt (Hamosh et al. 1992; Osborne et al. 1992; The Cystic Fibrosis Genotype Phenotype Consortium 1993; Varon et al. 1995; The Cystic Fibrosis Genotype Phenotype Consortium 1996). Einige Mutationen sind in einzelnen Populationen relativ häufig, so daß für diese Mutationen auch kleinere Genotyp-Phänotyp-Untersuchungen möglich waren, z.B. für die Mutation W1282X bei Ashkenazi-Juden (Shoshani et al. 1992), für R1162X bei Italienern (Gasparini et al. 1992), für G85E bei Spaniern (Vazquez et al. 1996) und 3905insT bei Schweizern (Hergersberg et al. 1997).

Schon vor der Entdeckung des CFTR-Gens war aufgrund der praktisch vollständigen Übereinstimmung der Pankreasfunktion bei Mukoviszidosegeschwistern (Corey et al. 1988; Corey et al. 1989) sowie Haplotypanalysen mittels gekoppelter DNA-Marker (Devoto et al. 1989; Kerem et al. 1989a; McConkie-Rosell et al. 1989; Schmidtke und Krawczak 1989) vorhergesagt worden, daß „pankreasinsuffiziente" und „pankreassuffiziente" Genvarianten existieren müssen. Die Mutationsanalysen bei Patienten mit exokriner Pankreasinsuffizienz (PI) und solchen mit erhaltener exokriner Pankreasfunktion (PS) konnten diese Vorhersagen bestätigen. Mehr als bei jedem anderen Symptom der Mukoviszidose lassen sich die Mutationen recht präzise anhand der mit ihnen assoziierten Pankreassymptomatik in *severe* (schwer, verbunden mit dem PI-Phänotyp) und *mild* (mild, verbunden mit dem PS-Phänotyp) einteilen (Kerem et al. 1989b; Kristidis et al. 1992). Es konnte gezeigt werden, daß „milde" Mutationen gegenüber „schweren" Mutationen dominieren, da Patienten mit einem „compound"-heterozygoten (*mild/severe*) Genotyp fast stets eine erhaltene exokrine Pankreasfunktion aufweisen (Kristidis et al. 1992). Eine solche Situation ist für Mutationen, die mit einem Funktionsverlust einhergehen, auch zu erwarten gewesen.

Da ca. 85% der Betroffenen einer Mukoviszidose den PI-Phänotyp aufweisen, läßt sich errechnen, daß mehr als 90% der CF-Allele eine „schwere" Mutation aufweisen. Es war somit nicht verwunderlich, daß die nach der Identifizierung der weltweit häufigsten Mutation (ΔF508) durchgeführten Untersuchungen ergaben, daß fast alle Patienten, die homozygot für die Mutation ΔF508 sind, den PI-Phänotyp aufwiesen (Kerem et al. 1989b; Borgo et al. 1990; Kopelman und Rozen 1990; Stuhrmann et al. 1990; Lanng et al. 1991; Kristidis et al. 1992). Daß die Mutation im CFTR-Gen zwar die wichtigste, nicht aber die ausschließliche Voraussetzung für die Schwere der Pankreassymptomatik darstellt, läßt sich daran erkennen, daß auch einige wenige ΔF508-homozygote Patienten eine erhaltene Pankreasfunktion aufweisen. So berichteten Kopelman und Rozen (1990) von zwei ΔF508-homozygoten Patienten mit grenzwertiger Pankreasfunktion. Kristidis et al. (1992) klassifizierten zwei von 150 ΔF508-homozygoten Patienten als PS; bei Nachuntersuchungen wiesen diese beiden Patienten grenzwertige Pankreasenzymspiegel auf (persönliche Mitteilung von P. Kristidis in Welsh et al. 1995). Wir selber entdeckten unter 203 ΔF508-

Tabelle 5. Verteilung der Mutation ΔF508 bei deutschen und tschechischen CF-Patienten mit Pankreassuffizienz (PS) und Pankreasinsuffizienz (PI) (nach Stuhrmann et al. 1990)

Genotyp	Deutschland		Tschechoslowakei	
	PS	PI	PS	PI
ΔF508/ΔF508	2	127	3	71
ΔF508/andere	6	68	9	67
andere/andere	8	10	2	14
Anzahl	16	205	14	152

homozygoten Patienten aus Deutschland und der damaligen CSSR fünf Patienten (2 deutsche und 3 tschechische), die keine klinischen Symptome einer exokrinen Pankreasinsuffizienz aufwiesen (Tabelle 5).

Auch für die bei Deutschen zweit-, dritt-, fünft-, sechst-, siebt- und neunthäufigsten Mutationen (Tabelle 3) N1303K, R553X, G542X, CFTRdele2,3 (21kb), G551D und 1717-1G→A konnten wir inzwischen im Rahmen internationaler Kooperationen nachweisen, daß die jeweiligen Mutationen mit dem PI-Phänotyp assoziiert sind (Hamosh et al. 1992; Osborne et al. 1992; The Cystic Fibrosis Genotype Phenotype Consortium 1993; Dörk et al. 2000). Alle Mutationen, für die bisher eine deutliche Assoziation mit dem PI-Phänotyp nachgewiesen werden konnte, gehören den Mutationsklassen 1 bis 3 an, während die Mutationen, die entweder zum PS-Phänotyp führen, oder für die keine feste Assoziation zur Pankreasfunktion nachgewiesen wurde, den Klassen 4 oder 5 zuzuordnen sind

Eine direkte Beziehung zwischen CFTR-Genotyp und Ausmaß der Lungenerkrankung läßt sich bei der Mukoviszidose kaum herstellen. Das war auch nicht unbedingt zu erwarten, da schon die mitunter äußerst unterschiedliche Lungenbeteiligung bei Geschwistern mit Mukoviszidose (Santis et al. 1990; Borgo et al. 1993) darauf hinwies, daß weitere, nicht mit dem CFTR-Gen gekoppelte genetische Dispositionen und/oder Umweltfaktoren eine wesentliche Rolle bei der Art der Lungensymptomatik spielen müssen. Studien, in denen Betroffene der Mukoviszidose mit den Genotypen ΔF508/DF, ΔF508/non-ΔF508 und non-ΔF508/non-ΔF508 bezüglich Lungenfunktion, Röntgenbild der Lunge und Zeitpunkt der Besiedelung der Lunge mit typischen Keimen wie *Pseudomonas aeruginosa* miteinander verglichen wurden (Kerem et al. 1990; Burke et al. 1992; Al-Jader et al. 1992), ergaben keinen Hinweis auf einen Einfluß der Mutation ΔF508 auf die Schwere der Lungensymptomatik. Wurden allerdings die Patienten bezüglich ihrer Pankreasfunktion gruppiert, so fand sich eine deutlich bessere Lungenfunktion und eine spätere Besiedlung mit *Pseudomonas aeruginosa* bei den PS-Patienten (Kerem et al. 1990; Kubesch et al. 1993).

Einige PS-Mutationen sind bezüglich des Ausmaßes der mit ihnen verbundenen Lungensymptomatik besonders intensiv untersucht. So geht die Mutation R117H auch mit einer relativ milden Lungenerkrankung einher (The Cystic Fibrosis Genotype Phenotype Consortium 1993). Daneben fand sich bei Betroffenen der in den Niederlanden häufigen Mutation A455E, die oft mit einem späten Diagnosealter und dem PS-Phänotyp einhergeht, ebenfalls eine relativ benigne Lungenerkrankung (Gan et al. 1995). Im Gegensatz dazu wurde bei der Mutation 3849+10kBC→T, die sogar noch häufiger als A455E mit dem PS-Phänotyp einhergeht, keine signifikant geringere Lungenbeteiligung festgestellt (Augarten et al. 1993; Highsmith et al. 1994). Die Untersuchungen der Studie des *Cystic Fibrosis Genotype-Phenotype Consortiums* bestätigen die Ergebnisse und ergaben aufgrund der Genotyp-Phenotyp-Analyse neun verschiedener PS-Mutationen Hinweise auf einen von der Pankreassymptomatik unabhängigen Einfluß „milder" CFTR-Mutationen auf die Lungensymptomatik (The Cystic Fibrosis Genotype Phenotype Consortium 1996). Daneben beeinflussen „milde" CFTR-Mutationen wohl auch indirekt (über Pankreasfunktion und Ernährungsstatus) die Lungensymptomatik der Betroffenen. Kubesch et al. (1993) schließlich konnten zeigen, daß der Zeitpunkt der Besiedelung der Lunge mit *Pseudomonas aeruginosa* von der Art der Mutation abhängig ist: Patienten mit „compound"-Heterozygotie für die Mutation ΔF508 und eine PS-Mutation („milde" Aminosäuresubstitutionen und Spleißmutationen, nach heutiger Einteilung also Mutationen der Klassen 4 und 5) haben eine deutlich geringere altersspezifische Kolonisationsrate mit *Pseudomonas aeruginosa* als Patienten, die „compound"-heterozygot für die Mutation ΔF508 und eine PI-Mutationen (insbesondere Klasse 1 Mutationen) sind.

Galt noch bis vor kurzer Zeit die Bestimmung der Cl⁻Konzentration im Schweiß („Schweißtest") als der „goldene"-Standard zur Bestätigung oder zum Ausschluß der Mukoviszidose, so muß inzwischen davon ausgegangen werden, daß eine Mukoviszidose auch bei einer normalen Natrium- und Chlorid-Konzentration im Schweiß nicht ausgeschlossen ist. Für die drei Mutationen G551S (Strong et al. 1991), 3849+10kBC→T (Highsmith et al. 1994) und 2789+5G →A (Highsmith et al. 1997) konnte bei einem großen Teil der Patienten eine normale oder grenzwertige Na^+- und Cl^--Konzentration im Schweiß nachgewiesen werden. Als Paradigma einer mit einem normalen „Schweißtest" und einer späten Manifestation einhergehenden CFTR-Mutation gilt insbesondere die Mutation 3849+10kBC→T, die sich unter den von uns untersuchten 270 erwachsenen Mukoviszidose-Patienten insgesamt 13mal fand (Dörk und Stuhrmann 1995). Die Diagnosestellung erfolgte bei unseren 8 Patienten mit dem Genotyp 3849+10kBC→T/ΔF508 deutlich später (medianes Diagnosealter: 14 5/12 Jahre) als bei 119 erwachsenen Patienten mit dem Genotyp ΔF508/ΔF508 (1 8/12 Jahre). Es handelt sich bei dieser Mutation um eine Genveränderung, die zwar mit einem späten Diagnosealter und einem normalen oder grenzwertigen Schweißtest verbunden sein kann, die andererseits aber durchaus im späteren Alter zu dem Vollbild der klassischen Mukoviszidose führen kann. So verstarb ein von uns im Alter von 50 Jahren diagnostizierter Betroffener einer Mukoviszidose mit dem Genotyp 3849+10kBC→T/ΔF508, der erst im Alter von 30 Jahren erste Bronchitiden und in Alter von 49 Jahren erstmalig Zeichen einer beginnenden Pankreasfunktionsstörung (PI) aufwies, drei Jahre nach der Diagnosestellung an den Folgen einer Sepsis nach Lungenentzündung. Solche Fallbeispiele können die Annahme stützen, daß eine rechtzeitige Diagnosestellung für Präventions- und Therapiemaßnahmen sehr hilfreich und im Einzelfall lebensverlängernd sein kann. Allerdings ist mit der zunehmend verbreiteten Kenntnis der Erkrankung die Spätdiagnose zur Ausnahme geworden, und die große Mehrheit aller Patienten mit Mukoviszidose wird heute bereits im sehr frühen Kindesalter diagnostiziert. In einer Untersuchung des Diagnosealters bei 322 Patienten der MHH findet sich als mittleres Diagnosealter bei dem häufigsten Genotyp, ΔF508/ΔF508, ein Median von 6 Monaten (bei einem allerdings recht weiten Diagnosebereich zwischen 0 und 13 Jahren). Nur die verhältnismäßig geringe Zahl von Patienten mit Aminosäuresubstitutionen in der CFTR-Transmembranregion (n = 21) oder mit Spleißmutationen außerhalb der strikt konservierten Konsensussequenzen (n = 19) weist eine signifikant verzögerte

Diagnosestellung auf; hier liegen die medianen Diagnosealter bei 6 bzw. 14 Jahren (Tabelle 6).

Tabelle 6. Beziehung zwischen CFTR-Genotyp und Diagnosealter von 322 CF-Patienten der Med. Hochschule Hannover (nach Dörk, 1994). Typ I = Terminationsmutationen (Klasse 1), Typ II = Aminosäuresubstitutionen in den Nukleotid-Bindungsstellen (Klassen 2 und 3), Typ III = Aminosäuresubstitutionen in den Transmembrandomänen (Klasse 4), Typ IV = partielle Spleißmutationen (Klasse 5).

CFTR-Genotyp	Anzahl Patienten (m/w)	Diagnosealter in Jahren Bereich	Median (99% Konfidenzintervall)
ΔF508/ΔF508	160 (84/76)	0,0–13,0	0,5 (0,3–1,2)
ΔF508/Typ I	58 (32/26)	0,0–5,7	0,4 (0,2–0,9)
ΔF508/Typ II	20 (8/12)	0,2–21,7	0,7 (0,3–5,0)
ΔF508/Typ III	21 (12/9)	0,0–29,0	5,9 (0,8–11,5)* $p < 0,001$
ΔF508/Typ IV	19 (10/9)	0,5–34,1	14,0 (5,4–23,0)* $p < 0,001$

Nicht selten erfolgt die Diagnose einer Mukoviszidose bereits bei Geburt oder *in utero*. Etwa 10–15% aller Kinder mit Mukoviszidose weisen bei der Geburt einen Mekoniumileus auf, der die rasche Differentialdiagnose einer CF erlaubt. Gelegentlich wird schon während der späten Schwangerschaft eine Mukoviszidose durch Ultraschalluntersuchung aufgrund eines echodichten Darms erkannt. Durch Neonatalscreeningprogramme in einzelnen Ländern kann eine CF ferner aufgrund der beobachteten Hypertrypsinämie bei Neugeborenen erkannt werden. Sowohl Laroche und Travert (1991), als auch Lucotte et al. (1991) berichten von einer erhöhten Frequenz heterozygoter Träger der Mutation ΔF508 bei Betroffenen einer neonatalen transitorischen Hypertrypsinämie. Die Autoren gehen davon aus, daß es sich bei den Betroffenen nicht um CF-Patienten, sondern um CF-Heterozygote handelt, und daß es sich bei der neonatalen transienten Hypertrypsinämie somit um eine Heterozygotenmanifestation handelt. Da bei den Betroffenen einerseits kein Schweißtest durchgeführt wurde und andererseits auch noch nicht auf das Vorliegen weiterer Mutationen im CFTR-Gen untersucht wurde, ist auch nicht ausgeschlossen, daß die Betroffenen einer transienten neonatalen Hypertrypsinämie und Heterozygotie für ΔF508 in Wirklichkeit Betroffene einer (vielleicht milden) Mukoviszidose und „compound" heterozygot für ΔF508 und eine noch nicht nachgewiesene Mutation sind. Diese Frage kann derzeit noch nicht abschließend geklärt werden, zumal für einige der häufigeren CFTR-Aminosäurepolymorphismen ein pathophysiologischer Beitrag und eine mögliche Assoziation mit neonataler Hypertrypsinämie diskutiert werden (z. B. Boyne et al. 2000; Gomez Lira et al. 2000).

Zusätzliche Faktoren innerhalb des CFTR-Gens, die den Phänotyp beeinflussen

Kiesewetter et al. konnten 1993 durch die Untersuchung der Länge des im Intron 8 (IVS8) des CFTR-Gens lokalisierten Polypyrimidintraktes bei Betroffenen einer milden (PS) CF oder einer CBAVD mit dem Genotyp ΔF508/R117H zeigen, daß der Phänotyp wesentlich durch die Anzahl der Thymidine (5, 7 oder 9) auf dem R117H-Allel beeinflußt wird: R117H(IVS8-7T) geht in gemischt-Heterozygotie mit ΔF508 zumeist mit einer CBAVD einher, während der Genotyp ΔF508/R117H(IVS8-5T) mit dem Auftreten einer CF assoziiert ist (Kiesewetter et al. 1993). IVS8-5T findet sich in der Allgemeinbevölkerung mit einer Allelfrequenz von ca. 5% (Chu et al. 1993; Kiesewetter et al. 1993; Dörk et al. 1994b) und stellt den häufigsten bekannten intragenischen, den Phänotyp beeinflussenden Faktor dar. Daneben gibt es eine Reihe weiterer Berichte über komplexe CFTR-Allele (z. B. Dörk et al. 1991; Fanen et al. 1992; Dörk und Stuhrmann; Dörk et al. 1997; Clain et al. 2000), d. h. über zwei auf dem gleichen Allel lokalisierte Genveränderungen, bei denen es sich um sich in ihrer Wirkung beeinflussende Mutationen handeln kann. So weist die Mutation R553Q auf dem ΔF508-Allel eines CF-Patienten mit dem Genotyp R553X/ΔF508 (R553Q) eine revertierende Wirkung auf (Dörk et al. 1991, Teem et al. 1993). Insbesondere bei unerwarteten Phänotypen von CF-Patienten mit definiertem Mutationstyp sollte die Möglichkeit eines komplexen Allels in Erwägung gezogen werden.

CF-modifizierende Gene

Schon vor der Identifizierung des CFTR-Gens wurde aufgrund von Genotyp-Phänotyp-Studien mittels gekoppelter DNA-Marker die Hypothese aufgestellt, daß der Phänotyp der Mukoviszidose möglicherweise nicht nur durch allelische Heterogenität, sondern auch durch einen oder mehrere gekoppelte Loci modifiziert werden könnte (Getschold et al. 1987; Knowles et al. 1989; Mornet et al. 1988, Schmidtke und Krawczak 1989; Tümmler et al. 1990).

Zielenski et al. (1999) konnten seitdem zeigen, daß ein modifizierender Gen-Effekt bezüglich des Auftretens eines Mekoniumileus' in der entsprechenden Region des Chromosoms 19 besteht. Darüberhinaus ergaben Untersuchungen von Baranov et al. (1996) und Hull and Thomson (1998) Hinweise für eine Assoziation zwischen der Schwere der Lungenerkrankung bei CF und der Anwesenheit eines bestimmten Allels (Null-Allel) der Glutathion-S-transferase (GSTM1). Hull and Thomson (1998) konnten weiterhin eine Beziehung zwischen der Lungenfunktion und der Anwesenheit eines Allels am Locus des Tumornekrose-Faktors α (TNF-α) aufzeigen. Zahlreiche weitere Assoziationsstudien befassen sich derzeit mit möglichen modulierenden Einflüssen zusätzlicher Genvarianten auf die Ausprägung einzelner CF-

Symptome, wie z.B. Diabetes, Lerberzirrhose, Mekoniumileus und pulmonale Erkrankung.

Umwelteinflüsse

Als wohl wichtigster nicht-genetischer, den Phänotyp beienflussender Faktor kann die Therapie angesehen werden. Schon 1985 wiesen Hill et al. darauf hin, daß Patienten, die von spezialisierten Zentren („Mukoviszidose-Ambulanzen") betreut werden, im Mittel länger leben als solche, die keine Betreuung durch Spezialisten erfahren. Ein besonders wichtiger Therapiefaktor ist hierbei wohl die Prävention und gezielte Behandlung von Infektionserkrankungen. Andrerseits können Ambulanzen auch eine Quelle von Infektionen sein. Die nosokomiale Übertragung von Pseudomonaden stellt ein bedenkenswertes Problem für die Infrastruktur der Klinik dar (Tümmler et al. 1991; Foca et al. 2000). An einen Umweltfaktor ist auch bei der Beobachtung, daß CF-Patienten aus den nördlichen Staaten der USA länger leben als Patienten aus den wesentlich wärmeren südlichen Bundesstaaten (Welsh et al. 1995), zu denken. Hier könnte der stärkere Salzverlust bei Hitze eine Rolle spielen.

CF-Screening

Auf die in der Öffentlichkeit und in wissenschaftlichen Publikationen vielfach diskutierte Problematik des CF-Carrier (Heterozygoten)-Screenings (siehe auch Stuhrmann et al. 2000) soll hier nur kurz eingegangen werden. Schon 1992 haben Scriver und Fujiwara darauf hingewiesen, daß die Akzeptanz eines CF-Carrierscreening sehr populationsabhängig ist (Scriver und Fujiwara 1992). In Deutschland wurde die wissenschaftliche Diskussion bezüglich eines CF-Carrierscreenings darüberhinaus von der Herkunft der Diskutanten bestimmt. Während die Ost-Berliner Gruppe um Charles Coutelle sich für ein allgemeines CF-Carrierscreening bei schwangeren Frauen aussprach (Coutelle 1994) und auf eine hohe Akzeptanz dieses Screening-Programmes bei Frauen aus der ehemaligen DDR verwies (Jung et al. 1994), war (und ist) man in den alten Bundesländern einem allgemeinen CF-Carrierscreening gegenüber eher abgeneigt (Schmidtke 1994; Berufsverband Med. Genetik 1990; Kommission für Öffentlichkeitsarbeit und ethische Fragen der Gesellschaft für Humangenetik 1991). Die entsprechenden Stellungnahmen von Berufsverband und Fachgesellschaft verweisen insbesondere auf das notwendige Junktim zwischen Beratung und Test, welches im Falle eines allgemeinen CF-Carrierscreenings aus Kapazitätsgründen wohl nicht zu gewährleisten ist. Im Falle eines Screenings bei schwangeren Frauen wird insbesondere auch die Problematik gesehen, daß Frauen zum Zeitpunkt der Schwangerschaft praktisch keine ausreichende Zeit haben, über das Für und Wider einer genetischen Untersuchung nachzudenken und somit eine wirklich freiwillige Entscheidung für oder gegen die Annahme eines Testangebotes nur schwer möglich ist. In der Bundesrepublik Deutschland wird zur Zeit kein allgemeines CF-Carrierscreening bei schwangeren Frauen angeboten. Daß CF-Carrierscreening-Programme schwangerer Frauen auch in Ländern mit demokratischer Tradition angenommen werden, haben jedoch Untersuchungen in Großbritannien, Dänemark und den USA gezeigt (Übersicht in Rowley et al. 1997). In einem *NIH Consens statement* (1997) wird empfohlen, Ratsuchenden mit positiver Familienanamnese und deren Partnern sowie Paaren mit Kinderwunsch und Paaren mit dem Wunsch nach pränataler Diagnostik einen CF-Gentest anzubieten. Ein allgemeines Bevölkerungs-Screening wird von diesem Expertengremium nicht befürwortet.

Neugeborenen-Screening

Eine andere Entwicklung als beim CF-Carrierscreening während der Schwangerschaft könnte die Diskussion bezüglich eines CF-Neugeborenen-Screening nehmen (Dankert-Roelse und de Meerman 1997). Jedoch gilt auch für das CF-Neugeborenen-Screening, daß aufgrund des noch ausstehenden Nachweises eines wirklichen Nutzens bei noch nicht abgeschlossener Evaluierung möglicher Risiken ein flächendeckendes Bevölkerungsscreening derzeit noch nicht durchgeführt werden sollte. Dringend geboten erscheint hier die Durchführung von Modellvorhaben/Pilotstudien mit wissenschaftlicher Begleitung und Auswertung. Ergebnisse aus den Niederlanden (Dankert-Roelse und te Meerman 1995), der Bretagne (Scotet et al. 2000), Australien (Waters et al. 1999) und insbesondere aus Wisconsin (Farrell et al. 1997; Farrell et al. 2001), wo bereits seit 1985 ein Neugeborenen-Screening mittels Bestimmung des immunreaktiven Trypsinogens (seit 1991 in Kombination mit einem DNA-Test) durchgeführt wird, sprechen für einen positiven Effekt der Früherkennung bezüglich der Wachstumsentwicklung und des Ernährungsstatus von Betroffenen einer Mukoviszidose, zumindest in den ersten 10 Lebensjahren. Eine positive Wachstums- und Ernährungssituation scheint sich auch positiv auf die Langzeitentwicklung der Lungenfunktion auszuwirken (Waters et al. 1999). Ergebnisse aus der Europäischen Geschwister- und Zwillingsstudie sprechen jedoch eher gegen einen Langzeitnutzen der Früherkennung, da sich die später geborenen (und im jüngeren Alter diagnostizierten) Geschwister in ihrem klinischen Verlauf nicht erkennbar von ihren älteren Geschwistern unterscheiden (persönliche Mitteilung B. Tümmler, 2001). Verläßliche Daten bezüglich der Überlebensraten gescreenter versus nichtgescreenter CF-Patienten liegen nicht vor und werden auch nur schwerlich erhältlich sein. Während sich das *NIH consensus statement* (1997) – vornehmlich aufgrund des noch nicht nachgewiesenen Nutzens – gegen ein Neugeborenen-Screening ausspricht, kommen die britischen Autoren eines *National Health Service R&D Health Technology Assessment Reports* (Murray et al. 1999) zu der gegensätzlichen Ansicht, daß die Einführung eines Neugeborenen-Screenings (wie z. B. bei der Phenylketonurie) geboten sei. In Deutschland überwiegen derzeit aufgrund der o.g. Probleme die

Bedenken gegen ein flächendeckendes CF-Neugeborenen-Screening. Nach Mitteilungen der Deutschen Gesellschaft für Neugeborenen-Screening wurden 1999 in 3 Labors 60.779 Neugeborene (8% aller Neugeborenen) auf CF getestet (Zabransky, persönliche Mitteilung). In den USA werden 6%, in Frankreich 13%, in Großbritannien 22%, in Italien 24% und in Australien 92% aller Neugeborenen gescreent (zitiert nach Wilken and Travert 1999). In Österreich werden dagegen routinemäßig alle Neugeborenen auf CF untersucht. Die Durchführung einer Pilotstudie zum Neugeborenen-Screening in der Bundesrepublik Deutschland wäre sicherlich sinnvoll, insbesondere auch zur Evaluation möglicher Risiken. Ein Hauptrisiko des IRT/DNA-basierenden CF-Screenings stellt die Problematik der Heterozygoten-Detektion dar. Auch wenn wirklich nur ca. 1,5% der Heterozygoten identifiziert werden (nach Wilcken and Travert 1999), so ist doch in allen diesen Fällen ein „unfreiwilliger Heterozygotentest" erfolgt, mit allen Problemen der damit verbundenen Angst oder Stigmatisierung. Darüberhinaus ist es bei denjenigen Neugeborenen, die IRT-positiv sind und nur eine der üblicherweise getesteten CFTR-Mutationen tragen, aufgrund der nicht, oder noch nicht eindeutigen klinischen Symptomatik (incl. grenzwertiger Schweißtest) oft unklar, ob eine CF oder nur eine Heterozygotie für CF vorliegt. Diese Unklarheit kann mitunter sehr lange andauern und zu einer großen Belastung für die betroffene Familie werden. Demgegenüber steht die Beobachtung, daß gerade bei den CF-Patienten mit eher untypischer Symptomatik die Diagnosestellung ohne Neugeborenen-Screening mitunter viele Jahre verzögert wird (mit u. U. sehr negativen gesundheitlichen Auswirkungen) und das Vertrauen der betroffenen Familien in die Ärzteschaft massiv erschüttert wird, eine in Anbetracht der lebenslangen Therapiebedürftigkeit der Erkrankung äußerst ungünstige Situation. Es ist jedoch unbewiesen, ob ein bevölkerungsweites Screening diese Situation verbessern könnte, denn eine grenzwertige Symptomatik geht möglicherweise auch mit einer reduzierten Sensitivität der derzeit verfügbaren Testmethoden einher. So ist noch unklar, ob ein Neugeborenen-Screening, etwa durch Bestimmung des immunreaktiven Trypsins (IRT-Test) mit nachfolgender molekulargenetischer Diagnostik, gerade die untypischen Mukoviszidoseformen hinreichend erfaßt. In einer kürzlich veröffentlichten Zehn-Jahres-Studie aus der Bretagne wurden in einem Neonatalscreening auf der Basis des IRT-Tests mindestens 5% der Kinder mit Mukoviszidose nicht erfaßt, die nachträglich gemeldeten Falschnegativergebnisse betrafen ausnahmslos Patienten mit Spleiß- oder Aminosäuresubstitutionen (Scotet et al. 2000), nach der o. g. Einteilung also zumeist Klasse 4 oder 5 Mutationen („pankreassuffiziente" Mutationstypen). Gerade die Zielgruppe, die von einer frühzeitigen Diagnosestellung vielleicht am meisten profitieren könnte, ist offenbar am schwersten routinemäßig zu entdecken.

Zur technischen Durchführbarkeit eines CF-Neugeborenen-Screenings liegen inzwischen eine ganze Reihe von Publikationen vor (insbesondere Farrell et al. 1997, Waters et al. 1999 und Scotet et al. 2000). Als effektivste Methode hat sich hier die primäre Bestimmung IRT und die folgende DNA-Diagnostik erwiesen. Selbst bei einem kombinierten IRT/DNA-Test beträgt weder die Spezifität, noch die Sensitivität der Untersuchung 100% (siehe Abschnitt genetische Beratung). Sowohl der IRT-Test (Crossley et al. 1979), als auch die molekulargenetische Diagnostik lassen sich aus einer zum Neugeborenen-Screening zugesandten Guthrie-Karte durchführen. Aufgrund der limitierten Menge an DNA kann aus dieser Blutprobe allerdings keine über die Routinediagnostik (siehe Tabelle 3) hinausgehende molekulargenetische Untersuchung erfolgen. Hierfür wäre gegebenenfalls eine erneute Blutprobe erforderlich.

Genetische Beratung

Bei der humangenetischen Beratung handelt es sich nicht um einen „normalen" Arztbesuch: Weder gibt es Patienten im klassischen Sinne noch einen Arzt, der eine Erkrankung behandelt. Statt dessen gibt es Ratsuchende, die mit dem genetischen Berater in einen Kommunikationsprozeß treten, der sich mit den menschlichen Problemen befaßt, die mit dem Auftreten oder dem Risiko des Auftretens einer genetischen Erkrankung in einer Familie verknüpft sind (Auszug aus einer Definition der genetischen Beratung durch ein *Ad hoc committee on genetic counselling* der Weltgesundheitsorganisation WHO, zitiert nach Schmidtke 1997, S. 18). Das Wort Beratung ist daher auch eher im Sinne von „Beratschlagung" zu sehen als im Sinne von „Rat holen" und „Rat geben" (nach Schmidtke 1997b, S. 19). Der Begriff der „Nondirektivität" soll hierbei insbesondere die Rolle des genetischen Beraters charakterisieren, der dem Ratsuchenden (bei dem es sich um einen selbst von einer vererbbaren Erkrankung betroffenen Menschen handeln kann, aber nicht muß) keine Handlungsvorschriften („aktives Beraten"), sondern Informationen zur Verfügung stellen soll. Anders als bei einem üblichen Arztbesuch ist auch die Dauer einer genetischen Beratung, die zumeist eine ganze Stunde in Anspruch nimmt, da sie neben der (soweit möglichen) Beantwortung der Fragen der Ratsuchenden auch die Erstellung einer umfangreichen Familienanamnese beinhaltet.

Eine unabdingbare Voraussetzung für die genetische Beratung ist deren Freiwilligkeit. Die Freiwilligkeit wird auch in den Leitlinien des Berufsverbandes Medizinische Genetik zur genetischen Beratung hervorgehoben (Berufsverband Medizinische Genetik 1996). Wie auch bei der molekulargenetischen Diagnostik sollte auch bei der genetischen Beratung die entsprechende Leitlinie des Berufsverbandes Medizinische Genetik Anwendung finden.

Auch im Falle eines Neugeborenen-Screenings kommt der genetischen Beratung eine wichtige Funktion zu. Hier muß allerdings die Frage aufgeworfen werden, ob in Deutschland die Beratungskapazitäten überhaupt ausreichen, um eine adäquate Beratung zu gewährleisten. Daß der Beratungsbedarf beträchtlich wäre zeigen die bisher vorliegenden Pilotstudien. Nach den derzeit üblichen Protokollen liegt der „cut-off level" des zur Selektion vorgeschalteten IRT-Tests bei ca. 1%, so daß etwa jede 100. Blutprobe eines Neugeborenen nach einer Eingangsberatung der Eltern der molekulargenetischen Diagnostik zugeführt werden müßte. In etwa 4–5% dieser

Fälle kommt es dann zu einer vollständigen Diagnostik der Mukoviszidose, die in der Regel durch Schweißteste abgesichert und in einer genetischen Beratung mitgeteilt wird. Mindestens ebenso hoch ist die Zahl der heterozygoten Genträger; interessanterweise liegt die tatsächlich beobachtete Heterozygotenfrequenz nach positivem IRT-Test vermutlich etwa dreimal so hoch (Scotet et al., 2001). Angesichts der unvollständigen Detektionsrate von ca. 85–90% für die Routinetestung der häufigsten CF-Mutationen in Europa wäre im Fall der Entdeckung von nur einer Mutation bei zuvor positivem IRT-Test (voraussichtlich bei etwa jedem 800. Neugeborenen) nicht abschließend entscheidbar, ob es sich um eine bloße Anlageträgerschaft oder um eine Form der Mukoviszidose mit unentdeckter zweiter Mutation handelt. Das notwendige klinische Follow-up sollte gerade in diesen Fällen von einem ausreichenden genetischen Beratungsangebot begleitet werden.

Zusammenfassung und Ausblick

Die Mukoviszidose ist eine der weltweit häufigsten vererbbaren Erkrankungen und zeichnet sich durch ein äußerst variables Manifestationsalter und einen sehr unterschiedlichen klinischen Verlauf aus. Die phänotypische Ausprägung wird wesentlich, aber nicht ausschließlich durch den CFTR-Genotyp bedingt. Der CFTR-Genotyp ist nicht nur für den Phänotyp von herausragender Bedeutung, sondern könnte darüberhinaus auch für zukünftige Therapieansätze eine wichtige Rolle spielen. Wenn krankheitsverursachenden Mutationen auf beiden CFTR-Allelen nachgewiesen werden können, ist die Diagnose einer Mukoviszidose gesichert. Da mehr als 900 Mutationen im CFTR-Gen bekannt sind und die derzeit übliche molekulargenetische Diagnostik zumeist weniger als 40 Mutationen (85–90% aller CF-Allele) umfaßt, ist es in ca. 20 bis 30% der Fälle nicht möglich mittels einer molekulargenetischen Routinediagnostik die Verdachtsdiagnose einer Mukoviszidose zu sichern. Bei einem CF-Neugeborenen-Screening mittels IRT- und DNA-Testung ist es in einem Teil der Fälle nicht möglich, zwischen einer CF-Heterozygotie und einer Mukoviszidose zu unterscheiden. Die damit verbundene Verunsicherung vieler Familien und die nicht ausreichenden Beratungskapazitäten stellen ein bisher ungelöstes Problem des Neugeborenen-Screenings dar. Den Risiken eines CF-Neugeborenen-Screenings stehen die Nutzen gegenüber. Die bisherigen Pilotstudien sprechen für einen positiven Effekt der Früherkennung bezüglich der Wachstumsentwicklung und des Ernährungsstatus von Betroffenen einer Mukoviszidose im ersten Lebensjahrzehnt. Protagonisten des CF-Neugeborenen-Screenings halten auch einen Langzeitnutzen für sehr wahrscheinlich, wohingegen Beobachtungen aus Geschwisteruntersuchungen eher gegen einen Langzeiteffekt der Früherkennung sprechen. Die Frage, ob ein flächendeckendes CF-Neugeborenen-Screening generell eingeführt werden sollte, wird in der wissenschaftlichen Literatur kontrovers diskutiert. Insbesondere auch zur Evaluation möglicher Risiken ist die Durchführung einer wissenschaftlichen Pilotstudie zum Neugeborenen-Screening in Deutschland sinnvoll, während gerade bei den deutschen Humangenetikern die Bedenken gegen die Einführung eines allgemeinen CF-Neugeborenen-Screenings in Deutschland überwiegen.

Literatur

Abeliovich D, Lavon IP, Lerer I et al. (1992) Screening for five mutations detects 97% of cystic fibrosis (CF) chromosomes and predicts a carrier frequency of 1:29 in the Jewish Ashkenazi population. Am J Hum Genet 51: 951–956

Al-Jader LN, Meredith AL, Ryley HC et al. (1992) Severity of chest disease in cystic fibrosis patients in relation to their genotypes. J Med Genet 29: 883–887

Augarten A, Kerem BS, Yahav Y et al. (1993) Mild cystic fibrosis and normal or borderline sweat test in patients with the 3849+10 kb C-to-T mutation. Lancet 342: 25–26

Ballabio A, Gibbs RA, Caskey CT (1990) PCR test for cystic fibrosis deletion. Nature 343: 220

Baranov VS, Ivaschenko T, Bakay B et al. (1996) Proportion of the GRTM1 0/0 genotype in some Slavic populations and its correlation with cystic fibrosis and some multifactorial diseases. Hum Genet 97: 516–520

Bedwell DM, Kaenjak A, Benos DJ et al. (1997) Suppression of a CFTR premature stop mutation in a bronchial epithelial cell line. Nature Med. 3: 1280–1284

Berufsverband Medizinische Genetik e.V. (1990) Stellungnahme zu einem möglichen Heterozygoten-Screening bei zystischer Fibrose. Med Genet 2: 6

Berufsverband Medizinische Genetik e. V. (1996) Leitlinien zur Erbringung humangenetischer Leistungen. Med. Genet. 8(3), Sonderbeilage S. 1–4

Berufsverband Medizinische Genetik e. V. (2000) Molekulargenetische Diagnostik in Deutschland und den Nachbarländern. Med Genetik 12: 521–570

Borgo G, Mastella G, Gasparini P et al. (1990) Pancreatic function and gene deletion F508 in cystic fibrosis. J Med Genet 27: 665–669

Borgo G, Cabrini G, Mastella G et al. (1993) Phenotypic intrafamilial heterogeneity in cystic fibrosis. Clin Genet 44: 48–49

Boyne J, Evans S, Pollitt RJ et al. (2000) Many ΔF508 heterozygote neonates with transient hypertrypsinaemia have a second, mild CFTR mutation. J Med Genet 37: 543–547

Braun A, Little DP, Köster H (1997) Detecting CFTR gene mutations using primer oligo base extension and mass spectrometry. Clin Chem 43: 1151–1158

Bürger J, Macek M Jr, Stuhrmann M et al. (1991) Genetic influences in the formation of nasal polyps. Lancet 337: 974

Burke W, Aitken ML, Chen SH et al. (1992) Variable severity of pulmonary disease in adults with identical cystic fibrosis mutations. Chest 102: 506–509

Carles S, Desgeorges M, Goldman A et al. (1996) First report of CFTR mutations in black cystic fibrosis patients of southern African origin. J Med Genet 33: 802–804

Casals T, Ramos MD, Gimenez J et al. (1997) Paternal origin of a de novo novel CFTR mutation (L1065R) causing cystic fibrosis. Hum Mutat, Suppl 1: S99–S102

Choo-Kang LR, Zeitlin PL (2000) Type I, II, III, IV, and V cystic fibrosis transmembrane conductance regulator defects and opportunities for therapy. Curr Opin Pulm Med 6: 521–529

Chu CS, Trapnell BC, Curristin S et al. (1993) Genetic basis of variable exon 9 skipping in cystic fibrosis transmembrane conductance regulator mRNA. Nature Genet 3: 151–156

Clain J, Fritsch J, Lehmann-Che J et al. (2000) Two mild CF-associated mutations result in severe cystic fibrosis when combined in CIS and reveal a residue important for CFTR processing and function. J Biol Chem Dec 15 [epub ahead of print].

Cohn JA, Friedman KJ, Noone PG et al. (1998) Relation between mutations of the cystic fibrosis gene and idiopathic pancreatitis. N Engl J Med 339: 653–658

Corey M, McLaughlin FJ, Williams M et al. (1988) A comparison of survival, growth, and pulmonary function in patients with cystic fibrosis in Boston and Toronto. J Clin Epidemiol 41: 583–591

Corey M, Durie P, Moore D et al. (1989) Familial concordance of pancreatic function in cystic fibrosis. J Pediat 115: 274–277

Coutelle C (1994) Proceed with caution – but proceed. Hum Genet 94: 28–30

Cremonesi L, Cainarca S, Rossi A et al. (1996) Detection of a de novo R1066H mutation in an italian patient affected by cystic fibrosis. Hum Genet 98: 119–121

Crossley JR, Elliott RB, Smith PA (1979) Dried-blot spot screening for cystic fibrosis in the newborn. Lancet I: 472–474

Cuthbert AW, Halstead J, Ratcliff R et al. (1995) The genetic advantage hypothesis in cystic fibrosis heterozygotes: a murine study. J Physiol 482: 449–454

Cuppens H, Buyse I, Baens M, Marynen P, Cassiman JJ (1992) Simultaneous screening for 11 mutations in the cystic fibrosis transmembrane conductance regulator gene by multiplex amplification and reverse dot-blot. Mol Cell Probes 6: 33–39

Dankert-Roelse JE, de Meerman GJ (1995) Long term prognosis of patients with cystic fibrosis in relation to early detection by neonatal screening and treatment in a cystic fibrosis centre. Thorax 50: 712–718

Dankert-Roelse JE, de Meerman GJ (1997) Screening for cystic fibrosis – time to change our positions? N Engl J Med 337: 997–999

Desgeorges M, Megarbane A, Guittard C et al. (1997) Cystic fibrosis in Lebanon: distribution of CFTR mutations among Arab communities. Hum Genet 100: 279–283

Devoto M, De Benedetti L, Seia M et al. (1989) Haplotypes in cystic fibrosis patients with or without pancreatic insufficiency from four European populations. Genomics 5: 894–898

Di Sant'Agnese PA, Darling RC, Perrera GA et al. (1953) Abnormal electrolytic composition of sweat in cystic fibrosis of the pancreas. Clinical significance and relationship of the disease. Pediatrics 12: 549–563

Dörk, T, Wulbrand U, Richter T et al. (1991) Cystic fibrosis with three mutations in the cystic fibrosis transmembrane conductance regulator gene. Hum Genet 87: 441–446

Dörk T (1994) Molekulargenetik der Mukoviszidose, Dissertation Med. Hochsch. Hannover.

Dörk T, Mekus F, Schmidt K et al. (1994a) Detection of more than 50 different CFTR mutations in a large group of German cystic fibrosis patients. Hum Genet 94: 533–542

Dörk, Fislage R, Neumann T et al. (1994b) Exon 9 of the CFTR gene: splice site haplotypes and cystic fibrosis mutations. Hum Genet 93: 67–73

Dörk T, Stuhrmann M (1995) Severity of disease in cystic fibrosis. Lancet 346: 1036–1037

Dörk T, Dworniczak B, Aulehla-Scholz C et al. (1997) Distinct spectrum of CFTR gene mutations in congenital absence of vas deferens. Hum Genet 100: 365–377

Dörk T, Macek M Jr., Mekus F et al. (2000) Characterization of a novel 21-kb deletion, CFTR-dele2,3 (21kb), in the CFTR gene: a cystic fibrosis mutation of Slavic origin common in Central and East Europe. Hum Genet 106: 259–268

Dumur V, Lafitte JJ, Gervais R et al. (1990) Abnormal distribution of cystic fibrosis delta-F508 allele in adults with chronic bronchial hypersecretion. Lancet 335: 1340

Eggerding FA, Iovannisci DM, Brinson E et al. (1995) Fluorescence-based oligonucleotide ligation assay for analysis of cystic fibrosis transmembrane conductance regulator gene mutations. Hum Mutat 5: 153–165

El-Harith EA, Dörk T, Stuhrmann M et al. (1997) Novel and characteristic CFTR mutations in Saudi Arab children with severe presentation of cystic fibrosis. J Med Genet 34: 996–999

Estivill X, Bancells C, Ramos C et al. (1997) Geographic distribution and regional origin of 272 cystic fibrosis mutations in European populations. Hum Mutat 10: 135–154

European Working Group on CF Genetics (1990) Gradient of distribution in Europe of the major CF mutation and of its associated haplotype. Hum Genet 85: 436–445

Fanen P, Ghanem N, Vidaud M et al. (1992) Molecular characterization of cystic fibrosis: 16 novel mutations identified by analysis of the whole cystic fibrosis conductance transmembrane regulator (CFTR) coding regions and splice site junctions. Genomics 13: 770–776

Farrell PM, Kosorok MR, Laxova A et al. (1997) Nutritional benefits of neonatal screening for cystic fibrosis. N Engl J Med 337: 963–969

Farrell PM, Kosorok MR, Rock MJ et al. (2001) Early diagnosis of cystic fibrosis through neonatal screening prevents severe malnutrition and improves long-term growth. Pediatrics 107: 1–13

Ferrie RM, Schwarz MJ, Robertson NH et al. (1992) Development, multiplexing, and application of ARMS tests for common mutations in the CFTR gene. Am J Hum Genet 51: 251–262

Fitzsimmons S (1993) The changing epidemiology of cystic fibrosis. J Pediatr 122:1–9

Foca M, Jakob K, Whittier S et al. (2000) Endemic pseudomonas aeruginosa infection in a neonatal intensive care unit. N Engl J Med 343: 695–700

Frossard P, Dawson KP, Girodon E et al. (1996) Characterisation of cystic fibrosis mutations in the United Arab Emirates. Eur J Hum Genet 4, Suppl 1: 59

Gabriel SE, Brigman KN, Koller BH et al. (1994) Cystic fibrosis heterozygote resistance to cholera toxin in cystic fibrosis mouse model. Science 266: 107–109

Gan KH, Veeze HJ, van den Ouweland AMW et al. (1995) A cystic fibrosis mutation associated with mild lung disease. N Engl J Med 333: 95–99

Gasparini P, Borgo G, Mastella G et al. (1992) Nine cystic fibrosis patients homozygous for the CFTR nonsense mutation R1162X have mild or moderate lung disease. J Med Genet 29: 558–562

Getschold J, Kropf S, Szibor R et al. (1987) Cystic fibrosis – a single locus disease? Results of a population genetics study. Hum Genet 75: 277–280

Gibson LE, Cooke RE (1959) A test for concentration of electrolytes in sweat in cystic fibrosis of the pancreas utulizing pilocarpine by iontophoresis. Pediatrics 23: 545–549

Ginot F (1997) Oligonucleotide micro-assays for identification of unknown mutations: how far from reality? Hum Mutat 10: 1–10

Girodon E, Cazeneuve C, Lebargy F et al. (1997) CFTR gene mutations in adults with disseminated bronchiectasis. Eur J Hum Genet 5: 149–155

Goldman MJ, Anderson GM, Stolzenberg ED et al. (1997) Human β-defensin-1 is a salt-sensitive antibiotic in lung that is inactivated in cystic fibrosis. Cell 88: 553–560

Gomez-Lira M, Benetazzo MG, Marzari MG et al. (2000) High frequency of cystic fibrosis transmembrane regulator mutation L997F in patients with recurrent idiopathic pancreatitis and in newborns with hypertrypsinemia. Am J Hum Genet 66: 2013–2014

Goshen R, Kerem E, Shoshani T et al. (1992) Cystic fibrosis manifested as undescended testis and absence of vas deferens. Pediatrics 90: 982–983

Hamosh A, King TM, Rosenstein BJ et al. (1992) Cystic fibrosis patients bearing both the common missense mutation gly-to-asp at codon 551 and the delta-F508 mutation are clinically indistinguishable from delta-F508 homozygotes, except for decreased risk of meconium ileus. Am J Hum Genet 51: 245–250

Hansson GC (1988) Cystic fibrosis and chloride-secreting diarrhoea. Nature 333: 711

Hergersberg M, Balakrishnan J, Bettecken T et al. (1997) A new mutation, 3905insT, accounts for 4.8% of 1173 CF-chromosomes in Switzerland and causes a severe phenotype. Hum Genet 100: 220–223

Highsmith WE Jr., Burch LH, Zhou Z et al. (1994) A novel mutation in the cystic fibrosis gene in patients with pulmonary disease but normal sweat chloride concentrations. N Engl J Med 331: 974–980

Highsmith WE Jr., Burch LH, Zhou Z et al. (1997) Identification of a splice site mutation (2789+5G→A) associated with small amounts of normal CFTR mRNA and mild cystic fibrosis. Hum Mutat 9: 332–338

Hill DJS, Martin AJ, Davidson GP et al. (1985) Survival of cystic fibrosis patients in South Australia. Med J Aust 143: 230–232

Hodson ME (1992) Diabetes mellitus and cystic fibrosis. Bailliére's Clin Endocrin Metab 6: 797–805

Högenauer C, Santa Ana CA, Porter JL et al. (2000) Active intestinal chloride secretion in human carriers of cystic fibrosis mutations: An evaluation of the hypothesis that heterozygotes have subnormal active intestinal chloride secretion. Am J Hum Genet (forthcoming)

Hoiby N, Döring G, Schiotz PO (1986) The role of immune complexes in the pathogenesis of bacterial infections. Annu Re Microbiol 40: 29–53

Honeyman MS, Siker E (1965) Cystic fibrosis of the pancreas: an estimate of the incidence. Am J Hum Genet 17: 461–465

Hosteler JA (1985) History and relevance of the Hutterite population for genetic studies. Am J Med Genet 2: 453–462

Howard M, Frizzell R, Bedwell DM (1996) Aminoglycoside antibiotics restore CFTR function by overcoming premature stop mutations. Nature Med 2: 467–469

Hull J, Thomson AH (1998) Contribution of genetic factors other than CFTR to disease severity in cystic fibrosis. Thorax 53: 1018–1021

Hundrieser J, Bremer S, Peinemann F et al. (1990) Frequency of the ΔF508 deletion in the CFTR gene in Turkish cystic fibrosis patients. Hum Genet 85: 409–410

Jakobson AM (1997) Pistachio-green stools and anaemia in infancy: early signs of cystic fibrosis? Lancet 349: 1452

Jung U, Urner U, Grade K, Coutelle C (1994) Acceptability of carrier screening for cystic fibrosis during pregnancy in a German population. Hum Genet 94: 19–24

Kaplan E, Shwachman H, Perlmutter AD et al. (1968) Reproductive failure in males with cystic fibrosis. N Engl J Med 279: 65–69

Kere J, Estivill X, Chillon M et al. (1994) Cystic fibrosis in a low-incidence population: two major mutations in Finland. Hum Genet 93: 162–166

Kerem BS, Buchanan JA, Durie P et al. (1989a) DNA marker haplotype association with pancreatic sufficiency in cystic fibrosis. Am J Hum Genet 44: 827–834

Kerem BS, Rommens JM, Buchanan JA et al. (1989b) Identification of the cystic fibrosis gene: genetic analysis. Science 245: 1073–1080

Kerem E, Corey M, Kerem BS et al. (1990) The relation between genotype and phenotype in cystic fibrosis – analysis of the most common mutation (delta-F508). N Engl J Med 323: 1517–1522

Kerem E, Kalman YM, Yahav Y et al. (1995) Highly variable incidence of cystic fibrosis and different mutation distribution among different Jewish ethnic groups in Israel. Hum Genet 96: 193–197

Kiesewetter S, Macek M Jr, Davis C et al. (1993) A mutation in CFTR produces different phenotypes depending on chromosomal background. Nature Genet 5: 274–278

Knowles MR, Barnett TB, McConkie-Rosell A et al. (1989) Mild cystic fibrosis in a consanguineous family. Ann Intern Med 110: 599–605

Koch C, Hoiby N (1993) pathogenesis of cystic fibrosis. Lancet 341: 1065–1069

Kommission für Öffentlichkeitsarbeit und ethische Fragen der Gesellschaft für Humangenetik e. V. (1991) Stellungnahme zum Heterozygoten-Bevölkerungsscreening. Med Genet 3: 11

Kopelman H, Rozen R (1990) Genetic analysis and pancreatic function in cystic fibrosis. Lancet 335: 1601

Kristidis P, Bozon D, Corey M et al. (1992) Genetic determination of exocrine pancreatic function in cystic fibrosis. Am J Hum Genet 50: 1178–1184

Kubesch P, Dörk T, Wulbrand U et al. (1993) Genetic determinants of airways' colonisation with Pseudomonas aeruginosa in cystic fibrosis. Lancet 341: 189–193

Kühnau W, Dörk T, Stuhrmann M et al. (1996) Application of DNA fingerprinting in the analysis of a de novo cystic fibrosis mutation. Med Genet 8: 51

Lanng S, Schwartz M, Thorsteinsson B et al. (1991) Endocrine and exocrine pancreatic function and the ΔF508 mutation in cystic fibrosis. Clin Genet 40: 345–348

Laroche D, Travert G (1991) Abnormal frequency of delta-F(508) mutation in neonatal transitory hypertrypsinaemia. Lancet 337: 55

Leoni G, Pitzalis S, Podda R et al. (1995) A specific cystic fibrosis mutation (T338I) associated with the phenotype of isolated hypotonic dehydration. J Pediat 127: 281–283

Lucotte G, Perignon JL, Lenoir G (1991) Transient neonatal hypertrypsinaemia as test for DF508 heterozygosity. Lancet 337: 988

Macek M Jr., Macek M, Stuhrmann M et al. (1991) The direct early diagnosis of cystic fibrosis by the detection of the deltaF508 CFTR gene mutation in a prematurely delivered boy: a case report. Clin Genet 39: 219–222

Macek M Jr., Mackova A, Hamosh A et al. (1997) Identification of common cystic fibrosis mutations in African-Americans with cystic fibrosis increases the detection rate to 75%. Am J Hum Genet 60: 1122–1127

McConkie-Rosell A, Chen YT, Harris D et al. (1989) Mild cystic fibrosis linked to chromosome 7q22 markers with an uncommon haplotype. Ann Intern Med 111: 797–801

Mercier B, Raguenes O, Estivill X et al. (1994) Complete detection of mutations in cystic fibrosis patients of Native American origin. Hum Genet 94: 629–632

Miller PW, Hamosh A, Macek M Jr. et al. (1996) Cystic fibrosis transmembrane conductance regulator (CFTR) gene mutations in allergic bronchopulmonary aspergillosis. Am J Hum Genet 59: 45–51

Mornet E, Simon-Bouy B, Serre JL et al. (1988) Genetic differences between cystic fibrosis with and without meconium ileus. Lancet I: 376–378

Morral N, Nunes V, Casals T et al. (1993) Uniparental inheritance of microsatellite alleles of the cystic fibrosis gene (CFTR): Identification of a 50 kilobase deletion. Hum Mol Genet 2: 677–681

Murray J, Cuckle H, Taylor G et al. (1999) Screening for cystic fibrosis. Health Technol Assess 3: 1–106

Myers RH, Lumelsky N, Lerman LS et al. (1985) Detection of single base substitutions in total genomic DNA. Nature 313: 495–497

NIH Consensus Statement, Genetic testing for Cystic fibrosis, Online 1997 April 14–16: 15(4). Internet: *http://odp.od.nih.gov/consensus/cons/106/106_intro.htm*

Ockenga J, Stuhrmann M, Ballmann M et al. (2000) Mutations of the cystic fibrosis gene, but not cationic trypsinogen gene, are associated with recurrent or chronic idiopathic pancreatitis. Am J Gastroenterol 95: 2061–2067

Orita M, Iwahana H, Kanazawa H, Hayashi K, Sekiya T (1989) Detection of polymorphisms of human DNA by gel electrophoresis as single-strand conformation polymorphisms. P Natl Acad Sci 86: 2766–2770

Osborne L, Santis G, Schwarz M et al. (1992) Incidence and expression of the N1303K mutation of the cystic fibrosis (CFTR) gene. Hum Genet 89: 653–658

Pier GB, Grout M, Zaldi TS et al. (1996) Role of mutant CFTR in hypersusceptibility of cystic fibrosis patients to lung infections. Science 271: 63–67

Pier GB, Grout M, Zaldi TS (1997) Cystic fibrosis transmembrane conductance regulator is an epithelial cell receptor for clearance of *Pseudomonas aeruginosa* from the lung. Proc Natl Acad Sci, USA 94: 12088–12093

Pier Grout M, Zaldi TS et al. (1998) Salmonella typhi uses CFTR to enter intestinal epithelial cells. Nature 393: 79–82

Pignatti PF, Bombieri C, Marigo C et al. (1994) Increased incidence of cystic fibrosis gene mutations in adults with disseminated bronchiectasis. Hum Mol Genet 4: 635–640

Pignatti PF, Bombieri C, Benetazzo M et al. (1996) CFTR gene variant IVS8-5T in disseminated bronchiectasis. Am J Hum Genet 58: 889–892

Quinton PM (1982) Abnormalities in electrolyte secretion in cystic fibrosis sweat glands due to decreased anion permeability. In: Quinton PM, Martinez RJ, Hopfer U (eds.) Fluid and electrolyte abnormalities in exocrine glands in cystic fibrosis, pp. 53–76, San Francisco: San Francisco Press

Rodman DM, Zamudio S (1991) The cystic fibrosis heterozygote-advantage in surviving cholera? Med Hypotheses 36: 253–258

Rodriguez-Santana JR, Medina V, Rivera-Lugo D (1994) Mutation analysis in Puertorican CF patients. Pediatr Pulmonol 10, Suppl. 141

Romeo G, Devoto M, Galietta LJV (1989) Why is the cystic fibrosis gene so frequent? Hum Genet 84: 1–5

Rommens JM, Kerem BS, Greer W et al. (1990) Rapid non-radioactive detection of the major cystic fibrosis mutation. Am J Hum Genet 46: 395–396

Rosenstein BJ, Cutting GR (1998) The diagnosis of cystic fibrosis: a consensus statement. Cystic Fibrosis Foundation Consensus Panel. J Pediatr 132: 589–595

Rowley PT, Loader S, Levenkron JC (1997) Cystic fibrosis carrier population screening: A review. Genet Test 1: 53–59

Rozen R, De Braekeleer M, Daigneault J et al. (1992) Cystic fibrosis mutations in French Canadians: Three CFTR mutations are relatively frequent in a Quebec population with an elevated incidence of cystic fibrosis. Am J Med Genet 42: 360–364

Santis G, Osborne L, Knight RA et al. (1990) Independent genetic determinations of pancreatic and pulmonary status in cystic fibrosis. Lancet 336: 1081–1084

Schmidtke J, Krawczak M (1989) Sex difference in D7S8 marker allele distribution in adult cystic fibrosis patients. Lancet I: 393

Schmidtke J (1994) Proceed with much more caution. Hum Genet 94: 25–27

Schmidtke J (1997) Vererbung und Ererbtes – Ein Humangenetischer Ratgeber. Hamburg: Rowohlt Verlag

Schwartz M, Johansen HK, Koch C et al. (1990) Frequency of the ΔF508 mutation on cystic fibrosis chromosomes in Denmark. Hum Genet 85: 427–428

Schwartz M, Sorensen N, Brandt NJ et al. (1995) High incidence of cystic fibrosis on the Faroe islands: a molecular and genealogical study. Hum Genet 95: 703–706

Scotet V, de Braekeleer M, Roussey M et al. (2000) Neonatal screening for cystic fibrosis in Brittany, France: assessment of 10 years' experience and impact on prenatal diagnosis. Lancet 356: 789–794

Scotet V, de Braekeleer M, Audrezet M et al. (2001) Prevalence of CFTR mutations in hypertrypsinemia detected through neonatal screening for cystic fibrosis. Clin Genet 59: 42–47

Scriver CR, Fujiwara TM (1992) Cystic fibrosis genotypes and views on screening are both heterogeneous and population related. Am J Hum Genet 51: 943–950

Scully RE, Goldabini JJ, McNeely BV (1977) Case reports of the Massachusetts General Hospital (CPCs). N Engl J Med 296: 1519–1526

Sharer NM, Schwarz M, Malone G et al. (2000) Mutations of the cystic fibrosis gene in patients with chronic pancreatitis. N Engl J Med 339: 645–652

Shoshani T, Augarten A, Gazit E et al. (1992) Association of a nonsense mutation (W1282X), the most common mutation in the Ashkenazi Jewish cystic fibrosis patients in Israel, with presentation of severe disease. Am J Hum Genet 50: 222–228

Shuber AP, Skoletsky J, Stern R et al. (1993) Efficient 12-mutation testing in the CFTR gene: A general model for complex mutation analysis. Hum Mol Genet 2: 153–158

Shwachman H, Kowalski M, Khaw KT (1977) Cystic fibrosis: a new outlook: 70 patients above 25 years of age. Medicine 56: 129–149

Smith JJ, Travis SM, Greenberg EP et al. (1996) Cystic fibrosis airway epithelia fail to kill bacteria because of abnormal airway surface fluid. Cell 85: 229–236

Spence JE, Perciaccante RG, Greig GM et al. (1988) Uniparental disomy as a mechanism for human genetic disease. Am J Hum Genet 42: 217–226

Stern RC (1997) The diagnosis of cystic fibrosis. N Engl J Med 336: 487–491

Strong TV, Smit LS, Turpin SV et al. (1991) Cystic fibrosis gene mutation in two sisters with mild disease and normal sweat electrolyte levels. N Engl J Med 325: 1630–1634

Stuhrmann M, Macek M Jr., Reis A et al. (1990) Genotype analysis of the cystic fibrosis patients in relation to pancreatic sufficiency. Lancet I:738–739

Stuhrmann M, Dörk T, Krawczak M et al. (1991a) Genotype phenotype correlations in cystic fibrosis patients. In: Tsui LC, Romeo G, Greger R, Gorini S (eds.). The identification of the CF (cystic fibrosis) gene: recent progress and new research strategies, pp. 97–101, New York: Plenum

Stuhrmann M, Spangenberg A, Böhm I et al. (1991b) Application of PCR for prenatal diagnosis of cystic fibrosis (CF). In: Rolfs A, Schumacher HC, Marx P (eds.). PCR Topics. Usage of polymerase chain reaction in genetic and infectious diseases, pp. 89–91, Berlin Heidelberg New York: Springer

Stuhrmann M, Dörk T, Frühwirth M et al. (1997) Detection of 100% of CFTR mutations in 63 CF-families from Tyrol. Clin Genet 52: 240–246

Stuhrmann-Spangenberg M, Aulehla-Scholz C, Dworniczak B et al. (1997) Leitlinien zur molekulargenetischen Diagnostik der Cystischen Fibrose. Med Genet 9: 553–559

Stuhrmann M, Dörk T (2000) CFTR gene mutations and male infertility. Andrologia 32: 71–83

Stuhrmann M, Graf N, Dörk T et al. (2000) Mutation screening for prenatal and presymptomatic diagnosis: cystic fibrosis and haemochromatosis. Eur J Pediatr, Suppl. III: S186–S191

Teder M, Klaassen T, Lind J et al. (1995) Detection of CFTR mutations in Estonia. Med Genet 7: H172

Teem JL, Berger HA, Ostedgaard LS et al. (1993) Identification of revertants for the cystic fibrosis delta F508 mutation using STE6-CFTR chimeras in yeast. Cell 73: 335–346

The Cystic Fibrosis Genetic Analysis Consortium (1990) Worldwide survey of the deltaF508 mutation: Report of the Cystic Fibrosis Genetic Analysis Consortium. Am J Hum Genet 47: 354–359

The Cystic Fibrosis Genetic Analysis Consortium (1994) Population variation of common cystic fibrosis mutations. Hum Mutat 4: 167–177

The Cystic Fibrosis Genetic Analysis Consortium; http://www.genet.sickkids.on.ca/cftr/

The Cystic Fibrosis Genotype-Phenotype Consortium (1993) Correlation between genotype and phenotype in patients with cystic fibrosis. N Engl J Med 329: 1308–1313

The Cystic Fibrosis Genotype-Phenotype Consortium (1996) Variable phenotypes for nine CFTR mutations associated with pancreatic sufficiency in CF patients. Pediatr Pulmonol, Suppl. 12: A127

Tümmler B, Aschendorff A, Darnedde T et al. (1990) Marker haplotype association with growth in German cystic fibrosis patients. Hum Genet 84: 267–273

Tümmler B, Koopmann U, Grothues D et al. (1991) Nosocomial acquisition of Pseudomonas aeruginosa by cystic fibrosis patients. J Clin Microbiol 29: 1265–1267

Varon R, Stuhrmann M, Macek M Jr et al. (1995) Pancreatic insufficiency and pulmonary disease in German and Slavic cystic fibrosis patients with the R347P mutation. Hum Mutat 6: 219–225

Vazquez C, Antinolo G, Casals T et al. (1996) Thirteen cystic fibrosis patients, 12 compound heterozygous and one homozygous for the missense mutation G85E: a pancreatic sufficiency/insufficiency mutation with variable clinical presentation. J Med Genet 33: 820–822

Vivell VO, Jacobi H, Münchbach K (1963) Zur Mucoviscidosis im Kindesalter. Monatsschr Kinderheilkd 111: 62 (zitiert nach Welsh et al. 1995)

Voss R, Ben-Simon E, Avital A et al. (1989) Isodisomy of chromosome 7 in a patient with cystic fibrosis: could uniparental disomy be common in humans? Am J Hum Genet 45: 373–380

Wallis C, Leung T, Cubitt D et al. (1997) Stool elastase as a diagnostic test for pancreatic function in children with cystic fibrosis. Lancet 350: 1001

Wang X, Moylan B, Leopold DA et al. (2000) Mutation in the gene responsible for cystic fibrosis and predisposition to chronic rhinosinusitis in the general population. JAMA 284: 1814–1819

Waters DL, Wilcken B, Irwing L et al. (1999) Clinical outcomes of newborn screening for cystic fibrosis. Arch Dis Child Fetal Neonatal Ed 80: F1–F7

Welsh MJ, Smith AE (1993) Molecular mechanisms of CFTR chloride channel dysfunction in cystic fibrosis. Cell 73: 1251–1254

Welsh MJ, Tsui LC, Boat TF et al. (1995) Cystic fibrosis. In: Scriver CR, Beaudet AL, Sly W und Valle D (eds.): The metabolic and molecular bases of inherited disease. 7th ed, III, pp. 3799–3876, New York: McGraw-Hill

White MB, Leppert M, Nielsen D et al. (1991) A de novo cystic fibrosis mutation: CGA (Arg) to TGA (Stop) at codon 851 of the CFTR gene. Genomics 11: 778–779

Wilken B, Trevor G (1999) Neonatal screening for cystic fibrosis: present and future. Acta Paediatr, Suppl 432: 33–35

Wilschanski M, Famini C, Blau H et al. (2000) A pilot study of the effect of gentamicin on nasal potential difference measurements in cystic fibrosis patients carrying stop mutations. Am J Respir Crit Care Med 161: 860–865

Zeitlin PL (2000) Future pharmacological treatment of cystic fibrosis. Respiration 67: 351–357

Zielenski J, Fujiwara TM, Markiewicz D et al. (1993) Identification of the M1101K mutation in the cystic fibrosis transmembrane conductance regulator (CFTR) gene and complete detection of cystic fibrosis mutations in the Hutterite population. Am J Hum Genet 52: 609–615

Zielenski J, Tsui L-C (1995) Cystic fibrosis: Genotypic and phenotypic variations. Annu Rev Genet 29: 777–807

Zielenski J, Corey M, Rozmahel R et al. (1999) Detection of a cystic fibrosis modifier locus for meconium ileus on human chromosome 19q13. Nat Genet 22: 128–129

Mutationsanalyse bei Cystischer Fibrose in Deutschland

H. H. Seydewitz

Das CFTR-Gen, das für die Synthese des Cystic Fibrosis Transmembrane Conductance Regulator Proteins verantwortlich ist, wurde 1989 erstmalig kloniert und sequenziert (Riordan et al. 1989; Kerem et al. 1989), nachdem es schon vorher auf dem langen Arm des Chromosoms 7 im Abschnitt q31–32 lokalisiert werden konnte. Es handelt sich um ein sehr großes Gen mit einer Länge von ca. 230 kB. Das RNA-Transcript hat eine Länge von 6,5 kB und codiert für ein Protein von 1480 Ami-

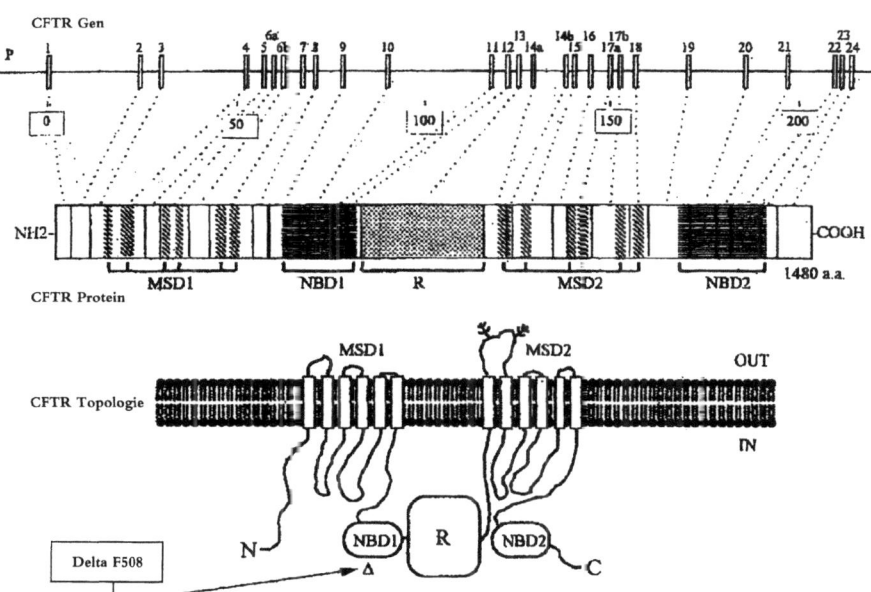

Abb. 1. Schematische Darstellung des CFTR-Gens und -Proteins. (MSD = Membran-durchspannende Domäne, NBD = Nucleotid-bindende Domäne, R = Regulatorische Domäne, modifiziert nach Zielenski 2000)

nosäuren. Das CFTR-Gen besteht aus 27 Exons mit 26, z. T. sehr großen dazwischenliegenden Introns. Es gehört zur Genfamilie der ABC-Transporterproteine (ABC = ATP-Binding-Casette). Das CFTR-Protein, ein cAMP-regulierter Chloridkanal, zeigt den für diese Proteinfamilie typischen Aufbau aus 2 Transmembrandomänen bestehend aus je 6 membrandurchspannenden Segmenten, 2 nucleotidbindenden und einer großen, für das CFTR-Gen spezifischen, regulatorischen Domäne. Der Zusammenhang zwischen den Exons und den Proteindomänen ist in Abb. 1 dargestellt.

Zeitgleich mit der Entdeckung des Gens wurde schon festgestellt, daß in der nordamerikanischen CF-Population eine bestimmte Mutation, die 3-Basenpaar-Deletion ΔF508 in Exon 10, sehr häufig vorkommt, nämlich in ca. 70% aller CF-Chromosomen (Kerem et al. 1989). Daraus berechnet sich, daß etwa die Hälfte aller CF-Patienten homozygot für diese Mutation ist.

In der Folgezeit stellte sich dann schnell heraus, daß auch in der europäischen und mediterranen Bevölkerung diese Mutation sehr verbreitet ist, allerdings mit einem deutlichen regionalen Gefälle von Nordwesten (über 80% ΔF508 in Skandinavien und auf den britischen Inseln) nach Südosten (nur ca. 30% ΔF508 in Israel und der Türkei) (European Working Group on CF Genetics 1990).

Die Hoffnung, mit wenigen weiteren Mutationen die fehlenden 30% erfassen zu können, hat sich sehr rasch zerschlagen. Es wurde eine ständig zunehmende Zahl von Mutationen gefunden.

Mittlerweile sind über 900 Mutationen (The Cystic Fibrosis Genetic Analysis Consortium; *http://www.genet.sickkids.on.ca/cftr/*) im CFTR-Gen bekannt. Die weitaus meisten sind entweder sog. „private mutations", die nur in einer betroffenen Familie gefunden wurden, oder lokale Mutationen, die sich in kleinen genetisch abgeschlossenen Populationen aufgrund eines Foundereffektes ausgebreitet haben, aber außerhalb dieser Gruppen kaum vorkommen.

Welche diagnostische Sensitivität eine Mutationsanalyse bei Cystischer Fibrose im speziellen Fall der deutschen CF-Population, auch im Hinblick auf ein Neugeborenen-Screening, haben kann, soll im folgenden ausführlicher dargestellt werden.

Auf die Methoden zur Mutationsanalyse soll hier nicht näher eingegangen werden, es sind im wesentlichen die gleichen, die auch bei anderen genetischen Erkrankungen eingesetzt werden, allerdings mit der Besonderheit, daß, wie oben gesagt, die Zahl und die Länge der codierenden Bereiche beim CFTR-Gen sehr groß ist, wesentlich größer ist als bei den meisten anderen Genen, die für klassische hereditäre Erkrankungen verantwortlich sind, wie z.B. die Gene für die Galaktosämie oder die Phenylketonurie.

Für eine sichere Diagnosestellung ist bei der autosomal-rezessiv vererbten Erkrankung CF der Nachweis von zwei Mutationen notwendig (von einigen extrem seltenen Ausnahmefällen abgesehen). Für das Neugeborenen-Screening wird allgemein der Nachweis einer Mutation als ausreichend angesehen, da die eigentliche Diagnose der im Screening Test-Positiven später durch den Schweißtest oder eine weiterführende Mutationsanalyse gestellt werden soll. Allerdings ist dieses Vorgehen nicht unumstritten, da eine große Zahl von falsch positiven heterozygoten Genträgern miterfaßt wird.

Im Hinblick auf die Sensitivität einer Mutationsanalyse ist zunächst die Frage wichtig:
* Wie groß ist die Häufigkeit von ΔF508 in Deutschland?

Zur Beantwortung dieser Frage wird außer auf die Daten aus eigenen Untersuchungen auf folgende Quellen zurückgegriffen:
1. Veröffentlichungen einiger regionaler CF-Zentren (Aulehla-Scholz et al. 1990; Reiss et al. 1990; Coutelle et al. 1992; Lindner et al. 1992; Reiss et al. 1993; Deufel et al. 1993; Seydewitz et al. 1994),
2. eine Database des „Cystic Fibrosis Genetic Analysis Consortium" von 1994, in der viele CF-Zentren der Welt, davon 7 aus Deutschland, ihre Ergebnisse zusammengetragen haben,
3. die neuesten verfügbaren Daten von 1998 aus dem Bericht zur Qualitätssicherung Mukoviszidose, der auch eine Art gesamtdeutsches Register aller CF-Patienten beinhaltet.

Die Ergebnisse sind in Tabelle 1 zusammengestellt.

Tabelle 1. Häufigkeit von ΔF508 in Deutschland (NBL= Neue Bundesländer)

	Erstautor/ Region	untersuchte Chromosomen	davon ΔF508
1990	Aulehla-Scholz et al. Münster, Bonn	186	80,0%
1990	Reis et al. B, H, GÖ, HD, F	400	77,3%
1992	Coutelle et al. Berlin, NBL	832	60,8%
1992	Lindner et al. Ulm, Stuttgart	220	66,8%
1993	Deufel et al. München	444	69,6%
1993	Reiss et al. Göttingen	250	75,1%
1994	Seydewitz et al. Freiburg	160	76,3%
1994	Dörk et al. Hannover	700	72,0%
1994	CF Genetic Analysis Consortium H, B, F, MS, UL	3046	71,1%
1998	Deutsches CF-Register	6788	67,5%

Während die ersten Ergebnisse von 1990 noch auf einen sehr hohen Anteil von ΔF508 in Deutschland von fast 80% hindeuteten, Verhältnisse also, wie sie in England oder Skandinavien gefunden werden, zeigte sich mit zunehmendem Umfang der Datenbasis, daß die Häufigkeit doch deutlich niedriger liegt, und daß auch in Deutschland ein regionales Gefälle von West nach Ost zu existieren scheint: über 75% ΔF508 in Münster, Göttingen und Freiburg, über 70% in Hannover, das auch viele Patienten aus Essen, Bonn, Kassel, Frankfurt und Heidelberg rekrutiert hat, nur 67 bzw. 69% in Ulm und München und nur gerade 60% in den neuen Bundesländern. D. h., die Allelhäufigkeit der Hauptmutation ist regional signifikant unterschiedlich, und liegt, wie am deutlichsten aus den gepoolten Daten des Consortiums und den Zahlen des CF-Registers hervorgeht, insgesamt bei knapp 70%.

Diese Allelhäufigkeit ist von eminenter Bedeutung für die Sensitivität der Mutationsanalyse. Während im Osten bei 60% Allelhäufigkeit nur etwa 36% aller CF-Patienten ΔF508-Homozygote sind und damit zweifelsfrei diagnostiziert werden können, werden es z. B. in Münster mit 80% fast doppelt so viele sein, nämlich 64%.

Wenn man, wie oben erwähnt, beim Neugeborenen-Screening auch die Patienten mit erfaßt, die nur ein ΔF508 tragen, errechnet sich daraus eine Erfassungsrate zwischen 84% (bei 60% ΔF508-Allelhäufigkeit) und 96% (bei 80% ΔF508-Allelhäufigkeit).

Nun zu einer weiteren Frage:
- Welches sind die nach ΔF508 häufigsten Mutationen in Deutschland? Wie häufig sind sie? Gibt es vielleicht eine spezifisch deutsche Mutation?

Die Antwort ergibt sich wieder aus den vom Consortium gesammelten Daten in Tabelle 2.

Es sind die gepoolten Daten der 7 Zentren, wie sei dem Consortium mitgeteilt wurden, gezeigt. Dabei war ein festes Panel von 24 Mutationen abgefragt worden, unabhängig davon, ob diese Mutation in dem betreffenden Zentrum untersucht wurde oder nicht. Wie man sieht, ist ein beträchtlicher Teil dieser Mutationen nur von wenigen Zentren in Deutschland untersucht, und 4 dieser Mutationen von keinem Zentrum auch nur ein einziges Mal gefunden worden. Da nicht alle Zentren das gleiche Panel von Mutationen untersucht haben, beziehen sich die berechneten relativen Häufigkeiten auf unterschiedlich große Zahlen von untersuchten Chromosomen. Doch sind diese bis auf eine Ausnahme immer noch deutlich größer als 1000.

Wie man sieht ist die Exon 11-Mutation R553X mit gerade mal 2% die zweithäufigste Mutation gefolgt, von R347P in Exon 7 mit 1,46% sowie den beiden Exon 11-Mutationen G542X und G551D mit je 1,41%. Nach der sechsten Mutation N1303K in Exon 21 mit 1,31% klafft schon eine große Lücke zu der nächsten, der Intron-19-Mutation 3489+10kB C>T mit 0,89%. D. h. nur 5 Mutationen außer ΔF508 erreichen in Deutschland eine relative Häufigkeit von mehr als einem Prozent, alle 5 zusammen nur 7,5%.

Tabelle 2. Häufigkeit verschiedener Nicht-ΔF508-Mutationen in Deutschland (Zentren = Zahl der Zentren, in denen diese Mutation untersucht wurde).

Mutation	Zentren	Häufigkeit absolut	rel. (%)
R553X	7	62 (3046)	2,03
R347P	5	36 (2470)	1,46
G542X	7	43 (3046)	1,41
G551D	6	38 (2700)	1,41
N1303K	7	40 (3046)	1,31
3489+10kB C>T	3	16 (1794)	0,89
2789+5 G>A	2	9 (1102)	0,82
1717-1 G>A	4	15 (2046)	0,73
1078delT	2	6 (1124)	0,53
3659delC	2	4 (1102)	0,36
W1282X	4	5 (2264)	0,22
ΔI507	4	4 (2266)	0,18
R117H	6	4 (2700)	0,15
2184delA	2	2 (1588)	0,13
R334W	3	2 (1816)	0,11
R1162X	4	2 (2046)	0,10
1898+1 G>T	2	1 (1124)	0,09
A455E	2	2 (1588)	0,06
621+1 G>T	3	1 (2036)	0,05
G85X	2	0 (1124)	0
711+1 G>T	1	0 (896)	0
S549N	2	0 (1588)	0
R560T	2	0 (1588)	0

Auch im CF-Register werden diese 5 Mutationen als einzige mit einer Häufigkeit von über 1% aufgeführt: R553X 1,7%, G542X und G551D je 1,5%, N1303K 1,4% und R347P 1,0%, zusammen also 7,1%.

Keine dieser 5 Mutationen ist eine typisch deutsche Mutation, sie werden alle weltweit in verschiedenen Populationen gefunden, wenn auch mit leicht unterschiedlicher Häufigkeit. Die Mutation R553X ist, wie durch Haplotypuntersuchungen wahrscheinlich gemacht werden konnte, unabhängig voneinander mehrfach entstanden, sie liegt also an einem „mutational hot spot". G542X und N1303K sind wohl mediterranen Ursprungs, sie werden besonders in der italienischen und spanischen, aber auch der jüdischen Bevölkerung gefunden. G551D wurde als keltische Mutationen bezeichnet, da sie besonders in Populationen mit starken keltischen Wurzeln (Schotten bzw. Bretonen) relativ häufig ist.

Alle diese Mutationen mit Ausnahme von R347P verursachen gleich schwere Krankheitsbilder wie ΔF508 selbst. Bei R347P/ΔF508-Heterozygoten sind dagegen auch einige pankreassuffiziente Patienten beschrieben worden.

Die Gruppen mit festem Analysenspektrum haben dies Spektrum nach Berichten aus der Literatur über häufige Mutationen ausgewählt. Es könnte natürlich sein, daß eine anderswo seltene, in Deutschland aber häufige Mutation bei diesem Vorgehen übersehen wurde. Bei den systematischen Untersuchungen der Hannoveraner Gruppe konnte aber außer den erwähnten fünf Mutationen keine weitere Mutation mit einer nennenswerten Häufigkeit gefunden werden. Es gibt also wohl keine speziell in der deutschen Bevölkerung verbreitete CFTR-Mutation.

Kommen wir nun zur letzten Frage:

- Welche diagnostische Sensitivität kann die Mutationsanalyse mit welchem Aufwand erreichen?

Die Antwort ergibt sich aus den in Tabelle 3 gezeigten Daten.

Tabelle 3. Aufklärungsquote von CF-Mutationen in Deutschland (NBL= Neue Bundesländer, n.l. = die Zahl der untersuchten Mutationen war nicht limitiert).

Jahr	Erstautor	Region	untersuchte (gefundene) Mutationen	untersuchte Chromosomen	davon aufgeklärt (%)
1992	Lindner et al.	Ulm, Stuttgart	12(6)	220	79,1
1992	Coutelle et al.	Berlin, NBL	17(8)	832	75,6
1993	Reiss et al.	Göttingen	9(9)	250	86,5
1993	Deufel et al.	München	4(4)	444	75,5
1994	Seydewitz et al.	Freiburg	6(6)	160	84,3
1994	Dörk et al.	Hannover	n.l. (54)	700	94,5
1996	Dörk et al.	Hannover	n.l. (75)	1000	95,0

Diese Daten sind auf unterschiedliche Weise gewonnen worden. Die meisten Gruppen suchten mit spezifischen Methoden gezielt nach dem Vorhandensein einer kleinen, von vornherein beschränkten Zahl von Mutationen. Die Zahl der analysierten Mutationen (das Analysenspektrum oder Panel) schwankte dabei zwischen 4 und 17. Nur die Gruppe in Hannover arbeitete prinzipiell unlimitiert, sie suchte systematisch in allen 27 Exons mit einem Screeening-Verfahren, SSCP, nach Auffälligkeiten und analysierte die entsprechenden Bereiche durch direkte Sequenzierung.

Bei den Gruppen, die mit einem beschränkten Mutationsspektrum arbeiten, zeigt sich, daß die erreichbare Aufklärungsquote nicht so sehr von der Größe des Panels, als vielmehr von der Häufigkeit von ΔF508 bestimmt wird. Je nach Größe des Panels liegt sie um 6–10 % höher als mit ΔF508 allein, also zwischen 75 und 85 %. Die diagnostische Sensitivität beträgt danach zwischen 56 und 72 %, ein keineswegs befriedigender Wert.

Etwas günstiger sehen die Zahlen für das Neugeborenen-Screening aus, also wenn nur die Erfassung einer Mutation bei einem Patienten gefordert ist. Hier lassen sich mit einem kleinen Panel der 6 häufigsten Mutationen je nach Region Erfassungsraten von 94% (bei einer Aufklärungsquote von 75% der CF-Allele) bis 98% (bei einer Quote von 86%) erreichen.

In den letzten Jahren sind von verschiedenen Herstellern kommerzielle Test-Kits zur Mutationsanalyse bei CF auf den Markt gebracht worden, die ein Mutationspanel zwischen 20 und 31 Mutationen anbieten. Nach den hier gezeigten Daten erscheinen Testpanels in dieser Größenordnung nicht besonders sinnvoll, da durch die große Zahl von analysierten Mutationen lediglich die Kosten stark in die Höhe getrieben werden, ohne daß dafür eine adäquate Steigerung der diagnostischen Sensitivität erreicht wird.

Eine wesentliche Steigerung der Sensitivität läßt sich nur durch ein systematisches Screening aller Exons erzielen, wie die Ergebnisse aus Hannover zeigen. Dort wurde bei 700 CF-Chromosomen eine Aufklärungsquote von 94,5% erreicht, wobei insgesamt 54 unterschiedliche Mutationen gefunden wurden. 2 Jahre später waren in Hannover weitere 150 Patienten analysiert worden. Es wurden weitere 21, insgesamt also 75 Mutationen, gefunden. Die Aufklärungsquote blieb bei ca. 95%. Das bedeutet, die meisten Nicht-ΔF508-Mutationen der neuen Patienten andere sind als die bei den Patienten der ersten Kohorte gefunden. Es wäre also völlig sinnlos, etwa die ersten 54 Mutationen als Panel für eine weitere Mutationssuche in Deutschland zu empfehlen.

Nicht nur in Hannover, sondern auch bei allen anderen Untersuchungen in anderen Ländern, jedenfalls sofern es sich um genetisch heterogene Populationen handelt, wurde nie eine Aufklärungsquote von vollen 100% erreicht. Wo liegen die Gründe dafür? Einmal natürlich in der nicht 100%igen Sensitivität der Screening-Verfahren (DGGE, SSCP u.a.), zum andern aber auch im Vorliegen solcher Mutationen, die sich mit der gegenwärtig angewandten Technik der Untersuchung von Exons und angrenzenden Intron-Bereichen auf der Ebene genomischer DNA grundsätzlich nicht erfassen lassen, wie z.B.

- große exonübergreifende Deletionen bis hin zur Deletion des gesamten CFTR-Gens,
- Splice-relevante Mutationen, die weit innerhalb der beim CFTR-Gen sehr großen Intronbereiche liegen, wie z.B. die bekannte Intron 19-Mutation 3849+10kB C>T,
- Mutationen im Promoterbereich.

1999 wurde eine 21 kB große Deletionsmutation, die die Exons 2 und 3 umfaßt, entdeckt (Dörk et al. 2000), die in slawischen Populationen (Russland, Tschechien) eine sehr hohe Allelhäufigkeit von ca. 5% besitzt. Es zeigte sich, daß diese Mutation mit der Bezeichnung dele2,3(21 kB) auch in Deutschland nicht selten ist, mit einer Häufigkeit von insgesamt 1,4% in den gepoolten Daten von 7 deutschen Zentren. Diese Mutation ist in den obigen Daten und Berechnungen noch nicht enthalten. Sie sollte aber auf jeden Fall in ein Screening-Panel auf CF-Mutationen in Deutschland aufgenommen werden. Die oben genannten Aufklärungsquoten würden sich dann um jeweils ca. 1% erhöhen.

Zusammenfassend läßt sich also feststellen:
- In Deutschland ist je nach Region mit einer Häufigkeit von ΔF508 von 60 bis 80% zu rechnen.
- Es gibt 6 weitere Mutationen, die zusammen eine Häufigkeit von etwa 8,5% haben.
- Mit einem beschränkten Panel von etwa 7 Mutationen läßt sich in Deutschland, je nach Region, eine Aufklärungsquote von 76–87%, und damit eine Sensitivität der Mutationsanalyse von 57 bis maximal 75% erreichen.
- Für ein Neugeborenen-Screening bedeutet das, daß mit einem solchen Panel 93–98% aller CF-Patienten erfaßt werden können.
- Eine weitere Steigerung der Sensitivität ist nur mit einem sehr großen Aufwand (Screening aller 27 Exons und Sequenzierung) möglich.
- Auch dann bleiben noch etwa 3–4% aller Mutationen unaufgeklärt.

Literatur

Aulehla-Scholz C, Kaiser R, Weber J, Pivetta O, Eigel A, Dworniczak B, Olek K, Horst J (1990) The frequency of the CF DF508 deletion in chromosomes of different ethnic origin. Hum Genet 85: 392–393

Coutelle C, Bruckner R, Grade K, Behrens F, Gedschold J, Hein J, Szibor R, Bauer I, Brock J, Graupner I, Urner U, Leucht B (1992) Prevalence of cystic fibrosis mutations in the East German population. Hum Mutat 1: 109–112

The Cystic Fibrosis Genetic Analysis Consortium (1994) Population variation of common cystic fibrosis mutations. Hum Mutat 4: 167–177

Deufel T, Rabe H, Wieser T, Meitinger T, Rosenecker J, Bertele-Harms R, Harms K, Hadorn H-B, Roscher AA (1993) Mutation analysis in the diagnosis of cystic fibrosis. Eur J Pediatr 152: 909–911

Dörk T, Mekus F, Schmidt K, Bosshammer J, Fislage R, Heuer T, Dziadek V, Neumann T, Kälin N, Wulbrand U, Wulf B, von der Hardt H, Maass G, Tümmler B (1994) Detection of more than 50 different CFTR mutations in a large group of German cystic fibrosis patients. Hum Genet 94: 533–542

Dörk T, Macek Jr. M, Mekus F, Tümmler B, Tzountzouris J, Casals T, Krebsova A, Koudova M, Sakmaryova I, Macek Sr. M, Vavrova V, Zemkova D, Ginter E, Petrova NV, Ivaschenko T, Baranov V, Witt M, Pogozelski A, Bal J, Zekanowsky C, Wagner K. Stuhrmann M, Bauer I, Seydewitz HH et al. (2000) Characterization of a novel 21-kb deletion, CFTdele2,3 (21 kb), in the CFTR gene: a cystic fibrosis mutation of Slavic origin common in Central and East Europe. Hum Genet 106: 259–268

European Working Group on CF Genetics (EWGCFG) (1990) Gradient of distribution in Europe of the major CF mutation and of its associated haplotype. Hum Genet 85: 436–442

Kerem B-S, Rommens J, Buchanan JA, Markiewicz D, Cox TK, Chakravarti A, Buchwald M, Tsui L-C (1989) Identification of the cystic fibrosis gene: genetic analysis. Science 245: 1066–1073

Lindner M, Wolf A, Moh B, Steinbach P, Kleihauer E, Bartram CR, Kulozik AE (1992) The spectrum of CFTR mutations in south-west German cystic fibrosis patients. Hum Genet 90: 267–269

Reis A, Bremer S, Schlösser M, Dueck M, Böhm I, Hundrieser J, Macek M, Stuhrmann M, Wagner M, Dörk T, Schnieders F, Posselt H-G, Wahn U, Reiss J, Trefz FK, Tümmler B, Krawczak M, Schmidtke J (1990) Distribution patterns of the DF508 mutation in the CFTR gene on CF-linked marker haplotypes in the German population. Hum Genet 85: 421–422

Reiss J, Ellermeyer U, Rininsland F, Ballhausen P, Lenz U, Wagner S, Schlösser M (1993) A comprehensive CFTR mutation analysis of German cystic fibrosis patients. Hum Mol Genet 2: 809–811

Riordan JR, Rommens J, Kerem B-S, Alon N, Rozmahel R, Grzelczak Z, Zielenski J, Lok S, Plavsic N, Chou J-L, Drumm ML, Ianuzzi MC, Collins FS, Tsui L-C (1989) Identification of the cystic fibrosis gene: cloning and characterization of complementary DNA. Science 245: 1066–1073

Seydewitz HH, Müller H, Hautz J, Schumacher H, Witt I (1994) Vorkommen der Hauptmutation DF508 und weiterer 4 Mutationen bei Patienten mit zystischer Fibrose in Südbaden. Monatsschr Kinderheilkd 142: 106–109

Zielenski J (2000) Genotype and phenotype in cystic fibrosis. Respiration 67: 117–133

Glukose-6-Phosphat-Dehydrogenase-Mangel

E. Solem

Kaum ein anderes Enzym ist so gründlich untersucht worden wie die Glukose-6-Phosphat-Dehydrogenase (G-6-PD). Dies beruht einerseits auf der großen biologischen Verbreitung und der biochemischen Schlüsselfunktion des Enzyms. Andererseits wurden die genetische Variabilität und die klinische Bedeutung des Enzyms intensiv erforscht. Da die Prävalenz des Enzymmangels auch in Deutschland relativ hoch ist (0,14–0,37%, in einigen Ländern des Mittelmeergebietes, Afrikas und Asiens: 3,0–30,0% und darüber) und eine Vielzahl hämolyseinduzierender Medikamente häufig zur Anwendung kommen, ist eine hohe Aktualität in der medizinischen Versorgung gegeben. Die Bedeutung des G-6-PD-Mangels liegt somit in der sehr hohen Häufigkeit, kombiniert mit vielen z. T. lebensbedrohlichen Noxen. Diese Noxen sind überwiegend aus der modernen Medizin in Ländern mit Hochtechnologie entstanden. Eine Risikominimierung für die Patienten ist Gegenstand des allgemeinen Trends in unserer Gesellschaft hin zu einem hohen medizinischen Standard.

Klinische Erscheinungen

Die Häufigkeit der klinischen Erscheinungen und deren Schweregrad ist abhängig von der Art der G-6-PD-Variante(n), die in einer bestimmten Population vorhanden ist/sind (Luzzato und Mehta 1995) und von der auslösenden Noxe und Dosierung. Eine Genotypisierung hat sich aufgrund der gemischten Population und der großen Zahl der Varianten als Routinediagnostik noch nicht durchgesetzt.

Noxen in Form von oxidativem Streß der Erythrozyten können Hämolyse verursachen. Nach Einwirkung einer Noxe treten die ersten klinischen Erscheinungen nach 1–3 Tagen auf. Der Patient fühlt sich allgemein unwohl und abgeschlagen. Manchmal treten Abdominal- und Rückenschmerzen auf. Die Werte für Hämoglobin, Hämatokrit und Zahl der Erythrozyten sinken schnell unterhalb der Normgrenze ab. In vielen Erythrozyten können Heinz-Körperchen (s. auch unten) nachgewiesen werden. Die Zahl der Retikulozyten ist entsprechend erhöht. Haptoglobin und LDH sind als typische Hämolyseindikatoren deutlich pathologisch. Je nach Schweregrad der Hämolyse tritt ein Ikterus auf und der Urin färbt sich braun oder rot. In den schweren Fällen kommt es zu einer massiven Hämoglobinurie, in selteneren Fällen mit letalem Verlauf, oder mit chronischer Niereninsuffizienz als Folge (Luzzato und Mehta 1995). Mit letalem Ausgang ist insbesondere dann zu rechnen, wenn eine schwere Erkrankung gleichzeitig zur Noxe vorliegt (Solem 1988). Beispielsweise ist das hämolytische Geschehen bei einer Hepatitis A beim Vorliegen eines G-6-PD-Mangels besonders schwer. Deshalb wird in diesem Fall eine Impfung gegen Hepatitis A empfohlen (Chau et al. 1997).

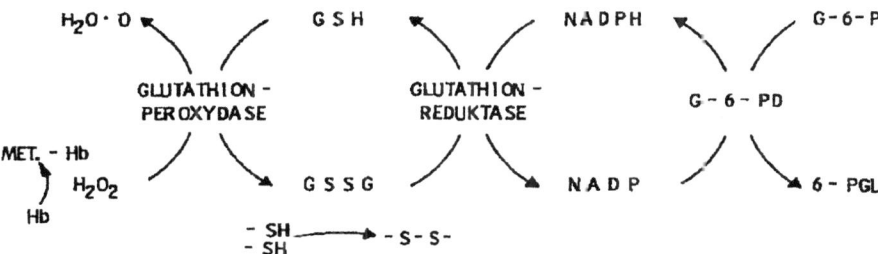

Abb. 1. G-6-PD und Stoffwechsel der Zellen
G-6-P, Glucose-6-Phosphat; 6-PGL, 6-Gluconolacton; GSSG, oxydiertes Glutathion; GSH, reduziertes Glutathion; – s – s –, Disulfidbrückenbildung der Membranproteine

Obwohl im Prinzip alle zusätzlichen Zelltypen befallen sind, gibt es keine sicheren Hinweise auf eine herabgesetzte Funktion von diesen, insbesondere nicht die der neutrophilen Granulozyten (Ardati et al. 1997). Die hohe Empfindlichkeit der Erythrozyten gegenüber oxydierenden Substanzen beruht auf der herabgesetzten Fähigkeit, oxydiertes Glutathion bei G-6-PD-Mangel zu reduzieren. Dies führt wiederum zu einer Anhäufung von Peroxyd (möglicherweise in toxischen Konzentrationen) und zu einer vermehrten Disulfidbrückenbildung der Membranproteine (Kosower et al. 1982) mit einer erhöhten Brüchigkeit (Alhanaty et al. 1984) der Erythrozyten als Folge (s. Abb. 1). Eine vermehrte extravasale Hämolyse in der Milz und im RES wird auf die Heinzkörperchen (oxydative Strukturveränderungen des Hämoglobins) zurückgeführt (Arnold 1982). Hepatosplenomegalie kommt kaum vor und kann als differentialdiagnostisches Kriterium herangezogen werden. Mehrere biochemische Mechanismen können somit theoretisch eine Hämolyse verursachen; möglicherweise ist die Kombination von mehreren Faktoren hierfür erforderlich.

Insgesamt sind die hämolyseinduzierende Substanzen bei einem G-6-PD-Mangel vielfältig. Nicht nur rund 160 verschiedene häufig angewandte Medikamente *(www.zki.uni-frankfurt.de/labmed/g6pdmang.html)*, sondern auch Naphthalin (Mottenmittel), Toluidinblau und Saubohnen können einen solchen oxydativen Streß hervorrufen. In der Neugeborenenperiode kommt es – ohne erkennbare Noxen – in vielen Fällen zu einem verlängerten Neugeborenenikterus. In Entwicklungsländern sind Fälle von Kernikterus in diesem Zusammenhang bekannt.

Bei stationär behandelten hämolytischer Anämien fällt der große Anteil an G-6-PD-Mangel im deutschen Krankengut auf (Schröter 1980).

Der **Favismus** wird ausgelöst nach Einnahme von frisch zubereiteten großen Bohnen (Saubohnen), einem wichtigen Nahrungsbestandteil in vielen Ländern des Mittelmeergebietes und Asiens. Dementsprechend sind Favismus-Erscheinungen in Spanien, Sardinien, Süditalien, Griechenland, Rhodos, Zypern, Bulgarien, der Türkei, Libanon, Israel, Iran, Irak, Sudan, Algerien, Singapur (Battistuzzi et al. 1982) und Ägypten (Ragab et al. 1966) ein wohl bekanntes Gesundheitsproblem. Fava-Bohnen enthalten zwei Substanzen, Isourmil und Divicin, die eine oxydative Wirkung ausüben (Chevion et al. 1982). Da Divicine offenbar die Catalase der Erythrozyten inhibitiert und somit vermehrt Superoxid intrazellulär akkumuliert, ist dies eine zusätzliche Erklärung der Toxizität von Divicine (Gaetani et al. 1996). Weitere genetische Faktoren sind bei Favismus in Erwägung gezogen (Chevion et al. 1982). Der Genuß einer einzigen Bohne, oder die Inhalation des Bohnenblütenstaubes soll genügen, um eine Favismus-Krise auslösen zu können (Battistuzzi et al. 1982). Auch in deutschen Familien ist über Favismus berichtet worden (Gahr et al. 1977; Johannsen et al. 1968).

Ähnliche hämolytische Episoden sind bei *fieberhaften Infekten* bekannt (16). Das bei hohem Fieber sich anhäufende intrazelluläre Peroxyd ist möglicherweise ein auslösender Faktor für solche hämolytische Schübe, die in der Regel milde verlaufen (s. Abb. 1). Somit besteht keine Bedenken gegen Impfungen.

G-6-PD-defiziente Diabetiker können im Zustand der diabetischen Acidose ebenfalls eine Hämolyse entwickeln (Luzzato und Mehta 1995). Neuerdings wird die allgemeine erhöhte Hämolysebereitschaft bei Diabetikern auf das glykosylierte Hämoglobin der Erythrozytenmembran zurückgeführt (Jain 1998), wobei sich ein zusätzlicher G-6-PD-Mangel nachteilig auswirkt.

Genetische Variabilität und Risiko

Bei der Anwendung verschiedener biochemischer Methoden (Report of a WHO Scientific Group 1967) konnten mehrere Hundert G-6-PD-Varianten mit herabgesetzter Enzymaktivität bisher klassifiziert werden. Molekularbiologische Untersuchungen ergaben bisher rund 120 verschiedene Punktmutationen. Die geographische und ethnische Verteilung dieser Mangelmutanten ist unterschiedlich; sie tritt gehäuft auf in Gebieten, wo Malaria entweder früher oder jetzt endemisch vorkommt (Motulsky 1960). Eine erhöhte Resistenz gegenüber Malariaparasiten konnte in Erythrozyten mit G-6-PD-Mangel von Heterozygoten nachgewiesen werden (Luzzato et al. 1969). Deshalb gilt als allgemein akzeptiert, daß der offenbar balancierte Polymorphismus des G-6-PD-Mangels auf einer erhöhten Resistenz der Heterozygoten gegenüber Malariabefall beruht, und daß hierdurch einer der vielen möglichen Gründe für den Selektionsdruck in Richtung G-6-PD-Mangel zurückzuführen ist. In Übereinstimmung mit dieser Theorie ist über eine Wechselbeziehung des G-6-PD-Mangels mit Thalassämie berichtet worden (Lewis et al. 1966). Die Kombination dieser beiden Defekte könnte einen zusätzlichen selektiven Vorteil bringen (El Hazmi und Warsy 1984). In einigen Gebieten, wie das Mittelmeergebiet und einigen Ländern Asiens und Afrikas ist der G-6-PD-Mangel somit außerordentlich häufig (40% der Bevölkerung und mehr). Diesen Aspekten zum Trotz können G-6-PD-defiziente Personen sehr wohl einer schweren Malariainfektion unterliegen (s. unten).

Land/Population	Prävalenz der Hemizygoten (%)
Griechenland	4,6
Italien/Sardinien	8,8
Türkei	2,0–5,0
BRD/Hessen	
Deutsche*	0,14
Griechen*	3,3
Italiener*	0,9
Türken*	1,5
Ägypten	5,0–47,8
West-Afrika	20,6
Zimbabwe	11,1
Tunesien	2,1–11,7 (eigene Untersuchung)
Israel (Askhenazi Juden)	0,4
Kurdisaner	52.0
Iraner	15,1
Iraker	24,8

Abb. 2. Prävalenz des G-6-PD-Mangels
Nach Luzatto L. und Mehta A. 1995
★ = Nach eigenen Untersuchungen aus einem Massen-Screening-Programm bei Neugeborenen (n = 70000)

Einige G-6-PD-Varianten führen zu dem schweren Krankheitsbild der chronischen nichtsphärozytären hämolytischen Anämie. Eine klinisch gutartige Variante ist G-6-PD A⁻, die in der schwarzen Bevölkerung Afrikas häufig auftritt und zu hämolytischen Episoden nach Gabe des Antimalariamittels Primaquine führte (Dern et al. 1955). Die klinischen Erscheinungen sind bei der im Mittelmeergebiet (und Deutschland) häufig vorkommenden Variante G-6-PD^{Mediterranean} erheblich schwerer, vor allem auch nach Gabe von Antimalariamitteln. Bei der letzteren Variante kommt es nach Einnahme von Bohnen (Fava-Bohnen = Saubohnen) ebenfalls oft zu einer hämolytischen Krise (Favismus). Bei den verschiedenen Varianten sind unterschiedliche Restaktivitäten von G-6-PD vorhanden. Die mittlere Aktivität bei männlichen Hemizygoten mit voller Ausprägung des Mangels liegt in unserem Labor bei 0,42 und bei weiblichen Heterozygoten bei 2,10 U/gHb. Der in Familienuntersuchungen erstellte Referenzbereich für männliche Probanden beträgt 2,70–6,62 und für das weibliche Geschlecht 3,25–7,87 U/gHb. Eine Restaktivität bewirkt nicht gundsätzlich einen „Schutz" gegen Hämolyse, da dies eher mit der gegebenen Variante in Zusammenhang steht.

Diagnostik des G-6-PD-Mangels

Bei dem X-chromosomalen Erbgang werden die relativ häufigen männlichen Hemizygoten und seltenen weiblichen Homozygoten mit voller Ausprägung des G-6-PD-Mangels, von den häufig anzutreffenden weiblichen Heterozygoten mit partiellem Enzymmangel (auch Genträger genannt) unterschieden. Der Nutzeffekt eines Massen-Screening-Programms kann durch die zusätzliche Suche nach Heterozygoten erhöht werden (Solem 1984). Beim letzteren Phänotyp sind die klinischen Erscheinungen selten (Fiorelli et al. 1982; Solem 1998), und, mit wenigen Ausnahmen, von mildem Verlauf. In jüngster Vergangenheit ist ein erhöhtes Risiko für eine neonatale Hyperbilirubinämie auch bei Heterozygoten nachgewiesen (Kaplan et al. 1999), dürfte aber relativ gering sein.

Eine Differentialdiagnose bei bestehender Anämie kommt demnach in erster Linie bei männlichem Geschlecht in Frage. Sowohl die männlichen Hemizygoten als auch die weiblichen Homozygoten können mittels eines Fluoreszenz-Spot-Testes (Solem et al. 1985b) in getrockneten Blutproben auf Guthrie-Karte zuverlässig erfaßt werden. Bei den weiblichen Heterozygoten ist in der Regel eine empfindliche quantitative UV-Methode (Solem 1984) für die Diagnosesicherung erforderlich. Nur etwa 40% der Heterozygoten können im Fluoreszenz-Spot-Test unter normalen Bedingungen erkannt werden (Solem et al. 1985b).

Eine frühzeitige Diagnosesicherung empfiehlt sich insbesondere bei Malaria/Prophylaxe, bei AIDS und bei anderen Anwendungen von potentiell hämolyseinduzierenden Medikamenten.

Labormethoden

Für die beiden genannten Methoden beruht das Meßprinzip auf dem Nachweis des in der Reaktion entstandenen NADPH, welches entweder als Fluoreszenz unter langwelligem UV-Licht visuell als positiv (Mangel, keine Fluoreszenz) oder Negativ ausgewertet wird (Fluoreszenz-Spot-Test) oder als Extinktionszunahme bei 340 nm in automatisierter Form, ursprünglich in unserem Labor auf einem Gilford Impact 400 und in der letzteren Zeit auf einem Cobas Mira Plus. Darüber hinaus kann für die Screeninguntersuchung neben verschiedenen anderen Methoden Fluorimetrie angewandt werden.

Für den Testansatz können für die Screeninguntersuchung herkömmliche Guthrie-Karten mit einem Blutplättchen von 5,5 mm Durchmesser angewandt werden. Nach 10 Minuten Inkubtion des Plättchens mit dem Reagenz (Substrat und Coenzym) wird ein Aliquot (10 µl) auf ein Filterpapier gebracht und unter UV-Licht ausgewertet. Bei fehlender Fluoreszenz ist ein G-6-PD-Mangel wahrscheinlich.

Im UV-Test werden entweder gewaschene, oder in einer Mikrozentrifuge separierte Erythrotyten hämolysiert und mit Substrat und Coenzym inkubiert. Im Hämolysat wird zusätzlich automatisch Hämoglobin gemessen (Cyanmethämoglo-

bin-Methode) und die Aktivität in Anlehnung an die Empfehlung der WHO auf g Hämoglobin bezogen (U/gHb).
Für die beiden UV-Methoden sind käufliche Reagenzienkits erhältlich.

Prophylaktische und therapeutische Aspekte

Die Karenzprophylaxe auf Grundlage einer aktuellen Medikamentenliste *(www.zki. uni-frankfurt.de/labmed/g6pdmang.html)*, kann ohne wesentliche Einschränkungen eingehalten werden. Dies gilt auch für andere hämolyseinduzierende Substanzen und das als einzige in Frage kommende Nahrungsmittel, Saubohnen.

Hilfreich wäre ein flächendeckendes Neugeborenen-Screening auf G-6-PD-Mangel. Unterschiedliche Auffassungen sind in der bisherigen Diskussion vertreten, wobei u.A. die Hürde des Kostenfaktors überwunden werden muß.

Bei leichteren hämolytischen Schüben erholen sich in der Regel die Kinder ohne Behandlung schnell. Wenn der Schwellenwert von 7,5 g/dl Hämoglobin unterschritten wird, liegt eine hämolytische Krise vor, die stationär versorgt werden muß (in der Regel mit Transfusion).

Bei hohem Fieber ist erhöhte Aufmerksamkeit geboten, da sich auch hier in vereinzelten Fällen (ohne erkennbaren Noxen) ein hämolytischer Schub entwickeln kann. Die Kombination mit hämolyseinduzierenden Medikamenten ist dann u.U. fatal (Solem 1998). Wenn andere Ursachen für einen verlängerten Neugeborenenikterus nicht in Frage kommen, ist ein G-6-PD-Mangel naheliegend und es ist dann entsprechend vorsichtig mit Medikamenten zu verfahren sowie wiederholte Bilirubinkontrollen nach Entlassung erforderlich. Mit Erfolg konnte bei einigen Säuglingen die Bildung von Bilirubin durch eine intramuskuläre Injektion mit Sn-Mesoporphyrin in den letzten Jahren verhindert werden (Rubaltelli 1998; Valaes et al. 1998). Es bleibt abzuwarten, ob diese Behandlung eine allgemeine Akzeptanz findet.

Zweifelhaft ist die in der internationalen Literatur angegebene Kontraindikation von Vit. K1. Nach Inkubation von Erythrozyten mit Vit. K1 ergab sich *in vitro* kein Hinweis auf eine hämolyseinduzierenden Wirkung (Kaplan et al. 1998). Die routinemäßige Gabe von Vit. K1 in der Neugeborenenperiode muß auf diesem Hintergrund, sowie die dringende Indikation, um sehr schwerwiegende Folgen einer Hirnblutung zu vermeiden – auch bei einem vorliegenden G-6-PD-Mangel – als eine vertretbare ärztliche Entscheidung angesehen werden.

Eine Narkose kann mit den bisher verfügbaren Arzneimitteln ohne Bedenken durchgeführt werden. Bei einer Behandlung gegen Malaria hat sich der G-6-PD-Mangel als sehr nachteilig herausgestellt. Nach hochdosierter Gabe von Primaquin und Chloroquin sind schwerste hämolytische Krisen mit darauffolgender chronischer Niereninsuffizienz beschrieben (Ponnampalan 1981; Khoo 1981). Das Risiko einer Nebenwirkung wird durch die weit verbreitete Therapieresistenz (hochdosierte Behandlung erforderlich) und durch die häufig bei Reisenden angewandte Malaria-Prophylaxe mit Chloroquin in diesem Zusammenhang erhöht. Bei der Prophylaxe sind alternative Mittel (die z.T. weniger wirksam sind) verfügbar *(www.zki.uni-frankfurt.de/labmed/g6pdmang.html)*. Durch eine Impfung gegen Hepatitis A kann eine schwerwiegende Hämolyse bei dieser Infektion verhindert werden.

Abgesehen von dem seltenen Krankheitsbild der nicht-spärozytären hämolytischen Anämie, ist die Prognose beim G-6-PD-Mangel, im Gegensatz zu anderen familiären Stoffwechselentgleisungen, überwiegend günstig. Es scheint deshalb gerechtfertigt, den G-6-PD-Mangel eher als ein „medizinisch wichtiger Zustand", vergleichbar mit anderen familiären Dispositionen für Überemfindlichkeitsreaktionen, wie seltene Blutgruppen oder (Medikament-) Allergien zu betrachten. Bei der Aufklärung der Patienten oder deren Angehörigen ist es ratsam diese Gesichtspunkte in den Vordergrund zu stellen. Nach Diagnosesicherung empfiehlt sich ein Notfallausweis und eine aktuelle Medikamentenliste als unterstützende Maßnahme für Patienten und behandelnde Ärzte.

Literatur

Alhanaty E, Snyder M, Sheetz MP (1984) Glucose-6-phosphate-dehydrogenase-deficient erythrocytes have an impaired shape recovery mechanism. Blood 63: 1198–1202

Ardati KO, Bajakian KM, Tabbara KS (1997) Effect of glucose-6-phosphate dehydrogenase deficiency on neutrophil function. Acta Haematolo 97 (4): 211–215

Arnold H (1982) Arzneimittelinduzierte hämolytische Anämien auf dem Boden genetischer Anomalien. Diagnostik & Intensivtherapie 3: 41–46

Battistuzzi G, Morellini M, Meloni T, Gandini E, Luzzatto L (1982) Genetic factors in favism. In: Weatherall DJ, Fiorelli G, Gorinni S (eds.) Advances in red blood cell biology. New York: Raven Press, pp. 339–346

Chau TN, Lai ST, Lai JY, Yuen H (1997) Haemolysis complicating acute viral hepatitis in patients with normal or deficient glucose-6-phosphate dehydrogenase activity. Scand J Infect Dis 29 (6): 651–653

Chevion M, Novak T, Glaser G (1982) Favism inducing agents: biochemical and mechanistic conciderations. In: Weatherall DJ, Fiorelli G, Gorini S (eds.) Advances in red blood cell biology. New York: Raven Press, pp. 381–390

Dern RJ, Beutler E, Alving AS (1955) The hemolytic effect of primaquine. V. Primaquine sensitivity as a manifestation of a multiple drug sensitivity. J Lab & Clin Med 45: 30–39

El Hazmi MAF, Warsy AS (1984) Aspects of sickle cell gene in Saudi Arabia – interaction with glucose-6-phosphate dehydrogenase deficiency. Hum Genet 68: 320–323

Fiorelli G, Finazzi G, Manoussakis C, Palomba V, Fenu MP (1982) G6PD deficiency in Sardinia: genetic heterogeneity and clinical implications. In: Weatherall DJ, Fiorelli G, Gorini S (eds.) Advances in red blood cell biology. New York: Raven Press, pp. 399–408

Gaetani GF, Rolfo M, Arena S, Mangerini R, Meloni GF, Ferraris AM (1996) Active involment of catalase during hemolytic crisis of favism. Blood 88 (3): 1084–1088

Gahr M, Bornhalm D, Schröter W (1977) Biochemische Eigenschaften einer neuen Variante des Glucose-6-Phosphat-Dehydrogenase (G-6-PD)-Mangels mit Favismus: G-6-PD Bielefeld. Klin Wschr 55: 379–384

Jain SK (1998) Glutathione and glucose-6-phosphate dehydrogenase deficiency can increase protein glycosylation. Free Radio Biol Med (1): 197–201

Johannsen LP, Witt I, Künzer W (1968) Favismus bei einer deutschen Familie. Dt Med Wschr (93): 2463–2470

Kaplan M, Beutler E, Vreman HJ, Hammermann C, Levy-Lahad E, Renbaum P, Stevenson DK (1999) Neonatal hyperbilirubinemia in glucose-6-phosphate dehydrogenase-deficient heterozygotes. Pediatrics 104: 68–74

Kaplan M, Waisman D, Mazor D, Hammermann C, Bader D, Abrahamov A, Meyerstein N (1998) Effect of vitamin K1 on glucose-6-phosphate dehydrogenase deficient neonatal erythrocytes in vitro. Arch Dis Child Fetal Neonatal Ed 79: F218–220

Khoo K-K (1981) The treatment of malaria in glucose-6-phosphate dehydrogenase deficient patients in Sabah. Ann Trop Med Parasitol 75: 591–595

Kosower NS, Zipser Y, Faltin Z (1982) Membrane thiol-disulfide status in glucose-6-phosphate dehydrogenase deficient red cells. Relationship to cellular glutathione. Biochim Biophys Acta 691: 345–352

Lewis RA, Kay RW, Hathorn M (1966) Sickle cell disease and glucose-6-phosphate dehydrogenase. Acta Haematol 36: 399–411

Luzzatto L, Mehta A (1995) Glucose-6-phosphate dehydrogenase deficiency. In: Scriver CR et al. (eds.) The metabolic basis of inherited disease II. New York: McGraw-Hill

Luzzatto L, Usanga EA, Reddy S (1969) Glucose-6-phosphate dehydrogenase deficient red cells: resistance to infection by malaria parasites. Science 164: 839–842

Motulsky AG (1960) Metabolic polymorphisms and the role of infectious diseases in human evolution. Hum Biol 32: 28–62

Ponnampalam JT (1981) Haemoglobinuria after a single dose treatment with dapsone and pyrimethamine for falciparum malaria in a patient with glucose-6-phosphate dehydrogenase deficiency. Trop Geogr Med 33: 401–402

Ragab AH, El-Alfi OS, Abboud MA (1966) Incidence of glucose-6-phosphate dehydrogenase deficiency in Egypt. Am J Hum Genet 18: 21–25

Report of a WHO Scientific Group (1967) Standardization of procedures for the study of glucose-6-phosphate dehydrogenase. WHO Techn Rep Ser 366

Rubaltelli FF (1998) Current drug treatment options in neonatal hyperbilirubinaemia and the prevention of kernicterus. Drugs 1: 23–30

Schröter W (1980) Screening for glucose-6-phosphate dehydrogenase deficiency and other erythrocyte enzyme defects. In: Bickel H, Guthrie R, Hammersen G (eds.) Neonatal screening for inborn errors of metabolism. Berlin Heidelberg New York Springer, pp. 149–154

Solem E (1998) Glucose-6-Phosphat-Dehydrogenase-Mangel. Päd (4): 224–231

Solem E (1984) Glucose-6-phosphate dehydrogenase deficiency: an easy and sensitive quantitative assay for the detection of female heterozygotes in red blood cells. Clin Chim Acta 142: 153–160

Solem E, Pirzer C, Siege M, Kollmann F, Romero-Saravia O, Bartsch-Trefs O, Kornhuber B (1985b) Mass screening for glucose-6-phosphate dehydrogenase deficiency: improved fluorescent spot test. Clin Chim Acta 152: 135–142

Valaes T, Drummond GS, Kappas A (1998) Control of hyperbilirubinaemia in glucose-6-phosphate dehydrogenase-deficient newborns using an inhibitor of bilirubin production, Sn-mesoprophyrin. Pediatrics 105: E1

Walker DH, Kirkman HN (1980) Rocky Mountain spotted fever and deficiency in glucose-6-phosphate dehydrogenase. J Infect Dis 142: 771

CK-Screening auf Muskeldystrophien

G. Scheuerbrandt

Nachdem *Hans Zellweger* von der University of Iowa 1975 ein Neugeborenen-Screening auf Duchenne-Muskeldystrophie (DMD) vorgeschlagen hatte (Zellweger u. Antonik 1975), wurde das Testverfahren an der Universitätskinderklinik Freiburg ausgearbeitet (Beckmann, Scheuerbrandt u. Antonik 1975) und klinisch geprüft (Beckmann u. Scheuerbrandt 1976). Danach wurde es in Deutschland als freiwilliges Vorsorgeprogramm den Eltern von Jungen im ersten Lebensjahr angeboten. Ab 1979 wird ein verbesserter kinetischer Biolumineszenztest angewendet (Scheuerbrandt, Lundin, Lövgren et al. 1986). Mit dem Screeningtest, *CK-Suchtest*, wird das muskelspezifische Enzym Creatinkinase (CK) im Kapillarblut gemessen. Stark erhöhte CK-Aktivitäten sind ein Hinweis hauptsächlich auf DMD (> 1000 U/L) und auf die etwa 5mal seltenere, langsamer verlaufende Becker-Muskeldystrophie (BMD) (> 400 U/L).

DMD wird X-chromosomal-rezessiv vererbt und trifft etwa jeden 3500. männlichen Neugeborenen. In Deutschland werden zur Zeit bei etwa 800.000 Geburten pro Jahr ca. 130 Jungen mit DMD geboren. Bei einer deutlich reduzierten Lebenserwartung von 20 bis 30 Jahren leben zur Zeit bei uns zwischen 2000 und 3000 DMD-Patienten.

Das Duchenne-Gen auf dem kurzen Arm des X-Chromosoms, mit 2,6 Millionen Basenpaaren das längste bekannte Gen, wurde 1986 identifiziert. Deletionen und Punktmutationen führen zum Krankheitsbild der DMD und BMD, weil das Genprodukt Dystrophin, das für die mechanische Stabilität der Muskelzellmembranen notwendig ist, entweder verändert ist oder ganz fehlt. Die therapeutische Forschung versucht, Möglichkeiten zu finden, das geschädigte Gen zu ersetzen, zu reparieren oder die Konsequenzen der Mutation medikamentös zu bekämpfen.

Ziele der Früherkennung der DMD

Mehr als zwei Drittel der Mütter von DMD-Patienten sind entweder Überträgerinnen der Krankheit oder haben ein Keimzellmosaik. Für ihre Kinder (Jungen und Mädchen) beträgt das Wiederholungsrisiko 25%, für Jungen alleine 50%. DMD-Patienten sind in den ersten beiden Lebensjahren aber in der Regel klinisch unauffällig, deswegen ist das wichtigste Ziel der DMD-Früherkennung die Möglichkeit, vor der nächsten Schwangerschaft eine genetische Beratung anbieten zu können, damit die betroffenen Eltern die für sie richtigen Entscheidungen *rechtzeitig* treffen können.

Molekulargenetische Analysen erlauben es, daß nicht nur in der unmittelbaren Familie eines DMD-Patienten weitere Krankheitsfälle vermieden werden können, sondern auch in anderen, über die Mutter verwandten Familien. Es werden aber in diesen gefährdeten Familien auch mehr gesunde Kinder geboren, wenn einer Risiko-Mutter zuverlässig gesagt werden kann, daß sie keine Überträgerin der Krankheit ist.

Die Früherkennung vermeidet die immer noch vorkommende diagnostische Odyssee. Statt dessen haben die Eltern die Möglichkeit, sich frühzeitig mit der Krankheit auseinanderzusetzen und sich zu informieren, bevor mit etwa vier Jahren Entscheidungen über die ersten Behandlungsmaßnahmen (orthopädische Operationen, Steroidbehandlung) gefällt werden müssen.

Eine Reihe von praktischen Entscheidungen für das Leben mit einem körperbehinderten Kind können frühzeitig erfolgen, z.B. bei der Auswahl eines Kindergartens oder für eine behindertengerechte Wohnung.

In Deutschland leben zur Zeit etwa 1000 Kinder mit unerkannter DMD oder anderen Muskelkrankheiten „Diese Kinder sind durch eine Narkose, bei der zur Erleichterung der endotrachealen Intubation das depolarisierende Muskelrelaxans Succinylcholin verwendet wird, vital gefährdet" (Schulte-Sasse 1995). Dieses Risiko kann durch eine Früherkennung der DMD und einer entsprechenden Unterrichtung der Eltern weitgehend vermieden werden.

Organisation des freiwilligen CK-Suchtestprogramms

Die Neugeborenen-Abteilungen der Krankenhäuser und die niedergelassenen Kinder- und Hausärzte erhalten das Testmaterial mit Informationen zur Ausgabe an die Eltern von neugeborenen Jungen. Der Blutabnahme (1 Tropfen aus der Ferse) erfolgt nicht unmittelbar nach der Geburt, sondern frühestens bei der Vorsorgeuntersuchung U3 im Alter von 4–6 Wochen beim Kinder- oder Hausarzt. Zu diesem Zeitpunkt haben sich die oft durch Geburtsstreß erhöhten unspezifischen CK-Aktivitäten normalisiert, die zu einer hohen Zahl falschpositiver Ergebnisse führen würden.

Der trockene Blutstropfen auf Filterpapier wird an das Testlabor eingeschickt. Normale Ergebnisse (< 200 U/L) erhält der Arzt alle vier Monate in Form einer Liste zusammen mit aktuellen Berichten über Therapieforschung und Patientenbetreuung. Erhöhte Ergebnisse (> 200 U/L) werden dem Arzt sofort mitgeteilt, und es wird eine zweite Blutprobe zur Kontrolle angefordert. Bei einem erhöhten Ergebnis wird mit einem CK-MM-Antikörper überprüft, ob die Aktivität hauptsächlich vom muskelspezifischen Isoenzym CK-MM verursacht wird. Erhöhte CK-BB-Aktivitäten deuten auf eine in diesem Programm entdeckte benigne Blutanomalie hin, bei der das Isoenzym CK-BB innerhalb der Erythrozyten oder Thrombozyten vorkommt (Arnold, Scheuerbrandt, Beckmann et al. 1978) und die etwa ebenso häufig wie DMD ist.

Wiederholt hohe CK-MM-Werte bedeuten nicht unbedingt eine DMD oder BMD, sondern nur den *Verdacht* auf eine degenerative Muskelkrankheit. Die endgültige Diagnose muß durch *zusätzliche diagnostische Maßnahmen* erfolgen, gewöhnlich durch klinische Untersuchungen in einem Muskelzentrum und molekulargenetische Analysen in einem spezialisierten Laboratorium.

Screening-Ergebnisse

Bis Ende 2000 sind seit Beginn des Programms unter 480.000 getesteten Jungen 157 Jungen unter einem Jahr mit wiederholt stark erhöhten CK-Aktivitäten (> 400 U/L CK-MM) gefunden worden. Bei 129 Jungen wurde eine sichere oder wahrscheinliche DMD (1:3700) und bei 27 eine sichere oder wahrscheinliche BMD (1:17.800) diagnostiziert. Der Anteil der falschpositiven Testergebnisse, das heißt solcher Tests, die nach einem ersten Ergebnis über 400 U/L ein normales Ergebnis in einer zweiten Blutprobe zeigen, beträgt ca. 0,04%. In zwei Publikationen ist das Programm ausführlicher beschrieben (Scheuerbrandt, Lundin, Lövgren et al. 1986; Scheuerbrandt, Heußner-Enderle, Hammerschmidt et al. 1996).

Rundbriefe für Familien mit DMD-Patienten

Die *Deutsche Gesellschaft für Muskelkranke e.V.* (Im Moos 4, 79112 Freiburg) gibt Eltern-Rundbriefe heraus, in denen die Eltern von DMD-Patienten – auch solcher, die nicht mit dem CK-Test gefunden wurden – Erfahrungen über alle Probleme austauschen und Fragen an Experten stellen können. Außerdem werden Forschungsergebnisse und Betreuungsmaßnahmen allgemeinverständlich erklärt.

Erfahrungen des CK-Suchtestprogramms

Praktisch alle Familien, in denen ein DMD-Junge mit dem Test früh gefunden wurde, befürworten die frühe Diagnose. Besonders für ihre Familien- und Lebensplanung beurteilen es die Eltern positiv, frühzeitig eine sichere Diagnose zu haben, und es gibt keine Hinweise auf eine Beeinträchtigung der Mutter-Kind-Beziehung.

Ein allgemeines Screening wird *nicht* angestrebt, solange die Krankheit nicht kausal behandelbar ist. Aus diesem Grund ist zur Zeit eine Übernahme in das allgemeine Screening und eine Bezahlung durch Krankenkassen oder staatliche Stellen nicht möglich. Die Erfahrung hat aber gezeigt, daß sich viele Eltern nach entsprechender Aufklärung durch ihren Arzt und die Testinformationen für den Test entscheiden obgleich er privat bezahlt werden muß. Der Test kostet z.Zt. DM 30,00 (€ 15,00) wovon der Arzt DM 7,50 (€ 3,75) als Unkostenbeitrag für Beratung und Blutabnahme erhält.

Es gab weltweit 7 DMD-Früherkennungsprogramme, von denen noch 5 weitergeführt werden, außer in Deutschland in den Provinzen Manitoba und Antwerpen, sowie in Wales und auf Zypern. Eine Zusammenfassung der Ergebnisse aller Programme mit gemeinsamen Empfehlungen ist veröffentlicht worden (Van Ommen und Scheuerbrandt 1993).

In einer rechtzeitigen genetischen Beratung können potentielle Überträgerinnen über ihr persönliches DMD-Risiko informiert werden. Wenn das Risiko klein ist, können diese Frauen gesunde Kinder bekommen, auf die sie sonst aus Furcht vor weiteren Erkrankungen verzichtet hätten.

Die zentrale Durchführung des Programms in Deutschland, die Zusammenarbeit mit dem Selbsthilfeverband und der Kontakt mit Wissenschaftlern und Experten ermöglichen es, den Ärzten und Eltern immer aktuelle Informationen anzubieten. Unter der Internetadresse *http://www.testlabor-duchenne.com* können eine von Zeit zu Zeit aktualisierte Zusammenfassung der Forschungsergebnisse abgerufen werden sowie die *Richtlinien für die optimale Betreuung von Jungen mit Duchenne-Muskeldystrophie*, die 1997 zusammen mit einer Reihe von Experten aus verschiedenen Ländern ausgearbeitet wurden.

Zusammenfassung und Ausblick

Da vorauszusehen ist, daß eine zukünftige kausale Therapie am erfolgreichsten sein wird, wenn sie bereits bei präsymptomatischen DMD-Jungen angewendet wird, deren Muskeln noch weitgehend intakt sind, wird das CK-Screening für in den nächsten Jahren für die Vorbereitung von klinischen Prüfungen mit sehr jungen Patienten notwendig werden. Eine Studie zur weiteren Optimierung des Screeningverfahrens in Zusammenarbeit mit Laboratorien in den USA ist deswegen geplant.

Literatur

Arnold H, Scheuerbrandt G, Beckmann R, Löhr GW (1978) Creatine kinase in human erythrocytes: a newly detected genetic anomaly in a clinically healthy family. Blut 37: 249-256

Beckmann R, Scheuerbrandt G, Antonik A, Antonik S (1975) Ein neuer Kreatinkinase-Test. Der Kinderarzt 5: 731

Beckmann R, Scheuerbrandt G (1976) Screening auf erhöhte CK-Aktivitäten zur Früherkennung der Duchenne-Muskeldystrophie; Ergebnisse einer Studie an Blutproben von 16.520 Neugeborenen. Der Kinderarzt 7: 1267–1272

Scheuerbrandt G, Heußner-Enderle I, Hammerschmidt HG, Pongratz D, Rüdel R (1996) CK-Suchtest. Das freiwillige Früherkennungsprogramm auf Muskeldystrophien der Deutschen Gesellschaft für Muskelkranke e.V. Der Kinderarzt 27: 323–327

Scheuerbrandt G, Lundin A, Lövgren T, Mortier W (1986) Screening for Duchenne muscular dystrophy: An improved screening test for creatine kinase and its application in an infant screening program. Muscle & Nerve 9: 11–23

Schulte-Sasse U (1995) Herzstillstand bei Kindern nach intravenöser Injektion von Succinylcholin. Der Kinderarzt 26: 1446–1448

Van Ommen GJB, Scheuerbrandt G (1993) Neonatal screening for muscular dystrophy. Consensus recommendations of the 14th workshop sponsored by the European Neuromuscular Center (ENMC). Neuromuscular Disorders 3: 231–239

Zellweger H, Antonik A (1975) Newborn screening for Duchenne muscular dystrophy. Pediatrics 55: 30–34

Hämoglobinopathien

H. Reinhard

1. Sichelzellanämie

1.1. Häufigkeit

In Deutschland sind ca. 800 Patienten mit homozygoter Erkrankung bekannt, die Anzahl der Träger liegt bei geschätzten 30.000. Die Patienten stammen vor allem aus Zentralafrika und arabischen Ländern, selten aus Griechenland und Süditalien.

1.2. Pathophysiologie

Ursache der Sichelzellerkrankung ist eine Mutation des β-Globingens des Hämoglobin. Der Austausch von A gegen T am Kodon 6 führt zur Substitution Glu→Val an Position 6 der β-Globinkette. Hierdurch entsteht ein neues Hämoglobin (HbS), das bei Sauerstoffentzug weniger wasserlöslich wird als das Hämoglobin A. Als Folge dieses Phänomens kommt es zur Formveränderung der Erythrozyten, Sichelzellbildung und Hämolyse. Neben der HbS-Erkrankung gibt es noch andere Mutationen, von denen lediglich das HbC (β6, Glu→Lys) eine klinische Bedeutung hat.

1.3. Genetik

Die Vererbung der Sichelzellanämie erfolgt autosomal rezessiv. Nur Homozygote sind klinisch krank, Heterozygote haben eine normale Lebenserwartung. Eine sogenannte Compound-Heterozygotie (HbSC) hat einen milderen klinischen Verlauf als die Homozygotie.

1.4. Klinik

Durch Sichelzellbildung kommt es zu thrombembolischen Ereignissen, die verschiedene Organe betreffen können. Die klinische Manifestation ist sehr heterogen.

Organ	Befund
Milz	Milzsequestration, „Selbstsplenektomie" mit Infektneigung
Lunge	akutes Thoraxsyndrom, Lungeninfarkt
Darm	Girdle-Syndrom, paralytischer Ileus
Knochen	Knocheninfarkte, Hüftkopfnekrosen, Deckplatteneinbrüche
ZNS	Schlaganfälle, proliferative Retinopathie
Haut	Ulcera
Urogenital	Hyposthenurie, Priapismus

1.5. Laborbefunde

- Anämie: Hb 6–10 g/dl
- Retikulozyten, LDH, Bilirubin: erhöht
- Eisen: normal
- Blutausstrich: Sichelzellen

1.6. Hämoglobindiagnostik

- Elektrophorese
- Isoelektrische Fokussierung
- Chromatographie (HPLC)
- Löslichkeitstest
- Immunologischer Nachweis

1.7. Molekulargenetik

- PCR-Technik
- Detektion der Mutationen

1.8. Bildgebende Diagnostik

- Milzsonographie
- Röntgen-Thorax

1.9. Differentialdiagnose

- Thalassämie
- Eisenmangel
- Enzymdefekt (z.B. G6-PDH-Mangel)

1.10. Therapie

im Intervall

- Penicillinprophylaxe ab dem 3. Lebensmonat

- Pneumokokkenvakzine 2. und 5. Lebensjahr
- großzügige Flüssigkeitszufuhr
- psychosoziale Betreuung
- Stimulation der HbF-Synthese (z.B. Hydroxyurea).

bei Schmerzkrisen

- Hydrierung
- Schmerztherapie
- Antibiotika
- Blutaustauschtransfusion.

1.11. Prognose

In den ersten beiden Lebensjahren abhängig von Prophylaxe, da Infektionen häufig letal verlaufen können. Insgesamt eingeschränkte Lebenserwartung (30–40 Jahre), in besonderem Maße aber abhängig von den sozioökonomischen Bedingungen.

1.12. Screening

Aufgrund der Seltenheit des Sichelzellgens in der mitteleuropäischen Bevölkerung erscheint ein generelles Screening in Deutschland weder medizinisch noch finanziell sinnvoll. Lediglich Risikogruppen, die aus entsprechenden Regionen stammen, könnten einem Screening-Programm zugeführt werden. Einbezogen werden sollten in ein solches selektives Neugeborenen-Screening Patienten aus Zentralafrika, arabischen Ländern und dunkelhäutige Amerikaner.

Seit Ende der Achtziger Jahre steht auch zweifelsfrei fest, daß die frühzeitige Diagnose der homozygoten Sichelzellerkrankung zu einer Senkung der Mortalität und der Morbidität der Erkrankung beiträgt. Im Gegensatz hierzu ist in Ländern mit einer relevanten Anzahl von Trägern und Erkrankten ein Screening angezeigt. In den USA wird in 42 von 53 Staaten ein Neugeborenen-Screening am 3.–5. Lebenstag durchgeführt.

Die Methodik des Screenings wurde im Verlauf der letzten beiden Jahrzehnte verfeinert. Neben der sehr aufwendigen und oft ungenauen Zelluloseazetat-Elektrophorese hat sich die isoelektrische Fokussierung am meisten etabliert. Diese Methode erfüllt die Kriterien, die an eine Screeningmethode gestellt werden, nämlich breite Anwendbarkeit, hohe Zuverlässigkeit und vertretbare Kosten.

Die Probengewinnung erfolgte bei den bisher publizierten Screening-Programmen meist aus getrocknetem Filterpapierblut. Die Verwendung von EDTA-stabilisiertem Nabelschnurblut wurde beschrieben, ist jedoch technisch aufwendiger.

Im Neugeborenenalter beträgt der Anteil von fetalem Hämoglobin HbF ($\alpha 2 \gamma 2$) noch bis zu 50% des Gesamthämoglobins. Bis zum 6. Lebensmonat fällt das HbF auf unter 5% ab. Da das HbS durch eine Mutation am β-Globingen gekennzeichnet ist, liegt die Konzentration von HbS im Neugeborenenalter niedriger als nach 6 Lebensmonaten. Das Screening wird hierdurch nicht beeinflußt, da die Nachweismethode für HbS eine ausreichende Sensitivität hat.

1.13. Bestätigungsdiagnostik

Bei einem auffälligen Befund im Screeningtest erfolgt die Bestätigung durch eine zweite Methode, in der Regel mit einer elektrophoretischen Trennung der Hämoglobinvarianten.

1.14. Pränataldiagnostik

Eine suffiziente Pränataldiagnostik ist möglich und kann bereits in der Frühschwangerschaft erfolgen. In der 12 -14. Schwangerschaftswoche kann mit einer DNA-Analyse von Fruchtwasser oder Chorionzotten eine sichere Diagnose gestellt werden.

1.15. Behandlung

Die Behandlung der Erkrankten erfolgt symptomatisch, eine definitive Heilung ist nur durch eine Knochenmarktransplantation möglich. Es hat sich gezeigt, daß bei frühzeitiger Infektionsprophylaxe durch eine Dauermedikation mit Penicillin die Sterblichkeit deutlich gesenkt werden kann. Weiterhin steht zur Vorbeugung schwerer Septitiden bei eingeschränkter Milzfunktion (funktionelle Asplenie im 1. Lebensjahr) eine Pneumokokkenvakzine zur Verfügung. Eine zuverlässig durchgeführte Prophylaxe reduziert die Anzahl der Hospitalisierungen der Patienten und auch die behandlungsbedürftige Spätmorbidität.

2. Thalassämien

2.1. Epidemiologie

Die Thalassämien kommen in Europa vor allem im Mittelmeerraum vor („Mittelmeeranämie"). Es gibt 2 Arten von Thalassämien, die α-Thalassämie und die β-Thalassämie. Von klinischer Bedeutung in Mitteleuropa ist lediglich die **homozygote β-Thalassämia major**. In Deutschland machen die Migranten aus dem Mittelmeerraum den Großteil der Patienten aus. Es sind z. Zt. etwa 400 Patienten mit homozygoter β-Thalassämie in Deutschland bekannt. Die geschätzte Anzahl der Anlageträger liegt bei 100.000.

2.2. Pathophysiologie und Genetik

Bei der β-Thalassämie ist die Synthese der β-Globinketten des Hämoglobins vermindert. Bei Homozygoten kommt es zu einer schweren Anämie aufgrund der ineffizienten Erythropoese. Heterozygote Träger haben eine normale Lebenserwartung, bei ihnen besteht lediglich eine milde hypochrome, mikrozytäre Anämie.

Die genetische Information für die Synthese der Globinketten ist auf Chromosom 11 und Chromosom 16 lokalisiert.

2.3. Klinik

- Manifestation der Erkrankung im 1. Lebensjahr
- Hepatosplenomegalie durch extramedulläre Hämatopoese
- Markraumerweiterung durch ineffektive Erythropoese
- Bürstenschädel, Jochbeinhyperplasie
- Ikterus
- Minderwuchs, Infektneigung.

2.4. Labor

- Anämie: Hb < 8 g/dl
- Hyperbilirubinämie: indirektes B. > 5 g/dl
- LDH: erhöht
- Retikulozyten: erhöht.

2.5. Hämoglobindiagnostik

- Elektrophorese
- Isoelektrische Fokussierung
- Chromatographie (HPLC)
- Immunologischer Nachweis

2.6. Molekulargenetik

- PCR-Technik
- Detektion der Mutationen.

2.7. Therapie

Die Suppression der körpereigenen ineffektiven Erythropoese gelingt nur durch regelmäßige Transfusion von Fremdblut. Hierdurch verschwinden die Stigmata der Erkrankung, der Transfusionsabstand sollte bei 3 Wochen liegen.

Durch die Transfusionen kommt es zu einer schweren Eisenüberladung mit drohender Hämosiderose. Supportiv erhalten die Patienten einen Chelatbildner (Desferroxamin) i.v. während der Transfusion und auch täglich subcutan über eine Perfusionspumpe. Die Kosten dieser Behandlung belaufen sich pro Patient auf ca. 30.000 DM jährlich.

Die einzige kurative Therapie der Thalassämia major ist die allogene Knochenmarktransplantation zur Korrektur der schweren Blutbildungsstörung.

2.8. Prognose

Die Lebenserwartung beträgt ohne Behandlung weniger als 6 Jahre. Durch ein konsequentes Transfusionsregime hat sich die Prognose deutlich verbessert, besonders bei effizienter Chelatbehandlung. Viele Patienten erreichen inzwischen das 5. Lebensjahrzehnt, Schwangerschaften sind bei gut behandelten Patientinnen möglich.

2.9. Screening

Ein Neugeborenen-Screening erscheint bei der homozygoten β-Thalassämia major nicht sinnvoll. Bei leerer Familienanamnese und unbekanntem Status der Eltern werden die Patienten im 1. Lebensjahr klinisch auffällig. Nach dem physiologischen Rückgang der HbF-Konzentration stellt sich eine zunehmende Hepatosplenomegalie bei progredienter Anämisierung ein. Wird zu diesem Zeitpunkt die Diagnose gestellt, so kann die Transfusionsbehandlung begonnen werden. Eine frühzeitige Diagnosestellung und Behandlung bringt keinen zusätzlichen Gewinn.

2.10. Pränatale Diagnostik

Viel wichtiger als das Neugeborenen-Screening ist bei der Thalassämie die pränatale Diagnostik in Verbindung mit der Hämoglobindiagnostik bei der Mutter. Bei der Häufigkeit des Thalassämiegens in der Patientengruppe aus Risikoländern erscheint ein Schwangeren-Screening durchaus sinnvoll. Hierfür ist die Bestimmung von Hb, MCV, MCH und HbA2 ausreichend. Bei entsprechender Konstellation kann durch eine DNA-Analyse aus einer Chorionzottenbiopsie frühzeitig eine sichere pränatale Diagnostik durchgeführt werden. Durch entsprechende Pränatalprogramme konnte in mehreren Mittelmeerländern die Inzidenz der β-Thalassämia major deutlich gesenkt werden.

Literatur

Angastiniotis MA, Hadjiminas MG (1981) Prevention of thalassaemia in Cyprus. Lancet: 369–371

Angastiniotis M, Modell B, Engezos P, Boulyjenkov V. Prevention and control of maemoglobinopathies. Bulletin of the World Health Organization 73 (3): 375–396

Bickel H, Guthrie R, Hammersen G (1980) Neonatal screening for inborn errors of metabolism. Heidelberg New York: Springer

Cao A, Pintus L, Lecca U, Olla G, Cossu P, Rosatelli C, Galanello R (1984) Review: Control of homozygous beta thalassemia by carrier screening and antenatal diagnosis in Sardinians. Clinical Genetics 26: 12–22

Gaston HM et al. (1986) Prophylaxis with oral penicilline in children with sickle cell anemia. New Engl J Med 314: 1593–1599

Goosenns M et al. (1983) Prenatal diagnosis of sickle cell anemia in the first trimester of pregnancy. New Engl J Med 309: 831–833

Kleman KM, Vichinsky E, Lubin BH (1989) Experience with newborn screening using isoelectric focussing. Pediatrics

Modell B, Ward RHT, Rodeck C, Petrou M, Rairweather DVI, Varnavides LA, White JM (1984) Effect of fetal diagnostic testing on birth rate of thalassaemia major in Britain. Lancet (12): 1383–1386

Rowley PT, Loader S et al. (1991) Prenatal screening for hemoglobinopathies. A prospective regional trial. Am J Hum Gen 48: 439–446

Rucknagel DL (1983) A decade of screening in the hemoglobinopathies: is a national program to prevent sickle cell anemia possible? Am J Pad Hem Oncol 5: 373–377

Scott RB, Castro O (1979) Screening for sickle cell hemoglobinopathies. JAMA 241: 1145–1147

Sickle cell disease: (1993) screening, diagnosis, management and counseling in newborns and infants. Clinical practice guideline 6. AHCPR publication no 93-0562. Rockville, MD

Tsevat J, Wong JB, Pauker SG, Steinberg MH (1991) Neonatal screening for sickle cell disease: a cost-effectiveness analysis. J Pediatrics 118: 546–554

Vichinsky E, Hurst D et al. (1988) Newborn screening for sickle cell disease: effect on mortality. Pediatrics 81: 749–755

Neuroblastom-Früherkennung

S. Zabransky

Neuroblastom

Zweithäufigster Tumor im Kindesalter. Tumor des sympathischen Nervensystems mit Katecholamin-Sekretion.

Häufigkeit

Unter 100.000 Kindern erkranken 15 an Neuroblastom. 1991–1994 waren in Deutschland etwa 131 Kinder pro Jahr erkrankt. Davon trat der Tumor bei der Hälfte der Betroffenen bereits in den ersten zwei Lebensjahren auf. Die Prognose hängt vom Tumorstadium und dem Manifestationsalter des Kindes ab. Bei Tumorstadium 1–3 (lokalisierte Form) liegt die Überlebensrate bei 85%, bei Stadium 4 (Metastasen) dagegen nur bei 23%. Für alle Tumorstadien gilt aber, je jünger das Kind bei Manifestation, umso besser die Prognose.

Besonderheit des Neuroblastoms: im ersten Lebensjahr kann es zu Spontanremissionen kommen. Die Prognose ist daher bei Manifestation im ersten Lebensjahr besser als bei späterer Manifestation.

Parameter der Früherkennung: Ausscheidung von Metaboliten der vom Neuroblastom produzierten Katecholamine im Urin: **VMA** (Vanillinmandel-Säure) + **HVA** (Homo-VMA).

Methode: VMA + HMV lassen sich sowohl in flüssiger als auch in getrockneter Form mit dem HPLC-Verfahren nachweisen.

Pilotstudie in Deutschland

In den Bundesländern Baden-Württemberg, Bremen, Hamburg, Niedersachsen, Nord-Rhein-Westfalen und Schleswig-Holstein wird seit Mai 1995 mit Unterstützung der gesetzlichen Krankenkassen, der Deutschen Krebshilfe, privaten Krankenversicherungen und den Gesundheitsministerien der genannten Länder und des Bundesministeriums für Gesundheit eine Pilotstudie durchgeführt, mit dem Ziel, zu prüfen, ob durch die Einführung des Neuroblastom-Screenings im Alter von 10–14

Monaten, die Fälle mit schlecht heilbarem metastasierendem Neuroblastom deutlich zurückgehen. Als Kontrolle dienen die übrigen Bundesländer.

Bis Dezember 1999 wurden 1.199.165 Kinder untersucht.

Von Kindern im Alter von 10-18 Monaten werden Urinproben auf Filterpapier getrocknet gewonnen. Die Analysen erfolgen zentral in Stuttgart und Hannover. Die Bestimmung von Kreatinin, VMA und HMV in diesen Trockenurinproben erfolgt mit der HPLC-Methode.

Cut off:

HVA > 36,0 µg/mg Kreatinin
VMA> 20,0 µg/mg Kreatinin

Compliancerate: 66%
Sensitivität: 82%
Spezifität: 99%
Positiver prädiktiver Wert: 8%
Inzidenz: 10,3/100.000. Entdeckt wurden 124 Fälle mit Neuroblastom.

Falsch-negative Fälle: 33 (nicht erhöhte Katecholamine trotz Vorhandensein bzw. Entwicklung eines aufgrund der klinischen Symptome entdeckten Neurobastoms.

Falsch-positive Fälle: 1398 (Kinder mit erhöhten Werten ohne daß ein Tumor nachzuweisen war)

Zusammenfassung

Die zunächst für 4 Jahre geplante Studie mußte auf 6 Jahre ausgedehnt werden, da bei der niedrigen Compliancerate von nur 66 % bisher zu wenige Kinder untersucht wurden. Die Zielfrage der Studie kann bisher noch nicht mit statistisch ausreichenden Zahlen beantwortet werden.

Literatur

Schilling FH, Berthold F, Erttmann R, Keding G, Michaelis J, Sander J, Treuner J (1998) Neuroblastom-Früherkennung. Dt Ärztebl 5 (30): A1837–A1840

Schilling FH, Berthold F, Erttmann R, Michaelis J, Six C, Sander J, Schwarz K , Treuner J (2000) Population-based and controlled study to evaluate neuroblastom screening at one year of age in Germany: Interim results. Medical and Pediatric Oncology 35: 701–704

Tandem-Massenspektrometrie

R. Fingerhut, B. Liebl, B. Olgemöller, A. Roscher

Die Inhalte und Organisationsstrukturen des Neugeborenen-Screenings werden derzeit in vielen Ländern aus guten Gründen neu betrachtet. Anlaß dazu sind der rapide Kenntniszuwachs hinsichtlich Frühdiagnostik und andererseits die Therapierbarkeit von vielen, in der Praxis noch wenig bekannten, angeborenen Stoffwechseldefekten. Nicht wenige davon erfüllen auch strenge klassische Screeningkriterien, wie z.B. einige der angeborenen Defekte in der β-Oxidation von Fettsäuren, insbesonders der häufige MCAD-Mangel (Pollitt 1999).

Hinzu kommen technologische Fortschritte. Während bisher durch eine Methode nur jeweils eine Erkrankung gescreent wurde, können durch die Anwendung der neuen Analysentechnik der Tandem-Massenspektrometrie im gleichen Analysengang wie für das PKU-Screening (Chace et al. 1998) potentiell eine Vielzahl weiterer Defekte erkannt werden (Naylor und Chace 1999).

Erwartet werden dadurch positive Effekte wie eine kostengünstige Erweiterung des Screeningumfangs auf definierte und behandelbare Störungen im Stoffwechsel von Aminosäuren, organischen Säuren und im Abbau von Fettsäuren; Vorverlegung des Screeningzeitpunkts infolge weitgehender Unabhängigkeit der Detektion von Proteinzufuhr (Frühentlassungen), früherer Therapiebeginn, sowie sehr geringe Raten an falsch positiven Befunden infolge höherer analytischer Spezifität und Sensitivität der Methodik (Levy 1998).

Demgegenüber stehen Risiken, die sich aus einer unsachgemäßen breiten allgemeinen Einführung im Neugeborenen-Screening ergeben könnten: fehlender präventiver Effekt durch zu spätes Screening oder mangelhafte Intervention/Nachsorge, unkontrollierte Ausweitung des Screening-Umfangs aus „Kommerzialisierungsgründen", hohe Zahl falsch positiver Befunde bei Anwendung nicht qualitätsgesicherter Verfahren (Beunruhigung von Familien und nicht gerechtfertigte Folgekosten).

Technisches Prinzip der Tandem-Massenspektrometrie

Die TMS ist im Prinzip eine bereits seit langem bekannte Technik da das erste Tandem-Massenspektrometer bereits 1910 von Thomson entwickelt wurde (Thomson

1910). Das generelle Prinzip der Massenspektrometrie besteht darin, daß geladene Teilchen, die im Hochvakuum durch ein elektrisches Feld beschleunigt werden, sich anschließend in einem Magnetfeld unterschiedlich stark ablenken lassen. Diese Ablenkung ist proportional zum Verhältnis von Masse zu Ladung (m/z). Bei den ersten Geräten erfolgte die Ablenkung auf einer Kreisbahn durch große Elektromagnete, deren enormer Platzbedarf eine kontinuierliche Beschickung der Geräte mit Proben für ein Massenscreening nicht möglich machte. Unabdingbar dafür sind ein hoher Probendurchsatz, möglichst geringer Probenverbrauch und eine einfache Probenvorbereitung ohne aufwendige Reinigungs- und Trennverfahren. Durch die Einführung der Multiquadrupol-Technologie (Yost und Enke 1978) wurden die Geräte wesentlich kleiner und sind heute als Bench-Top-Geräte erhältlich (Abb. 1). Die Ablenkung erfolgt nicht mehr auf einer Kreisbahn. Die Ionen werden ladungsabhängig in einem elektrischen Feld beschleunigt und zu einem monoenergetischen Ionenstrahl gebündelt. Der Ionenstrahl wird dann durch ein Hochfrequenzfeld, das durch vier konzentrisch parallel zueinander angeordnete Stabelektroden erzeugt wird, massenabhängig in Schwingung versetzt. Die Schwingungsamplitude bleibt nur für Ionen einer bestimmten Masse so klein, daß sie passieren können. Die Erzeugung der Ionen in der Ionenquelle erfolgte meist mit großen Energien, die im allgemeinen unmittelbar zum Zerfall der Moleküle in kleinere spezifische Bruchstücke führte. Die erstmals 1968 von Dole (Dole et al. 1968) vorgeschlagene und 1984 von Yamashita und Fenn beschriebene Elektrospray Ionisation (Yamashita und Fenn 1984a; 1984b) erlaubt nun die kontinuierliche Injektion flüssiger Proben in das Tandem-Massenspektrometer, ohne das die zu analysierenden Moleküle schon in der Ionenquelle in Bruchstücke zerfallen.

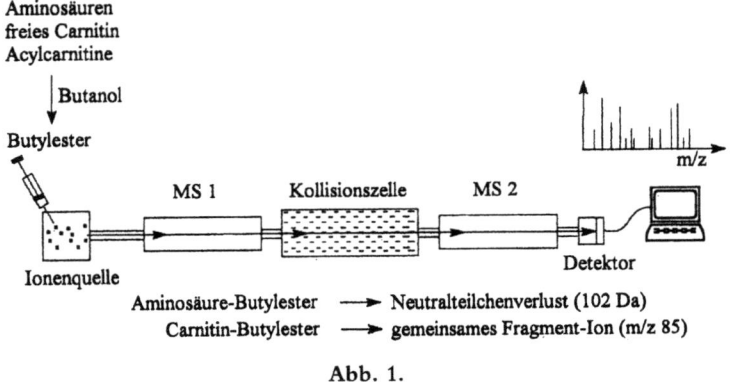

Abb. 1.

In den verschiedenen regionalen Screening-Programmen, die die TMS einsetzen, werden Aminosäuren (einschließlich Phenylalanin), freies Carnitin und Acylcarnitine aus der Screening-Testkarte nachgewiesen. Für die Analyse macht man sich die Tatsache zu nutze, daß sich Aminosäuren und Acylcarnitine unter den gleichen Bedingungen mit butanolischer HCl zu den korrespondierenden Butylestern derivatisieren lassen. Nach Zugabe von internen Standards werden die zu analysierenden Stoffe aus einem Stanzling der Trockenblutprobe extrahiert und derivatisiert. Die Butylester werden in gelöster Form in das Gerät injiziert. Durch die schonende Ionisierung können im ersten Massenspektrometer die Molekülionen auf Grund ihrer Masse (m/z-Verhältnisses) getrennt werden. In der Kollisionszelle, in der sich ein Inertgas in geringen Konzentrationen befindet, zerfallen die Molekülionen aufgrund der Stoßenergie bei der Kollision mit den Gasmolekülen in spezifische Bruchstücke (Abb. 2). Die α-Aminosäuren spalten dabei immer ein Neutralteilchen der Masse 102 Dalton ab, während die Acylcarnitine den Fettsäurerest sowie die terminale Aminogruppe abspalten. Dadurch bleibt immer ein einheitliches Fragment der Masse m/z = 85 übrig. Aminosäuren können im „Constant Neutral Loss" Modus gemessen werden (Abb. 3). Hierzu werden die beiden Quadrupole MS1 und MS2 versetzt um 102 Dalton simultan durchgescannt. Für die Messung der Acylcarnitine wird nur MS1 durchgescannt, während MS2 auf m/z = 85 fest eingestellt bleibt.

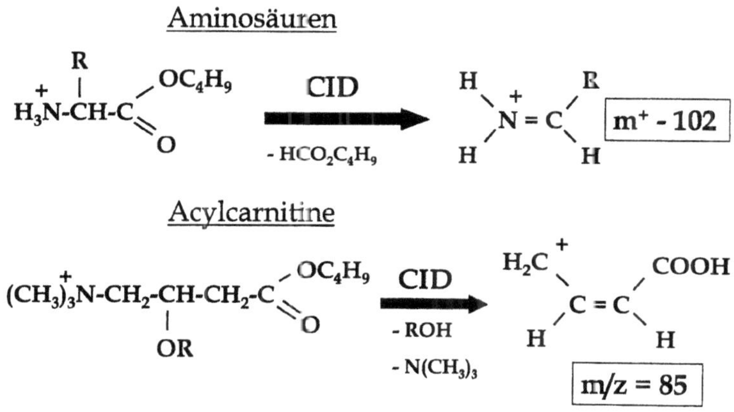

Abb. 2.

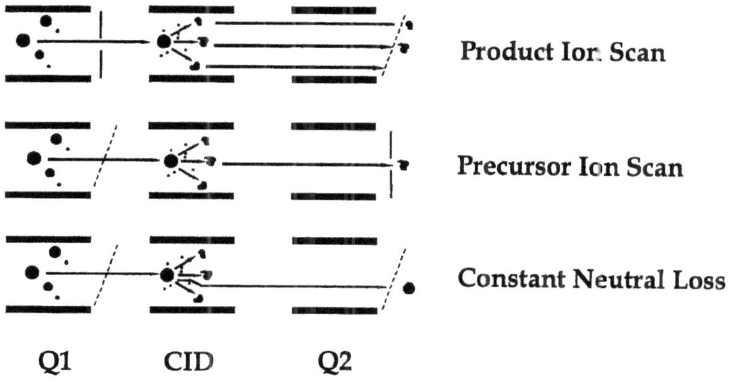

Abb. 3. Scan-Funktionen

Für die Beurteilung benutzt man neben den absoluten Konzentrationen (berechnet aus den bekannten Konzentrationen der internen Standards) auch die Verhältnisse einzelner Metabolite zueinander. Da es bei den meisten Stoffwechselerkrankungen zu Verschiebungen in mehreren Metaboliten kommt, können die einzelnen Defekte gleichzeitig durch mehrere charakteristische Abweichungsmuster erkannt werden. Dadurch erhöht sich die analytische Spezifität, wodurch die Rate falsch positiver Befunde deutlich gesenkt werden kann.

In Bayern wurde ab 1.1.1999 ein neues TMS Screening-Programm als zunächst 3jähriger Modellversuch unter definierten Rahmenbedingungen und Qualitätskriterien eingeführt (Liebl et al. 2000):

Medizinische Voraussetzungen

- Festlegung des Screeningumfangs (Therapierbarkeit, abgesicherte Methodik)
- Etablierung eines abgestuften regionalen Nachsorgenetzwerks („hot-lines")
- Früherer Screeningzeitpunkt (3. Tag) und Beschleunigung der „Einsendelogistik"
- Bereitstellung umfassender schriftlicher Information für Eltern und Beteiligte.
- Etablierte Zusammenarbeit mit erfahrenen Spezialisten in der Diagnostik von Stoffwechselerkrankungen zur Sicherung von adequater Befundungspraxis.

Technische Anforderungen und Qualitätsmerkmale

- Aufbau von Qualitätsmanagement (Laborakkreditierung), von „Back-Up"-Prozeduren
- Methodenvalidierung in Bezug auf die gescreenten Erkrankungen
- Softwareadaptierung zur Gewährleistung niedriger „falsch positiver" Ergebnisse.
- Aufbereitung einer Ergebnisdokumentation, die dem Einsender und Kinderarzt eine klare Information über die durch das Screening erfaßten Erkrankungen gibt.

Elterneinwilligung: Eine Einwilligung der Eltern zum Screening ist nach den geltenden Bestimmungen nicht nur für das Modellprojekt, sondern in jedem Fall (altes Screening, andere Labors) erforderlich. Insbesonders wäre es unzulässig eine Ausweitung des Screening-Umfanges durch TMS ohne ausdrückliche Zustimmung eines Elternteiles vorzunehmen.

Bisherige Ergebnisse des Modellprojekts

Im Zeitraum von $1^3/_4$ Jahren (1. 1. 1999 bis 15. 10. 2000) wurden ca. 226.000 Neugeborene untersucht. Dabei konnten für die Erkrankungen, für die langjährige Screeningerfahrungen mit klassischen Methoden vorliegen, die erwarteten Häufigkeiten auch im neuen Programm bestätigt werden: für kongenitale Hypothyreose etwa 1:4000, für das adrenogenitale Syndrom 1:8000 und für Phenylketonurie 1:10.000.

Als wesentlicher medizinischer Fortschritt der Einführung der neuen Technik der TMS sind die hohen Früherkennungsraten von behandelbaren Fettsäureoxidationsdefekten (1:9000) zu nennen (Tabelle 2).

Tabelle 1. 1. 1. 1999–15. 10. 2000 (N = 226.000)

Erkrankungen	Varianten	Fälle Rout./Wiss.		Offen
Hypothyreose	3	53		1* Zw.
Galaktosämie	7 (D2/G)	2		
Biotinidase Mangel		2		
Adrenogenitales Syndrom	1	25	5	
		82		
TMS-Screening				
PKU	18 (HPA)	18		
Hypermethioninämie		1	2	
Tyrosinämie		2		
MSUD	1			
Citrullinämie		1		
Argininobernsteinsäure-Erkrankung		1		
CPS-Mangel		1		
Nonketotische Hyperglycinämie				(3*)
MCAD	2	16	3	
LCHAD		1		
VLCAD		1		
SCAD			1	
CarnitinTransporter Mangel		1		
Sekundärer Carnitin Mangel	7		4	
CPT-I-Mangel		1		
GA II/CPT-II		1		
Propionacidämie		1		
3-MCC Mangel	2 (Mütter)		5	1* Zw.
mit TMS		51		
Aus 226.000	**41**	**133**		

Modellprojekt: 1:1900 (Routine) 1:1300 (Gesamt)
Vorher (historisch): 1:2600 (PKU, Gal, TSH)

Der MCAD-Mangel (ca. 1:12.000) findet sich in Bayern in etwa gleich häufig wie die PKU. Diese Erkrankung weist eine frühkindliche Mortalität von 30% auf. In 40% verbleiben nach unerkannten Stoffwechselkrisen neurologische Schäden. Sie sind auch eine wichtige Ursache des plötzlichen unerwarteten Todes im Kleinkindesalter. Durch Frühdiagnose können diese Folgen durch Beratung und einfache Vorsorge verhindert werden.

Auch bei einzelnen seltenen Defekten dieser Gruppe (LCHAD, CPTI, Carnitin-Transporter Defekt) führte die Frühdiagnose zu einer bisher normalen Entwicklung der Kinder. Allein die hohen Detektionsraten dieser Krankheitsgruppe belegen schon jetzt einen sehr hohen zusätzlichen präventiven Effekt des neuen Programms. Hinzu kommt eine Reihe weiterer behandelbarer Erkrankungen aus dem Bereich der Organo- und Aminoazidopathien sowie von Harnstoffcyclusdefekten, die zur hohen Gesamteffizienz des neuen Screenings beitragen.

Überraschenderweise fand sich als häufigster Defekt unter der Gruppe der Organoacidopathien der 3-Methyl-Crotonyl-Carboxylase Mangel (3MCC). Ein häufig asymptomatisch bleibender Defekt, der jedoch bei katabolen Zuständen (Operationen, Infekte) zu lebensbedrohlichen Stoffwechselkrisen führen kann. Durch Frühdiagnose können diese Folgen vermieden werden. Die genauen Fallzahlen der einzelnen Diagnosen sind in Tabelle 1 dargestellt.

Zusammenfassung

Die bisherigen Ergebnisse des Modellprojekts zeigen, daß durch die Implementierung von TMS-Screening und dafür geeigneter Organisationsstrukturen die Gesamtzahl der durch das Screening erfaßten Neugeborenen mit behandelbaren Defekten von 1:2600 (ehemaliges Programm) auf 1:1350 nahezu verdoppelt werden konnte. Durch die frühzeitige Diagnose und Möglichkeit zur Intervention zeichnet sich ein hoher präventiver Nutzen des erweiterten Neugeborenen-Screenings durch TMS ab.

Der neue strukturelle Rahmen des Modellprojektes unter strikter Beachtung von nationalen und internationalen Empfehlungen sowie von Konsensus-Konventionen (WHO, Unesco etc.) hat sich als durchführbar und gut praktikabel erwiesen. Dies betrifft insbesonders die Aspekte der umfassenden Information vor Testung, schriftliche Zustimmung, Schutz vor Diskriminierung oder Stigmatisierung, und die Maßnahmen zur umfassenden Qualitätssicherung des organisatorischen Screeningablaufs. Gleichzeitig bestätigen die hohen (freiwilligen) Teilnahmeraten (> 98%) und eine kürzliche Umfrage eine sehr hohe Akzeptanz des Programms bei Einsendern, nachsorgenden Kinderärzten und in der breiten Öffentlichkeit.

Trotz der ermutigenden Resultate zeigen die bisherigen Erfahrungen jedoch auch, daß bei Ausweitungen des Neugeboren-Screenings keinesfalls von den Empfehlungen der Nationalen Screeningkommission (Harms et al. 1998) zur Einführung von TMS-Screening abgewichen werden kann. Dies betrifft insbesonders Qualitätssicherungsaspekte, die zwingend notwendige organisatorische Vernetzung mit spezialisierten Nachsorgeeinrichtungen und die wissenschaftliche Begleitung. Ohne strikte Beachtung dieser Eckpunkte würden unkontrollierbare Belastungen (z.B. durch falsch positive Befunde) für die Bevölkerung entstehen und der zweifellos erreichbare Fortschritt in der Prävention könnte nicht risikofrei gewährleistet werden.

Literatur

Chace DH, Sherwin JE, Hillman SL, Lorey F, Cunningham GC (1998) Use of phenylalanine-to-tyrosine ration determined by tandem mass spectrometry to improve newborn screening for phenylketonuria of early discharge specimens collected in the first 24 hours. Clin Chem Dec 44 (12): 2405–2409

Dole M, Mack LL, Hines RL, Mobley RC, Ferguson LD, Alice MB (1968) J Chem Phys 49: 2240

Harms E et al. (1998) Stellungnahme der Screening-Kommission der Deutschen Gesellschaft für Kinderheilkunde zur Verwendung der TMS im Neugeborenen-Screening

Levy HL (1998) Newborn screening by tandem mass spectrometry: a new era. Clin Chem Dec 44 (12): 2401–2402

Liebl B, Fingerhut R, Roschinger W, Muntau A, Knerr I, Olgemoller B, Zapf A, Roscher AA (2000) Model project for updating neonatal screening in Bavaria: concept and initial results. Gesundheitswesen. Apr 62 (4): 189–195

Naylor EW, Chace DH (1999) Automated tandem mass spectrometry for mass newborn screening for disorders in fatty acid, organic acid and amino acid metabolism. J Child Neurol Nov 14, Suppl 1: 4–8

Pollitt RJ (1999) Tandem mass sepctrometry screening: proving effectiveness. Acta Paediatr, Suppl 88 (432): 40–44 (Review)

Thomson JJ (1910) Phil Mag VI 18: 824

Yamashita M, Fenn JB (1984a) J Chem Phys 88: 4451

Yamashita M, Fenn JB (1984b) J Chem Phys 88: 4671

Yost RA, Enke CGJ (1978) Am Chem Soc 100: 2274

Zur Verwendung der Tandem-Massenspektrometrie (TMS) für das Neugeborenen-Screening

Stellungnahme der ständigen Screening-Kommission
der Deutschen Gesellschaft
für Kinderheilkunde und Jugendmedizin (DGKJ)

Begründung der Empfehlung

Gegenwärtig wird die Einführung der Tandem-Massenspektrometrie (TMS) als neue Methode für das Neugeborenen-Screening diskutiert. Die ständige Screening-Kommission der Deutschen Gesellschaft für Kinderheilkunde weist darauf hin, daß die TMS zum gegenwärtigen Zeitpunkt nicht Standard für das Neugeborenen-Screening ist, sondern sich in der Einführungsphase befindet. Eine Anwendung dieser Technologie im Screening sollte vorläufig nur als Modellversuch unter wissenschaftlich kontrollierten Bedingungen in einigen Zentren erfolgen.

Die Kommission empfiehlt, daß bei Einführung der TMS für das Neugeborenen-Screening folgende Grundsätze beachtet werden:

Ziel ist eine kostengünstige Erweiterung des Screening-Umfangs und damit des präventiven Nutzens des Screenings. Bei Einführung der TMS soll der Regelzeitpunkt für das Neugeborenen-Screening auf den 3. Lebenstag vorverlegt werden. Dadurch kann das Neugeborenen-Screening an die Erfordernisse der Frühentlassung angepaßt und der Therapiebeginn vorverlegt werden. Ein früher Therapiebeginn ist für einige Erkrankungen, die durch TMS zusätzlich erfaßt werden, von entscheidender Bedeutung. Eine Erweiterung des Neugeborenen-Screenings sollte sich nur auf definierte und behandelbare Erkrankungen im Stoffwechsel von Aminosäuren, organischen Säuren und im Abbau von Fettsäuren beziehen, die mit dieser Technik zuverlässig und ohne Mehrkosten im selben Arbeitsgang mit dem sicheren Früh-Screening auf Phenylketonurie erfaßt werden.

Aus Qualitätssicherungsgründen und aufgrund der bisher limitierten Erfahrungen müssen für die Phase der Einführung dieser Technologie für das Neugeborenen-Screening folgende Rahmenbedingungen eingehalten werden:

Screening-Prozeß

Zur Sicherung des präventiven Effektes für die neu in das Screening aufgenommenen Defekte müssen folgende Voraussetzungen erfüllt sein:
- Eine etablierte regionale Nachsorgestruktur muß vorhanden sein mit pädiatrischen Spezialisten, die mit der Akutintervention bei Stoffwechselentgleisungen dieser Defekte vertraut sind.
- Der Regelzeitpunkt für das Neugeborenen-Screening soll auf den 3. Lebenstag vorverlegt werden.
- Eine adäquate schriftliche Information muß Eltern und Beteiligten (Ärzte, Hebammen) zur Verfügung stehen.
- Eine wissenschaftliche Begleitung/Zusammenarbeit mit erfahrenen Spezialisten in der Diagnostik von Amino- und Organoacidopathien sowie Defekten im Abbau von Fettsäuren muß so lange erfolgen, bis eine qualitätsgesicherte Durchführungspraxis unter Routinebedingungen gewährleistet ist und bis präventive Effekte und positive Kosten/Nutzen-Relationen eindeutig belegt sind.
- Die definitiven Diagnosen müssen dokumentiert werden, die Dokumentation muß zur Beurteilung des Screening-Effekts verfügbar sein.

Labormethodik

Zur Sicherung der Labordiagnostik ist die strikte Beachtung zentraler Kriterien von Qualitätskontrolle und Qualitätsmanagement Voraussetzung:
- Darstellung von laboreigenen Verfahren zur täglich fortlaufenden technischen und medizinischen Qualitätssicherung („Good Laboratory Practice"-Norm)
- Aufbereitung und Bereitstellung einer Ergebnisdokumentation, die dem Einsender und dem Kinderarzt eine klare Information über die durch das Screening ausgeschlossenen Erkrankungen gibt.
- Eine Kostenübernahme durch Kostenträger sollte nur erfolgen, wenn diese Rahmenbedingungen und Qualitätssicherungskriterien erfüllt werden.

Begründung der Empfehlung

Die Einführung der TMS-Technologie läßt eine erhebliche Verbesserung der Kosten/Nutzenrelation und des präventiven Screening-Effektes erwarten. Internationale Pilotstudien und Routine-Screening-Praxis an über 700.000 Neugeborenen belegen die Eignung der Technologie für das Neugeborenen-Screening. Für das Screening auf Phenylketonurie ist zu erwarten, daß die analytische Sensitivität und Spezifität durch die TMS erheblich verbessert wird, so daß weniger Nachkontrollen notwendig sind und weniger Folgelasten entstehen. Es ist zusätzlich zu erwarten, daß die Früherkennung weiterer, gesondert definierter Erkrankungen, die behandelbar sind, zu geringeren Folgelasten für die betroffenen Familien und die Gesellschaft führen, entweder durch Verhinderung von Todesfällen oder durch Vermeidung ode Linderung von Behinderung.

Diesen erwarteten positiven Effekten stehen Risiken gegenüber, die sich aus einer unsachgemäßen breiten allgemeinen Einführung und Anwendung der Technologie ergeben können:

- fehlender präventiver Effekt durch zu spätes Screening oder mangelnde Intervention/Nachsorge
- nicht indizierte und unkontrollierte Ausweitung des Screening-Umfangs ausschließlich aus kommerziellen Gründen
- hohe Zahl falsch positiver Befunde bei Anwendung nicht qualitätsgesicherter Verfahren, was zur Beunruhigung von Familien und zu nicht gerechtfertigten Folgekosten führt.

Die Beachtung und Sicherstellung der in dieser Empfehlung formulierten Rahmenbedingungen ist deshalb für den Nachweis einer positiven Nutzen/Risiko-Relation erforderlich.

Frankfurt, den 9. November 1998

Für die Arbeitsgemeinschaft für Pädiatrische Stoffwechselstörungen (APS):
 Prof. Dr. E. Harms (Vorsitzender), Prof. Dr. A. Roscher
Für die Arbeitsgemeinschaft für Pädiatrische Endokrinologie (APE):
 Prof. Dr. A. Grüters, Prof. Dr. U. Heinrich
Für die Deutsche Gesellschaft für Neugeborenen-Screening (DGNS):
 Prof. Dr. S. Zabransky, Dr. R. Fingerhut
Für die Gesellschaft für Neonatologie und Pädiatrische Intensivmedizin (GNPI):
 Prof. Dr. F. Pohlandt, PD Dr. R. Rossi

Tandem-Massenspektrometrie: Welche Stoffwechselstörungen werden erfaßt?

S. Zabransky

Alle T-MS-Analysen können aus dem Extrakt von Vollblut getrocknet auf Filterpapier von nur einem kreisrunden Stanzling im Durchmesser von 3 mm erfolgen.

Tabelle 1

Krankheit		Frequenz	Diagnostischer Parameter
Ahornsirupkrankheit (MSUD)		1/100.000	Leucin
Glutarazidurie Typ I	Glutaryl-CoA-Dehydrogenase-Mangel	1/30.000	Glutarylcarnitin
Homozystinurie		1/50.000	Methionin
Isovalerianacidämie	Isovaleryl-CoA-Dehydrogenase-Mangel	1/50.000	Isovalerylcarnitin
MCAD	Medium-Chain-Acyl-CoA-Dehydrogenase-Mangel	1/10.000	Oktanoylcarnitin (c8-Fettsäure) + Parameterkombination
Methylmalonacidämie		1/30.000	Propionylcarnitin
Phenylketonurie (PKU)		1/10 000	Phenylalanin Phe/Tyrosin-Quotient
Propionacidämie	Propionyl-CoA-Carboxylase-Mangel	1/50.000	Propionylcarnitin

Zusätzlich ist die Erkennung von weiteren Defekten des Aminosäure- und Harnstoffzyklus, des Stoffwechsels organischer Säuren, und der Substanzen der Fettsäure-Oxidation möglich.

Störungen im Aminosäure-Stoffwechsel und Harnstoffzyklus

Hypertyrosinämie (Tyrosinämien Typ I, II; Tyr I, Tyr II);
Hypomethionämie (Methionin-Synthetase-Mangel);
Citrullinämie (Argininosuccinat-Synthetase);
Argininobernsteinsäure-Erkrankung (Argininosuccinat-Lyase-Mangel).

Erkrankungen im Stoffwechsel organischer Säuren (organische Azidurie)

Isolierter 3-Methylcrotionyl-CoA-Carboxylase-Mangel (MCC-Mangel);
3-Oxo-Thiolase-Mangel (beta-Ketothiolase-Mangel);
3-Hydroxy-3-Methyl-Gutaryl-Lyase-Mangel (HMG-Mangel);
3-Methylglutaconyl-CoA-Hydratase-Mangel;
3-Hydroxy-Isobutaryl-CoA-Hydrolase-Mangel.

Störungen im Abbau von Fettsäuren (beta-Oxidation-Zyklus-Defekte)

Störungen im Transport von Fettsäuren (Carnitin-Zyklus-Defekte).

In den Leitlinen der Deutschen Gesellschaft für Kinderheilkunde und Jugendmedizin zum Thema Organoacidopathien werden die häufigsten dieser Störungen beschrieben.

AWMF Online Arbeitsgemeinschaft der Wissenschaftlichen Medizinischen Fachgesellschaften AWMF-Leitlinien-Register Nr. 027/007 Leitlinien Kinderheilkunde und Jugendmedizin.

Stand der letzten Aktualisierung: 03.11.1997 Leitlinien zur Organoacidopathien.

MCAD-Mangel

Häufigkeit: Der MCAD-Mangel ist die häufigste Störung der beta-Oxydation von Fettsäuren. Mit einer Frequenz von 1:10.000–15.000 ist er genau so häufig wie die PKU.
Ursache: Mangel des Enzyms Medium-Chain-Acyl-CoA-Dehydrogenase.
Funktion der MCAD: Umsetzung der Fettsäuren mit einer Kettenlänge zwischen 6 und 12 Kohlenstoffatomen.
Genetik: autosomal recessiver Erbgang.
Folgen: Mangel dieses Enzyms führt zur Störung des Fettstoffwechsels. Als Energieträger dienen dem Organismus primär die Kohlenhydrate. Ist dieser Vorrat aufge-

braucht, werden dafür Fettsäuren herangezogen. Bei MCAD-Mangel stehen dem Betroffenen diese als Energieträger aber nicht in ausreichender Menge zur Verfügung. Die vor dem Enzymblock angehäuften Stoffwechselprodukte wirken außerdem toxisch. Es können sich lebensbedrohliche Zustände mit enzephalopathischer Symptomatik einstellen. Betroffene dürfen daher nicht längere Zeit hungern. Überschüssige Fettsäurereste werden an Carnitin gebunden und im Urin ausgeschieden. Es stellt sich ein sekundärer Carnitinmangel ein.

Klinik: Manifest wird der MCAD-Mangel meist im Alter von 3–15 Monaten in kritischen Situationen wie längere Fastenperioden, Magen-Darm-Atemwegsinfektionen. Auch Spätmanifestationen kommen vor.

Symptome: Stoffwechselkrisen mit Hypoglykämie, zunehmender Eintrübung, muskuläre Hypotonie, Krämpfe.

Folgeschäden: neurologische Ausfälle, Sprachstörungen, Verhaltensauffälligkeiten, Epilepsie, zentrale Lähmungen.

Screening:

Parameter: Oktanoylcarnitin (c8-Fettsäure) + Parameterkombination.
Methode: Tandem-Massenspektrometrie.

Fehlerquellen:
falsch niedrige Carnitinwerte
  bei Kinder von Vegetarierinnen,
  mütterlichem Carnitinmangel (BE am 3. Tag).

Therapie:
akut: hochdosiert Glukose i.v.; Carnitin i.v. 20 mg/kg KG/Tag.
  Lebensführung: längere Fastenperioden meiden.
  Viele kleine Mahlzeiten.
  KH-reiche, fettarme Kost.

Glutarazidurie Typ I

Ursache: Fehlendes Enzym: Glutaryl-CoA-Dehydrogenase.
  Genetik: autosomaler Erbgang.
  Häufigkeit: 1:100.000.
Folgen:
  Abbaustörung der Aminosäuren Lysin, Hydroxylysin, Tryptophan.
  Anhäufung von Glutarsäure, 3-Hydroxyglutarsäure, Glutaconsäure.
  Glutarsäure wird u.a. durch Bindung an Carnitin entgiftet.
Risikosituationen:
  Phasen mit erhöhten Eiweißumsatz (Hungerzustand, fieberhafte Infekte, Impfungen) führen zu vermehrtem Anfall an Glutarsäure, die schwere neurologische Schäden verursacht.

Symptome, Befunde

Makrocephalie (großer Kopfumfang)
Beschleunigtes Kopfwachstum
Dystone-, dyskinetische Bewegungsstörungen,
abnorme Muskelspannung
Hochgradige fronto-temporale Hirnatrophie
Subdurale Hygrome
Kinder können weder sitzen, laufen, sprechen

Verlauf in 2% schleichend, ohne akute Symptomatik. Meist kommt es jedoch nach einer zunächst unauffälligen Entwicklung bis zum Ende des ersten Lebensjahres (2.–37. Monat) zur akuten enzephalopathischer Symptomatik.

Screening
Parameter: Glutarylcarnitin, Methode TMS

Literatur

Politt RJ, Green A, McGabe CJ, Booth A, Cooper NJ, Leonard JV et al. (1997) Neonatal screening for inborn errors of metabolism: cost, yield and outcome. Health Technol Assess 1(7): 1–202

Seymour CA, Thomason MJ, Chalmers RA, Addison MJ, Bain MD, Cockburn F et al. (1997) Neonatal screening for inborn errors of metabolism: A systematic review. Health Technol Assess 1(11): 1–95

Wilson CJ, Champion MP, Collins JE, Clayton PT, Leonard JV (1990) Outcome of medium chain acyl-CoA dehydrogenase deficiency after diagnosis. Arch Dis Child 80: 459-462

Leitlinien zu Organoacidopathien
Arbeitsgemeinschaft für Pädiatrische Stoffwechselstörungen (APS) in der Deutschen Gesellschaft für Kinderheilkunde und Jugendmedizin (3. 11. 1997)

1. Definition

Organoacidopathien sind genetisch bedingte, autosomal rezessiv vererbte Stoffwechselstörungen, die sich weder hinsichtlich ihrer Ätiologie noch bezüglich ihrer Pathogenese grundsätzlich voneinander unterscheiden. Der Einsatz moderner gaschromatographischer Methoden, insbesondere in Kombination mit massenspektrometrischer Detektion ermöglichte die Entdeckung einer Vielzahl genetischer Defekte, die man, entsprechend den nachzuweisenden Analyten, den organischen Säuren, als Organoacidopathien bzw. Organoacidurien oder Organoazidämien bezeichnet.

2. Häufigkeit

Die Häufigkeit der Organoacidopathien dürfte nach Untersuchungen in den Niederlanden bei 1:2500 Kindern liegen. In Deutschland ist von einer ähnlichen Häufigkeit auszugehen; eine Größenordnung, die bei entsprechender Gewichtung der Schwere der Krankheitsbilder und der oftmals gegebenen guten Behandelbarkeit nicht nur ein selektives, sondern auch ein Neugeborenen-Screening rechtfertigen würde. Entsprechende methodische Ansätze sind vorhanden (Tandem-MS/MS), in Deutschland jedoch noch nicht verwirklicht.

3. Klinik

Den Organoacidopathien ist gemeinsam, daß sich vor dem Block liegende und für jede Krankheit charakteristische Metabolite und/oder deren Folgeprodukte anstauen und die Homöostase des Körpers empfindlich stören. Besonders katabole Situationen, wie sie bei Fieber, Impfungen, Infektionen, Narkosen, Operationen und auch schon bei längerer Nahrungskarenz auftreten, können lebensbedrohliche Stoffwechselkrisen auslösen. Man kann mehrere Manifestationsformen unterscheiden:

3.1. Die akute neonatale Stoffwechselkrise

Das lebensfrische Neugeborene entwickelt nur wenige Tage nach Nahrungsaufnahme eine ausgeprägte Symptomatik mit Trinkschwäche, Muskelhypotonie, metabolischer Azidose oder Ketoazidose, rezidivierendem oder unstillbarem Erbrechen, Somnolenz und Koma. Klinisch-chemisch findet sich oft eine metabolische Acidose, Hypoglykämie, Hyperlaktat- und/oder Hyperammonämie.

3.2. Die spätere Manifestationsform

Das Kleinkind erbricht häufig, gedeiht nicht, hat oftmals rezidivierende, schwere ketoazidotische Krisen bis hin zum Koma zu überstehen. Fast regelhaft resultiert eine progrediente psychomotorische Retardierung, häufig eine symptomatische Epilepsie.

3.3. Der neurodegenerative Krankheitsverlauf

In den 80er Jahren kristallisierte sich eine Gruppe von Organoacidurien heraus, die mit jeweils charakteristischen Kombinationen vorwiegend oder ausschließlich neurologischer Symptome wie Ataxie, Myoklonus, extrapyramidalen Störungen, Epilepsie, „metabolischem" Hirninsult oder Makrozephalie einhergeht. Folgende Stoffwechselkrankheiten gehören zu dieser Gruppe. M. Canavan, die Fumar-, D- und L-2-Hydroxyglutar-, 2-Oxoglutar-, Malon- und Mevalonacidurie sowie der Glutaryl-CoA-Dehydrogenase-Mangel (Glutaracidurie Typ 1).

4. Molekulargenetik

In der Mehrzahl der Erkrankungen konnten Detailfragen zu Lokalisation und Struktur (Chromosom, Gen, Exon, Intron) sowie Typ von Mutation (frame-shift-, nonsense-, missense-, splice-site-Mutation etc.) untersucht und größtenteils beantwortet werden. Leider sind die Ergebnisse dieser Bemühungen in zwei wichtigen Punkten eher enttäuschend: 1) Wegen der großen Vielfalt von Mutationen ist z. Z. an eine primäre molekulargenetische Diagnostik nicht zu denken. Eine Ausnahme macht der relativ häufige MCAD-Mangel (Acyl-CoA-Dehydrogenase-Mangel für mittelkettige Fettsäuren). Allerdings können molekulargenetische Methoden nach vorheriger eingehender Familienuntersuchung für eine schnelle und sichere Pränataldiagnostik eingesetzt werden. 2) Eine Genotyp-Phänotyp-Korrelation ist bislang erst in Ansätzen nachweisbar.

5. Diagnostik

Eine schnelle und sichere Diagnostik der Organoacidopathien erfordert eine enge Zusammenarbeit zwischen dem Kliniker und dem auf Stoffwechseldiagnostik spezialisierten klinischen Chemiker. Da für eine präzise Diagnosestellung weder die klinischen Befunde für sich alleine noch zusammen mit den üblichen Laboruntersuchungen ausreichend sind, müssen geeignete Methoden eingesetzt werden, mit deren Hilfe sich Karbonsäuren trennen und identifizieren lassen (GC-MS). Das nach entsprechender Urin-/Serum-/Liquoranalyse resultierende Metabolitenmuster erlaubt dann in den meisten Fällen eine sichere Diagnosestellung, die, wo immer möglich, durch enzymatische und gegebenenfalls molekularbiologische Untersuchungen präzisiert werden sollte. Für fast alle Organoacidopathien sind zuverlässige Methoden der Pränataldiagnostik etabliert. Je nach Erkrankung wurden Enzymaktivitätsbestimmungen aus Amnionzellen und/oder Chorionzotten validiert. Für die Organoacidopathien stellt die quantitative Bestimmung pathognomonisch erhöhter Metabolite mittels stabiler Isotopenverdünnungsmethoden aus der Amnionflüssigkeit (ab der 11. Schwangerschaftswoche) zur Zeit die schnellste und zuverlässigste Methode dar. Zunehmend können, nach eingehender Familienuntersuchung, für die Pränataldiagnostik molekulargenetische Methoden eingesetzt werden. Voraussetzung ist in jedem Fall die exakte Diagnose des Indexpatienten.

6. Einzeldarstellung ausgewählter Organoacidopathien

Glutaracidurie Typ I (Glutaryl-CoA-Dehydrogenase-Mangel)

Glutaryl-CoA entsteht im Intermediärstoffwechsel im Abbau der Aminosäuren Lysin, Hydroxylysin und Tryptophan. Bei einem Defekt der Glutaryl-CoA-Dehydrogenase wird der Großteil des nicht regelrecht umsetzbaren Substrates zu Glutarsäure hydrolysiert, während kleinere Mengen zu Glutacon- und 3-Hydroxyglutarsäure metabolisiert oder mit L-Carnitin konjugiert werden. Welche der Metabolite für die Pathogenese verantwortlich sind, ist bisher noch ungeklärt. Klinisch finden sich oft schon während der Neugeborenenperiode unspezifische neurologische Veränderungen wie geringgradige Muskelhypotonie, Irritabilität, Zittrigkeit. Im CT bzw. MRI zeigen sich frontotemporale Atrophien mit oder ohne subdurale Hygrome oder Hämatome und eine verzögerte Myelinisierung. Häufig besteht schon kurz nach der Geburt eine Makrozephalie, oder sie entwickelt sich während der folgenden 3 bis 6 Monate unter Kreuzen der Kopfumfangsperzentilen. Später, insbesondere nach metabolischen Entgleisungen, imponieren profunde Dyskinesien und schwere progrediente Choreoathetosen mit Dystonien. Die Diagnose ist durch den Nachweis der in allen Körperflüssigkeiten meist reichlich zu findenden Glutarsäure leicht zu stellen, jedoch sind auch Fälle beschrieben, in denen, trotz deutlicher klinischer Symptomatik, nur unterschiedlich geringe Mengen oder keine Glutarsäure im Urin nachzuweisen waren. Hier führen möglicherweise wiederholte quantitative

Bestimmungen der Glutarsäure sowie der 3-Hydroxyglutarsäure im Urin, Serum und Liquor sowie des Carnitins oder besser, des Glutarylcarnitins im Serum, zum Ziel. In seltenen Fällen muß die Indikation zur Enzymuntersuchung in Fibroblastenkulturen auch allein aufgrund eines sehr typischen Krankheitsbildes und -verlaufes gestellt werden. Bei rechtzeitiger Diagnosestellung im noch weitgehend asymptomatischen Stadium, können schwere neurologische Exazerbationen verhindert werden. Bei schon bestehender Symptomatik, ist durch adäquate Therapie eine weitere Verschlechterung vermeidbar.

Die Therapie läßt sich in vier Punkten zusammenfassen.

1.1. Bei drohender Entgleisung, etwa im Rahmen eines gastrointestinalen Infektes, sind intravenöse Gaben hoher Dosen Glukose und Carnitin, gefolgt von häufigen kohlenhydratreichen und proteinarmen Mahlzeiten angezeigt.

2.2. Eine eiweißreduzierte oder sogar eine strenge lysinarme, tryptophanreduzierte Diät unter Aufstockung von fehlendem Eiweiß durch eine lysinfreie, tryptophanarme Aminosäurenmischung, unterstützt durch Carnitin-Supplementierung. Auch sollte eine mögliche aber sehr selten gefundene Riboflavinabhängigkeit ausgetestet werden.

3.3. Neuropharmakologische Medikamente (Baclofen, Vigabatrin, Diazepam etc., nicht jedoch Valproat) können versuchsweise zur Milderung neurologischer Symptome eingesetzt werden.

4.4. Da die intellektuellen Funktionen auch bei schweren körperlichen Beeinträchtigungen lange Jahre erhalten bleiben, ist eine multiprofessionelle Unterstützung (Rollstuhl, Sprachcomputer etc.) besonders wichtig. Im Gefolge von Koordinationsstörungen auftretende gravierende Ernährungsschwierigkeiten können durch ein Gastrostoma gemildert werden.

2-Methylacetoacetyl-CoA- oder mitochondrialer Acetoacetyl-CoA-Thiolase-Mangel

Dem 2-Methylacetoacetyl-CoA-Thiolase-Mangel liegt eine Störung im Abbau des Isoleucins zugrunde. Ferner ist der Metabolismus von Fettsäuren und Ketonkörpern hauptsächlich in der Leber gestört. Dadurch kommt es, insbesondere während metabolischer Krisen, zum Anstau von 3-Ketosäuren (Acetoacetat, 2-Methylacetoacetat), deren Reduktionsprodukten (3-Hydroxybutyrat und 3-Hydroxy-2-methylbutyrat) sowie in vielen Fällen von Tiglylglycin.

Das klinische Bild ist äußerst variabel. Es reicht von Symptomlosigkeit bis hin zu schwersten, rezidivierenden und lebensbedrohlichen ketoacidotischen Krisen mit vielfältiger neurologischer Symptomatik (Fazialisparese, Ataxie, Lethargie, Koma), die durch banale Infekte der oberen Luftwege, des Gastrointestinaltraktes oder durch vermehrte Eiweißzufuhr ausgelöst werden können. Die Primärdiagnostik stützt sich auf den Nachweis der oben erwähnten Metabolite. Enzymatische und molekulargenetische Untersuchungen sichern und vervollständigen die Diagnose. Bei rechtzeitiger Diagnosestellung ist die Prognose in der Regel als gut zu bewerten.

Propionacidämie (Propionyl-CoA-Carboxylase-Mangel)

Der Propionacidämie liegt ein Defekt im Abbau des intermediär verschiedenen Quellen (Isoleucin, Valin, Methionin, Threonin, ungeradzahlige Fettsäuren, Cholesterolseitenkette, Darmbakterien) entstammenden Propionyl-CoA's zugrunde, das in der Folge als äußerst reaktionsfreudige Verbindung eine Fülle von Nebenreaktionen eingeht. Alle Metabolite zusammen sind für die im akuten Schub auftretende metabolische Acidose verantwortlich. Durch Hemmung der N-Acetylglutamat-Synthetase, dem ersten Schritt in der Harnstoffsynthese, ist das Propionyl-CoA auch maßgeblich an der Genese der in vielen Fällen während metabolischer Krisen auftretenden schweren Hyperammonämie beteiligt, die ihrerseits zu entsprechender Beeinträchtigung des Zentralnervensystems führt (s. Harnstoffzyklusdefekte). Des weiteren übt die durch Hydrolyse aus Propionyl-CoA entstehende freie Propionsäure einen starken inhibitorischen Effekt auf die mitochondriale Energieproduktion aus und beeinträchtigt das Wachstum der Stammzellen des Knochenmarkes.

Die Häufigkeit der Propionacidämie liegt bei ca. 1:50.000 und bewegt sich damit in der gleichen Größenordnung wie die der Methylmalonacidurien. Klinisch manifestiert sich die Propionacidämie typischerweise nach unauffälliger Schwangerschaft und Geburt und einem symptomfreien Intervall von wenigen Tagen in 80% der Fälle innerhalb der ersten 2 Wochen zunächst mit unspezifischen Symptomen wie Appetitlosigkeit, Trinkschwäche, rezidivierendem Erbrechen, Dehydratation, Gewichtsverlust und Muskelhypotonie. Wenig später kann eine ausgeprägte neurologische Symptomatik mit Dyspnoe, Somnolenz, Apathie, Krampfanfällen und Koma sowie eine schwere Acidose mit Hyperammonämie hinzukommen. Bei länger überlebenden Patienten kommt es häufig zu Dystonien, schwerer Chorea und pyramidalen Symptomen.

Die Primärdiagnostik stützt sich auf den gaschromatographisch-massen-spektrometrischen Nachweis der wichtigsten pathognonomischen Metabolite (Methylcitrat, 2-Methyl-3-oxovalerat und 3-Hydroxypropionat) im Urin. Eine Bestätigung der Diagnose ist durch die Bestimmung der Propionyl-CoA-Carboxylase in Leukozyten oder Fibroblastenkulturen möglich und empfehlenswert. Für die Prognose der Propion-acidämie sind der Zeitpunkt der Diagnosestellung und eine adäquate Therapie schon zwischen Erstmanifestation und Diagnosestellung sowie natürlich die weitere Langzeitbehandlung von entscheidender Bedeutung. Prinzipiell ist eine normale psychomotorische Entwicklung möglich, jedoch können schon kurze Episoden mangelhafter Kontrolle zu irreversiblen Schäden bzw. zum Tod führen.

Methylmalonacidämien / -urien

Bei den Methylmalonacidämien handelt es sich um eine ganze Reihe angeborener Defekte in der Isomerisierung des durch Carboxylierung von Propionyl-CoA (Präkursoren siehe unter Propionacidämie) entstehenden L-Methylmalonyl-CoA's zum Succinyl-CoA. Betroffen sein kann entweder das Apoenzym (Apomutase) oder die

Bereitstellung seines Coenzyms, des Adenosylcobalamins, das in mehreren Reaktionsschritten teilweise zusammen mit dem Methylcobalamin, dem Coenzym der N5-Methyltetrahydrofolat-Homocystein-Methyltransferase, einem Enzym der Homocysteinremethylierung zum Methionin, aus Vitamin B12 gebildet wird. Entsprechend kennt man Formen des Apomutase-Defektes (mut° ohne Restaktivität und mut- mit Restaktivität) sowie Formen mit Defekten der Adenosylcobalamin-Bildung (cbIA und cbIB), bei denen ausschließlich der Methylmalonat-Stoffwechsel betroffen ist sowie weitere Formen (cbIC, cbID und cbIF) mit Defekten im gemeinsamen Teil der Adenosylcobalamin- und Methylcobalamin-Genese, bei denen zusätzlich die Remethylierung des Homocysteins zum Methionin insuffizient ist. Es resultiert sowohl eine Akkumulation von Methylmalonat als auch von Homocystin (s. auch Stoffwechselstörungen mit vermehrter Homocysteinbildung).

Die Pathophysiologie der isolierten Methylmalonacidämien erklärt sich aus der intramitochondrialen Akkumulation des Methylmalonyl-CoA's und seiner Präkursoren, v. a. Propionyl-CoA, die in verschiedene Stoffwechselwege (Harnstoffsynthese, Glukoneogenese, Glycin-Abbau) inhibitorisch eingreifen. Bei den kombinierten Defekten kommen hämatologische und neurologische Komplikationen hinzu, die durch Störungen im Methylcobalaminstoffwechsel bzw. in der mangelnden Verfügbarkeit und Transferierbarkeit von C1-Fragmenten (-CH3, CHO, -CH2OH-CH-NH) zu erklären sind. Klinisch-chemisch findet man bei normalem Serum-Cobalamin außer der in allen Körperflüssigkeiten stark vermehrten Methylmalonsäure fast regelmäßig eine metabolische Acidose (92%), Ketonämie/-urie (81%), Hyperammonämie (71%), Hyperglycinämie/-urie (68%) sowie in 50–60% eine Leuko-/ Thrombozytopenie/Anämie. Die Gruppe der Patienten mit kombiniertem, intrazellulärem Adenosyl- und Methylcobalamin-Mangel zeigt eine ähnliche Symptomatik, jedoch treten vermehrt neurologische (Irritabilität, Gedeihstörung, Entwicklungsretardierung, Ataxie, Lethargie und Krämpfe) sowie, insbesondere bei späterer Manifestation, neuropsychiatrische Probleme (Anorexie, Antriebslosigkeit, Delirium, Psychose) auf.

Die Diagnostik der Methylmalonacidämie stützt sich auf den gaschromatographisch-massenspektrometrischen Nachweis der Methylmalonsäure nebst einiger Begleitmetabolite (3-Hydroxypropion-, Methylzitronensäure) sowie der quantitativen Aminosäurenanalytik (Glycin, Homocystin, Methionin). Biochemische Untersuchungen an kultivierten Fibroblasten (14C-Propionat-Fixation, Methylmalonyl-CoA-Mutase-Bestimmung, Komplementierungs-Analysen, molekulargenetische Untersuchungen) vervollständigen die Diagnostik.

Notfall- und Langzeittherapie der Methylmalonacidämien erfolgt entsprechend den unten gemachten Ausführungen. Initial muß ein Behandlungsversuch mit Vitamin B12 (1–5 mg Hydroxycobalamin-Injektionen intramuskulär über mehrere Tage) durchgeführt werden.

Auch in der Langzeittherapie ist bei den meisten Defekten mit Vitamin B12-Abhängigkeit eine orale Supplementierung ungenügend.

Biotinidase-Mangel

Biotin ist das Coenzym von vier CO_2-fixierenden Enzymen, der cytosolischen Acetyl-CoA- sowie der mitochondrialen Propionyl-CoA-, 3-Methylcrotonyl-CoA- und Pyruvat-Carboxylase. Durch die Holocarboxylase-Synthetase wird es kovalent an die entsprechenden Apoenzyme gebunden. Sowohl zur enteralen Aufbereitung des an Protein gebundenen Biotins als auch zur endogenen Rückgewinnung aus Biotinylpeptiden und Biocytin, einem Konjugat von Biotin mit Lysin, wird das Enzym Biotinidase benötigt. Bei angeborenem Biotinidase-Mangel kann es, je nach Ausprägung (ohne Restaktivität, mit geringer Restaktivität und normaler Michaeliskonstante, Km-Variante mit verringerter Affinität für Biocytin) und äußeren Bedingungen (Ernährung, metabolische Belastung) im Verlaufe von Wochen bis Jahren, im Mittel mit 3 Monaten, zum klinisch relevanten Biotin-Mangel kommen. Die Häufigkeit des profunden Biotinidase-Mangels (Restaktivität < 10 %) liegt bei etwa 1 : 110.000; nimmt man für die Häufigkeitsangaben das Neugeborenen-Screening und berücksichtigt auch die Fälle mit partiellem Defekt, so liegt die Häufigkeit bei etwa 1 : 20.000.

Als häufigste neurologische Symptome sind Muskelhypotonie, Lethargie und myoklonische Anfälle zu nennen, gefolgt von Ataxie, Entwicklungsretardierung, Optikusatrophie, Amaurose, sensorineuralem Hörverlust und Sprachstörungen vorwiegend bei späterer Diagnosestellung. Ferner findet man häufiger respiratorische Probleme (Hyperventilation, Stridor, Apnoe) sowie charakteristische Hautveränderungen und Alopezie. Wegen der Schwere der Erkrankung und der guten Behandelbarkeit ist für den Biotinidase-Mangel an vielen Screeningzentren ein Neugeborenen-Screening etabliert worden. Der Anteil der in Deutschland entsprechend untersuchten Neugeborenen lag 1993 bei knapp 50 %. Die andere Hälfte muß durch ein selektives Screening mit Hilfe der Gaschromatographie-Massenspektrometrie diagnostiziert werden.

Im akuten Stadium der Erkrankung findet man reichlich Metabolite wie bei Propionacidämie, zudem Laktat, 3-Hydroxyisovaleriansäure und häufig 3-Methylcrotonylglycin. Bei chronischem Verlauf hat sich die 3-Hydroxyisovaleriansäure als besonders zu beachtender Marker erwiesen. Zur Bestätigung der Verdachtsdiagnose wird die Biotinidase im Serum gemessen. Fällt diese relativ einfache Untersuchung negativ aus, muß in Richtung Holocarboxylase-Synthetase-Mangel und evtl. Propionacidämie weiteruntersucht werden.

Sind durch wiederholte metabolische Krisen noch keine irreversiblen Schäden gesetzt, so ist die Prognose des Biotinidase-Mangels sehr gut.

Die Therapie des Biotinidase-Mangels gestaltet sich relativ einfach: Tägliche orale Gabe von 5-10 mg Biotin bringen sowohl die Organoacidurie als auch die klinische Symptomatik prompt zum Verschwinden.

Holocarboxylase-Synthetase-Mangel (Multipler Carboxylase-Mangel)

Die Holocarboxylase-Synthetase hat die Aufgabe, Biotin als prosthetische Gruppe kovalent an die im menschlichen Organismus bekannten vier Apocarboxylasen (Acetyl-CoA-, Propionyl-CoA-, 3-Methylcrotonyl-CoA und Pyruvat-Apocarboxylase) zu binden und dadurch die für die Fettsäuren-Synthese, den Katabolismus von bestimmten Aminosäuren (Isoleuzin, Valin, Methionin, Threonin) sowie der Glukoneogenese benötigten Holocarboxylasen bereitzustellen. Wegen dieser zentralen Rolle im Stoffwechsel sind komplette Defekte mit dem Leben nicht vereinbar. Vorhandene Restaktivitäten ließen sich in jedem bisher bekannten Fall durch Gaben pharmakologischer Dosen Biotin (10–80 mg/Tag) mehr oder weniger aktivieren.

Oft manifestiert sich der Holocarboxylase-Synthetase-Mangel schon im Neugeborenenalter, ähnlich anderen Organoacidämien, perakut mit Atemproblemen, (Tachypnoe, Hyperventilation, Kußmaulsche Atmung), Erbrechen, Muskelhypotonie, Lethargie, Koma, Krämpfen und Hypothermie. Klinisch-chemisch dominiert die Keto-/Laktatazidose sowie eine Organoacidurie mit typischem Metabolitenmuster, das die Dysfunktion der betroffenen Carboxylasen widerspiegelt. Häufig findet sich auch eine profunde Hyperammonämie. Patienten mit unerkannt überstandener früher und solche mit späterer Erstmanifestation können zu den genannten Symptomen eine psychomotorische Retardierung, Alopezie sowie typische Hautläsionen entwickeln.

Der Holocarboxylase-Synthetase-Mangel läßt sich durch den gaschromatographisch-massenspektrometrischen Nachweis charakteristischer Metabolite des Pyruvat-, Propionat- und 3-Methylcrotonat-Stoffwechsels zwar diagnostisch von den meisten Organoacidurien abgrenzen, nicht jedoch vom Biotinidase-Mangel sowie nicht immer sicher von der Propionacidämie, so daß hier enzymatische Untersuchungen der Carboxylasen in Lymphozyten oder kultivierten Fibroblasten zur Diagnosestellung unabdingbar sind.

Bei rechtzeitiger und konsequenter Behandlung scheint die Prognose gut zu sein. Die meisten Patienten zeigen unter Behandlung mit 10–20 mg Biotin/Tag einen kompletten Rückgang sowohl der Metabolitenausscheidung als auch der klinischen Symptomatik. In seltenen Fällen muß mit höheren Dosen therapiert werden.

Isovalerianacidämie (Isovaleryl-CoA-Dehydrogenase-Mangel)

Bei der Isovalerianacidämie, einem angeborenen Defekt im Abbau der Aminosäure Leuzin, ist die Isovaleryl-CoA-Dehydrogenase, ein Enzym, das die Umwandlung von Isovaleryl-CoA in 3-Methylcrotonyl-CoA katalysiert, betroffen. Das sich anstauende Isovaleryl-CoA führt zu einer Vielzahl von Sekundärmetaboliten, die in ihrer Gesamtheit für die Pathogenese der Isovalerianacidämie verantwortlich zu machen sind. Der genaue Schädigungsmechanismus ist noch unbekannt, jedoch weiß man, daß Isovaleriansäure inhibitorisch auf den Zitronensäurezyklus, den mitochondrialen Sauerstoffverbrauch der Leber sowie die Granulopoese von Knochenmarkzellkulturen wirkt. Über die Häufigkeit der Isovalerianacidämie liegen keine verläßlichen Zahlen vor.

Klinisch lassen sich zwei Manifestationsformen der Isovalerianacidämie unterscheiden. Etwa die Hälfte der Betroffenen erkranken im Alter von wenigen Lebenstagen mit Nahrungsverweigerung, rezidivierendem Erbrechen, Lethargie, Somnolenz und häufig Hypothermie. Gewöhnlich ist im akuten Stadium ein penetranter „Schweißfußgeruch", der den kurzkettigen Fettsäuren zu eigen ist, festzustellen, anhand dessen die Verdachtsdiagnose oft schon vom betreuenden Personal gestellt werden kann. Laborchemisch findet man eine metabolische Acidose/Ketoacidose, Hyperammonämie, Hypokalzämie sowie als Zeichen einer Knochenmarksdepression, eine Thrombo-, Neutro- oder Panzytopenie. Wird die Diagnose nicht rechtzeitig gestellt, verstirbt etwa die Hälfte der Patienten an den Folgen einer schweren metabolischen Azidose, eines Hirnödems, einer Hirnblutung oder Infektion. Obwohl die Mehrzahl der überlebenden Patienten nach Diagnosestellung und Therapie langfristig eine normale Entwicklung zeigen, kann in manchen Fällen eine psychomotorische Retardierung resultieren. Bei der chronisch intermittierenden Form der Isovalerianacidämie kommt es gewöhnlich während des ersten Lebensjahres im Rahmen von Infekten der oberen Luftwege oder durch vermehrte Eiweißbelastung zur Erstmanifestation mit Erbrechen, Lethargie oder Koma, metabolischer Acidose und dem schon beschriebenen „Schweißfußgeruch".

Die Diagnose der Isovalerianacidämie ist gaschromatographisch-massen-spektrometrisch anhand charakteristischer Metabolite (N-Isovalerylglycin, N-Isovalerylglutaminsäure, 3- und 4-Hydroxyisovaleriansäure etc.) leicht zu stellen. Ist die erste metabolische Krise schadlos überstanden und die Diagnose gestellt, so ist bei konsequenter Behandlung die Prognose der Isovalerianacidämie als gut zu bezeichnen. Wie auch bei anderen Organoacidopathien, nimmt die Häufigkeit von metabolischen Entgleisungen mit zunehmendem Alter deutlich ab.

In der akuten Krise gestaltet sich die Therapie der Isovalerianacidämie wie bei anderen Organoacidopathien: Reduktion der Eiweißzufuhr, Glukose-/Lipidinfusionen um eine katabole Stoffwechsellage zu beheben bzw. zu verhindern, Korrektur der metabolischen Azidose. Die Langzeittherapie besteht in einer proteinreduzierten Diät (1,5 g/kg Körpergewicht), evtl. unter Verwendung einer leuzinfreien Aminosäurenmischung. Zur Förderung der Isovaleriansäureausscheidung in Form von Isovalerylglycin und Isovalerylcarnitin sowie zur Vermeidung eines sekundären Carnitinmangels kann zusätzlich Glycin (150 mg/kg Körpergewicht) und L-Carnitin (100 mg/kg Körpergewicht) gegeben werden.

Isolierter 3-Methylcrotonyl-CoA-Carboxylase-Mangel (3-Methylcrotonylglycinurie)

Beim isolierten 3-Methylcrotonyl-CoA-Carboxylase-Mangel handelt es sich um eine Leuzinabbaustörung, bei der das Apoenzym betroffen ist. Im Gegensatz zum Biotinidase- bzw. Holocarboxylase-Synthetase-Mangel (siehe dort) haben selbst pharmakologische Dosen des als Coenzym benötigten Biotins weder auf das Metabolitenmuster noch auf die klinische Symptomatik Einfluß. Das Erstmanifestationsalter ist sehr weit gestreut (1. Tag–5 Jahre), jedoch erkranken die meisten Patienten nach zunächst weitgehend unauffälliger Entwicklung im Rahmen interkurrenter

Infekte oder nach vermehrter Proteinzufuhr zwischen dem 14.–33. Lebensmonat mit Reye-ähnlicher Symptomatik.

Auch akute Episoden mit Erbrechen, Hyper-/Hypotonie, Hyperreflexie, Krampfanfällen, Apnoe, Lethargie und Koma wurden beobachtet.

Typische laborchemische Befunde sind Hypoglykämie, Hyperammonämie, erhöhte Transaminasen, milde metabolische Azidose sowie häufig ein gravierender Carnitinmangel.

Die Diagnostik des 3-Methylcrotonyl-CoA-Carboxylase-Mangels stützt sich auf den gaschromatographisch-massenspektrometrischen Nachweis meist großer Mengen 3-Hydroxyisovaleriansäure und 3-Methylcrotonylglycin. Differentialdiagnostisch muß an einen Biotinidase- oder Holocarboxylase-Synthetase-Mangel gedacht werden. Ersteren schließt man durch eine einfache Messung der Biotinidase im Serum aus und letzteren durch enzymatische Bestimmung der Carboxylasenaktivitäten in Lymphozyten bzw. Fibroblastenkulturen.

Die Prognose läßt sich noch nicht mit Sicherheit beurteilen. Einerseits weiß man von asymptomatischen Geschwistern betroffener Patienten, andererseits sind bisher mindestens drei Kinder während akuter Krisen verstorben. Stoffwechselkrisen bei isoliertem 3-Methylcrotonyl-CoA-Carboxylase-Mangel werden nach Korrektur des Säure-Basen-Haushaltes mit Glukoseinfusionen behandelt. Zur Langzeittherapie gibt man eine leicht eiweißreduzierte Kost sowie zur Behebung bzw. Verhinderung eines sekundären Carnitinmangels 100 mg L-Carnitin/kg Körpergewicht und Tag.

3-Methylglutaconazidurien (einschließlich
3-Methylglutaconyl-CoA-Hydratase-Mangel)

Die Spanne der klinischen und laborchemischen Befunde bei Patienten mit 3-Methylglutaconazidurien ist außerordentlich weit, weil es sich um einen Sammeltopf verschiedener, biochemisch und genetisch unzureichend charakterisierter Entitäten handelt. Lediglich der 3-Methylglutaconyl-CoA-Hydratase-Mangel (Methylglutacon-azidurie Typ I), ein Leuzinabbaudefekt, der erst bei vier Patienten in drei Familien beschrieben wurde, ist bisher biochemisch hinreichend charakterisiert. Klinisch fand man bei drei Patienten einen benignen Verlauf mit Sprachentwicklungsretardierung bzw. gastroösophagealem Reflux, während der vierte neurologisch durch periphere Hypotonie mit axialer Hypertonie, spastische Tetraplegie, motorische Entwicklungsretardierung sowie extrapyramidale Beteiligung auffiel.

Andere Formen der 3-Methylglutaconazidurie können zwar klinisch deutlich voneinander abgegrenzt werden, jedoch sind die zugrunde liegenden Defekte bisher noch unbekannt. Das Barth-Syndrom (3-Methylglutaconazidurie Typ II) ist eine X-chromosomale Erkrankung (>30 Patienten sind beschrieben) mit Myopathie, dilatativer Kardiomyopathie, proportioniertem Minderwuchs, rezidivierender Neutropenie und normaler geistiger Entwicklung, bei der sich die Symptomatik mit zunehmendem Alter zurückbildet. Eine weitere große Patientengruppe (>70) mit 3-Methylglutaconacidurie (Typ IV, unklassifiziert) zeigt eine weitgestreute klinische Symptomatik, die sich in der Regel innerhalb des ersten Lebensjahres mit Dysmorphien, abnormalem Muskeltonus, verzögerter Entwicklung, Krämpfen und/oder EEG-Veränderungen, milder bis schwerer psychomotorischer Retardierung, Kleinhirndysgenesie/Hypoplasie, Retinopathie und Nystagmus, manifestiert.

Während akuter Krisen scheiden alle Patienten vermehrt 3-Methylglutacon- und 3- Methylglutarsäure aus. Bei Typ I ist die Exkretion am höchsten, außerdem findet man häufig zusätzlich vermehrte Mengen an 3-Hydroxyisovaleriansäure, was differentialdiagnostisch bedeutsam ist. Außerdem ist hier die Höhe der Metabolitenausscheidung von der Protein- bzw. Leuzinzufuhr abhängig. Klarheit darüber, ob ein Hydratase-Mangel vorliegt, gibt letztlich die enzymatische Aktivitätsbestimmung in Leukozyten bzw. Fibroblastenkulturen. Die Prognose der 3-Methylglutaconacidurien hängt von Typ und Verlauf der Erkrankung ab und ist insbesondere für Typ IV häufig schlecht.

Eine Therapie in Form leicht eiweißreduzierter Kost bei Mangel ist allenfalls beim 3-Methylglutaconyl-CoA-Hydratase-Mangel sinnvoll, eine Carnitinsubstitution bei nachgewiesenem Carnitinmangel.

3-Hydroxy-3-methylglutaryl-CoA-Lyase-Mangel
(3-Hydroxy-3-methylglutaracidurie)

Die 3-Hydroxy-3-methylglutaryl-CoA-Lyase ist ein mitochondriales Enzym, das den letzten Schritt im Leuzinabbau, nämlich die Spaltung des 3-Hydroxy-3-methylglutaryl-CoA's in Acetoacetat (Ketonkörper) und Acetyl-CoA katalysiert. Außerdem spielt es insbesondere in der Leber eine wichtige Rolle in der vom Acetyl-CoA ausgehenden Ketogenese. Bei angeborenem Defekt stauen sich große Mengen an 3-Hydroxy-3-methylglutarsäure, deren Muttersubstanz 3-Methylglutaconsäure sowie in Nebenreaktionen aus dieser und weiterer Vorläufersubstanzen entstehende Produkte (3-Methylglutar-, 3-Hydroxyisovaleriansäure, 3-Methylcrotonylglycin) an, die während akuter Krisen zur schweren metabolischen Azidose führen. Bei etwa einem Drittel der Patienten manifestiert sich der 3-Hydroxy-3-methylglutaryl-CoA-Lyase-Mangel während der Neonatalperiode, bei den restlichen, zwischen dem dritten und elften Monat mit schwerer metabolischer Azidose, hypoketotischer Hypoglykämie, Hyperammonämie und rezidivierendem bis unstillbarem Erbrechen.

Nicht selten versterben Kinder in der akuten Reye-artigen Krise. Neurologisch findet man neben Atemproblemen (Tachy-, Hyper-, Dyspnoe) häufig Muskelhypo-/Muskel-hypertonie, Hyperreflexie, Lethargie, Koma, Krämpfe, zerebrale Atrophien, Läsionen der weißen Substanz sowie geistige Retardierung.

Die Primärdiagnostik stützt sich auf den gaschromatographisch-massenspektrometrischen Nachweis der oben aufgeführten Metabolite. Zur enzymatischen Bestätigung in Leukozyten, Lymphozyten oder kultivierten Fibroblasten stehen eine ganze Reihe von Methoden zur Verfügung. Werden während der Erstmanifestation oder im Verlauf weiterer Stoffwechselattacken keine bleibenden Schäden gesetzt, so ist die Langzeitprognose als günstig anzusehen. Während akuter Krisen steht die Behandlung der Hypoglykämie durch reichliche Glukoseinfusionen ganz im Vordergrund. Meist bessert sich dadurch auch die metabolische Acidose. Bezüglich der Langzeittherapie ist zu beachten, daß bei der 3-Hydroxy-3-methylglutaracidurie sowohl der Abbau des Leuzins als auch die Ketogenese betroffen sind, so daß diätetisch neben einer proteinreduzierten (1,5–2 kg/kg Körpergewicht und Tag) unbedingt auch eine fettarme (ca. 25% des täglichen Kalorienbedarfs als Fett) Kost gegeben werden muß. Entscheidend ist die prompte Behandlung kataboler Stoffwechsellagen.

Succinatsemialdehyd-Dehydrogenase-Mangel
(4-Hydroxybutyracidurie)

Der Succinatsemialdehyd-Dehydrogenase-Mangel ist eine angeborene Störung im Stoffwechsel des inhibitorischen Neurotransmitters g-Aminobuttersäure (GABA). Der durch Transaminierung aus GABA gebildete Succinatsemialdehyd kann infolge des Defektes nicht zum Succinat oxidiert werden. Er unterliegt statt dessen der Reduktion zur 4-Hydroxybuttersäure, die vor allem im Liquor aber auch im Blut und Urin insbesondere junger Patienten zu finden ist. Interssanterweise nehmen die im Urin ausgeschiedenen Mengen an 4-Hydroxybuttersäure mit zunehmendem Alter ab, was dann die Diagnostik erheblich erschwaren kann. Als Substanzen mit ausgeprägten neuropharmakologischen Eigenschaften wird sie für die vielfältige klinische Symptomatik verantwortlich gemacht.

Klinisch stellt man bei allen Patienten eine Retardierung der intellektuellen, motorischen und sprachlichen Entwicklung fest. Viele Patienten haben eine Muskelhypotonie und Ataxie, die sich mit zunehmendem Alter bessert. Einige Betroffene fallen durch okulomotorische Apraxie, Mikro-/Makrozephalie, Hypo-/Hyperreflexie, Hyperkinesien, Krämpfe, Somnolenz, autistisches oder auch aggressives Verhalten auf. Da sich die Krankheit nicht durch akute metabolische Krisen manifestiert, ist bezüglich der Verdachtsdiagnostik besonders der Neuropädiater gefordert. Mit guter Technik und entsprechender Erfahrung ist der Defekt dann mit Hilfe gaschromatographisch-massenspektrometrischer Untersuchungen im Urin und, wenn es sich um ältere Patienten handelt, gegebenenfalls auch erst im Serum und Liquor diagnostizierbar. Enzymatisch kann er in peripheren Lymphknoten oder kultivierten Lymphoblasten sowie in Amniozyten und Chorionzottenbiopsaten nachgewiesen werden.

Therapeutisch konnten einige Erfolge (Sistieren der Krämpfe und Ataxie, Besserung der Hyperkinesien) durch den Einsatz von Vigabatrin (g-Vinyl-GABA), einem GABA-Transaminase-Inhibitor, erzielt werden, jedoch scheint ein vorsichtiges Austitrieren der verträglichen Dosis unumgänglich.

L-2-Hydroxyglutaracidurie

Bei der L-2-Hydroxyglutaracidurie haben wir es mit einer angeborenen Stoffwechselerkrankung zu tun, die laborchemisch durch die Ausscheidung großer Mengen L-2-Hydroxyglutarat sowie durch hohe Konzentrationen dieser Substanz in Liquor und Serum charakterisiert ist. Trotz vieler Belastungsversuche konnte bisher weder die Herkunft des Metaboliten noch seine Bedeutung im menschlichen Organismus geklärt, geschweige denn der zugrundeliegende Enzymdefekt lokalisiert werden. Klinisch handelt es sich, ähnlich wie bei der N-Acetylaspartaturie (M. Canavan), um eine progredient verlaufende neurodegenerative Erkrankung, die mit extrapyramidalen und zerebellären Symptomen, Krämpfen sowie mit spongiformen Veränderungen der subkortikalen weißen Substanz einhergeht. Zu beachten ist, daß akute Stoffwechselkrisen mit metabolischer Azidose, wie sie bei anderen Organoacidopathien auftreten, nicht beobachtet werden.

Die Diagnostik stützt sich auf die gaschromatographisch-massenspektrometrische Untersuchung der organischen Säuren im Urin sowie im Liquor und Serum. Zusätzlich muß etwa mit Hilfe einer chiralen Säule abgeklärt werden, ob es sich um die D- oder L-2-Hydroxyglutarsäure handelt.

Die Prognose der L-2-Hydroxyglutaracidurie ist schlecht. Im Erwachsenenalter sind die Patienten in der Regel pflegebedürftig. Ihr IQ liegt zwischen 40–50. Der älteste Patient ist z. Z. über 30 Jahre alt, bettlägerig und mental schwerst retardiert.

Eine spezifische Therapie der 2-Hydroxyglutaracidurie ist bisher nicht bekannt. Epileptische Anfälle können durch Standardmedikation unter Kontrolle gebracht werden.

Mevalonazidurie (Mevalonatkinase-Mangel)

Bei der Mevalonacidurie handelt es sich um einen autosomal rezessiv vererbten Defekt in der Synthese von Cholesterol und anderer Isoprenoide. Betroffen ist die Mevalonatkinase, die das aus 3-Hydroxy-3-methylglutaryl-CoA durch Reduktion gebildete Mevalonat zu 5-Phosphomevalonsäure phosphoryliert. Da die Cholesterolbiosynthese durch Produkthemmungsmechanismen geregelt wird, und diese bei der Mevalonacidurie ausfallen, kommt es zur Überproduktion von Mevalonat, das in exorbitanten Mengen im Urin zu finden ist. Eine metabolische Azidose entwickelt sich aufgrund der sehr guten Nierengängigkeit nicht. Zur Pathogenese der Mevalonacidurie ist noch wenig bekannt. Man nimmt jedoch an, daß die klinischen Symptome weniger durch die sich anstauende Mevalonsäure und sein Lacton als durch den Mangel an Cholesterol und anderer in ihrer Synthese betroffener Isoprenoide (Dolichol, Ubichinon, Häm, farnesylierte Proteine) verursacht werden.

Die klinische Symptomatik der Mevalonacidurie ist variabel. Einige der am schwersten betroffenen Patienten sind mit dysmorphen Stigmata, Katarakten, schwerer Entwicklungsretardierung, Hepatosplenomegalie, Lymphadenopathie, Anämie, Thrombozytopenie, Diarrhoe und Malabsorption im Säuglingsalter verstorben. Andere Patienten zeigen psychomotorische Retardierungen und Myopathien unterschiedlichster Ausprägung. Im Gegensatz zur progressiven Ataxie und Dysarthrie, die mit der Entwicklung einer zerebellären Atrophie einhergehen, scheinen die intellektuellen Fähigkeiten weniger tangiert. Manche Patienten entwickeln eine Retinitis pigmentosa. Charakteristisch sind auch rezidivierende Krisen mit Fieber, Lymphadenopathie, Hepatomegalie, Arthralgien, Ödemen, morbilliformen Exanthem und stark vermehrten CK-Werten im Serum. Da es bisher noch nicht gelungen ist, wirksame Therapien zu entwickeln, muß die Prognose eher als schlecht bezeichnet werden.

Fettsäurenoxidations-Defekte

Da Fettsäurenoxidations-Defekte sich weder klinisch noch laborchemisch grundsätzlich von Organoacidurien unterscheiden und zudem zu den häufigeren angeborenen Stoffwechselerkrankungen gehören, sollen sie, entsprechend der eingangs durchgeführten Begriffsbestimmung, hier summarisch behandelt werden.

Die langkettigen Fettsäuren (C16–C20) sind integrale Bestandteile der Triglyzeride, die der Organismus im Fettgewebe speichert. Nach Verbrauch der Glykogenreserven während längerer Fastenperioden werden dem Gehirn Glukose durch Glukoneogenese aus Aminosäuren bzw. Ketonkörper durch die mitochondriale Fettsäurenoxidation bereitgestellt. Inadäquate Funktion einer dieser Bereiche hat eine gefährliche Störung der Energiehomöostase zur Folge. Dysfunktionen in der Fettsäurenoxidation können durch 17 unterschiedliche Enzyme sowie ein Transportprotein verursacht werden. Am Anfang der komplizierten zyklischen Vorgänge steht die enterale Resorption bzw. tubuläre Rückresorption des für die b-Oxidation von Fettsäuren unentbehrlichen L-Carnitins mit Hilfe eines Transportproteins. Bei dessen Abwesenheit/Dysfunktion kommt es zum exzessiven renalen Carnitinverlust, und zu einem schweren Carnitinmangel mit gestörter Fettsäurenoxidation. Der nächste Schritt findet noch im Zytosol statt und besteht in der Aktivierung der freien Fettsäuren zu Acyl-CoA-Derivaten. Bevor die Fettsäuren die äußere Mitochondrienmembran passieren können, müssen sie als nächstes mit Hilfe der Carnitin-Palmitoyl-Transferase I (CPT I) zum Acylcarnitin umgeestert werden. Ein Defekt dieses Enzyms verhindert die Fettsäurenoxidation und geht mit einem erhöhten Serum-Carnitin-Spiegel einher (differentialdiagnostisch wichtig). Der Transport der Acylcarnitinmoleküle durch die innere Mitochondrienmembran wird durch eine Translokase bewerkstelligt. Ihr Ausfall führt zum „severe neonatal dystress" mit Hyperammonämie.

Auf der Innenseite der inneren Mitochondrienmembran befinden sich drei Proteine mit insgesamt fünf Enzymaktivitäten.

1.1. Carnitin-Palmitoyl-Transferase II (CPT II; Rückveresterung der Acylcarnitine zu den Acyl-CoA-Estern)

2.2. Acyl-CoA-Dehydrogenase längerkettiger Fettsäuren (VLCAD; erster Dehydrierungsschritt von Fettsäuren der Kettenlänge C14–C22 zu den in 2,3-Stellung ungesättigten Enoyl-CoA-Derivaten)

3.3. Trifunktionelles Enzym (Komplex mit Enoyl-CoA-Hydratase-(LCEH), 3-Hydroxyacyl-CoA-Dehydrogenase- (LCHAD) und 3-Ketoacyl-CoA-Thiolase-(LKAD)-Aktivität, Hydratisierung der Enoyl-CoA-Derivate zu 3-Hydroxyacyl-CoA-Verbindungen, Dehydrierung der 3-Hydroxyacyl-CoA-Verbindungen zu 3-Ketoacyl-CoA-Derivaten bzw. Spaltung der 3-Ketoacyl-CoA-Derivate in um zwei C-Atome kürzere Acyl-CoA-Derivate und Acetyl-CoA).

Defekte in einem dieser Teilschritte machen sich durch hypoketotische Hypoglykämie, Kardiomyopathie, Rhabdomyolysen und erhöhte Serumkonzentrationen an langkettigen Acylcarnitinestern bemerkbar. Beim LCHAD-Mangel kommen zusätzlich noch neurologische Symptome wie Neuropathie, Retinopathie und Muskelschwäche hinzu. Ist durch Wiederholen des beschriebenen Zyklusses eine mittlere Kettenlänge (C14) erreicht, lösen sich die Acyl-CoA-Verbindungen vom Enzymkomplex und werden dann von entsprechenden, in der Mitochondrienmatrix enthaltenen Enzymen, die für die Metabolisierung mittel- bzw. kurzkettiger Acyl-CoA-Ester zuständig sind [Acyl-CoA-Dehydrogenasen für mittel- und kurzkettige Acyl-CoA-Derivate (MCAD bzw. SCAD); Enoyl-CoA, Hydratase für kurzkettige, in 2,3-Stellung ungesättigte Acyl-CoA-Derivate (SCEH); 3-Hydroxyacyl-CoA Dehydrogenase für mittel- und kurzkettige 3-Hydroxyacyl-CoA-Ester (MCHAD, SCHAD); 3-Ketoacyl-CoA-Thiolase für kurzkettige 3-Ketoacyl-CoA-Derivate (SKAT)] weiter abgebaut. Durch die b-Oxidation der Fettsäuren wird, vermittelt durch das Elektronentransfer-Flavoprotein (ETF) sowie die ETF-Dehydrogenase, ein ständiger Elektronenfluß in Richtung Atmungskette geleitet. Defekte im Bereich dieser Flavoproteine führen zum multiplen Acyl-CoA-Dehydrogenase-(MAD-)Mangel (Glutaracidurie Typ II), einer der schwersten Fettsäurenoxidationsstörungen mit kongenitalen Malformationen (Gesichtsdysmophien, Cystennieren), schwerer metabolischer Azidose, Hypoglykämie, Kardiomyopathie, Koma und Tod innerhalb der ersten zwei Lebenswochen. Leichter verlaufen Riboflavin-abhängige Formen.

Eine besonders hervorzuhebende Fettsäurenabbaustörung ist der **MCAD-** (medium-chain acyl-CoA dehydrogenase) Defekt, einer der in Nordwesteuropa am häufigsten vorkommenden angeborenen Stoffwechselkrankheiten überhaupt (1:50.000). Er manifestiert sich klinisch meist zwischen dem siebenten Monat und dem dritten Lebensjahr mit rezidivierenden, hypoketotischen-hypoglykämischen Attacken, die einem Reye-Syndrom sehr ähnlich sein können. Relativ viele Kinder versterben während solcher foudroyant verlaufender metabolischer Krisen unerwartet. Andererseits kennt man Betroffene, die lebenslang asymptomatisch bleiben.

Alle Formen der Fettsäurenoxidations-Defekte können in der akuten Krise grundsätzlich durch möglichst umgehende parenterale Glukoseinfusionen behandelt werden. Später sind Situationen möglichst zu vermeiden, während derer es zu katabolen Zuständen kommen könnte. Vorbeugend sollten häufige, kohlenhydratreiche und fettarme Mahlzeiten gegeben werden. Carnitin-Gaben verbessern die intramitochondriale CoA-Homöostase, können jedoch bei Defekten im Abbau langkettiger Fettsäuren auch zu vermehrter Bildung mutmaßlich kardiotoxischer, langkettiger Acylcarnitine führen. Bei Defekten im Abbau langkettiger Fettsäuren sollte ein erheblicher Anteil der Energiezufuhr über mittelkettige Triglyceride erfolgen.

7. Therapieleitlinien für Organoacidopathien

Die meisten Organoacidopathien werden durch Enzymdefekte im Abbau von Aminosäuren bzw. Fettsäuren verursacht mit vergleichbaren Therapieprinzipien:
- Karenz des auslösenden Agens (zumeist Diätbehandlung)
- Herstellung und Verstärkung des Stoffwechselanabolismus
- Spezifische Entgiftungsmaßnahmen.

Einige wenige Defekte können durch die Verabreichung von Kofaktoren bzw. Vitaminen der betroffenen Stoffwechselwege erfolgreich behandelt werden, z.B. Biotinidasemangel, Holocarboxylasesynthetase-Mangel, B12-abhängige Methylmalonazidurien, B2-abhängiger multipler Acyl-CoA-Dehydrogenase-Mangel (Glutarazidurie Typ II). Bei den meisten Erkrankungen sind spezifische Ernährungstherapien Eckpfeiler der Behandlung und entscheidend für die Langzeitprognose.

Die Ernährung der Patienten erfolgt entsprechend den Vorgaben der Deutschen Gesellschaft für Ernährung (Deutsche Gesellschaft für Ernährung 1991). Für die proteinabhängigen Stoffwechselerkrankungen ist zumeist eine strenge semisynthetische Diät erforderlich. Notfalls muß zeitweise eine Magenverweilsonde verwendet oder ein Gastrostoma angelegt werden. Behandlungsziel ist es, die Nahrungsaufnahme der betroffenen Aminosäure(n) soweit zu reduzieren, daß eine ausgeglichene Stoffwechsellage mit möglichst niedrigen Konzentrationen der pathologischen Metabolite vorliegt.

Patienten mit Fettsäurenoxidationsdefekten wird eine kohlenhydratreiche, fettreduzierte Ernährung empfohlen (s.o.). Alle Stoffwechselerkrankungen, in deren Folge es zu einem intramitochondrialem Anstau pathologischer CoA-Ester kommt, die häufigeren Organoazidopathien und Fettsäureoxidationsdefekte, profitieren von einer Carnitinsupplementierung. Angestrebt werden hochnormale Serumspiegel für freies Carnitin. Für die Isovalerianazidämie besteht zusätzlich die Möglichkeit einer spezifischen Entgiftung durch eine Supplementierung von Glycin.

In der Langzeitbetreuung diätetischer Therapien sind folgende Kontrolluntersuchungen erforderlich:

Gewicht, Größe, Kopfumfang, quantitative Bestimmung der Aminosäuren, insbesondere der essentiellen Aminosäuren, im Plasma, je nach Erkrankung auch eine quantitative Bestimmung der organischen Säuren, Blutgasanalyse, Transaminasen, Gerinnung, Blutbild, Serumeisen, Kalzium, Phosphat, Magnesium, Selen, Transferrinsättigung, Gesamteiweiß, Albumin, Präalbumin, alkalische Phosphatase und Carnitin im Serum.

8. Notfallbehandlung

Die meisten Organoacidopathien sind zusätzlich zu langsam progredienten Hirnfunktions- und entwicklungsstörungen durch akute Stoffwechselentgleisungen gefährdet, in deren Verlauf die Patienten in kurzer Zeit schwerste zerebrale Schädigungen erleiden oder versterben können. Entscheidend für eine erfolgreiche Langzeitbehandlung sind kompetent, sicher und zuverlässig durchgeführte Notfallmaßnahmen schon im Frühstadium interkurrenter Infekte, Impfungen, etc. Familien müssen ausführlich geschult werden, um die Therapie immer neu an die aktuelle Stoffwechselsituation anzupassen. Zusätzlich empfehlen wir die Aushändigung eines Notfallausweises bzw. eines Notfallmedaillons mit den wichtigsten Erstinformationen und Telefonnummern.

Eckpfeiler der Notfallbehandlung ist die Vermeidung bzw. Umkehrung einer katabolen Stoffwechselsituation durch eine ausreichende Zufuhr von Flüssigkeit, Elektrolyten und Energie (Glukose, Fett). Nach Feststellen bzw. schon bei Verdacht einer interkurrenten Erkrankung erhalten die Patienten zweistündlich ein glukosehaltiges Getränk entsprechend den Vorgaben der Tabelle.

Tabelle 1. Notfalltherapie für Patienten mit proteinabhängigen Stoffwechselstörungen

Lebensalter Jahre	Maltodextrinlösung %	kcal/100 ml	Tagesmenge
0–1	10	40	mindestens 150 ml/kg KG
1–2	15	60	120 ml/kg KG
2–6	20	80	1200–1500 ml
6–10	20	80	1500–2000 ml
> 10	25	100	2000 ml

Zusätzlich zur Glukose-, Flüssigkeits- und Elektrolytzufuhr ist auf eine zuverlässige Einnahme der oralen Carnitinsubstitution von 100 mg/kg KG/d zu achten. Konnte die interkurrente Erkrankung mit Hilfe des dargestellten Schemas erfolgreich zuhause behandelt werden, sollte baldmöglichst eine Überprüfung der Stoffwechseleinstellung im Behandlungszentrum erfolgen, um ggf. erforderliche Therapieanpassungen vornehmen zu können. Dauert die interkurrente Erkrankung über den dritten Tag an, ebenso nach mehrmaligem Erbrechen oder Verschlechterung des klinischen Zustandes, muß der Patient sofort in der behandelnden Klinik vorgestellt und ggf. mit einer hochdosierten Zufuhr von Energie (Glukose, Fett), Flüssigkeit und Elektrolyten über eine Magensonde oder intravenös begonnen werden. Die weitere Anhäufung von toxischen Intermediärstoffwechselprodukten muß durch eine Fortführung der Proteinrestriktion und ggf. durch eine Darmsterilisation vermindert werden. Relevante laborchemische Parameter sind neben den spezifischen Parametern der primär gestörten Stoffwechselwege u.a. Blutzucker, Blutgasanalyse, Elektrolyte, Gerinnung, Laktat, Transaminasen und Ammoniak. Diese Maßnahmen sind nicht auf das Kindesalter beschränkt und müssen lebenslang bei interkurrenten Erkrankungen, Operationen usw. angewandt werden. Wie empfehlen ferner sämtliche empfohlene Impfungen konsequent durchzuführen, sowie zusätzlich gegen Varicellen und jährlich gegen Influenza zu impfen.

Literatur

Blau N, Duran M, Blaskovics ME (eds.) (1996) Physician's guide to the laboratory diagnosis of inherited metabolic disease. London: Chapman & Hall

Dixon MA, Leonard JV (1992) Intercurrent illness in inborn errors of intermediary metabolism. Arch Dis Childh 67: 1387–1391

Fernandes J, Daudubray JM, van den Berghe G (eds.) (1995) Inborn metabolic diseases. Berlin Heidelberg New York: Springer

Hoffmann GF, Bremer HJ (eds.) (1994) Selective screening for inborn errors of metabolism – past, present and future. Eur J Pediatr 153, Suppl 1: 1–100

Hoffmann GF, Athanassopoulos S, Burlina A et al. (1996) Clinical course, early diagnosis, treatment and prevention of disease in glutaryl-CoA dehydrogenase deficiency. Neuropediatrics 27: 115–123

Lehnert W, Niederhoff H, Suormala T, Baumgartner ER (1996) Isolated biotin-resistant 3-methylcrotonyl-CoA carboxylase deficiency: longterm outcome in a case with neonatal onset. Eur J Pediatr 155: 568–572

Scriver CR, Beaudet AL, Sly WS, Valle D (eds.) (1995) Metabolic and molecular bases of interited disease. 7th ed. New York: McGraw-Hill

Verfahren zur Konsensbildung:

Expertengruppe der Deutschen Gesellschaft für Kinderheilkunde und Jugendmedizin, federführend:

G. F. Hoffmann

Abteilung für Neuropädiatrie und Stoffwechselerkrankungen, Universitäts-Kinderklinik, Deutschhausstraße 12, 35033 Marburg

und

W. Lehnert

Stoffwechsellabor, Universitäts-Kinderklinik, Mathildenstraße 1, 79106 Freiburg

Liste der deutschen Screeningzentren

(Probenumfang > 10.000/Jahr/Parameter)

S. Zabransky

Berlin (Berlin)		
Grüters-Kieslich, Annegret Frau Prof. Dr. med.	Hormonlabor Charité Uni-Klinikum Kinderklinik Augustenburger Platz 1 D-13353 Berlin	Tel. 030-450-66251/66251 Fax 030-450-66296
Mönch, Eberhard Prof. Dr. med.	Stoffwechsellabor Charité Uni-Klinium Kinderklinik	Tel. 030-450-66191/66332 Fax 030-450-66918 eberhard.moench@charite.de

Cottbus (Brandenburg)		
Muche, Joachim Dr. med.	Institut für klinische Chemie und Laboratoriumsdiagnostik Thiemstr. 111 03048 Cottbus Postfach 1003639 D-03003 Cottbus	Tel. 0355-46-2480 Fax 0355-462003 muche-dkgc-cottbus@t-online.de joachim.muche@t-online.de

Dillenburg (Hessen)		
Rauterberg, Prof. Dr. med.	MUA Wolframstr. 33, Postfach D-35683 Dillenburg	Tel. 02771-3206 Tel. 02771-34019 Fax 02771-36671 med@uam-tmh.ldk.shuttle.de rauterberg@uamt.ldk.shuttle.de

Dresden (Sachsen)

Stopsack, Marina Frau Dr. rer. nat.	Uni-Kinderklinik Abt. klinische Forschung/Screeninglabor Hans-Grundig-Str. 25 D-01307 Dresden	Tel. 0351-463 7907; -463 7908 Fax 0351-463 7923 marina.stopsack@mailbox.tu-dresden.de

Erfurt (Thüringen)

Hühn W. P. D. Dr. med.; Herr Bergmann ★ Thüringer Medizinal-, Lebensmittel- und Veterinäruntersuchungsamt	TMLVUA★ Nordhäuser Str. 74, Haus 6 D-99089 Erfurt	Tel. 0361-7409-110 Fax 0361-7409-111 tllv.erfurt@t-online.de

Greifswald (Mecklenburg-Vorpommern)

Kirsch, Prof. Dr. med.	Hormonlabor: Klinik für Nuklearmedizin Fleischmannstr. 42 D-17487 Greifswald	Tel. 03834-866-980 Fax 03834-866-982 kirsch@uni-greifswald.de
Fusch, Ch., Prof. Dr. med. Müller, Cornelia Frau Dr. rer. nat.	Stoffwechsellabor Uni-Kinderklinik Soldtmannstr. 15 D-17487 Greifswald	Tel. 03834-86-63-83 Fax 03834-6422 fusch@mail.uni-greifswald.de mueller2@mail.uni-greifswald.de

Hamburg (Stadt-Staat Hamburg)

Kohlschütter, Prof. Dr. med.	Uni-Kinderklinik Martinistr. 52 D-20246 Hamburg	Tel. 040-42803-3729 Fax 040-42803-5137 kohlschuetter@uke.uni-hamburg.de

Liste der deutschen Screeningzentren

Hannover (Niedersachsen)		
Sander, Ursula Frau Dr. med. Sander, Johannes Prof. Dr. med.	Screeninglabor Postfach 91 10 09 D-30430 Hannover Lieferanschrift: Screening-Labor Hannover Am Steinweg 13 B D-30952 Ronnenberg	Büro: 05108-9268-31 Labor: 05108-9268-32 Fax 05108-9268-33 nja@gmx.de j.sander@metabscreen.de

Heidelberg (Baden-Württemberg)		
Neugeborenen- Screeningzentrum Alle Ansprechpartner sind über die Zentrale 06221-56-2311 erreichbar	Uni-Kinderklinik Im Neuenheimer Feld 150 D-69120 Heidelberg	Sekretariat: Tel. 06221-56-8378 Fax 06221-56-4069 Kinderklinik_Stoffwechsel- screening@med- uni-heidelberg.de
Leiter Neugeborenen-Screening: Dr. M. Lindner		Tel. 06221-56-2324 Fax 06221-56-4069 martin_lindner@med.uni-heidelberg.de
Laborleiter: Dr. rer. nat. D. Kohlmüller		Tel. 06221-56-2316 Fax 06221-56-3563 dirk.kohlmueller@med.uni-heidelberg.de
Ansprechpartner Stoffwechselscreening Dr. med. M. Lindner Dr. med. A. Schulze		s. o. Tel. 06221-56-8420 Fax 06221-56-4069 andreas_schulze@med.uni-heidelberg.de
Ansprechpartner Endokrinologie Prof. Dr. med. U. Heinrich PD Dr. med. M. Bettendorf Dr. med. M. Lindner		Tel. 06221-56-8472 Fax 06221-56-3626 udo_heinrich@med.uni-heidelberg.de Tel. 06221-56-2311 Fax 06221-56-3626 markus_bettendorf@med.uni-heidelberg.de s. o.

Homburg/Saar (Saarland)		
Zabransky, Siegfried Prof. Dr. med.	Uni-Kinderklinik Gebäude 9 D-66421 Homburg/Saar	Tel. 06841-16 28315 Büro Zabransky Tel. 06841-16 28059 Labor Fax 06841-16 28433 Büro Zabransky Fax 06841-16 28060 Labor kiszab@med-rz.uni-sb.de

Koblenz (Rheinland-Pfalz)		
Massenkeil, Ursula Frau Dr. med.	Institut für Hygiene und Infektschutz Nevers Str. 4–6 D-56068 Koblenz	Tel. 0261-391-330 Fax 0261-391-320

Leipzig (Sachsen)		
Willgerodt Prof. Dr. med.	Uni-Kinderklinik Oststr. 21 D-04317 Leipzig	Tel. 0341-97-26330 Willgerodt Tel. 0341-97-26125 Labor: Frau Dr. Stach Tel. 0341-97-26083 Labor: Frau Melcher Fax 0341-97-26249 Labor melchr@medizin.uni-leipzig.de stach@medizin.uni-leipzig.de

Magdeburg (Sachsen-Anhalt)		
Frau OÄ Dr. Sabine Westphal	Hormon-Screeninglabor Institut f. klin. Chemie/Pathobiochemie Leipziger Str. 44 D-39120 Magdeburg	Tel. 0391-6713984 sabine-westphal@Medizin. uni-Magdeburg.de
Dr. Klaus Mohnike P.D.	Stoffwechsellabor Uni-Kinderklinik Wiener Straße D-39112 Magdeburg	Tel. 0391-67-17 100 Fax 0391-67-17 002 klaus.Mohnike@medizin. uni-magdeburg.de

München (Bayern)

Olgemöller, P. D. Dr. med. Laborleitung	Lindwurmstr. 35 D-80046 München	Tel. 089-544 654 0 olgemoeller@labor-bo.de
Prof. Dr. A. Roscher Ansprechpartner bei klinischen Fragen	Uni-Kinderklinik Lindwurmstr. 4 D-80337 München	Tel. 089-5160-3123 adelbert-roscher@kk-i.med.uni-muenchen.de

Liebl, Bernhard P. D. Dr. med. Verantwortlicher für das Trackingsystem	Landesuntersuchungsamt für das Gesundheitswesen Südbayern Veterinärstr. 2 D-85764 Oberschleißheim	Tel. 089-31560-204 Fax 089-31560-458 bernhard.liebl@t-online.de

Münster (Nordrhein-Westfalen)

Baumeister, Gerhard Dr. med.	Landesinstitut für den öffentlichen Gesundheitsdienst NRW Von Stauffenberg Str. 36 D-48151 Münster Postfach 389 D-48021 Münster	Tel. 0251-779142 (Zentrale: -779-30) Fax 0251-7793104 (Zentrale: -779-3250) baumeister@as-ms.loegd.mhs.nrw.de

Deutsche Screeningzentren 2000

Bundesland		Screeningzentrum	
Bayern	1	München	1
Baden-Württemberg	2	Heidelberg	2
Berlin	3	Berlin	3
Brandenburg	4	Cottbus	4
Bremen	5	Hamburg	5
Hamburg	6		
Schleswig-Holstein	7		
Hessen	8	Dillenburg	6
Mecklenburg-Vorpommern	9	Greifswald	7
Niedersachsen	10	Hannover	8
Nordrhein-Westfalen	11	Münster	9
Rheinland-Pfalz	12	Koblenz	10
Sachsen	13	Leipzig	11
		Dresden	12
Sachsen-Anhalt	14	Magdeburg	13
Saarland	15	Homburg/Saar	14
Thüringen	16	Erfurt	15

Österreich		
Frau Prof. Dr. med. Stöckel-Ipsiroglou	Screeninglabor Uni-Kinderklinik Währingergürtel 18 A-1090 Wien	Tel. 0043-1-40400, Fax 0043-1-4063484; 3232; 3210 stoeckler@metabolic-screening.at
Schweiz		
Screeninglabor Zürich		
Dr. Dr. Toni Torresani	Dept. of Endocrinology University Children's Hospital Steinwiesstraße 75 CH-8032 Zürich/ Switzerland	Tel. +41-1-266 7111 Fax: +41-1-266 7166 toni.torresani@kispi.unizh.ch
Prof. Dr. med. B. Steinmann	Abt. für Stoffwechselkrankheiten	Tel. 0041-1-266 71-11 Fax: 0041-1-26671-67
PD Dr. med. Andrea Superti-Furga	und Molekulare Pädiatrie Universitäts-Kinderklinik Steinwiesstraße 75 CH-8032 Zürich	Phone +41-1-266-7722 Fax: +41-1-266-7167 asuperti@access.unizh.ch http://www.kispi.unizh.ch/ stomol_main/Stomol_Staff.html http://www.kispi.unizh.ch/ stomol_main/Stomol_Skeldys.html
Screeninglabor Bern		
Frau Regula Zach Dr. C. Niederhauser	Blutspendedienst SRK Bern AG PKU-Labor Murtenstraße 133 Postfach 5512 CH-3001 Bern	Tel. 0041-31-384-2360 Fax 0041-31-384-2324 regula.zach@bsd-be.ch
Dr. J. J. Burckhardt	ZLB Zentrallaboratorium Blutspendedienst SRK Wankdorfstraße 10 CH-3000 Bern 22	Tel. 0041-31-330-02 22

Internet-Adressen

Screening

International Society for Neonatal Screening	http://www.isns-neoscreening.org
DGNS: Deutsche Gesellschaft für das Neugeborenen-Screening auf endokrine und metabole Störungen	http://www.neoscreening.de
Euroscreening: European working group on Neonatal screening, European branch of ISNS	http://www.euroscreening.de

Stoffwechsel

SSIEM: Society for the study of inborn errors of metabolism	http://www.ssiem.org.uk
APS: Arbeitsgemeinschaft für Pädiatrische Stoffwechselstörungen in der Deutschen Gesellschaft für Kinderheilkunde und Jugendmedizin	http://www.aps-med.de

Endokrinologie

LWPES: Lawson Wilkins Pediatric Endocrine Society	http://www.lwpes.org
ESPE: The European Society for Pediatric Endocrinology	http://www.espe.shef.ac.uk
Deutsche Gesellschaft für Endokrinologie	http://www.endokrinologie.net
Netzwerk Endokrinologie und Stoffwechsel	http://www.endokrinologie.net/index-sektionen.html
Leitlinien zur Schilddrüsendiagnostik	http://www-uni-duesseldorf.de/WWW/AWMF/II/nukl-001.htm

Selbsthilfegruppen

AGS	Andrea Wolters Hasenkamp 29 21244 Buchholz Tel.: 04181-97357	
Cystische Fibrose	Deutsche Gesellschaft zur Bekämpfung der Mukoviszidose e.V. Bendenweg 101 53121 Bonn	http://www.cf-selbsthilfe-koeln.de/; http://www.mukoviszidose-ev.de/; http://www.klopfzeichen.de/ http://www.christianeherzogstiftung.de/
Galaktosämie	Martina & Robert Esser Zittauer Str. 5 80997 München Tel. 089-12324-997 Fax 089-14324-998	http://www.galaktosaemie.de/
Glutarazidurie	Andrea Schaal Ludwig-Thoma-Str. 12 82110 Germering Tel. 089-8949587 Fax 089-8949587	http://www.glutarazidurie.de/
Hypothyreose	Frau Kirsten Wosniack Langeoogweg 7 45149 Essen Tel. ab 14:00 Uhr: 02 01– 8 71 84 51	http://www.die-schmetterlinge.de/
	Schilddrüsen-Liga Deutschland	http://www.schilddruesenliga.de/
PKU	DIG PKU Adlerstr. 9 91077 Kleinsendelbach Tel. 09126-4453	http://www.pku.de/ http://www.pkunews.org

Stichwortverzeichnis

Adrenogenitales Syndrom 39, 49, 64, 124, 126, 128, 181, 361
Agenesie 170
AGS 7, 35, 39, 40, 46, 49, 52, 59, 128, 196, 203
Ahornsirup-Krankheit 255 ff
Athyreose 130, 132, 133, 147, 148, 172

BH4 53, 204, 213, 214,
Biopterin 214
Biotinidase 7, 37, 49, 86, 94, 95, 122, 128, 190, 250, 377
Blutentnahme 81, 82, 181, 185, 186, 204, 212, 231, 249, 258, 261, 263, 267, 274, 289

CFTR-Gen 269, 298, 299, 301, 303, 304, 306, 307, 308, 309, 311, 317
CK 344, 345, 346, 347, 383
Cystische Fibrose 26, 49, 124, 266

Datenverarbeitung 3, 111, 112, 121
Duarte 79, 90, 124

Effizienz 4, 37, 122, 123, 197, 277
Epimerase 49, 52, 54, 79, 226, 225, 228
Ethik 23

Filterpapier 36, 65, 71, 74, 85, 86, 87, 88, 89, 90, 91, 92, 96, 98, 105, 122, 125, 139, 177, 184, 204, 249, 253, 258, 269, 273, 275, 286, 288
Finanzierung 1, 2, 3, 4, 40, 47, 123
Fluoreszenz 79, 86, 87, 89, 90, 92, 212, 340
Frühgeborene 40, 55, 69, 94, 129, 132, 134, 141, 142, 143, 145, 152, 185, 186, 285
Galaktosämie 226 ff

Galaktose-1-Phosphat-Uridyl-Transferase 85, 226 ff
Gaschromatographie 196
Genetische Beratung 316
Genotyp 174, 192, 193, 194, 243, 306, 307, 308, 309, 310, 312, 317, 372
Glukose-6-Phosphat-Dehydrogenase 49, 336
Glutarazidurie Typ I 369

Hämoglobincpathie 348
Homozystinurie 19, 128, 238, 367
Hyperphenylalaninämie 204 ff
Hypoplasie 171, 172, 381
Hypothyreose, Diagnosesicherung 149
Hypothyreose 7, 24, 26, 34, 39, 40, 49, 77, 78, 122, 123, 124, 125, 127, 128, 129, 130, 131, 132, 133, 134, 135, 137, 138, 139, 142, 143, 144, 147, 148, 150, 151, 152, 153, 154, 156, 158, 159, 161, 162, 163, 164, 165, 166, 170, 171, 172, 173, 174, 177, 186, 190, 219, 275, 288, 361

Inzidenz 5, 6 7, 19, 24, 52, 53, 54, 55, 56, 57, 124, 130, 131 170, 186, 187, 207, 216, 226, 269, 277, 286, 292, 293, 353, 356
Iodid 171, 173

Katarakt 228, 237, 238, 239, 241
Kinase 49, 54, 79, 226, 238, 347
Kofaktor 208

Labormethoden 53, 55, 81, 85, 212, 231, 340
Leitlinien 34, 301, 316, 368, 371, 397

MACD 368, 385

Maple Sirup Urine Disease (MSUD) 49, 255, 257, 259, 361, 367
Massenspektrometrie 7, 105, 196, 197, 198, 203, 306, 358
Molekulargenetik 189, 190, 209, 216, 228, 241, 319, 349, 352, 372
Mukosviscidose 293
Muskeldystrophie 10, 11, 13, 16, 348, 347
Mutationsanalytik 78, 192, 216, 241, 297

Neuroblastom 355, 356

Organazidopathie 371
Organisation 8, 34, 37, 38, 76, 127, 194, 215, 232, 345
Österreich 99, 106, 122, 123, 126, 127, 303, 315, 395

Pendred-Syndrom 132
Phenylalanin 49
Phenylketonurie 10, 15, 24, 34, 38, 40, 49, 53, 62, 122, 123, 124, 128, 205, 207, 209, 210, 216, 238, 275, 286, 314, 318, 361, 364, 365, 367
PKU 6, 7, 15, 16, 19, 22, 34, 38, 53, 61, 62, 64, 69, 78, 86, 122, 124, 127, 190, 204, 205, 207, 208, 209, 210, 211, 212, 213, 214, 215, 216, 217, 357, 361, 367, 368, 395, 399
Präanalytik 65
Psychosoziale Aspekte 24

Punktmutation 189, 190, 194
Qualitätssicherung 19, 37, 38, 40, 85, 105, 301, 329, 362, 365

Recall 52, 187, 264, 288, 289
Ringversuche 38, 98, 104, 105, 108, 109, 110
Rückrufrate 55, 56, 57

Salzverlustsyndrom 182, 183, 184, 192, 193, 270
Schilddrüse 78, 130, 131, 133, 134, 135, 143, 148, 170, 171, 172, 173
Schilddrüse, Antikörper 133, 150
Schilddrüse, neuromotorische Entwicklung 158 ff
Schilddrüse, Sonogramm 150
Schilddrüse, Volumen 150
Schweiz 99, 106, 128, 131, 156, 296, 395
Screening-Kommission 7, 8, 34, 40, 41, 363, 364
Screeningkriterien 7

Tandem-Massenspektromtrie (TMS) 357 ff
Tetrahydrobiopterin 207, 208, 209, 211, 213
Thalassämie 351
Thyreoglobulin 78, 146, 148, 171, 174
Thyroxin 77, 129, 134, 138, 144, 148, 151, 152, 153, 161, 173, 178, 221
Transferase 49, 226, 227, 228, 229, 231, 384

Autorenverzeichnis

Dörk Dr. rer. nat. Thilo, Institut für Humangenetik, Medizinische Hochschule, Carl-Neuberg-Straße 1, D-30625 Hannover (E-Mail: doerk.thilo@mh-hannover.de)

Fingerhut Dr. med. Ralph, Labor Becker/Olgemöller/Kollegen, Lindwurmstraße 35, D-80337 München (E-Mail: fingerhu@labor-bo.de)

Fuchs Dr. phil. Michael, Institut für Wissenschaft und Ethik der Universität Bonn, Niebuhrstraße 51, D-53113 Bonn (E-Mail: iwe@iwe.uni-bonn.de)

Haverkamp PD Dr. med. Dipl.-Psych. Fritz, Zentrum f. Kinderheilkunde der Universität Bonn, Adenauerallee 119, D-53113 Bonn (E-Mail: f.haverkamp@uni-bonn.de)

Heinrich Prof. Dr. med. Udo, Universitäts-Kinderklinik, Im Neuenheimer Feld 150, D-69120 Heidelberg (E-Mail: udo_heinrich@med.uni-heidelberg.de)

Käsmann-Kellner PD Dr. med. Barbara, Leiterin der Kinderophthalmologie und Orthoptik, Univ.-Augenklinik, Kirrbergerstraße, D-66421 Homburg/Saar (E-Mail: aubkae@med-rz.uni-sb.de)

Kohlschütter Prof. Dr. med. Alfried, Abteilung für Neurochemie und Stoffwechsel an der Universitätskinderklinik, Martinistraße 52, D-20246 Hamburg (E-Mail: kohlschuetter@uke.uni-hamburg.de)

Klett Prof. Dr. med. Martin, Staatliches Gesundheitsamt, Kurfürstenanlage 38, D-69115 Heidelberg (E-Mail: martin.klett@rhein-neckar-kreis.de)

Kruse Dr. med. Rolf, Referenzinstitut für Bioanalytik der Deutschen Gesellschaft für Klinische Chemie, Im Mühlenbach 52 a, D-53127 Bonn (E-Mail: rfb@dgkc-online.de, Internet: www.dgkc-online.de)

Lanzerath Dr. phil. Dirk, Institut für Wissenschaft und Ethik der Universität Bonn, Niebuhrstraße 51, D-53113 Bonn (E-Mail: iwe@iwe.uni-bonn.de)

Liebl PD Dr. med. Bernhard, Vorsorgezentrum des öffentlichen Gesundheitsdienstes (ÖGD), LUA Südbayern, Veterinärstraße 2, D-85762 Oberschleißheim (E-Mail bernhard.liebl@t-online.de)

Lukacs Dr. rer. nat. Zoltan, Stoffwechsellabor, Uni-Kinderklinik, Martinistraße 52, D-20246 Hamburg (E-Mail: lukacs@uke.uni-hamburg.de)

Mathias PD Dr. rer. nat. D., Lauenburger Straße 67, D-21502 Geesthacht

Machill Prof. Dr. med. Gerhard. Apfelweg 1, D-15326 Lebus

Müller Sinik Dipl.-Psych. Kerstin, Zentrum für Kinderheilkunde der Universität Bonn, Adenauerallee 119, D-53113 Bonn (E-Mail: KMS@uni-bonn.de)

Nennstiel-Ratzel Dr. med. Uta, LUA Südbayern, Veterinärstraße 2, D-85762 Oberschleißheim (E-Mail: screening@luas.bayern.de)

Olgemöller PD Dr. rer. nat. Bernhard, Labor Becker/Olgemöller/Kollegen. Führichstraße 70, D-81671 München (E-Mail: Olgemoeller@labor-bo.de)

Podskarbi Dr. med. Teodor, Labor für Stoffwechselgenetik, Theresienstraße 29, D-80333 München (E-Mail: podskarbi@talknet.de)
Reinhard Dr. med. Harald, Universitätskinderklinik, Geb. 9, D-66421 Homburg/Saar (E-Mail: kihrei@med-rz.uni-sb.de)
Roscher Prof. Dr. med. Adelbert, Uni-Kinderklinik, Lindwurmstraße 4, D-80337 München (E-Mail: adelbert.roscher@kk-i.med.uni-muenchen.de)
Ruprecht Prof. Dr. med. Klaus W., Ärztl. Direktor der Univ.-Augenklinik, Kirrbergerstraße, D-66421 Homburg/Saar (E-Mail: aurupr@med-rz.uni-sb.de)
Scheuerbrandt Dr. rer. nat. Günter, Testlaboratorium Breitnau, Im Talgrund 2, D-79874 Breitnau (E-Mail: breitnau-testlabor@t-online.de, Internet: www.testlabor-duchenne.com)
Schulze PD Dr. med. Egbert, Pharmakologisches Institut der Universität Heidelberg, Im Neuenheimer Feld 366, D-69120 Heidelberg (E-Mail: egbert.schulze@urz.uni-heidelberg.de)
Seydewitz Dr. rer. nat. Hans. H., Univ.-Kinderklinik, Klin.-Chem. Labor, Mathildenstraße 1, D-79106 Freiburg im Breisgau (E-Mail: sey@kkl200.ukl.uni-freiburg.de)
Solem PD Dr. med. Edvin, Universitäts-Kinderklinik Frankfurt am Main, Theodor-Stern-Kai 7, D-60590 Frankfurt/Main (E-Mail: esolem@zki.uni-frankfurt.de, Esolem2132@aol.com)
Stöckel-Ipsiroglu Prof. Dr. med. Sylvia, Uni-Kinderklinik, Screeninglabor, Währinger Gürtel 18, A-1090 Wien (E-Mail: stoeckler@metaboli-screening.at)
Stuhrmann PD Dr. med. Manfred, Med. Hochschule, Carl-Neuberg-Straße 1, D-30625 Hannover (E-Mail: stuhrmann.manfred@mh-hannover.de)
Verhees Hans Günter, Stellvertretender Vorsitzender des Vorstandes, AOK Sachsen, Sternplatz 7, D-01067 Dresden (E-Mail: hansguenter.verhees@sac.aok.de)
Wudy PD Dr. med. Stefan, Universitätskinderklinik, Feulgenstraße 12, D-35392 Giessen (E-Mail: stefan.wudy@paediat.med.uni-giessen.de)
Zabransky Dr. med. Markus, Postfach 1209, D-79326 Teningen (E-Mail: zabransky@gmx.de)
Zabransky Prof. Dr. med. Siegfried, Universitätskinderklinik Gebäude 9, D-66421 Homburg/Saar (E-Mail: kiszab@med-rz.uni-sb.de, Internet: www.neoscreening.de)
Zink Dr. med Susanne, Universitätskinderklinik Gebäude 9, D-66421 Homburg/Saar

SpringerMedizin

Michael A. Frölich

Geburtshilfliche Anästhesie und Intensivmedizin

2000. XIV, 262 Seiten. 59 Abbildungen.
Broschiert DM 75,–, öS 524,–, ab 1. Jan. 2002 EUR 38,–
ISBN 3-211-83172-X

Die medizinische Betreuung von Schwangeren inklusive Risikoschwangerschaften wurde durch Weiterentwicklungen in den Bereichen der Wehenanalgesie und der Anästhesie für geburtshilflich operative Eingriffe wesentlich verbessert. Dieses Handbuch stellt die verschiedenen Behandlungsmöglichkeiten unter Berücksichtigung der Vor- und Nachteile objektiv dar. Gleichzeitig geben die dargestellten Behandlungsrichtlinien Anhaltspunkte für die klinische Praxis. Die klinische Abhandlung wird ergänzt durch Richtlinien zur Organisation geburtshilflich-anästhesiologischer Maßnahmen, der Identifizierung von Risikopatientinnen, dem Komplikationsmanagement und der anästhesiologischen Nachbetreuung.
In kompakter Form vermittelt dieses Buch die Erweiterung der therapeutischen Möglichkeiten der geburtshilflichen Anästhesie und Intensivmedizin. Für eine schnelle Suche werden wichtige Fakten in jedem Kapitel deutlich hervorgehoben. Hintergrundinformationen und Literaturhinweise bieten sich für das weitere intensivere Studium der Materie an – eine praxisorientierte Einführung für Anästhesisten, Anästhesiepflegepersonal, Geburtshelfer und Hebammen, die die neuesten Erkenntnisse der Wehenanalgesie und Anästhesie berücksichtigt.

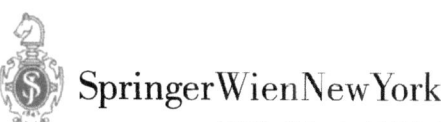

SpringerWienNewYork

A-1201 Wien, Sachsenplatz 4–6, P.O. Box 89, Fax +43.1.330 24 26, e-mail: books@springer.at, Internet: www.springer.at
D-69126 Heidelberg, Haberstraße 7, Fax +49.6221.345-229, e-mail: orders@springer.de
USA, Secaucus, NJ 07096-2485, P.O. Box 2485, Fax +1.201.348-4505, e-mail: orders@springer-ny.com
Eastern Book Service, Japan, Tokyo 113, 3–13, Hongo 3-chome, Bunkyo-ku, Fax +81.3.38 18 08 64, e-mail: orders@svt-ebs.co.jp

SpringerMedizin

Ronald Kurz, Thomas Kenner, Christian Poets (Hrsg.)

Der plötzliche Säuglingstod

Ein Ratgeber für Ärzte und Betroffene

2000. XII, 346 Seiten. 34 Abbildungen.
Broschiert DM 86,–, öS 601,–, ab 1. Jan. 2002 EUR 43,–
ISBN 3-211-83170-3

Der plötzliche Säuglingstod (Sudden Infant Death, SID) ist trotz vieler neuer Erkenntnisse der letzten Jahre noch immer ein Rätsel und eine Herausforderung für Ärzte und andere damit befasste Berufsgruppen sowie eine ungeheure Belastung für Eltern und Angehörige

Dieses Buch beleuchtet von verschiedenen Seiten den aktuellen Wissensstand zur Genese und Vorbeugung dieses Ereignisses, um Klarheit in dieses komplexe Gebiet zu bringen. Wichtige Aspekte dabei sind Epidemiologie, Diagnose, Untersuchungsmethoden, psychologische und menschliche Gesichtspunkte, Risikofaktoren und deren Feststellung sowie Möglichkeiten der Prävention. Eigene Erfahrungen der Herausgeber und ihrer Arbeitsgruppe zur erfolgreichen Senkung der SID-Mortalität wurden eingearbeitet.

Diese umfassende und wissenschaftlich fundierte Darstellung des aktuellen Forschungsstandes ist nicht nur für Ärzte, sondern auch für Eltern und involvierte Personen anderer Berufsgruppen eine wichtige Informationsquelle und Hilfestellung im Umgang mit dem plötzlichen Säuglingstod.

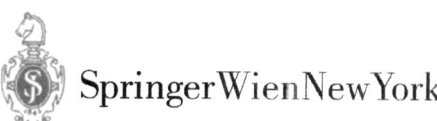

SpringerWienNewYork

A-1201 Wien, Sachsenplatz 4–6, P.O. Box 89, Fax +43.1.330 24 26, e-mail: books@springer.at, Internet: www.springer.at
D-69126 Heidelberg, Haberstraße 7, Fax +49.6221.345-229, e-mail: orders@springer.de
USA, Secaucus, NJ 07096-2485, P.O. Box 2485, Fax +1.201.348-4505, e-mail: orders@springer-ny.com
Eastern Book Service, Japan, Tokyo 113, 3–13, Hongo 3-chome, Bunkyo-ku, Fax +81.3.38 18 08 64, e-mail: orders@svt-ebs.co.jp

SpringerMedizin

Wolfgang Muntean (Hrsg.)

Gesundheitserziehung bei Kindern und Jugendlichen

Medizinische Grundlagen

2000. VIII, 317 Seiten. 15 Abbildungen.
Broschiert DM 75,–, öS 524,–, ab 1. Jan. 2002 EUR 38,–
ISBN 3-211-83319-6

Gesundheitserziehung ist hinsichtlich der Prävention vermeidbarer Erkrankungen von höchster Bedeutung. Ein geeigneter Ort hierfür sind die Schulen, über die alle Kinder und Jugendliche erreicht werden können. Lehrer, Eltern, Erzieher und Ärzte tragen eine große Verantwortung, denn mit der Qualität der Gesundheitserziehung wird die Basis für ein gesundes Leben gelegt.
Mit Themen wie Hygiene, gesunde Ernährung, Sport, Vermeidung von Unfällen und Haltungsschäden, Sexualaufklärung, Drogensucht und Vorsorgeuntersuchungen wendet sich dieses Sachbuch an Eltern und Erzieher und bietet vor allem Lehrern eine fundierte Basis für den Unterricht. Zu allen Themen werden die wissenschaftlich gesicherten medizinischen Grundlagen beschrieben und Fachbegriffe verständlich erklärt.

„Das Buch stellt die medizinischen Grundlagen für eine optimale Gesundheitserziehung von Kindern und Jugendlichen dar ..."
Deutsches Ärzteblatt

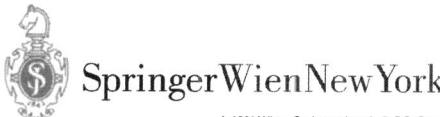

A-1201 Wien, Sachsenplatz 4–6, P.O. Box 89, Fax +43.1.330 24 26, e-mail: books@springer.at, Internet: www.springer.at
D-69126 Heidelberg, Haberstraße 7, Fax +49.6221.345-229, e-mail: orders@springer.de
USA, Secaucus, NJ 07096-2485, P.O. Box 2485, Fax +1.201.348-4505, e-mail: orders@springer-ny.com
Eastern Book Service, Japan, Tokyo 113, 3–13, Hongo 3-chome, Bunkyo-ku, Fax +81.3.38 18 08 64, e-mail: orders@svt-ebs.co.jp

*Springer-Verlag
und Umwelt*

Als internationaler wissenschaftlicher Verlag sind wir uns unserer besonderen Verpflichtung der Umwelt gegenüber bewußt und beziehen umweltorientierte Grundsätze in Unternehmensentscheidungen mit ein.

Von unseren Geschäftspartnern (Druckereien, Papierfabriken, Verpackungsherstellern usw.) verlangen wir, daß sie sowohl beim Herstellungsprozeß selbst als auch beim Einsatz der zur Verwendung kommenden Materialien ökologische Gesichtspunkte berücksichtigen.

Das für dieses Buch verwendete Papier ist aus chlorfrei hergestelltem Zellstoff gefertigt und im pH-Wert neutral.

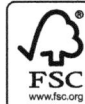

MIX
Papier aus verantwortungsvollen Quellen
Paper from responsible sources
FSC® C105338

If you have any concerns about our products,
you can contact us on
ProductSafety@springernature.com

In case Publisher is established outside the EU,
the EU authorized representative is:
**Springer Nature Customer Service Center GmbH
Europaplatz 3, 69115 Heidelberg, Germany**

Printed by Libri Plureos GmbH
in Hamburg, Germany